치아인문학

치아인문학

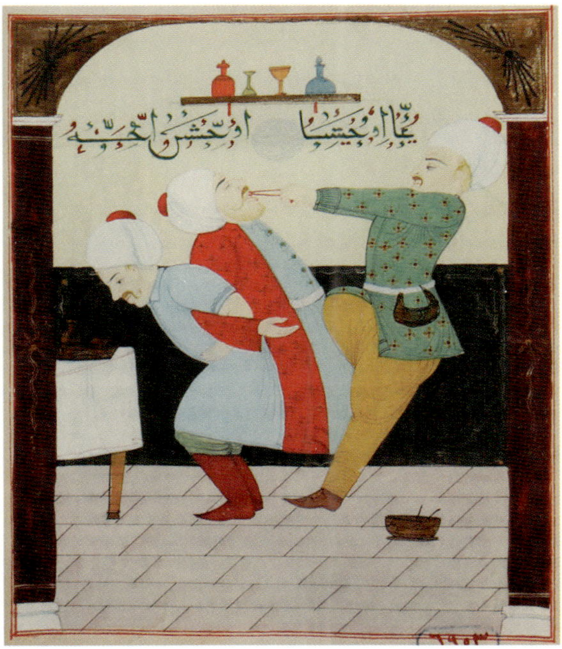

중세 이슬람 문화권에서 치아를 뽑는 모습

가나가와현(神奈川県) 치과박물관 제공

한 상 국 지음

대한나래출판사

この本を

私の東京留学時代の心のメントーであった

アジア２１世紀奨学財団の設立者、

故 石川浩三様に捧げます。

이 책을 동경 유학 시절의 멘토이신

아시아 21세기 장학재단의 설립자

고(故) 이시카와(石川浩三) 선생님께 드립니다.

이 책을 읽기 전에……

'치아'와 '인문학'이라는 두 단어의 조합이 좀 생소하다. 게다가 요즘 들어 유행어처럼 오르내리는 '인문학'이라는 단어를 '치아'에 덧붙여 책의 타이틀로 하려니 더욱 망설여진다. 하지만 인문학이란 별게 아니다. 예컨대 치과대학에서 교양과목으로 사마천의 〈사기〉나 헤로도토스의 〈역사〉를 배운다고 하자. 그러면 바로 그것이 '치과 인문학'이 되는 것이다. 마찬가지로 연암 박지원의 〈열하일기〉를 다루든, 아니면 러시아 문학자 보리스 파스테르나크의 〈닥터 지바고〉를 다루든, 치과대학에서 이를 배우고 있다면 이것이 바로 '치과 인문학' 또는 '치의 인문학'이 되는 것이다.

이런 이야기가 '치의학'에 이르렀을 때 어떤 치의학자는 그것은 일종의 '스노비즘'이라고 의미를 부여하는 경우가 있었다. 그럴 만도 했다. 그는 30년이 넘게 기초치의학에서 불철주야 연구하고 있기 때문이었다. 그는 그가 연구하는 기초치의학이라는 분야만으로도 치의학도들에게 주어진 시간이 너무 짧다고 생각했다. 달리 표현하면 그분에게는 '이 세상에 연구할 일은 많고 인간에게 주어진 시간은 너무나 짧다'였던 것 같았다. 그러니 나의 이야기는 시답잖은 스노비즘에 지나지 않았다. 물론 그분은 그런 말을 할 수 있는 자격이 있다고 생각했다.

정작 본인은 그렇지 않지만 원래 스노비즘 경향이 있는 포퓰리즘 방송을 청취하는 것은 취향이 아니다. 본성조차 스노비즘에서 자유롭지 못한데 굳이 남들이 떠들어대는 것까지 보고 싶지 않기 때문이다. "내 점수는요~!"라는 항간의 유행어를 낳았던 방송 프로그램이 있다. 미국 어떤 프로그램의 아류이다. 사람들이 이 프로그램에 푹 빠져 있었다. 어깨너머로 한 번 보니 독창성이라는 것은 조금도 없고 국적 불명의 짜깁기식 프로그램이다. 이런 것이 거리의 화제가 되는 것조차도 짜증스럽다. 좀 자극적인 표현으로 하자면, 2012년 판 '전국노래자랑' 그 이상은 아니고 그 이하이다. 그래도 다른 것은 있다. 연령층이다. 유행을 만들어낼 연령층으로만 구성되어 있다는 점이다. 게다가 집단적이고 조직적이다. 포털사이트에서는 유행을 만들어 내기 위하여 교묘하고 유치한 방법으로 메인페이지에 이에 대한 기사를 띄운다. 알고 보면 그 방송사와 유사 계열의 포털사이트이다. 국내 굴지의 포털사이트이다.

그런데 우습게도 나의 스노비즘은 더욱 가관이다. 방송하는 날이 되면 사람들은 그 전날부터 참가자들의 인터넷 순위에 대해서 신경을 곤두세운다. 그러는 것을 어깨너머로 몇 번 보다가 결승이 다가올 때쯤 되면서 나도 슬그머니 방송을 기다리기도 한다. 그래서 어깨너머로 얻은 게 있다. 윤종신의 〈치과에서〉라는 노래이다. 그 전에는 이런 노래가 있다는 것을 알지도 못했었다.

구멍 뚫린 하늘색 헝겊이 나를 덮는다.
그 하늘 위로 그려지는 아직 선명한 얼굴.
이 와중에 떠오르는 너는 도대체 뭐니 라고 묻는 노랫말.

항상 타인의 입안을 들여다보며 치료만 해왔던 까닭이었을까. 노랫말에서 전해지는 내용들이 환자의 입장에서 느낀 치과의 모습이어서 노랫말 어디에선가 묘한 기분이 들었다. 마치 나에게 말을 건네는 것처럼. 그뿐만 아니라 치료받는 동안에 일어나는 일들을 객관적으로 묘사하면서도 자신의 사랑을 이야기하는 은유가 마음에 와 닿는다.

구멍 뚫린 하늘색 헝겊이 나를 덮는다. 그 하늘 위로 그려지는 아직 선명한 얼굴. 이 와중에 떠오르는 너는 도대체 뭐니 그라인더 윙하고 나를 향하네.

구멍포를 덮는 순간 떠오르는 얼굴. 이 아픔의 순간조차도 떠오르는 얼굴. 이렇게 치통은 사랑과 아픔을 매개하는 은유로서 다가선다. 사랑의 아픔, 그 아련하고 달콤쌉싸름한 아픔. 때로 사랑은 사람을 죽게도 한다.

사람이 사람 그리워하다 사람 하나 죽게 되니.
사람이 사람이면 설마 사람 죽게 하랴.
사람아 사람을 살려라. 사람이 살게.

신원미상의 작자가 쓴 옛시조이다. 예나 지금이나 사랑은 매한가지인가 보다. 사랑 때문에 사람이 죽겠는데 어디 치통이 대수이겠는가. 그래서 현대인은 윤종신의 노래처럼 눈물이 그라인더처럼 자신의 아픈 마음을 치유해 주기를 대신하고 있다. 치통으로 치과 문을 들어서기는 했지만 그는 여기서 다시 사랑의 아픔이 더 크다는 것을 새삼스레 실감한다. 그래서 노래한다.

깊숙이도 파고 들어가는 그라인더야 좀 더 가면 니가 처음 보는 상처가 있어 안 아프게 그것도 좀 갈아 없애주겠니. 치통의 몇 배로 나를 괴롭혀.

그는 치과를 통해, 아픈 치아를 통해 사랑을 노래한다. 그에게 그라인더는 공포의 대상이 아니라 친구이자 아픔을 나눌 수 있는 대상이다. 사람에게 치통이야 마취제 한 방이면 사라져 버리는 아픔이지만 사랑의 아픔은 마음의 아픔이다. 이렇듯 치통은 사람들에게 아픔 그 이상의 아픔을 알게 한다. 그러나 사랑의 의미를 채 알기도 전에 치통은 사람들을 다른 곳으로 데리고 간다.

치아가 빠지다 〈落齒〉

사람이 나서 늙으면 쇠약해 지는 것이야 누가 모르겠는가만,
내 나이 서른도 되기 전,
눈귀는 총명하고 머리엔 윤기가 넘치는데.
어찌된 일인지 치아들이 까닭 없이 흔들리다가
올해는 세 개가 빠지네.
그러니 내년에는 또 얼마나 빠질 것인가.

- 중략 -

봄 산의 꽃을 그대는 보지 못했는가.
천 송이 꽃이 피었다가도 오늘 내일 하나하나 떨어지면,
끝내는 지고야 마는 것이거늘.
이르고 느림을 탓하지 말라.

내 몸도 언젠가는 쇠할 것이니 슬퍼할 바가 아니로다.
그저 바람은 마음만은 기운을 잃지 않고
도를 바라보는 것이 말이 달리는 것처럼 장건하기를.

人生老卽衰 此理誰不知(인생로즉쇠 차리수부지)
我年未三十 政當充壯時(아년미삼십 정당충장시)
耳目宜開明 毛髮宜華滋(이목의개명 모발의화자)
如何左右齒 無故便動離(여하좌우치 부고편동리)
今年落三箇(금년락삼개)
來歲從可推(내세종가추)

- 중략 -

不見春山花(불견춘산화)
千萼開滿枝 今朝一萼虧 明朝一萼虧(천악개만지 금조일악휴 명조일악휴)
畢竟同凋謝(필경동조사)
何論速與遲(하론속여지)
我身終必衰 早衰非所悲(아신종필쇠 조쇠비소비)
但願心力壯(단원심력장)
望道如馬馳(망도여마치)

〈해좌 선생 문집 2권 중에서 시. 치아가 빠지다 중에서〉

일찍이 혜좌(海左) 선생께서 치통으로 시를 지어 노래를 했다. 선인(先人)은 치아가 빠졌는데 이곳에서 도(道)를 보고 살아가기를 바란다. 그러니 치통은 사랑만을 알게 하는 것이 아니라 삶의 의미와 영원한 이별의 슬픔도 알게 한다. 젊어서 찾아오는 치통은 사랑을 통하여 타인을 알게 하지만 나이가 들고 찾아온 치통은 나이 듦을 통하여 자신을 알게 한다. 그래서 다산(茶山)도 치아가 쇠함을 보고 자신을 노래한다.

치아와 머리털 이미 쇠하고 齒髮倏已衰(치발숙이쇠)
흐르는 세월 따라 늙기만 하여 暮色隨流暉(모색수류휘)
실낱같은 숨길만 붙어 있을 뿐이니 喘息如爛絲(천식여란사)
머지않아 아침 이슬 마르듯 하리라 幾何朝露晞(기하조로희)

우리는 언제부턴가 실용적이고 경제적이며 효율적인 것에만 집착한 나머지 앞만 보고 달리는 것을 당연하게 생각하게 되었다. 그래서 사람들은 치통과 사랑의 아픔을 연결하는 지난 이야기들을 잃어버렸다. 누구에게나 치통은 치통이고, 달콤쌉싸름한 사랑의 아픔은 다른 별개의 아픔일 뿐이다. 그러나 '사랑니'라는 이름에서 그렇듯, 그 아픔들이 그 아픔들이어야만 할 때도 있다. 이 책은 나의 스노비즘의 한 권이다. 최소한 오늘날을 살아가는 사람들에게, 특히 오늘날의 권위주의에 찌들어 있는 치의학에서는 이 정도의 스노비즘은 필수적이다. 인문학적인 사고가 결여된 치의학 속엔 치통 속에서 치통을 넘어선 그 무엇인가를 찾기는 힘들다.

인문학이란 모든 학문이 그렇듯이 객관적인 시선이 필수적이다. 그런데 기실이 책을 쓰는 동안 객관적인 거리를 두고 '치아'를 바라보는 일이란 어려웠다. 특히 II편 〈치아와 인간〉에서는 주관적인 시선으로 사람의 치아를 바라보았기 때문에 '인문학'이라는 제명이 더욱 어울리지 않는다. 원래는 〈치아 인문학〉과 〈치아와 인간〉 두 권으로 계획했던 것을 저간의 사정으로 '치아와 인간'을 이 책에 싣기로 한 이상 이 책을 두 편으로 나누어 편집하기로 했다. 뒤편 〈치아와 인간〉 편은 인문학이라기보다는 치아에 대한 개인의 소회(所懷)를 서술한 부분이 많았음을 미리 밝혀둔다.

마지막으로 이 책을 만드는 데 도움을 주신 많은 분들께 지면을 통해서도 거듭 감사드린다. 먼저 출판을 맡아준 대한나래출판사의 최용원 대표님, 자료를 정리하는 데 많은 조언을 아끼지 않은 김지윤, 김민석, 이재호 선생님, 그리고 졸저를 교정하고 다듬어준 대한나래출판사의 김경순 과장님과 소설가 한수영 님에게 감사를 드리지 않을 수 없다. 또한 이 책이 나오기를 묵묵히 기다려 주신 북경(北京)의 이정연 선배님께도 감사드린다. 마지막으로 대한치과의사학회 회장님이셨던 조영수 선배님의 격려에 힘입었음을 지면을 통해 감사의 마음을 드린다.

특히 책을 만드는 데 많은 사진 자료를 제공해주신 일본 가나가와현(神奈川縣) 치과박물관 관장님이신 치과의사 오오노(大野) 선생님께 감사드린다. 오오노(大野) 선생께서는 이 책을 저술하는 데 있어 저자를 북경대학교 치과대학에까지 소개해 주시는 수고를 아끼지 않으셨으나 수고에 부응하지 못한 졸저가 되었음에 죄송할 뿐이다.

2014년 11월 25일

남경(南京) 부자묘장원루(夫子廟壯元樓)에서 한 상 국

차례……

제 I 부 치아의 인문학

제II부 치아와 인간

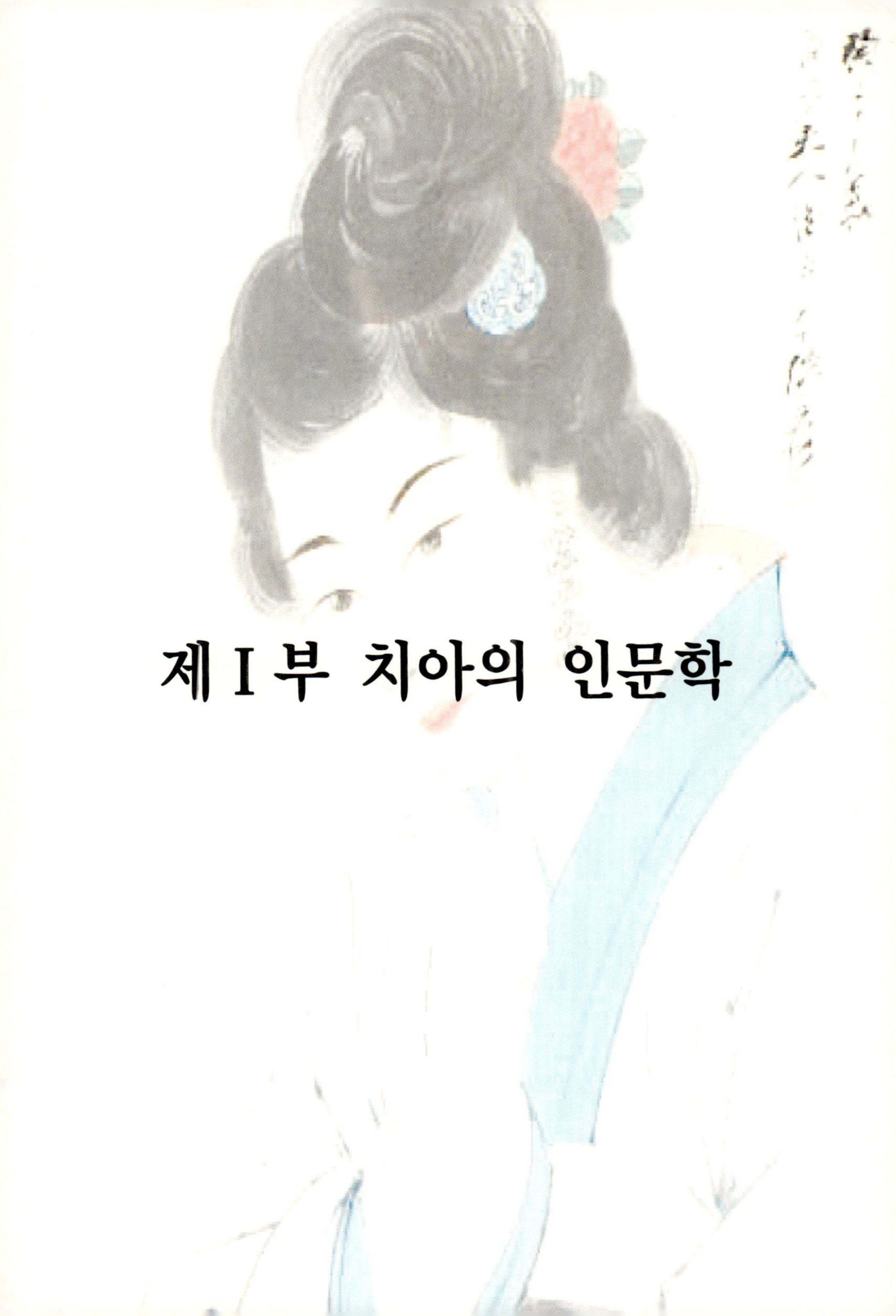

제 I 부 치아의 인문학

제1장 치아와 문화

당나라 현종(玄宗)의 총희(寵姬)였던 양귀비(楊貴妃)는 평소에 치통을 앓았는데, 이 때문에 가끔 뺨을 손으로 감싸고 얼굴을 찌푸리곤 했다. 그런데 그 자태가 몹시 고혹적이어서 현종은 그녀를 더욱 사랑했다고 한다. 후세 사람들은 이를 우치소(齲齒笑)[1]라 일컬었다. 또 이를 그린 양귀비병치도(楊貴妃病齒圖)가 전해 온다. 우치소는 서시빈목(西施矉目)[2]만큼은 잘 알려져 있지 않지만 미인의 모습을 형용하는 말 가운데 하나이다. 이외에도 양귀비에게서 비롯된 고사성어는 적지 않다. 맑은 눈동자와 하얀 이, 즉 빼어난 미인을 뜻하는 명모호치(明眸皓齒)[3]라는 말도 그러하다. 이 장에서는 양귀비의 고사처럼 인류 문화 속에

---

1) 원래는 양귀비가 치통 때문에 얼굴을 찌푸리는 것을 '우치소'라고 하지는 않는다. 우치소란 본래 치통 때문에 얼굴을 찌푸리면서도 웃음을 짓는 표정을 말한다. 또한, 이가 아픈 것처럼 얼굴을 살짝 찡그리는 화장법을 말하기도 한다. 그러나 후대에 이르러서 우치소는 서시빈목처럼 일종의 양귀비의 미모를 묘사하는 수식구처럼 사용되었다.

2) 중국 고대 미인 중 하나인 서시는 가슴앓이 병이 있어 걸을 때면 통증으로 얼굴을 찡그리곤 했었는데 그 모습이 오히려 아름다워 이를 본 마을의 못난 여자들이 눈을 찌푸리면 아름답게 보이는 줄 알고 덩달아 눈을 찌푸렸다는 데서 나온 말. 〈장자/莊子〉의 〈천운편/天運篇〉에 나오는 이야기이다.

서 엿보이는 치아의 모습, 또는 치아와 관련된 문화행위에 대해 살펴보기로 하자.

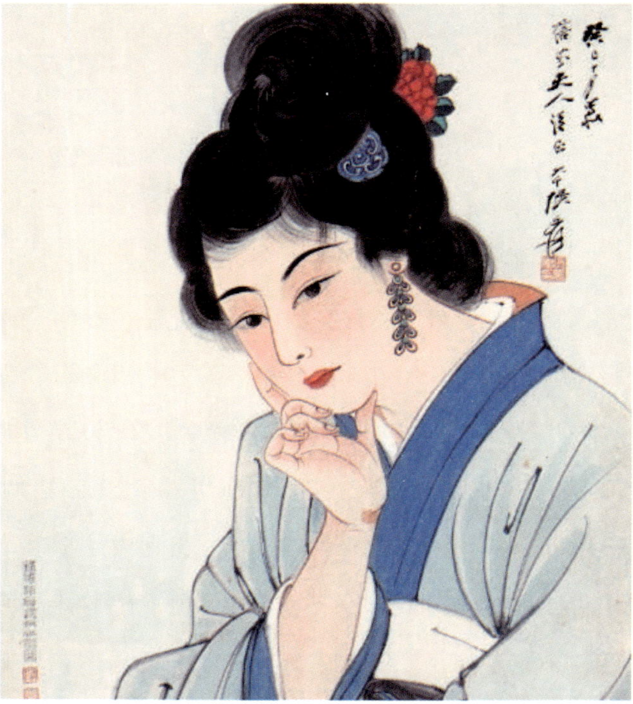

■ 양귀비병치도(楊貴妃病齒圖).

3) 두보의 시 〈애강두(哀江頭)〉에 나오는 성어이다. 명모호치 역시 양귀비의 아름다움을 표현한 말이다. 애강두에서는 〈명모호치금재하/明眸皓齒今何在〉라고 하여, 지금, 빛나는 고운 눈과 흰 이(明眸皓齒)의 양귀비는 어디 있는가? 라고 시를 읊었다.

1. 치아로 본 한국인과 일본인

(1) 뻐드렁니 지향의 일본인

무대의 뻐드렁니

작고한 만화가 고우영 씨의 작품 가운데 중국의 명(明) 시대를 무대로 한 〈금병매/金瓶梅〉[4]라는 만화가 있다. 이 작품의 남자 주인공의 이름은 무대(武大)인데, 그의 외모에서 가장 두드러져 보이는 것은 '뻐드렁니'이다. 원작이나 만화에서 뻐드렁니의 무대는 다소 모자란 캐릭터로 그려지는 반면, 무대의 동생은 무송으로 수호지의 108호걸 가운데 으뜸으로 그려진다. 이런 묘한 부조화로 흥미를 돋우는 스토리 구성이다. 모자라다는 것과 뻐드렁니 사이에 어떤 상관관계가 있는지는 알 수 없지만 독자들에게 충분히 어필할 수 있는 설정이라는 사실만은 분명하다. 이런 '뻐드렁니 캐릭터'의 전형으로 일본인의 대명사라고 할 수 있는 '뻐드렁니의 나카무라상(中村さん)' 또는 '뻐드렁니의 와타나베상(渡辺さん)'이 있다.

---

4) 삼국지, 서유기, 수호지와 더불어 중국(中國) 사대기서(四大奇書) 중 하나로 일컬어지고 있는 명(明)나라 때의 장편(長篇) 소설(小說)이다.

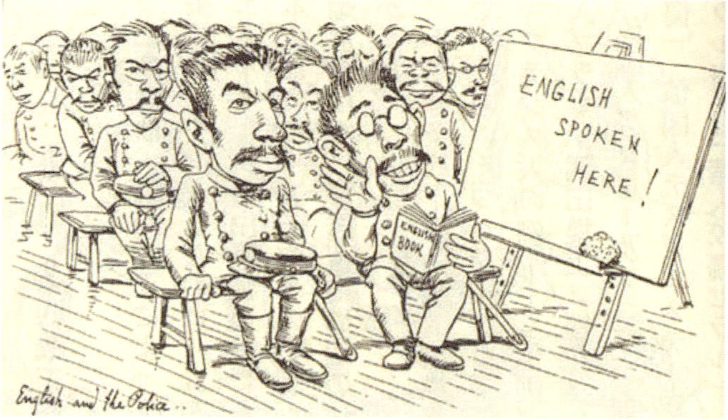

■ 조르쥬 비고(Georges Ferdinand Bigot: 1860~1927)의 풍속화.

일본인의 뻐드렁니

최초로 일본인을 뻐드렁니 캐릭터로 설정한 사람은 프랑스의 풍자화가 조르쥬 비고(Georges Ferdinand Bigot: 1860~1927)[5]라고 한다. 그는 일본에 머물면서 많은 풍속화를 그렸다. 어떤 사람을 그림으로 표현할 때는 금병매의 무대처럼 그의 성격이나 개인적 습속 등을 상징적으로 나타낼 수 있는 강한 특징이 필요하다. 조르쥬 비고는 일본인의 특징을 다른 무엇보다 뻐드렁니에서 찾았고 이를 그림에 투영한 것이다.

5) 조르쥬 페르디난드 비고(Georges Ferdinand Bigot)는 프랑스의 만화가, 삽화가, 화가이다. 일본 메이지 시대에 활동했으며 약 17년간에 걸친 일본 생활 중에 비고는 청일전쟁 당시 한국을 방문하여 전쟁의 참상을 풍속화로 남기기도 하였다.

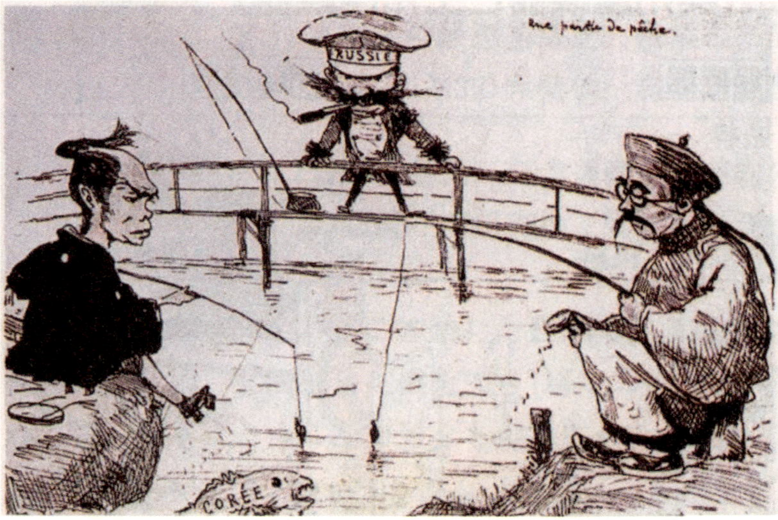

■ 비고의 작품 중에서 우리에게도 잘 알려진 시사풍자화. 그는 당시의 국제정세 파악에도 다른 사람들보다 비범함이 있었다. 위의 작품은 1887년 2월에 〈Tobae〉에 라는 잡지에 실린 것으로 제목은 〈Une partie de pêche/낚시놀이〉이다. 일본판 위키피디아.

그런데 사실 일본인의 특징을 꼽으라면 뻐드렁니가 아니라 덧니라고 할 수 있다. 사실 일본인 가운데 뻐드렁니를 가진 사람은 한국인과 비슷한 수준이다. 그런데 왜 조르쥬 비고의 눈에는 일본인의 뻐드렁니가 강한 인상으로 남게 되었을까?

동양인의 외치 구조

영어에는 내치(옥니)를 나타내는 말이 없다. 그에 반해 뻐드렁니는 사슴이빨(Buck teeth)이라고 하는데, 수사슴이나 수토끼의 이빨이라는 의미이다. 서양인들에게 있어서 뻐드렁니는 특이하게 생긴 치아인 것이다. 진화론의 입장에서 보면 오랜 시간 동안 육식해 온 서양인들은 내치가 일반적이기 때문에 굳이 이를 표현할 단어가 필요하지 않았다. 반면에 초식을 주로 해 온 동양인은 치아의 형태나 구조가 외치형으로 발달해 왔다. 이와 같이 동서양인의 치아 구조는 식성의 차이로 인해 다르게 형성되었고, 바로 이 점이 조르쥬 비고의 눈에 자기들과 다른 일본인의 현저한 특성으로 파악된 것이다.

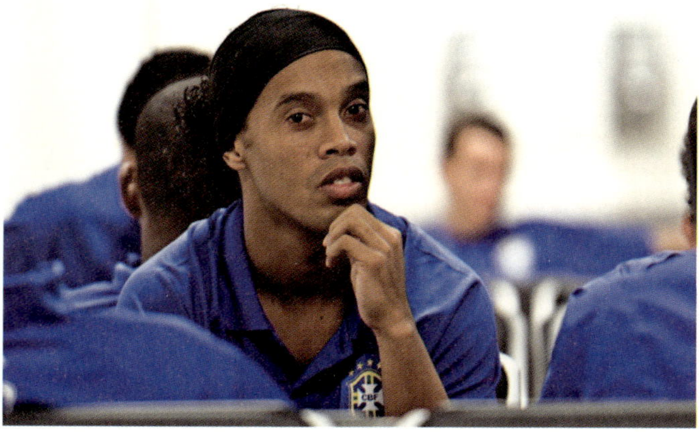

■ Buck tooth로 유명한 브라질의 축구스타 호나우디뉴(Ronaldinho). 위키피디아 영문판.

치아의 형태 이외에도 동양인과 서양인의 외모가 다른 부분은 많다. 가령 서양인의 큰 코라든가, 움푹 들어간 눈 또는 동양인의 낮은 이마나 쌍꺼풀 없이 좁고 긴 눈 등 특히 강조해서 표현할 만한 부위가 적지 않다. 하지만 조르쥬 비고는 그 나름의 독특한 시각으로 뻐드렁니를 포착했다. 즉 내치 구조의 세상에서 살던 그에게 외치 구조의 세상 사람들은 특이하게 보였고, 이렇게 눈에 띈 특이점은 그의 그림에 의해 묘사되고 강조됨으로써 일종의 언어화를 이루었다.

이런 과정을 거쳐 '뻐드렁니의 일본인'이 일본인 캐릭터의 하나로 자리 잡게 된 것이다.

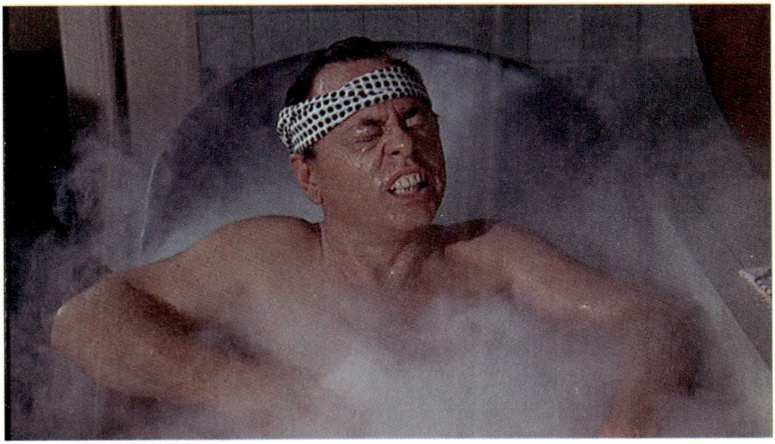

■ 영화 〈티파니에서 아침을/1961년〉에서 일본인 요니오시로 등장하는 미키 루니.

근래에는 인종편견과 관련된 민감한 문제라 자취를 감추었지만 얼마 전까지만 해도 서양 신문의 만평에 등장하는 일본인의 모습은 대개 뻐드렁니에 일본인 특유의 게타(下駄: 일본인들이 신는 고유의 나막신)를 신은 모습이었다. 영화도 크게 다르지 않았다. 사진에서 보듯이 오드리 햅번이 주인공으로 출연하는 영화 〈티파니에서 아침을〉에서 미키 루니(Mickey Rooney, 1920~2014년, 미국 배우)는 과장된 뻐드렁니로 일본인을 표현했다. 이런 사실은 태평양전쟁 시 미국이 그린 전쟁 포스터에서도 잘 나타난다.

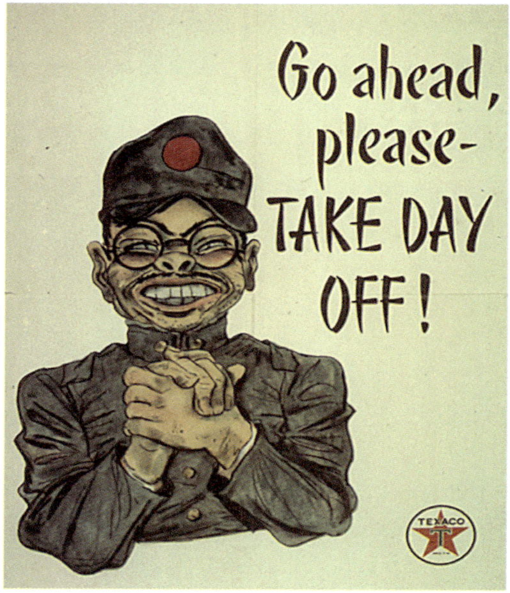

▪ 태평양전쟁 시 미군이 사용한 포스터.

뻐드렁니에 대한 동양 3국의 인식

다른 장에서도 다루게 될 내용이기는 하나, 한국이나 중국에서는 뻐드렁니에 대해 긍정적인 관념을 갖고 있지 않은 편이다. 그 근거가 재미있다. 현대 과학의 입장에서 본다면 비합리적이라고 볼 수밖에 없는 관상학(觀相學)이 배경이기 때문이다. 하지만 근거의 부재와 현상(現象)의 존재는 전혀 별개의 문제이다. 때로는 이런 현상이 사람들의 의식에 강하게 작용하여 일상생활을 지배하기도 한다.

조르쥬 비고가 다소 풍자적으로 그리기는 했어도 일본에서는 한국이나 중국에서와 달리 뻐드렁니에 대해 부정적이지만은 않다. 뻐드렁니를 일본에서는 덧

빠(出っ歯)라고 하는데 '앞으로 돌출된 치아'라는 뜻이다. 일본의 유명한 연예인 가운데 아카시야 삼마(明石家さんま)라는 코미디언은 전형적인 뻐드렁니를 가진 캐릭터로 대중의 사랑을 한 몸에 받고 있다.

뻐드렁니뿐만 아니라 덧니에 대해서도 일본인들의 관념은 그다지 부정적이지 않다. 실제 일본에서는 덧니를 가진 연예인이 귀여운 이미지로 큰 인기를 끌기도 한다. 심지어는 일부러 덧니를 만들려는 치아성형이 유행하기도 한다.

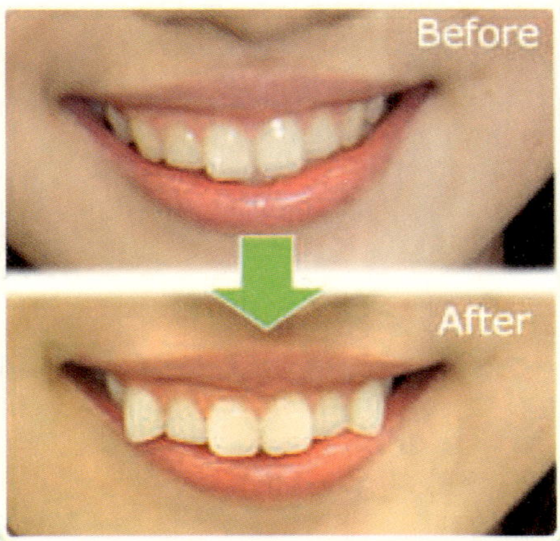

■ 일본인의 덧니사랑. 가지런한 치아를 오히려 덧니로 성형한다.

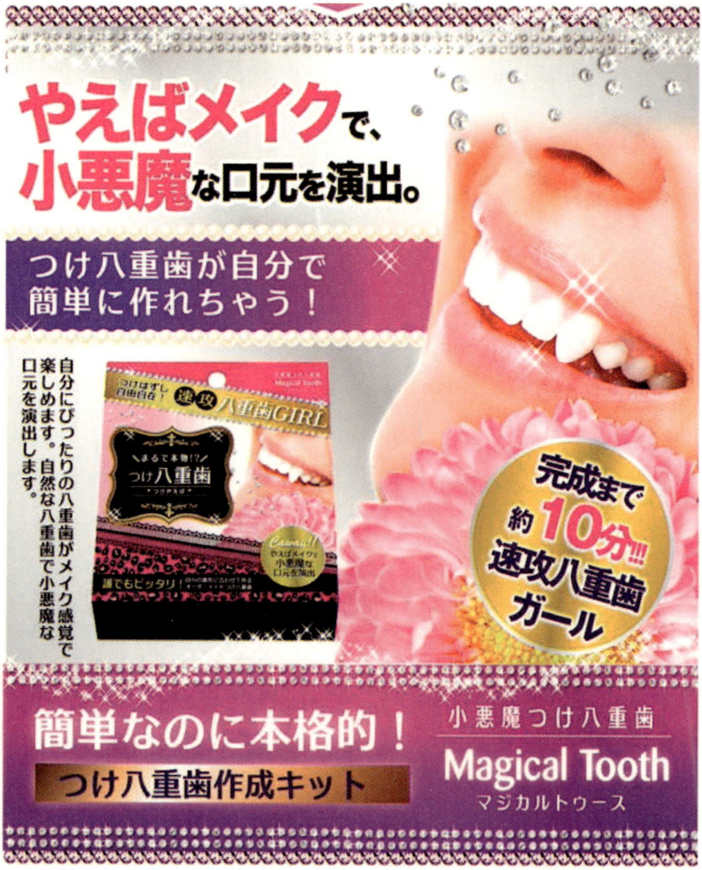

▪ 탈부착이 가능한 일본의 덧니 광고.

(2) 옥니 지향의 한국인

한국과 중국에서만 보이는 말 '옥니'

'옥니'는 흔히 '옹니'로 적기 쉬운데 이는 잘못된 표기이다. '옹'이란 말은 '속이 좁다'라는 의미의 접두사로써 옹고집, 옹졸하다, 옹삭하다 등에서 그 뜻을 엿볼 수 있다. 그렇기 때문에 올바른 표기는 '옹니'가 아니라 '옥니'이다. 여기서 '옥'은 '오그라지다'라는 뜻이다. 따라서 옥니는 '안으로 옥게 난 이'를 말한다.

재미있는 것은 옥니라는 말을 쓰는 나라가 별로 없다는 사실이다. 동아시아에서는 우리나라와 중국에서만 이 말을 쓰고 있을 뿐, 일본이나 그 외 영어권 나라들도 이에 해당하는 말이 없다. 이 낱말 자체가 없는 나라에서는 '안으로 굽은 이' 정도로 풀어서 표현하는 것이 고작이다. 여기서 재미있는 사실을 유추해 볼 수 있다. 어떤 사물이나 현상을 표현하는 언어가 없다는 것은 두 가지 의미이다. 하나는 그 사회에 그런 사물 또는 현상이 없다는 것과, 다른 하나는 그와 정반대의 경우, 즉 그 사물이나 현상이 지극히 일반적이어서 굳이 표현할 필요가 없는 것이다. 다시 말해 그 사회 구성원 모두가 안쪽으로 향한 치아 구조(내치)를 갖는다면 이와 대비되는 치아 구조(외치)와의 구분이 불필요하므로 굳이 내치라는 단어를 고안해 내지 않아도 되는 것이다.

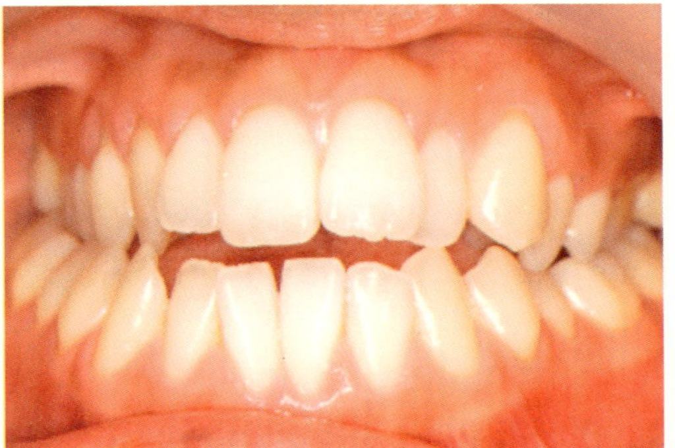

■ 옥니의 내측 완곡 모습.

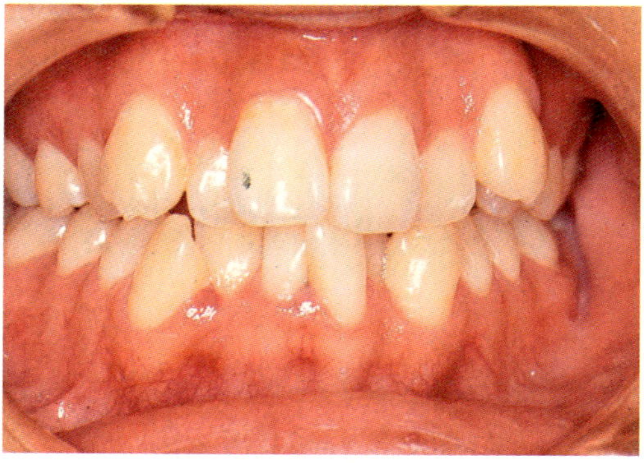

■ 옥니의 특징은 대개 하악에서 잘 나타난다.

외치와 내치 구조

개인적으로는 대부분의 나라에서 옥니라는 단어가 아예 통용되지 않는 이유를 후자로 본다. 이를 설득력 있게 설명하기 위해서는 여러 가지 신뢰할 만한 자료가 필요하겠지만 다음과 같이 간단한 논리적 추론만으로도 어느 정도 납득할 수 있을 것으로 여겨진다.

내치나 외치는 실제로 사용되는 학문 용어이다. 옥니와 뻐드렁니의 구조, 형태에서 착안하여 그 의미를 확장하면 '옥니'를 '내치', '뻐드렁니'를 '외치'라고 할 수 있다. 이때 치아의 중심축이 입안으로 향한 옥니, 즉 내치는 고기를 물어뜯는 육식성에 적합하다. 서양인들이 내치 구조로 진화한 이유는 그들의 육식성 식문화가 큰 기여를 했다고 볼 수 있다. 반면에 그러한 힘의 전달이 굳이 필요하지 않는 뻐드렁니, 즉 외치는 채식성에 적합하다. 일본인이 외치인 이유는 부드러운 음식, 특히 생선이나 채소를 좋아하기 때문이라는 설도 있다. 그렇다면 특별히 육식성 식문화를 갖지 않은 우리나라의 경우는 어떨까.

옥니와 뻐드렁니에 대한 우리의 인식

우리 조상들의 치아의 특징을 살펴보면 옥니는 삼국시대 이전 가야인의 치아에서도 마찬가지였던 것 같다. 1970년대 후반 경남 김해시 예안리 고분[6]에서 출토된 인골(人骨)을 보면 가야인의 치아 특징은 대개 마모도가 높아 상아질이 완전히 닳은 것이 특징이다. 치아의 2/3가 닳은 치아도 있다. 가야인들은 30~40대만 되어도 뿌리가 드러날 정도로 닳은 것은 그만큼 치아를 많이 사용했다는 뜻이다. 생전에 이가 모두 빠져 글자 그대로 잇몸으로 살았던 사람도 있다. 또 보통 현대인들은 윗니가 아랫니를 덮는데 예안리 인골의 대부분은 옥니이다.[7]

1990년대 국내의 한 치과대학병원에서 '한국인 표준치아'와 관련된 연구결과를 발표한 적이 있다. 이 자료를 통해 한국인의 표준 치아에 대한 다양한 해석을 할 수 있겠는데 그중 하나가 전통적인 관점에서 우리의 치아가 '옥니'에 가깝다는 사실이다. 이 연구 결과는 '얼굴학자'로 유명한 한남대학교 조용진 교수의 견해와도 일치한다. 그의 주장에 따르면 미모와 목소리는 정반대인 경우가 많아서, 일반적으로 현대 미인은 보통 남방계형으로 남방계형의 음성은 낮고, 약간 어둡고 탁한 소리가 많은데, 이는 대개 성대가 두텁고 질기며, 길이도 길고 입천장이 길며 옥니이기 때문이라고 한다. 반면 고전적인 북방계형 미인은 '은쟁

6) 1976~1980년 사이에 부산대박물관 발굴단이 조사한 경남 김해 예안리 고분군(金海禮安里 古墳群)에서는 인골 210구가 발굴되었다. 인골은 가야인의 인골로서 당시의 풍습과 문화는 물론 치아의 통이성 등으로 중국과 일본에서 널리 유행했던 발치풍습을 연구하는 자료로서 뿐만 아니라 편두의 흔적도 찾아볼 수 있는 중요한 고분군이다. 사적 제261호로 지정되었다.

7) 가야인의 신체변형습속에 관한 연구. 김상우 저. p.45. 2005년. 인제대학교 교육대학원 교육학석사논문. "현대인들은 윗니가 아랫니를 덮는데 예안리 인골의 대부분은 옥니이다."라는 표현이 애매하긴 하다.

반에 옥구슬 구르는 소리'를 가졌을 확률이 높다고 한다.[8)] 물론 '남방계형 미인이 옥니 구조'라는 주장이, 우리나라 사람이 일반적으로 옥니 구조를 갖는다는 주장과는 무관하다. 하지만 여러 주장과 학설을 종합해 보면 우리나라 사람은 '뻐드렁니' 구조보다는 '옥니' 구조에 가까운 편이라고 할 수 있다.

한편 옥니와 뻐드렁니에 대한 한국인의 의식을 엿볼 수 있는 말로 '장모는 사위가 곰보라도 예뻐하고, 시아버지는 며느리가 뻐드렁니에 애꾸라도 예뻐한다'라는 속담과 '옥니박이와 곱슬머리와는 말도 하지 말랬다'라는 속담이 있다. '뻐드렁니라도 예뻐한다'는 말 속에는 못난 외모라는 뜻이, '옥니박이'라는 말 속에는 고약한 성질이라는 뜻이 담겨 있음을 알 수 있다.

옥니를 가진 사람이 고약한 성질머리를 가진 사람이라는 점을 나타내는 것은 강원도 민요에도 잘 나타나 있다.

> 우리 집 시어머니 앞으로 보니 옥니뱅이,
> 뒤로 보니 반고두머리,
> 번들번들 숫돌이마 소죽 푸는 바가지로 나를 때리더니
> 한오백년 못 살고서 북망산천 가셨네.

나무를 통으로 깎아 만든 소죽바가지는 여간 단단한 것이 아니다. 그 바가지로 자기를 때린 시어머니를 며느리 입장에서 노래한다. '고두머리'란 곱슬머리이

8) 조용진 저, 〈얼굴학자 조용진 교수의 미인〉 p.319. 2007년. 같은 책 p.318에는 다음과 같은 내용이 있다. 〈미인은 이가 작다. 이가 작아서 치아는 옥니가 되고 상악골이 짧으므로 웃을 때 잇몸이 노출되지 않는다.〉

고, '숫돌이마'란 숫돌처럼 넓적하고 번들거리는 이마를 말한다. '옥니뱅이'란 옥니를 가진 사람이다. 밉기도 하고 사납기도 한 시어머니를 바로 '옥니뱅이'로 표현했으니 예로부터 옥니의 이미지가 어떠했는지 알 수 있을 것 같다.

그런데 우리나라에서는 전통적으로 옥니가 성질이 좋지 않다는 정도의 비난에서 그치는 반면에 뻐드렁니는 아주 부정적인 이미지를 구축해 온 것이 사실이다. 다른 장에서도 다루겠지만 특히 여성에게 뻐드렁니는 외모뿐 아니라 소위 '팔자'와도 관련되어 있다. 그런 까닭에 '시아버지는 며느리가 뻐드렁니라도 예뻐한다'라는 말까지 생겨난 것이다. 이 점에 대해서는 뒤의 '치아와 속설(俗說)'에서 상세히 다루기로 하자.

(3) 일본의 하구로(お齒黑)와 한국의 박씨 같은 잇속(호서/瓠犀)

흑치가 충치 예방?

일본의 치아 염색 풍습 가운데 흑치(黑齒)[9]는 널리 알려져 있으며 많은 연구결과가 있다. 그러나 다양한 연구가 행해지다 보니 다소 견강부회한 결과를 내놓는 경우도 있다. 예를 들어 치아 염색과 충치 예방의 관련성 같은 주장이다.[10] 역사적 사실만으로도 이러한 주장에는 무리가 있는데 바로 이 증거가 바로 남성의 치아 염색이다. 일본에서 치아를 검게 물들이는 풍습은 초기에는 여성에게 국한된 풍습이었으며, 남성의 치아 염색은 그로부터 오랜 시간이 흐른 다음 일부 귀족이나 관리계급에 국한되어 행해져 일종의 신분 표시로 사용된 풍습이다. 따라서 이러한 것들로부터 유추해 보건대, 하구로(齒黑)와 충치 예방

9) 일본에서는 오하구로(お歯黒)라고 한다.

10) 치아의 풍속지. 하세가와 마사야스 저. 시공출판사. p.51. 1993년.

은 전혀 무관하게 보인다. 설사 충치 예방의 효과가 오하구로에 있다고 한다면 결과가 우연히 그렇게 된 것이지, 그것이 목적이 아니라는 것을 쉽게 추론할 수 있다. 한때 하구로를 할 때 사용하는 재료들을 이용하여 충치를 예방하는 제품이 만들어져 판매되기도 했지만 현재는 찾아보기 힘들다. 한편 오늘날 일본에서는 이 풍속이 사라졌지만 동남아시아 일부 지역에는 여전히 남아 있다. 후술하겠지만 이 흑치풍습은 주로 해양문화권에서 보이는 풍속이다.

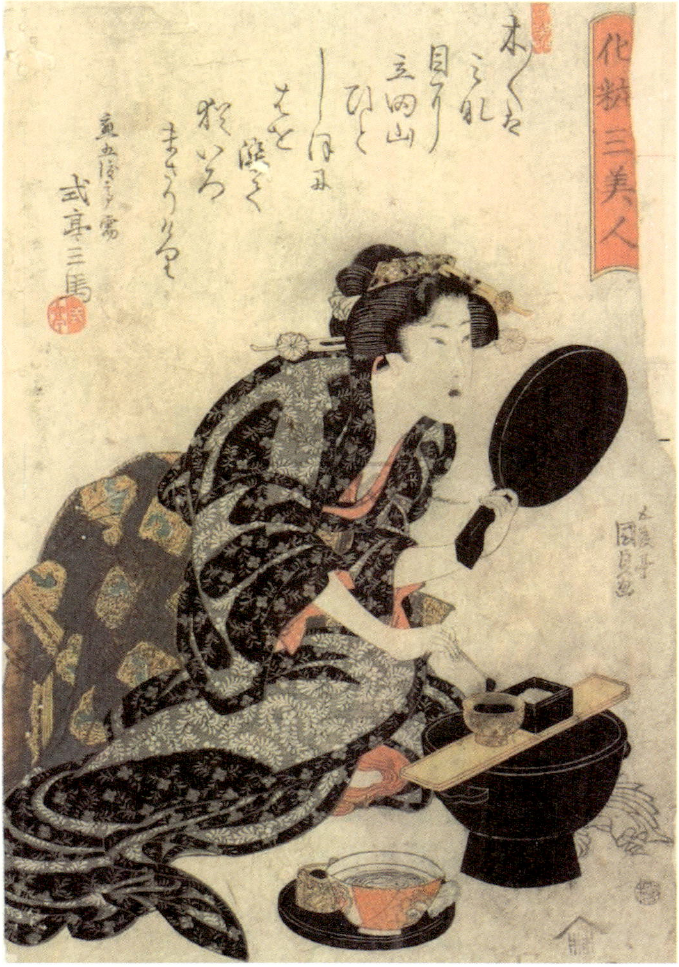

■ 하구로 화장을 하는 일본 여인. 1815년, 우타가와 구니사다(歌川国貞) 그림.

흑치는 신분 표시

문화인류학에서 일반적으로 신체에 변화를 가하는 것은 두 가지 의미를 가진다. 첫째는 그가 속한 사회에서 차지하는 계급에 걸맞은 상징을 획득하기 위해서이며, 두 번째는 같은 계급 내 혹은 그 사회 전체에서 쉽게 식별할 수 있는 신분을 나타내기 위해서이다. 치아를 검게 물들이는 풍습도 결국 후대 에도시대에 이르러서는 주로 여성의 결혼여부를 판단하는 상징으로 사용되었다. 우리나라에서 결혼과 함께 머리 모양을 바꾼 것과 같은 맥락이다. 즉 땋은 머리를 한 미혼의 남녀가 상투를 틀거나 쪽을 지어 결혼했다는 사실을 외부에 나타낸 풍습과 마찬가지 상징이었던 것이다.

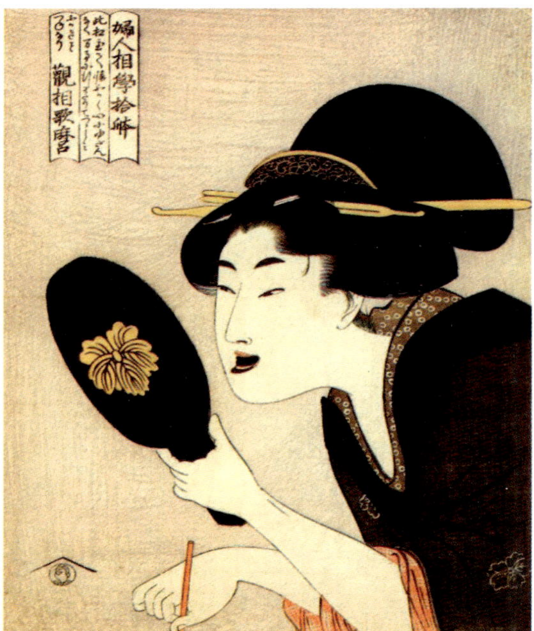

■ 하구로 하는 여인. 키타가와 우타마로(喜多川歌麿) 그림.

백색(白色) 지향의 한국인

흔히 한국인을 백의민족이라고 부른다. 외국인 선교사가 찍은 1800년대 조선시대 모습을 담은 사진을 보더라도 대부분의 사람들이 흰 옷을 입고 있음을 알 수 있다. 또한 6.25 한국전쟁 당시를 촬영해 놓은 영상기록물 등을 보아도 흰 옷을 입은 피난민 행렬이 눈에 띈다. 한국인이 흰 옷을 즐겨 입은 데는 여러 가지 이유가 있다. 예를 들어 우리 조상들이 주로 옷감으로 썼던 무명이나 모시 등은 그 자체가 흰색이다. 이를 염색하지 않고 그대로 옷을 지어 입었는데, 여기에도 몇 가지 추론 가능한 이유가 있었을 것이다. 순수하게 흰색에 대한 각별한 선호가 있었을 수도, 혹은 대부분의 민초들이 겪어야 했던 각박한 삶이 옷감을 가공하는 데 마음을 기울이지 못하게 했을 수도 있다. 있는 그대로의 자연미를 좋아하는 민족 정서 때문이었거나 옷의 빛깔 따위에 연연하지 않는 실용적 성격 때문이었을 수도 있다. 물론 사회의 지배계급이 갖고 있던 철학, 즉 허례허식을 멀리하도록 한 유교의 가르침에서 기원을 찾을 수도 있다. 그렇다고 해서 우리 조상들이 옷감을 염색하는 기술에 능하지 못한 것도 아니었다. 치자나 쪽, 울금 등 자연에서 얻을 수 있는 재료들로 얼마든지 다양하고 화려한 염색을 할 수 있었다. 이런 점으로 미루어 볼 때, 우리 조상들이 흰 옷을 즐겨 입었던 것은 민족 정서 자체가 흰색을 좋아하기 때문이라는 말이 설득력이 있다.

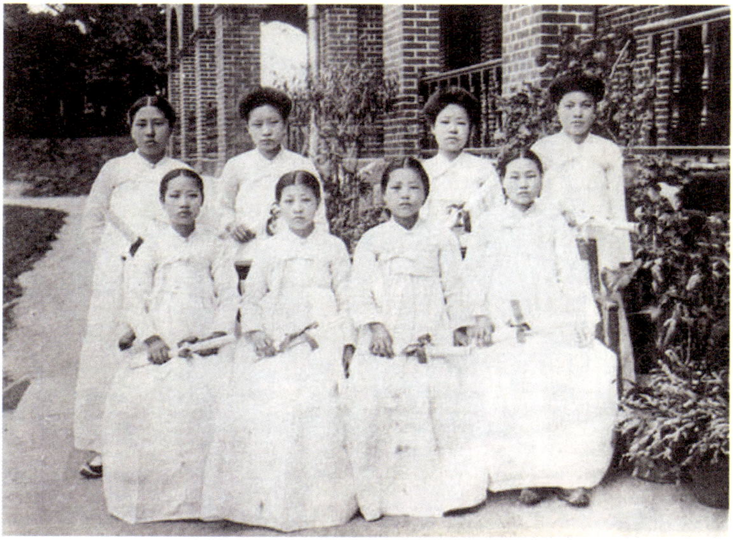

■ 개화기의 한국여성. 하얀 치마저고리 일색의 의상이다. 촬영연대는 불명확하나 손에는 졸업증서로 여겨지는 두루마리를 들고 있는 것으로 보아 개화여성으로 추정된다.

흑색(黑色) 지향적 일본인

반면에 일본인들은 흰색보다 검은색을 선호했다.

"흰색은 변하지만 검은색은 변하지 않는다. 무사는 두 군주를 섬기지 않는다."

하구로의 기원을 엿볼 수도 있는 이 말은 무사들이 즐겨 썼는데 여기에는 또한 하구로를 정당화하는 의지도 내포되어 있다. 이는 후대 에도시대에 이르러 여자들이 기혼임을 나타내기 위하여 먼저 하얀 치아를 검게 물들이고 "두 남자를 섬기지 않는다"고 맹세하는 풍습에 이르렀고, 나아가 근대에 이르러 메이지 시대에 이를 금지하여 이 풍습이 사라질 때까지 일본에서는 일반 기혼여성과 남자 귀족들만이 치아를 검게 물들일 수가 있었다.

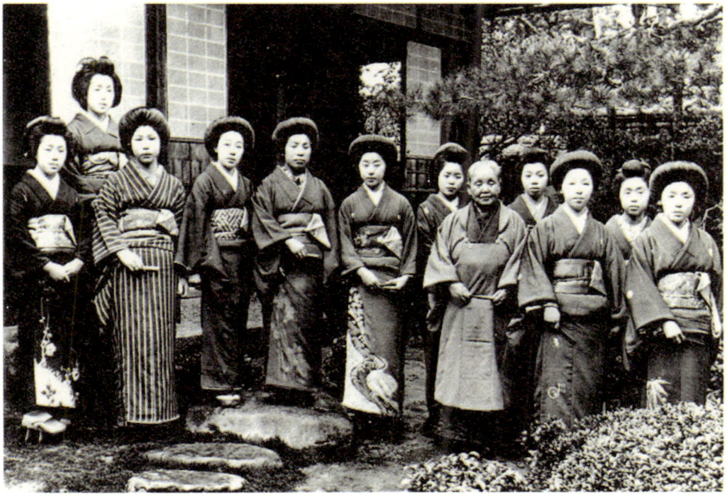

■ 위 사진은 니이지마야에(新島八重)의 차모임 사진이다. 니지마야에는 동지사(同志社) 대학 설립자의 부인으로 개화여성이다. 앞의 하얀색 치마저고리를 입은 한국인 개화 여성과 대조적임을 알 수 있다. 사진은 일본어판 위키피디아.

송강(松江) 정철(鄭澈)의 미인찬가(美人讚歌)

앞에서 다루었듯이 박속 같이 하얀 이를 뜻하는 호서(瓠犀)는 시경의 한 구절이기 때문에 같은 한자 문화권인 동아시아 3국의 기본 정서를 이루었으리라는 점에서는 의심의 여지가 없다. 그런 까닭에 박씨를 치아에 빗대어 형상화한 문학작품도 종종 눈에 띈다.

눈썹은 수나비 앉은 듯
잇바디는 박씨 까 세운 듯
날보고 당싯 웃는 양은
삼색도화(三色桃花) 미개봉(未開峰)이
하룻밤 빗기운에
반만 절로 핀 형상이로다.
네 부모 널 삼겨낼 적에
날만 괴라 삼기로다.[11)]

위는 조선시대 송강(松江) 정철(鄭澈)의 미인찬가(美人讚歌)이다. 하지만 유교의 영향력이 상대적으로 적었던 일본의 경우에는 이 호서(瓠犀)의 정서가 다소 느슨하게, 그리고 제한적으로만 스며들었을 것이다.

---

11) 정철(鄭澈)의 미인찬가(美人讚歌)이다. 신재의 저 한국치의학사 p.47~48에서 정리하여 재인용. 미인의 박씨 같은 하얀 치아가 이제 막 핀 복숭아 꽃 같은 입술 안에 자리한 모습을 시로 읊고 있다. 어느 시가 원형인지는 알 수 없으나 다음과 같은 작자 미상의 시조도 전해온다.

〈웃는 양은 잇바디도 좋고 흘기는 양은 눈씨도 더욱 곱다.
안거라 서거라 걷거라 닫거라. 온갖 교태를 다하여라.
허허허 내 사랑이 되리로다. 네 부모 너 낳을 때 나만 괴게 하도다.〉

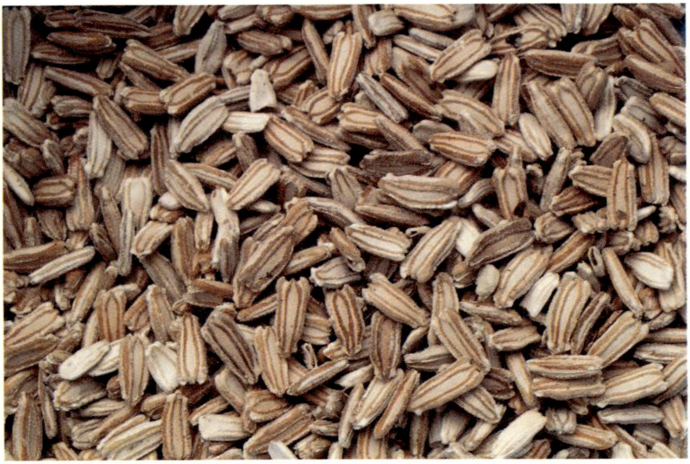

■ 박씨. 중국과 한국에서 아름다운 치아를 비유할 때 곧잘 인용하는 박씨. 위 사진에서는 건조시킨 박씨가 원래의 하얀 색에서 누런색으로 변한 모습이다. 그러나 치아의 모양과 유사할 뿐만 아니라 막 켠 박 안의 박씨는 수분을 머금고 있어 순백(純白)을 띤다.

남미 인디언들에게 보이는 흑치 문화

한편 흑치는 남태평양 연안인 페루지역에서도 곧잘 행해지던 풍습이었던 것으로도 알려져 있다. 카리브해 연안 치리비치(Chiribichi) 인디언은 사춘기가 되면 치아가 숯처럼 검게 될 때까지 나뭇잎을 씹어 치통과 충치를 예방했다는 것이다. 또 남미 아마존 지역의 인디언도 나무열매와 잎을 사용해 치아를 관리했다고 전해진다. 이들은 아침마다 특정한 식물을 씹고 난 다음 얼마 동안 뜨거운 음식을 먹지 않으면, 치아가 검게 변색되는 점을 활용했다. 아쿠알(Achual) 부족도 치아에 나뭇잎을 문지르거나 씹어서 교합면을 제외한 치관 전체를 검게 착색시키는 풍습이 있었다고 한다. 한편 흑치와는 관계없지만 치아 풍습 중에는 무지개가 나타나면 입을 다물고 손으로 입을 가렸는데, 이는 치아가 보이면 썩

거나 흔들리게 된다고 믿었기 때문이었다. 이러한 관습은 지금도 페루에 전해지고 있다.[12)]

12) 턱얼굴외과 역사이야기. Walter Hoffmann-Axthelm 저. 최진영 역. 군자출판사. 2004. 〈2-5-3. 잉카(Inca)〉에서 인용정리.

2. 신체변형으로서 치아

(1) 신체변형 풍습

신체변형의 유형

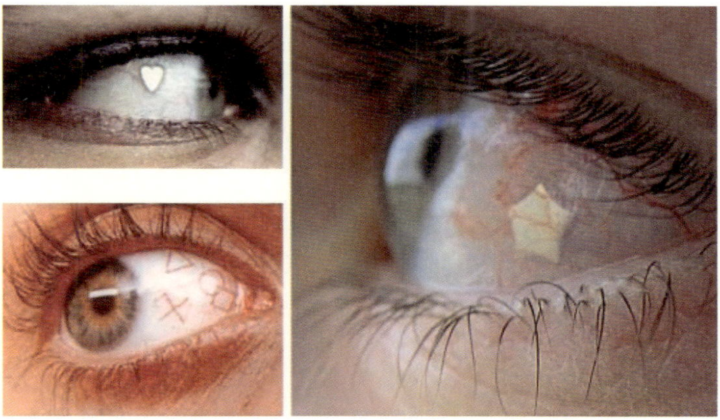

■ 신체변형으로서의 안구장식(Eye Piercing). 안구에 무늬 또는 장식물을 넣는다.

인류의 인체장식 풍습 중에는 작게는 귀고리에서부터 크게는 편두(偏頭)까지, 사람이 기괴한 방법으로 자신의 외모를 바꾸고 장식하는 풍습이 세계 곳곳에 존재한다. 예를 들어, 에티오피아의 서마족 여성들(Surma Tribe Woman)은 입술을 넓죽하게 늘리려고 거기에 나무로 된 쟁반을 끼우는 풍습을 갖고 있다. 그런데 그들은 무엇 때문에 그런 기이한 방식으로 신체를 변형해 장식을 하는 것일까. 아래에 몇 가지 예를 들어보기로 하자.

쟁반입술과 흑치의 공통점

서마족(Surma Tribe)[13]의 쟁반입술(Lip Plates)은 남성에 대한 여성의 복종의 의미이다. 이 점에서 남편에 대한 복종의 의미로 치아를 검게 물들이는 일본의 흑치 풍습과 유사하다. 즉 서마족은 신부가 쟁반입술을 해야 결혼할 수 있는데 입술을 째고 늘리는 데 걸리는 시간이 무려 6개월 이상이다. 만약 이를 결혼 전에 완성하지 못하면 신부의 부모는 신랑 측으로부터 결혼 사례금을 받지 못한다. 또한 입술에 큰 쟁반이 들어갈수록 신분이 높다. 이들은 식사를 하거나 잠을 잘 때 외에는 언제나 나무쟁반을 아랫입술에 끼운 채로 생활한다.

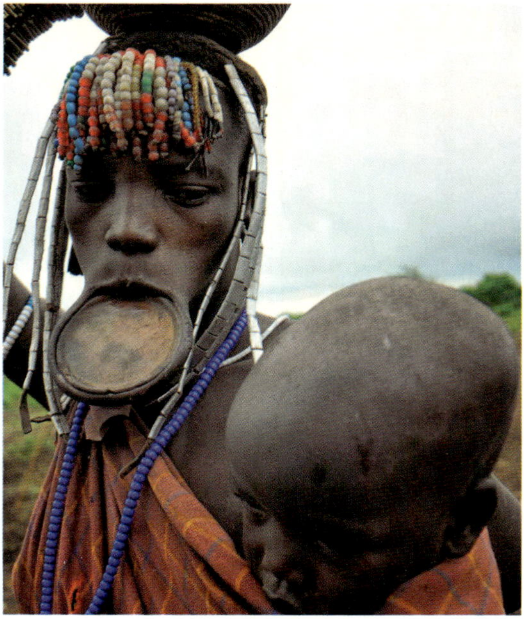

■ 쟁반입술(lip plates)의 서마 족 여성. 위키피디아 인용.

13) 아프리카 대륙의 수단 남부와 에티오피아의 동남 지역에 거주하는 종족.

카렌족의 목장식

태국의 소수민족인 카렌족의 목장식도 유명하다. 카렌족의 여성들은 어렸을 때부터 목에 고리를 감고 그 숫자를 하나씩 늘려가는 방식으로 긴 목을 만드는 풍습을 갖고 있다. 아울러 중국의 전족 또한 일종의 신체 기형에 의한 장식이라고 할 수 있다. 이와 같은 신체변형을 통한 장식의 목적은 성인이 되었음을 의미하거나 기혼자임을 알리는 상징 등 신분에 변화가 있을 때 행하는 것이 일반적이다.

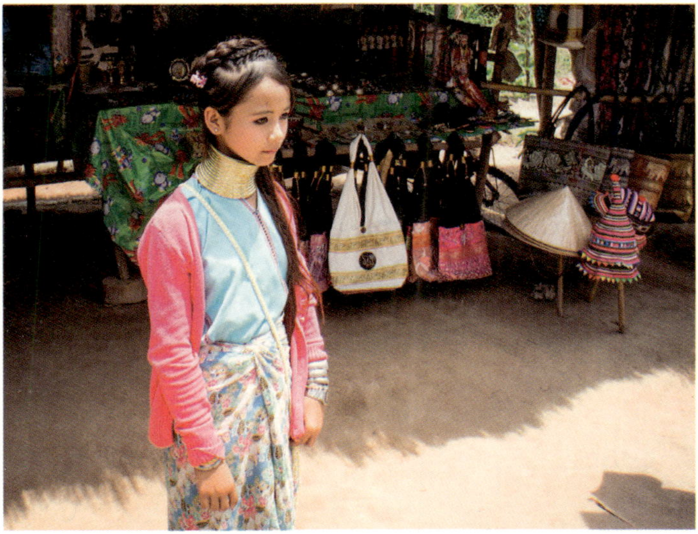

■ 목장식을 한 태국 카렌족(Kayan)의 소녀. 2013년 4월 3일에 촬영. 위키피디아.

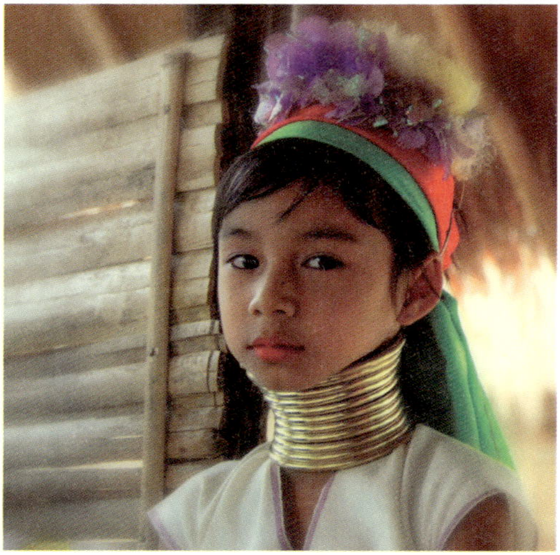

■ 태국 카렌족의 목장식.

고대 한국의 편두

잘 알려져 있지는 않지만 우리나라에도 예부터 신체변형 풍습이 있었다. 다음은 〈삼국지위서 동이전『三国志魏書』「東夷伝」弁辰伝〉[14]에 실린 내용이다.

〈어린아이가 출생하면 곧 돌로 머리를 눌러서 납작하게 만들기 때문에 지금 진한 사람의 머리는 모두 납작하다. 왜와 가깝다 보니 남녀가 문신도 한다(兒生 便以石壓其頭 欲其褊 今辰韓人皆褊頭 男女近倭 亦文身).〉

김해 예안리 가야인 분묘에서는 〈삼국지〉 위서 동이전 진한 편에 나오는 편

14) 중국 서진(西晋)의 역사가 진수(陳壽/233~297)가 촉, 오, 위 삼국시대(三國時代)의 역사를 다룬 정사 〈삼국지(三國志)〉를 말한다.

두 풍습이 실제로 행해졌음을 뒷받침하는 증거가 발견되기도 했다. 발굴된 인골 210구 중에서 10여 구가 편두였다. 시기적으로는 4세기 무렵으로 추정되며 편두 10구 가운데 여성이 7구, 남성이 2구였으며, 성별을 알 수 없는 유아의 인골이 1구였다.[15] 그러나 예안리 편두 습속 중에 특이한 것은 편두한 인골이 출토된 무덤은 하나 같이 빈약한 부장품을 가진 무덤으로 신분적으로 재력가나 고위층, 종교적 지도자가 아니라는 점이다. 연구 결과 예안리 고분군 자체가 가야사회의 피지배계층이었다는 것이 밝혀졌지만 편두인들의 무덤은 예안리의 다른 고분들보다 더욱 빈약한 것으로 보아 사회 최하위 계층 사람들로 추정된다.[16] 이는 세계 다른 지역의 편두 습속과는 사뭇 다른 내용이다.

이러한 편두 풍습은 유럽, 아시아, 아프리카 등 넓은 지역에서 행해졌던 것인데 프랑스, 인도네시아, 말레이시아, 북아프리카 등 일부 지역에서는 20세기 초까지도 계속되었다. 한편 학자들의 연구에 의하면 우리나라에서는 6세기를 전후로 사라졌다고 한다.

---

15) 편두가 출토된 고분은 모두 4세기에 매장된 목곽묘이다.

16) 가야인의 신체변형습속에 관한 연구. 김상우 저. p.30. 2005년. 인제대학교 교육대학원 교육학석사논문.

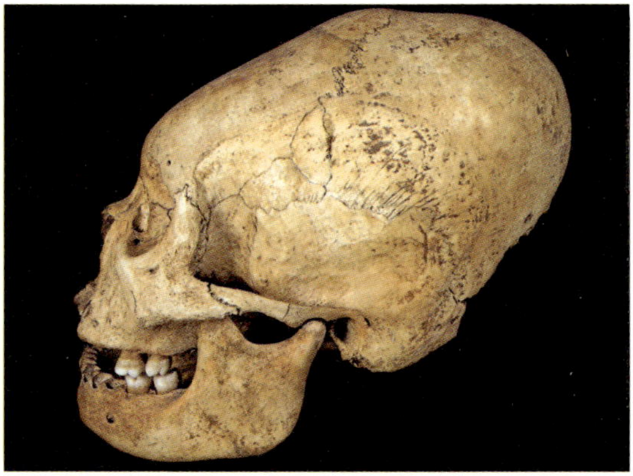

■ 페루(Region of Nazca Peru)에서 출토된 편두(褊頭 cranial deformation)의 흔적이 남아 있는 두개골. 이 두개골은 기원 100년부터 200년 사이의 두개골로 추정된다. Homo sapiens sapiens-Deliberate deformity of the skull, "peruvian deformity" Proto-Nazca Culture(from 200 to 100 BC), Region of Nazca Peru. 위키피디아.

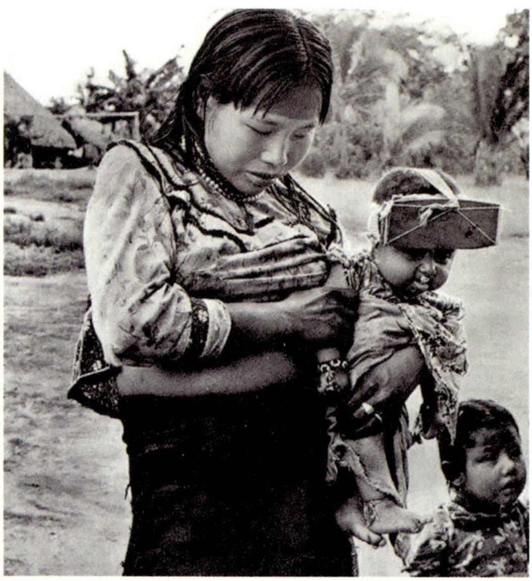

■ 편두를 하기 위하여 머리에 댄 판자를 동여매고 있는 어린아이.

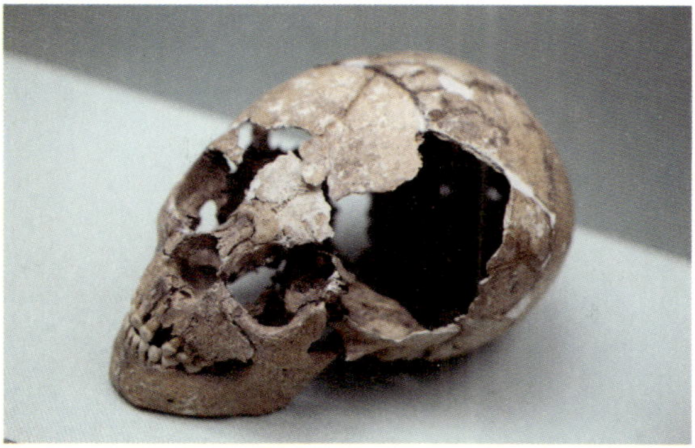

■ 예안리 고분에서 출토된 가야시대 4~5세기 여성의 편두. 편두를 하게 되면 골이 얇아져 쉽게 손상된다는 것을 알 수 있다. 부산대박물관.

흑치는 해양문화, 편두는 대륙문화?

또한 학자들의 연구에 의하면 전술한 흑치 풍습이 주로 해양문화권에서 발달된 데 비해 편두 풍습은 대륙문화권에서 발견되는 풍습이라는 주장이 있다. 그 근거로 내몽골 자치구 츠펑(赤峰)에서 발견된 샤오허옌(小河沿) 문화층(기원전 3,000~2,000년) 편두는 잘 알려져 있다. 이러한 편두 풍습은 두개골의 성장이 완료되기 전에 해야 하기 때문에 사진에서 보듯이 어렸을 때 시작한다. 이런 편두 풍습이 과거 한반도에도 유행했던 것을 보면 문화의 보편성보다도 오히려 문화동일 기원론을 떠올리게 된다.

한편 편두의 기원을 이집트에 두는 학자들도 많다. 이들 학자들은 편두의 목적이 미용이라고 생각한다. 벽화나 혹은 미라의 장기를 담은 항아리에서 입체적인 조각상으로 발견되는 편두문화의 흔적들을 보면 신분이 높은 계급에서 시행했던 성형수술인 것 같다고 추정한다. 물론 두개골의 골화가 끝나고 뇌 성장이 거의 끝나는 8세 이전에 마쳐야 하므로 젖먹이 때부터 시행해야 했을 것이다.[17][18]

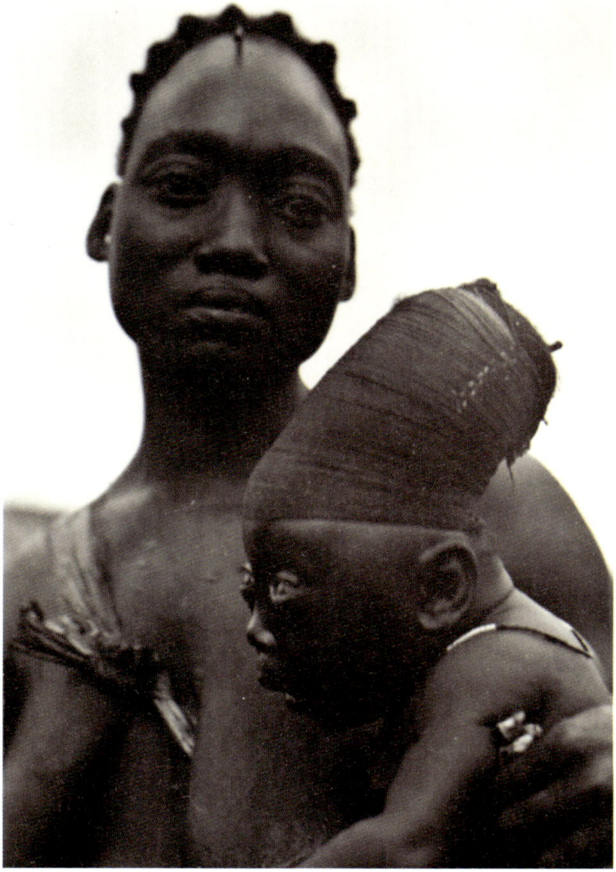

■ 편두를 하는 방법 중에 헝겊을 동여매어 하는 방법. 중앙아프리카 망베투(Mangbetu)족은 머리가 편두형태로 긴 것을 미인으로 생각한다. 태어나자마자 헝겊으로 머리를 동여맨다. 사진은 1930년경.

---

17) 얼굴학자 조용진 교수의 미인. 조용진 저. 도서출판 해냄. p.346. 2007년.

18) 사람의 뇌는 높은 압력을 받으면 그 압력을 줄이기 위해 파골세포(뼈를 녹이는 세포)가 활성화된다. 따라서 편두를 한 사람의 두개골은 약하고 이로 인해 편두를 하는 도중 많은 사람이 생명을 잃었을 것으로 추정하고 있다.

(2) 치아변형

치아변형을 하는 이유

신체변형을 통한 장식 풍습 가운데 치아변형도 중요한 인류문화사적 연구 대상이 되고 있다. 이 풍습은 오늘날에는 거의 사라져가고 있는 풍습이지만 20세기 초까지만 하더라도 아프리카, 남아시아, 오세아니아 등 광범위한 지역에서 쉽게 관찰되었다. 인공적으로 치아에 변형을 가하는 풍습이 다른 신체변형 풍습에 비해 특히 장식적 요소가 강한 풍습으로 평가되는 이유는 그 대상이 주로 다른 사람에게 쉽게 노출되는 부위이기 때문이며 동시에 치아 특성상 변형, 반영구적으로 유지되기 때문이다. 또 후술하겠지만 어떤 의미에서 치아변형은 형태와 방식은 다를지라도 문신(文身)으로 하는 장식과 같은 기능을 한다고 볼 수 있다.

그렇다면 문신이라는 장식을 통해 나타내고자 하는 바는 무엇이었을까. 장식에는 '종교적 동기'와 '미적 동기'가 있다고 볼 수 있다. 중국 하이난다오(海南島)에 사는 소수민족인 리(黎)족은 문신을 자신들의 종족을 나타내는 표시로 사용한다. 뉴질랜드 마오리족 전사의 유명한 얼굴 문신은 자부심의 상징이다. 우리나라에서도 삼국시대에는 문신의 습속이 있었던 것으로 전해진다.

치아변형과 문신은 같은 기능을 가진다. 단지 그 표현 방식이 다를 뿐이다. 즉 문신처럼 치아변형 역시 자신들이 살고 있는 땅이나 종족의 상징으로서, 어른이 되었거나 기혼자임을 나타내는 징표로서 치아변형을 한다. 뿐만 아니라 동경대의 스즈키 나오(鈴木尙) 교수와 같은 연구자들에 의하면 때로는 친지를 잃었을 때 애도의 뜻을 표하기 위해 치아변형을 한다고 한다. 이런 특별한 경우를 제외하면 대부분의 치아변형 풍습은 부족의 상징이나 종교적 의식 또는 일반적인 의미의 장식을 목적으로 한다고 볼 수 있다. 이러한 풍습은 점차 문명화가 진행됨에 따라 사라져가고 있다. 치아변형 방법으로는 장식, 발치, 치아를 갈아내는 치아연마(硏磨)가 있다.

① 치아 장식

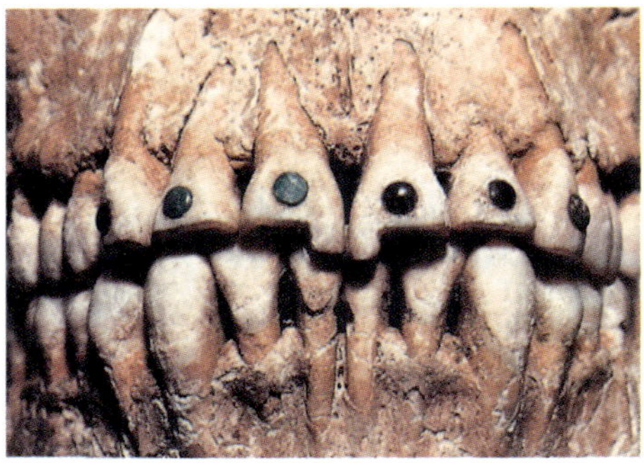

■ 고대 남미 인디언의 치아 장식.

인디언의 치아 장식

치아장식 가운데 가장 일반적인 것은 치아에 구멍을 만들고 그 안에 보석이나 금속을 박아 넣는 방법이다. 연구자들에 따르면 예전에 미국이나 프랑스 귀부인들 사이에서도 상악 중절치(대문니)에 다이아몬드를 박아 넣는 것이 유행한 적이 있다고 한다. 그러나 건강한 치아를 소중하게 생각하는 문화 속에서 일어난 유행이었기 때문에 그런 유행은 얼마 가지 않아서 사라졌다고 한다.[19] 한편 고대인들 중에서 이런 치아 장식을 한 것은 주로 아메리카 인디언들이다. 개인

---

19) 치아의 풍속지. 하세가와 마사야스 저. 시공출판사. p.21. 1993년.

적인 생각으로는 이들이 생존해 있을 때 장식한 것인지, 사망 후에 사자의 치아를 가공해 장식한 것인지 더 많은 연구가 필요할 것으로 보인다. 죽은 사람이나 동물의 두개골에 장식하여 진열하는 풍습도 있기 때문이다. 물론 생존 중에 치아 장식이 행해졌음이 밝혀진 경우도 있다. 연구자들의 조사에 따르면 치아파스(Chiapas) 주에서 발견된 약 2,500년 전의 치아 장식은 사후에 한 것이 아니고 사전에 행한 것으로 밝혀졌다. 이를 미루어 짐작해 보면 당시에 고도의 치과의술이 있었던 것으로 추정되기도 한다.

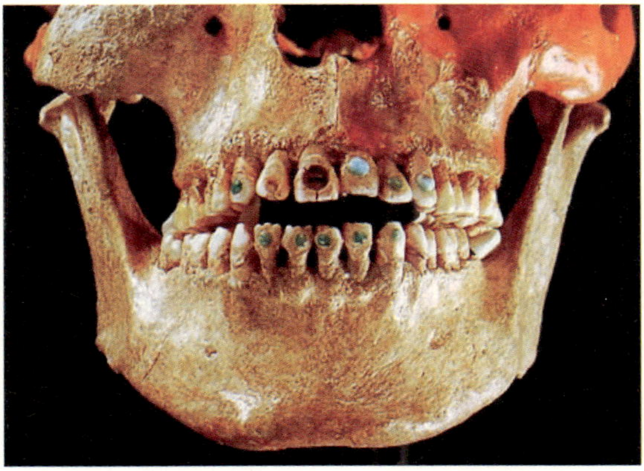

■ 멕시코의 남단 과테말라와 접해 있는 치아파스(Chiapas) 주에서 발견된 약 2,500년 전의 치아 장식.

치아 장식의 방법

한편으로는 치아를 연마한 다음 이를 금속으로 감싸는 방법도 널리 사용되었다. 또 일본의 흑치 풍습처럼 치아를 검게 물들이는 것도 치아 장식의 한 종류라고 할 수 있다. 이 가운데서도 마야인들의 치아 장식은 다른 문화권에 비해 뚜렷한 특징을 가진다. 마야인들은 치아에 구멍을 뚫고 여기에 보석으로 장식하는 방법을 주로 사용하였는데 이때 사용된 보석은 에메랄드나 수정 또는 황금 등이었다.

치아를 뚫고 보석을 장식하는 행위는 고통이 수반되는 시술이다. 따라서 앞서도 말했지만 일부 학자들은 인디언의 치아 장식 풍습이 죽은 자를 대상으로 한 풍습, 즉 장례 풍습의 일종으로서 사망 후에 이러한 행위를 했을 것이라고 주장하기도 한다. 하지만 마야인들은 외과적 시술이 뛰어났다고 전해진다. 그 증거로 마야인들의 유적 가운데서 발견되는 유골들을 보면 뇌수술 흔적이 곧잘 관찰된다. 또 바로 20세기까지만 해도 아마존 일대에서 치아에 보석으로 장식하고 있는 원주민들의 모습을 볼 수가 있었으며, 이러한 인디언들의 사진 자료까지 남아 있는 것을 보면 장례 풍습만으로 추단할 수도 없다.

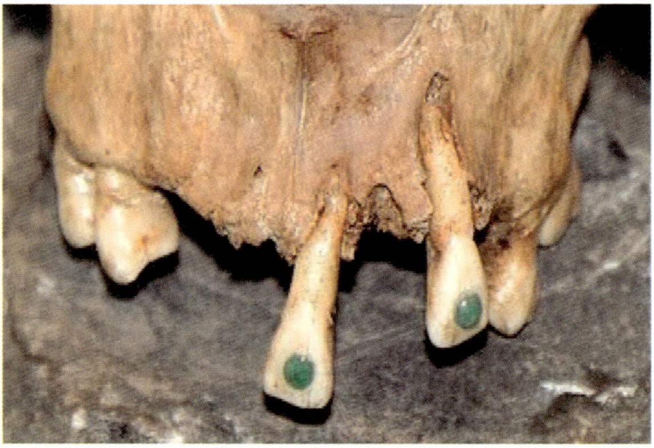

■ 옥으로 장식한 마야인의 치아.

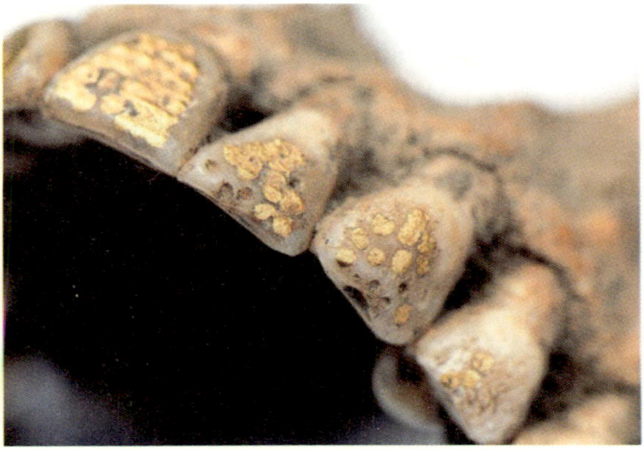

■ 미얀마인의 유골에서 보이는 금으로 된 치아 장식.

기록에 남아 있는 동양인의 치아 장식

위에서 이야기한 것처럼 치아 장식을 가장 많이 한 곳은 남아메리카 인디언이다. 한편 동양에서도 치아 장식이 행해졌다. 당서(唐書)의 남만전(南蠻傳)에는 다음과 같은 기록이 있다.

〈치아를 검게 물들이거나 금, 은으로 된 치아를 가진 종족이 있다. 이 사람들을 보면 옻칠을 하거나 금, 은으로 치아를 장식하는데 잠을 잘 때나 식사를 할 때면 이것을 벗겨둔다.〉

동양에서 치아 장식의 기록은 중국 당시대에 기록된 당서남만전(唐書南蠻傳)에도 나와 있듯이 이 풍습이 시작된 것은 꽤 오래 전부터인 듯하다. 특히 치아를 검게 물들이는 풍습은 일본에서도 근래까지 행해지던 풍습 가운데 하나이다. 여기서 남만(南蠻)은 일본을 포함한 대만, 베트남, 태국 등을 일컫는다.

② 발치 풍습

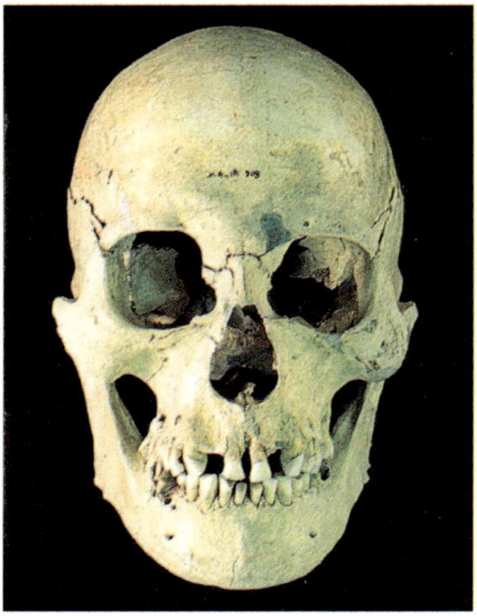

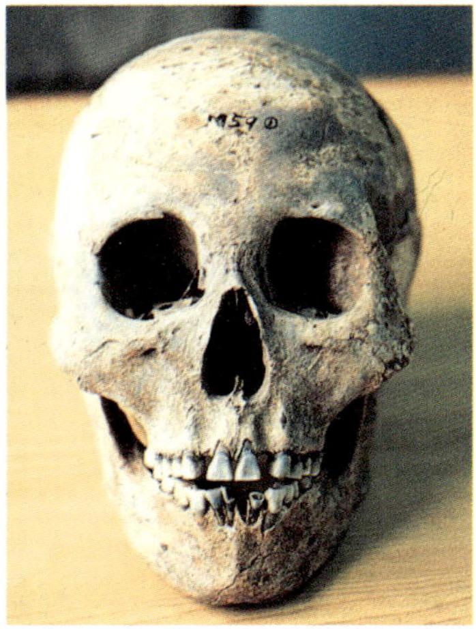

■ 중국 산동 반도의 구석기인과 일본 야요이인(弥生人)의 두개골에서 볼 수 있는 발치 풍습.

중국과 일본에서 발견된 발치 흔적이 보이는 두개골

위 두 장의 사진은 일본의 야요이인과 중국 산동 반도인의 두개골인데 모두 측절치의 발치가 보인다. 일본의 야요이 시대(弥生時代)는 대략 기원전 3세기부터 기원후 3세기 중반까지이다. 후술하겠지만 일본의 발치 풍습은 야요이 시대 이전인 조몬시대부터 시작되었다. 위 두 사진은 발치 풍습이 일본에서만이 아니라 중국에서도 존재했었던 것을 보여주고 있다.

발치의 목적

치아변형은 앞에서도 언급했듯이 종교적 목적이나 종족의 상징 또는 일반적인 의미의 신체장식을 위해서 행한다고 볼 수 있다. 특히 일반적인 의미의 신체

장식이란 자신을 아름답게 보이게 하려는 요소이며 이는 치아를 금으로 장식하는 것이 그 예이다. 치료 목적으로 하는 발치는 현대 치과학에서도 빈번하게 행해지는 시술인데 이는 원시시대부터 이어져 왔다.

학자들의 조사와 연구에 의하면 발치 풍습이 행해지는 곳에서 통계를 내본 결과 발치 대상은 상하 견치가 가장 많고 그 다음이 하악 전치 부위라고 한다. 발치 시기는 주로 사랑니가 나오기 이전이다. 이러한 발치 풍습은 악골의 축소화와 무관하지는 않다는 것, 즉 총생(叢生)에 대한 무의식적인 반응의 결과일 수도 있다.

대개 치료가 목적이 아닌 치아 발치 풍습은 성인의례를 행하는 시기와 일치한다. 성인이 되어가는 시기를 심리학적인 용어로는 춘기발동기(春機發動期)라고 하는데, 이는 이성을 그리기 시작하는 시기로 보통 14~19세에 해당한다. 이 시기에 생니를 뽑는 의식은 여러 가지 의미를 가진다. 이는 할례나 기타 신체에 통증을 수반하는 성인식과 유사한 의미를 가진다고 볼 수 있다. 육체에 고통을 주고 이를 극복하는 의식이 바로 성인통과의례이며 이 방법으로 할례나 생니 뽑기가 행해졌다고 볼 수 있다.

다양한 발치 풍습

그런데 이 발치 풍습이 주로 여성에게서 많이 보이는 것은 특이할 만하다. 일본의 학자인 도이데 이치로(戶出一郞)의 논문 〈중국의 발치 풍습에 대해서〉를 보면 중국에서는 진(晋)나라 때 여자가 성인이 되면 상악 치아를 하나 뽑는 풍습이 있었고, 송(宋)나라 시대에는 묘족의 풍습 가운데 여자가 15~16세가 되면 상악 우측의 치아 하나를 타격을 가하여 뽑아내는 풍습이 있었다고 소개하고 있다.[20] 더 나아가 중국 남방 소수민족인 묘족(苗族)의 생니 발치 풍습은 여자가 결혼하기 이전에 2개의 치아를 발치하고 부모가 죽으면 이때도 2개의 치아를 뽑아 관에 넣어 주는 풍습이 있었다고 한다. 이러한 풍습은 청나라 시대까지 전해졌다. 고대 중국의 발치 풍습의 원인에 대해서는 성년식, 혼인, 복상(服喪)[21], 부족관계, 장식, 미용 등의 설명이 있다. 현재 중국에서 가장 오래된 발치 유적은 약 6,800년 전의 산동성 유적으로 17구의 유골이 나왔는데 10구에서 상악 측절치의 발치 흔적을 보였다. 평균 연령은 20세 이상이다.[22]

흥미로운 점은 발치 대상이 거의가 여성이라는 점이다. 그런데 이러한 여성의 발치 풍습에는 나름의 이유가 있는데, 그것은 모계사회의 흔적이다. 예를 들어 우리나라의 경남 사천 늑도(泗川, 勒島)[23] 유적이나 본촌리(本村里)[24] 유적의 발치는 여성에게서 보이는데 이 지역은 모계사회를 이루고 있음을 알 수 있다. 후술하지만 발치는 종족이나 가정에서 우두머리를 승계한다는 의미를 담고 있기 때문이다.

---

20) 치아의 풍속지. 하세가와 마사야스 저. 시공출판사. p.27. 1993년.

21) 복상(服喪)발치란 장례(葬禮) 의식으로서 치아를 뽑는 행위를 말한다. 이러한 복상발치는 여러 나라의 민족지 사례나 고고학적 사례에서 보고되고 있다. 피장자와 혈연이나 가족관계에 있는 사람이 자신의 치아를 뽑아 죽은 자에게 공양하기도 한다.

22) 河池古代崖洞葬所见拔牙风俗. 彭书琳 저. 河池学院学报 第 27卷 第 6期. 2007년 12월.

23) 사적 제450호로 1979년 7월~1985년 1월 발굴 조사한 선사시대유적이다. 연대는 BC 2~1세기 무렵으로 추정된다.

24) 경남 사천시 곤명면 본촌리에 위치한다. 1995년 7월부터 발굴을 시작한 원삼국시대의 유적이다. 복상발치는 1, 2호 돌널무덤에서 발굴되었다.

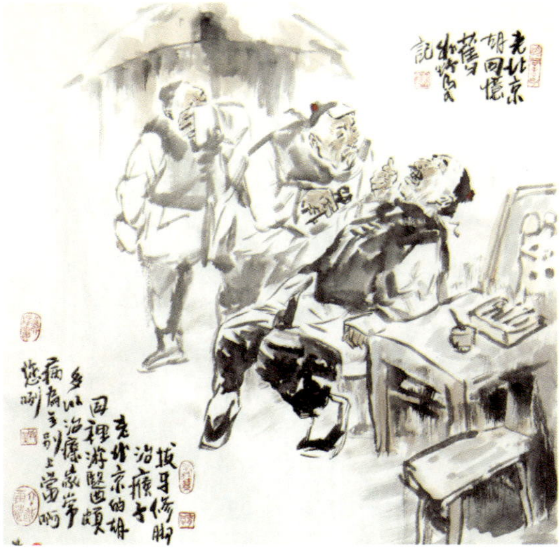

■ 중국의 풍속화. 길거리 치과에서 발치하는 풍경.

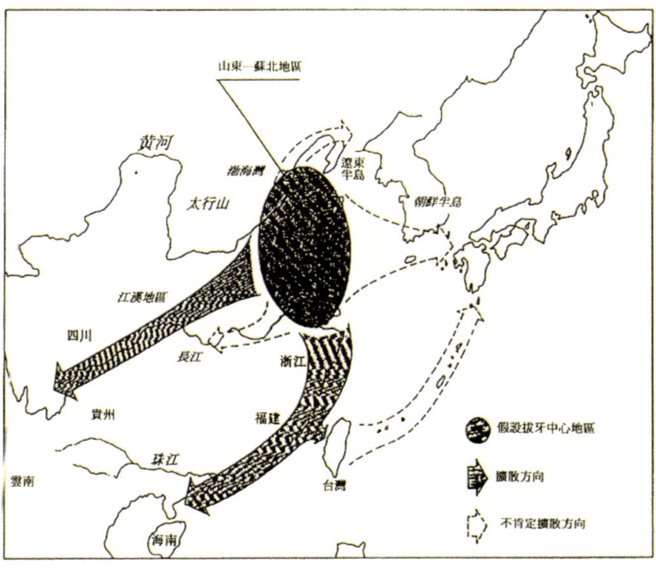

■ 중국학술지에서 제시하는 발치 풍습의 전파.

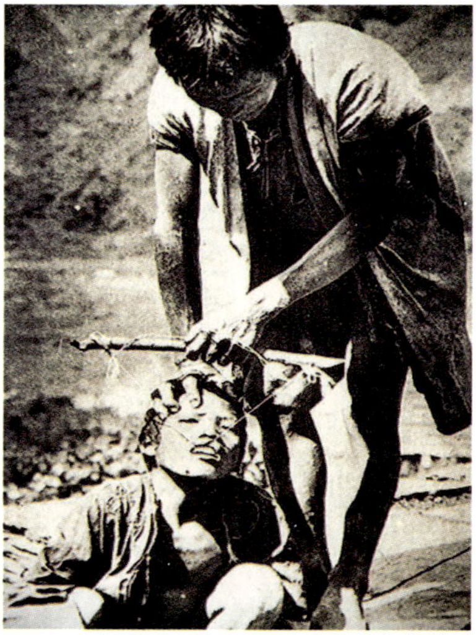

■ 파푸아뉴기니아의 발치 풍속을 보여 주는 사진. 가야인의 발치 풍습을 설명하는 자료 사진으로 부산박물관 재인용.

또 오스트레일리아 원주민 종족의 생니 발치는 종교적인 의미를 가지는 성인식의 한 방법으로 1~2개 정도의 치아를 발치한다. 시술 연령은 남녀가 각각 다르며 10~13세 정도이다. 때로는 그보다 어린 나이인 7~8세에 발치하기도 한다. 발치하는 방법은 먼저 30㎝ 정도의 막대기를 준비하고 한쪽 끝을 뾰족하게 깎는다. 그리고 이 막대기를 뽑고자 하는 치아의 양쪽에 끼워 넣고 돌 등을 이용하여 두들겨서 흔들리게 하고 나중에는 손가락으로 빼낸다고 한다. 뽑아낸 다음에는 점토를 발라서 지혈을 시킨다.[25)]

발치는 치아 중 어느 치아를 뽑느냐도 중요하다. 가장 중요한 복상발치에 해

25) 나카하라 이즈미(中原 泉) 저, 치아 인류학 p.29. 2002년.

당하는 경우 치아 가운데 상징성이 높은 윗니 중 양 어금니를 뽑는다. 일반적으로 발치가 성인의례 등 성장 과정 중 통과의례인데 반해 복상발치는 성인이 된 다음 행해지는 데 그 특징이 있다. 성인이 된 후 발치하는 경우는 인생의 큰 사건, 즉 부모나 자식의 죽음 또는 그에 버금가는 죽음을 들 수가 있다. 따라서 발치는 종족이나 가정에서 가장의 승계를 뜻하는 의미를 담고 있다.[26)]

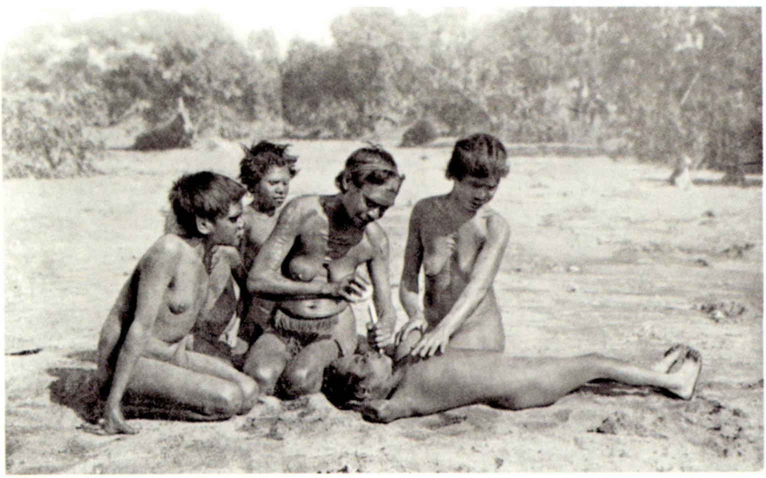

■ 여자아이의 이를 빼내는 모습. 카이터시(Kaitish)족은 호주 원주민으로 여자와 남자 아이가 일정한 연령에 달하면 이를 뽑는다. 1912년 사진. 위키피디아.

26) 가야인의 신체변형습속에 관한 연구. 김상우 저. p.10. 2005년. 인제대학교 교육대학원 교육학석사논문.

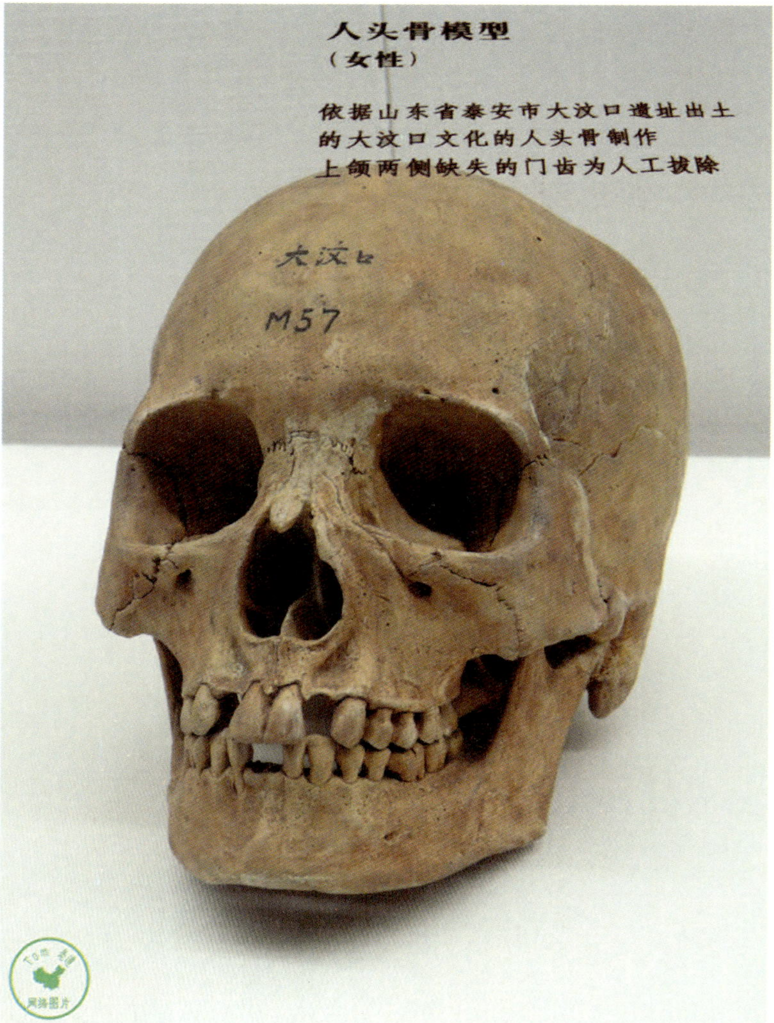

■ 중국의 산동성의 대문구(大汶口) 지역에서 발굴한 인골로 상악 측절치와 하악 전치를 발치한 흔적이 남아 있다. 대문구(大汶口) 유적은 약 6300~4500년 전의 신석기시대 문화이다. 중국수도박물관 소장.

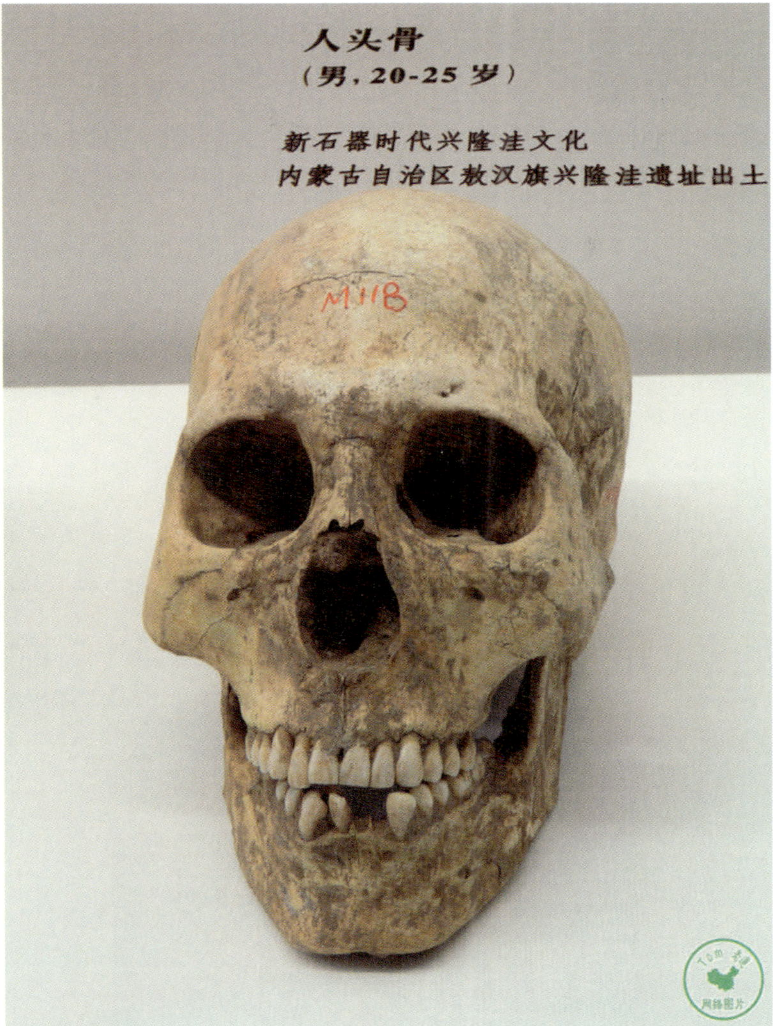

■ 발치 풍습은 내몽고 지역에서도 발견된다. 또 발치 풍습은 주로 여성에게 보이지만 사진에서 보는 것처럼 남성에게도 보인다.

㉠ 우리나라의 발치 풍속

예안리 고분의 발치 흔적

조사한 바에 의하면 우리나라의 발치 풍속은 거의 가야인에게서만 있었던 것으로 추정된다. 우선 예안리 고분군에서도 발치 흔적이 보이는데(87호 사례) 일본 규슈대학교 고고학과 교수인 다나카 요시유키(田中 良之) 씨에 의하면 이외에도 약 2구 정도에서 발치의 흔적이 남아 있는 것으로 보고 있다. 그 밖에 경남 사천 늑도(泗川, 勒島)에서 출토된 인골, 사천 본촌리 유적에서도 발치의 흔적이 발견되었다. 특히 30여기의 무덤에서 인골이 출토된 늑도 유적은 대개 10대, 20대 초반의 인골들로 현재보다는 수명이 짧았던 것으로 추정되는 당시 생활을 감안할 때 늑도 인골은 일부러 치아를 뺀 발치 흔적이 남아 있는 것으로 보고 있다. 또 출토인골 중 여성 2구에서 발치가 확인되었는데 2구 모두 위 턱 좌우 측 견치를 뽑은 흔적이 보인다. 또 다른 사례는 1999년 경북대박물관이 발굴한 대구 성산리 유적에서 출토된 50대 후반 여성 인골에서 편두 풍습과 또한 발치 사례가 있다.

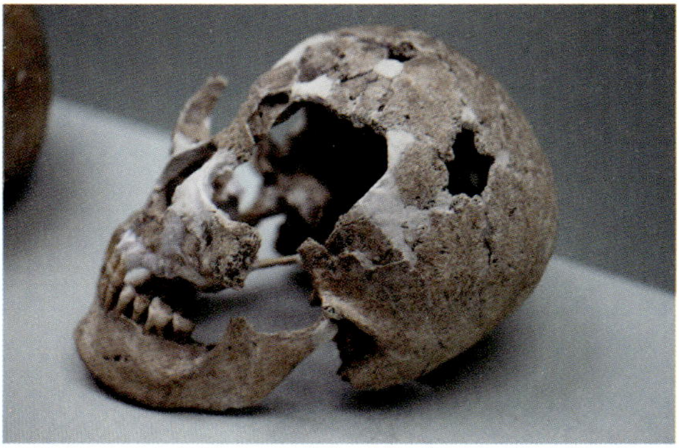

■ 예안리 고분에서 출토된 성인 여성의 편두. 부산대박물관.

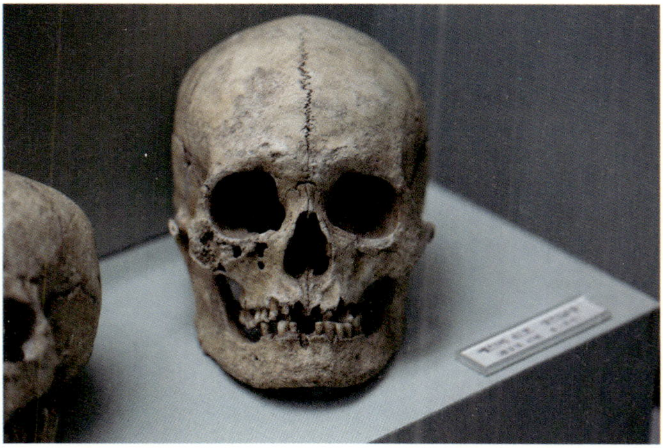

■ 발치 흔적이 보이는 예안리 성인 남자 유골. 부산대박물관.

㉡ 복상발치(服喪拔齒)

복상발치란

'복상발치'는 사람이 죽었을 때 애도하는 마음으로 발치하는 것을 일컫는 말이다. 복상발치의 흔적을 보이는 유적 가운데 가장 널리 알려진 유적이 경남 사천 본촌리 유적이다. 이 유적에서는 30대 여성으로 추정되는 두개골의 구강 내에서 다른 사람의 것으로 보이는 치아가 확인되었다. 뿐만 아니라 다른 석관에서 출토된 사람의 두개골의 구강 안에서도 다른 사람의 치아가 발견되었는데 학자들은 망자의 입안에 다른 사람의 치아를 뽑아 넣어준 장송의례 즉, 복상발치가 행해졌던 것으로 추정하고 있다.

복상발치의 의미

이런 복상발치 의미에 대해서 개인적으로는 다음과 같이 크게 두 가지로 추론하고 있다.

첫째, 가족이 사망하면 애도하는 마음을 나타내어 발치하는 풍습이 있었을 것이다. 즉, 발치 풍습은 성인의식뿐만이 아니라 다른 의식을 행할 때도 있었던 것으로 생각할 수 있다.

둘째, 발치하여 치아를 다른 사람, 즉 망자(亡者)의 입에 넣어준 것으로 보아 치아가 '생명'을 의미하는 고대인의 의식이 최소한 이때부터 있었던 것으로 추정할 수 있다.

㉢ 일본의 발치 풍속

일본에서 발치는 주로 BC 13,000년경~BC 300년까지의 기간인 조몬시대(繩文時代)에 일어났다. 조몬시대 후반부터 시작된 발치 의식은 약 3,000~2,300년에는 거의 모든 성인이 행했던 것으로 보인다. 또 조사에 의하면 14~16세를 넘은 연령대의 두개골에서만 발치 흔적이 있는 것으로 보아 성인 의식으로서 발치 습속이 있었을 것으로 추정된다. 발치의 개수는 2개 또는 4개, 많게는 14개를 뽑은 경우도 발견되었다. 학자들은 성인식을 거행할 때 2개, 결혼식에서 2개, 재혼 시 2개 등 어떤 의식을 행할 때마다 발치를 했던 것으로 추정한다. 그러나 조몬시대 말기에는 집안을 계승하는 가장이 발치 통과의례를 했다는 연구도 있다.[27)]

27) 다나카 요시유키(田中良之) 저. 〈고분시대 한족구조연구-인골이 전하는 고대사회(古墳時代親族構造の研究-人骨が語る古代社会)〉. p.250. 柏書房 초판 1995년.

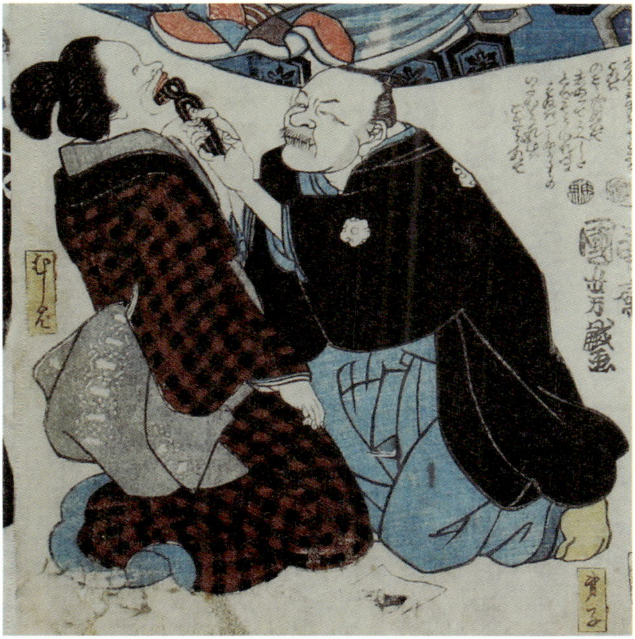

■ 발치 장면(일본 풍속화, 1850년, 우타카와 쿠니사다(歌川 国芳) 그림 일부). 카나가와현(神奈川県) 치과의사회 〈치아박물관〉 제공.

㉣ 타이완 고산족의 풍습

일부 부족은 결혼의 증표로 서로의 치아를 뽑아 교환하는 풍습이 있다. 연애결혼의 경우는 결혼 전에 미리, 중매결혼은 첫 날밤에 서로의 치아를 뽑아준다. 이것은 자신의 모든 것을 상대방에게 헌신한다는 사랑의 희생을 확인하는 것이다. 앞니 2개나 위 송곳니 2개를 뽑아 피가 묻은 채로 미리 준비해 둔 보석 상자 같은 곳에 넣어 각자가 소중히 보관해 둔다. 이후 부부 중 누가 먼저 죽으면 치아를 별도로 집 마당 구석에 묻고 자식들과 함께 아침마다 경배를 올리는 풍속이 있다. 발치 풍습이 가장 늦게까지 잔존했던 것은 타이완의 일부 종족과 인도네시아에 거주하는 일부 종족들이라고 한다. 이들은 금세기 이전까지도 이런 발치 문화를 가지고 있었다.

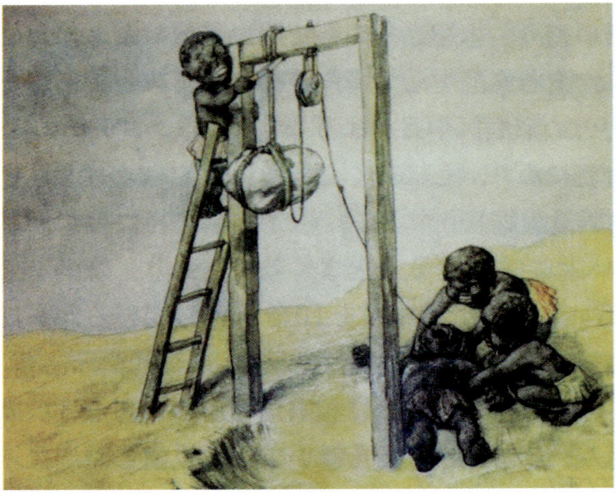

■ 타이완에서 행해지는 발치 풍속을 묘사한 그림. 카나가와현(神奈川県) 치과의사회 〈치아박물관〉 제공.

발치 풍습에 대한 연구

한편 한반도는 가야를 경계로, 일본에서는 5~6세기를 경계로 발치 풍습은 사라진 것으로 여겨진다.

앞에서도 언급한 경남 김해시 예안리에서 발견된 가야인의 160구가 넘는 유골들은 보존상태가 좋아 완전한 형태가 많다. 1,600년 전 가야인의 유적에서는 머리를 눌러 놓은 편두 형태의 유골들이 발견되었고 발치 풍습의 흔적도 보인다. 이는 고대 일본과 가야가 같은 해양문화권에 속했다는 증거일 수도 있다.

또 발치 풍습은 인도네시아, 타이완 등 폴리네시아인에게서 주로 보이는데 이런 시각에서 본다면 가야인도 북방계가 아니라 남방계로 추론할 수 있을 것이다.

근래에 들어 일본에서는 발치 풍습을 연구하는 붐이 일어나고 있다. 특히 규슈대학의 후나하시(舟橋京子) 교수는 이 분야의 전문가로 2010년 펴낸 〈발치 풍습과 사회집단〉[28]은 바로 그 중심에 서 있다.

한편 앞서도 언급했지만 가야 고분에서 보이는 복상발치를 암시하는 망자(亡者)의 입안에서 다른 사람의 치아가 발견되는 습속은 매우 흥미롭다. 이를 비롯한 우리나라의 발치 풍습에 대해서는 더 많은 연구가 필요할 것이다.

현대인의 발치

1970년대 레온 스핑크스라고 하는 세계 권투 헤비급 챔피언이 있었다. 그는 상악 전치가 없는 복서로 유명하다. 50대 이상의 사람들은 거의 모두 잘 알고 있듯이 1970년대 알리는 세계 최고의 인기를 누리던 복서였다. 그런데 스핑크스는 알리와의 경기에서 승리하기 위하여 경기 전 상악 전치를 4개나 뽑고 나와서 팬들을 경악시켰다. 그가 앞니를 뽑고 경기에 임했던 것은 앞니가 없으면 앞니가 있는 것보다 훨씬 더 지구력이 뛰어나다는 속설을 믿었기 때문이라고 한다. 그런데 놀랍게도 그는 수많은 도박사들의 예상을 깨고 그 경기에서 헤비급 챔피언이었던 무하마드 알리를 누르고 챔피언이 되었다. 그렇다면 혹시 발치 풍습의 기원은 원시인의 생존전략에 필요한 지구력 향상을 위한 생물학적인 요구 때문은 아니었을까. 터무니없는 속설이겠지만 한 번 정도는 생각해볼 만한

---

28) 후나하시(舟橋京子) 저. 〈발치 풍습과 사회집단(抜歯風習と社会集団)〉 すいれん舍, 東京, p.1~411. 2010년

속설일 수도 있으리라 생각한다.

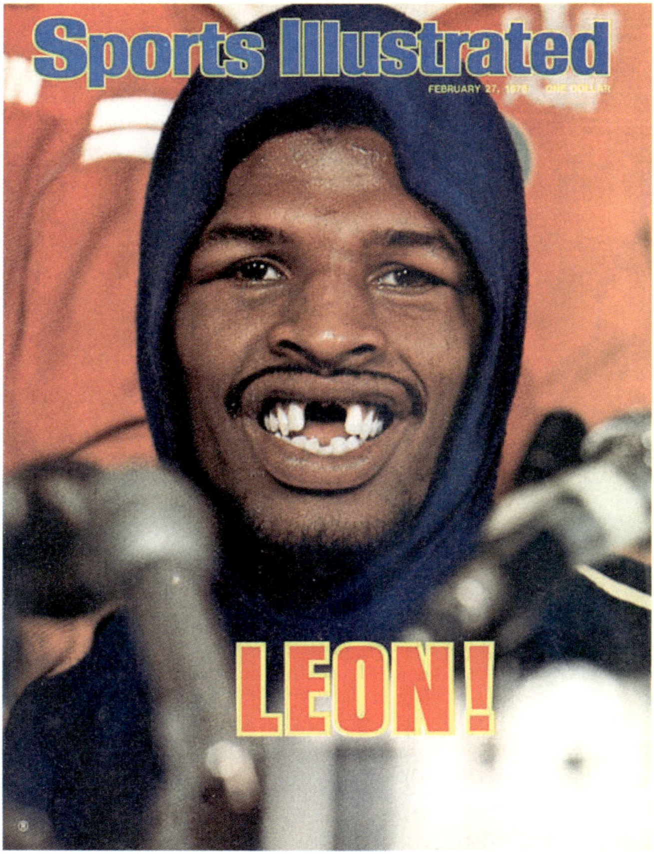

■ 무하마드 알리와 대전하기 전 앞니를 뽑은 도전자 레온 스핑크스. 승리 후 3일 뒤에 발행된 스포츠 잡지 〈Sports Illustrated〉를 장식한 스핑크스의 gap-toothed grin 포즈. public domain photo.

Ⓓ 발치설화

고대 이후의 우리나라의 발치 풍습

한편 우리나라에서 고대 성인의식이나 장례의식으로서의 발치 문화는 삼국시대 이전에 사라졌다. 그러나 지난 세기 초두까지만 해도 사람들의 입에 회자되던 다른 종류의 발치 문화가 있었다. 치아에 관한 민속 문화 가운데 하나로 볼 수 있는데, 바로 기생이 정을 준 사내의 이를 정표로 수집하는 풍습이 그것이다. 한국학의 근간을 이룬 고 이규태 선생은 다음과 같은 이야기를 전하고 있다.

〈한 한량이 평양기생과 이별하려니 그 기생이 말하길 정표로 이를 하나 빼달라고 졸랐다. 정인(情人)의 치아를 가지고 있으면 그 사람이 변심하지 않는다는 소리를 들은 적이 있는 기생이었다. 한량은 그 기생과 정이 깊이 들었는지라 부탁대로 이 하나를 빼주고 변심하지 말 것을 굳게 약속하고 떠났다. 그런데 한량이 백리도 채 가기도 전에 그 기생이 딴 사람과 놀아났다는 소문을 들었다. 그러자 한량은 자기 하인을 시켜 빼준 이를 돌려달라고 했다. 그러자 기생은 자루 가득 든 이를 마당에 쏟으며 "네 상전 이를 찾아 가거라"라고 했다.〉[29]

---

29) 고금소총(古今笑叢)에는 다음과 같이 전한다. 〈어떤 사람이 관북지방을 유람하던 중 한 기생을 사랑하다가 이별하게 되었다. 헤어질 무렵 기생이 울면서 말하였다. "당신이 이별하고 지금 가버리시면 후일을 기약하기 어렵습니다. 그러나 지금까지 저에게 주신 물건이 비록 많다 하나 어찌 몸의 것인 이빨만 하겠습니까? 원컨대 서방님의 이 한 개를 얻어 정표로 간직하고 싶습니다." 그 사람이 감격하여 이를 빼주고 철령에 당도하여 구름을 바라보니 두고 온 기생과 이별로 슬픔을 금할 길이 없었다. 마침 그때 지나가는 한 나그네가 슬퍼하는 모습을 보고 그 연유를 물었다. 그러자 그 사람이 대답하기를 "내 어떤 기생을 사랑하다가 이를 빼어 정을 표했는데 아직도 그 회포를 잊을 수가 없소"라고 대답했다. 그런데 나그네가 들어보니 바로 자기도 한 기생에게 이를 빼어 주었는데 그 기생이 바로 그 기생이라 당장 종을 보내어 이를 찾아오게 하

이 이야기는 서거정이 편찬한 골계전(滑稽傳)에도 전하는 내용인데, 조선시대 기생들 사이에서는 마음에 드는 남자의 치아를 빼어 갖는 풍습이 있었다고 한다. 그 기원과 이유는 알 수 없지만 치아를 '경대의 왼쪽 서랍'에 넣어 두어야 남자가 변심하지 않는다는 믿음 때문이었다. 이런 풍속은 꽤 보편적이었던 것으로 보인다. 그렇게 뽑아 둔 이가 얼마나 많으냐에 따라 기생의 능력이 가늠되기도 했으니 골계전의 이야기가 과장만은 아닌 듯싶다.

또 〈배비장전〉을 보면 여주인공 애랑과 배비장이 나누는 대화 중 다음과 같은 대목이 있다.

"여보시오 나으리, 내 말 좀 들어보시오. 나으리가 아무리 다정하다 하나 소녀의 뜻만 못하니 애달프고 그 어찌 원통치 않겠습니까? 그건 그렇거니와 창가에 마주 앉아 나를 보고 당싯당싯 웃으시던 앞니 하나 빼 주시오."

애랑이 이러고 통곡을 하니 이런 애랑의 모양을 보고 배비장은 어이가 없어 묻는 것이었다.

"이젠 부모의 유체까지 헐라고 하니 그건 어디다 쓰려고 그러느냐?"

애랑이 대답했다.

"앞니 하나 빼어 주시면 손수건에 싸고 싸서 백옥함에 넣어 두고 눈에 암암한 임의 얼굴 보고 싶고, 귀에 쟁쟁한 임의 목소리 듣고 싶은 생각이 날 때면 종종 꺼내어 보고 슬픔을 풀고, 소녀 죽은 후에라도 관 구석에 지니고 가면 한 몸 합장이 되지 않겠습니까? 그 아니 다정하겠소!"

였다. 종이 도착하자 기생은 종에게 한주머니나 되도록 모은 이를 던져주며 말하였다. "어느 것이 네 상전의 이빨이냐? 여기서 찾아 가거라"〉 이상 고금소총 8화의 내용이다.

이처럼 마음을 나눈 기생과 이별할 때 사랑의 증표로 이를 뽑아 주었다는 '발치 설화'가 전해져 온다. 이 발치 설화에 대해서 혹자는 치아가 남성의 생식기를 의미하며, 발치는 곧 거세(去勢)를 의미한다고 해석하기도 한다. 즉 기생들이 정분을 나눈 남자에게 치아를 뽑아 달라고 해서 그것을 소유하고자 하는 것은 그 남자의 남성성(男性性)을 온전히 자기만의 것으로 하는 것이며 그럼으로써 일종의 독점 욕구를 충족하고자 한다는 것이다.

③ 치아 삭제(연마)

치아변형 목적에 대한 여러 견해

치아변형술 가운데 치아 장식과 발치 풍습은 종교적인 목적과 밀접한 관계에 있다고 볼 수 있는 반면, 치아 삭제는 실용성의 측면에서 생겨난 풍습이라고 볼 수 있다.

치아를 삭제하여 변형을 가하는 방법 중 가장 일반적인 것은 전치부를 뾰족하게 갈아내는 것이다. 이것은 위협용이나 육식의 습관이 강한 부족들에게서 고기를 뜯는 데 필요하다는 실질적 목적에서 유래했다고 볼 수 있다. 실제 일본의 치과사학자인 야마자키(山崎清) 씨에 의하면 치아를 뾰족하게 삭제하는 이유를 식인풍습과 맞물려 유지된 풍습이라고 말하고 있다. 이들은 치아를 날카롭게 함으로써 무기로 사용하는 한편, 죽거나 저항할 수 없는 상태에 있는 적의 살을 쉽게 물어뜯는 데도 이를 사용했다. 물론 상대방을 위협하는 데도 날카로운 이가 효과적이라는 것을 알고 있었기 때문에 치아를 뾰족하게 하는 풍습은 대체로 실용적인 목적으로 시작된 것으로 볼 수 있다.[30]

---

30) 야마자키 키요시(山崎 清) 저. 치아와 민족문화(歯と民族文化), 1943.

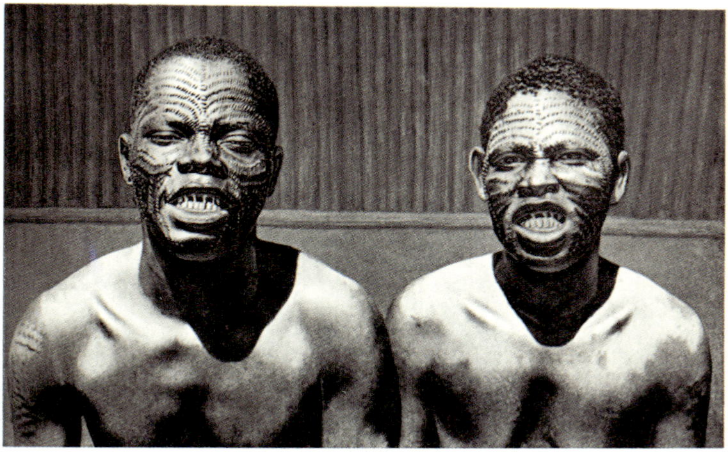

■ 북 콩고지역의 문신과 치아연마 풍습. 1912년 촬영.

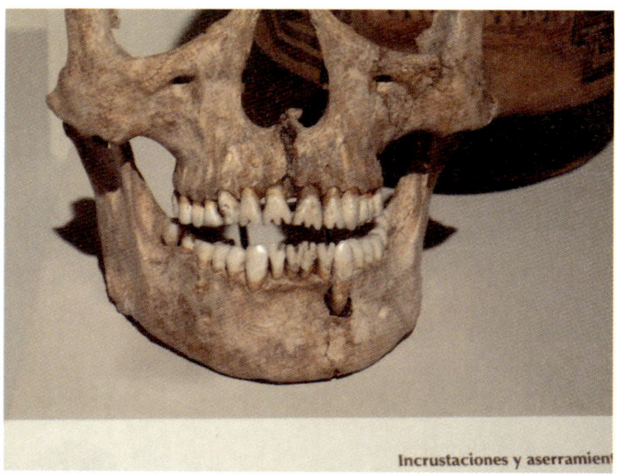

■ 포크 형 치아 삭제를 한 두개골-일반적으로 상악 4전치에 국한되는 경우가 많으나 이 경우는 상악 6전치, 하악 4전치에서 치아 삭제 흔적이 남아 있다.

그러나 차아를 연마하는 풍습이 일률적으로 실용성만을 목적으로 한 것으로 볼 수는 없다. 연마의 형태로 보면 치아를 수평으로 깎아 뭉텅하게 하거나 간혹 요철(凹凸) 모양 혹은 포크 모양으로 연출하기도 하는데 이는 육식, 적에 대한 위협 등과는 거리가 멀다. 오히려 이러한 치아 연마는 앞에서 살펴본 장식 목적이나 종교적 목적에서 행해진 것으로 추정하는 것이 합리적이다.

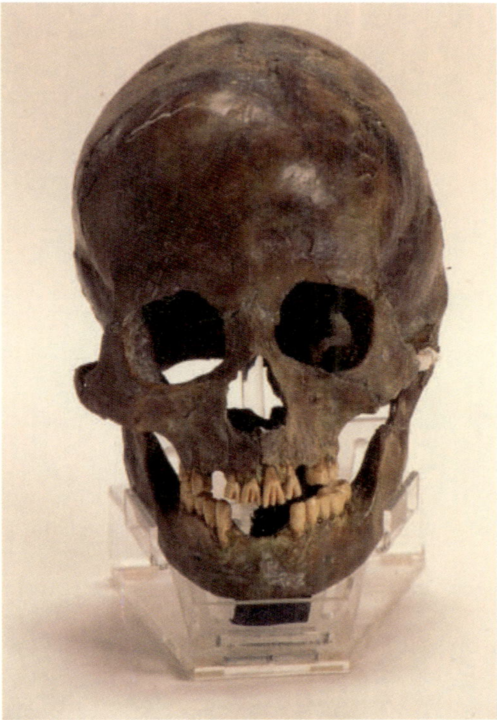

■ 치아 삭제. 치아를 가는 것을 연치(研齒)라고도 한다.

치아를 편평하게 연마하는 것을 수평연마라고 한다. 지역에 따라서는 잇몸과 치아가 편평하도록 연마하는 경우도 있는데 말레이 반도에서 유행했다고 한다. 아울러 포크 모양으로 연마하는 것은 차상연치(叉状研齒)라고 하는데 일본의 석기시대 유적에서 발견된 사례가 있다. 사진에 보이는 두개골에서는 차상연치뿐만 아니라 상악 견치가 좌우 대칭을 이루어 없는 것으로 보아 발치 풍속이 행해졌음을 짐작할 수 있다.

차상연치에 대해서는 동경대학교 조몬시대 컬렉션 II에서 상세히 연구·정리했으므로 여기서는 간단히 정리해 보기로 하자.

포크형 치아 삭제

포크 모양으로 치아 연마를 한 조몬시대(繩文時代, 승문시대. 일본의 선사시대 중 BC 13,000년경~BC 300년)의 두개골은 전국에 28개이다. 이 차상연치는 발치 풍습이 최고로 유행했던 시기에 처음 출현한 것으로 보인다. 성별에 관계없이 행해졌으며 연령 분포도 넓은 편이다. 발견된 유골 가운데는 아직 완성되지 않은 상태의 차상연치도 있다. 조몬시대의 두개골 가운데서 차상연치가 발견되는 빈도는 발굴된 유골의 숫자에 비해 적은 편이다.

발치 풍습이 일반화된 풍습이라면 차상연치는 극히 일부분의 두개골에서만 발견되는 것으로 보아 부족 가운데 무당과 같은 특별한 사람 또는 특별한 혈통을 가진 사람들 사이에서만 행해진 것으로 여겨진다. 한편 발견된 차상연치는 대개 상악 전치부 4개를 갈아 포크 모양으로 만든 것인데 무기나 위협 수단으로 사용하기 위한 것은 아닌 것으로 추정된다.

남미 인디언, 아프리카에서도 보이는 동일한 치아 삭제

그런데 더욱 흥미로운 것은 이러한 치아연마의 동일한 형태가 남미 인디언의 두개골에서도 보인다는 점이다. 앞으로 이 부분의 연구가 필요할 것으로 보인다.

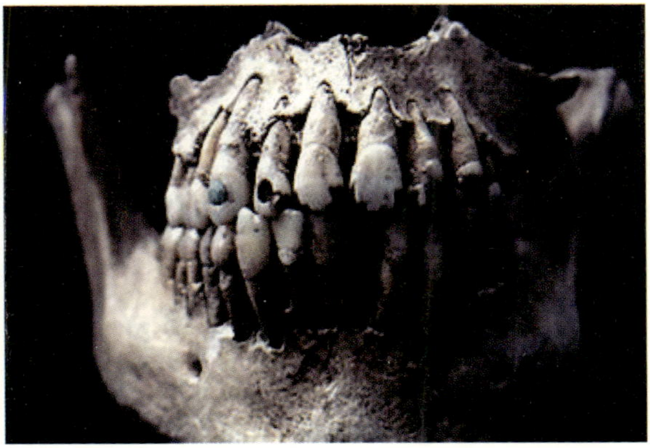

■ 과테말라에서 발견된 치아 삭제와 치아 장식이 동시에 보이는 두개골. 전치부의 차상연치(叉状研齒) 흔적이 보인다. Ixtonton, Guatemala; Classic Period.

치아 삭제에 대한 연구는 이미 1970년대부터 연구가 이루어져 치아 삭제의 형태를 사진에서 보는 것처럼 다양하게 분류했다. 한편 이러한 치아 삭제는 근대이전까지만 해도 아프리카에서도 이루어졌다. 그 지역으로는 사진에서 보는 바와 같이 모잠비크, 탄자니아, 말라위 등지이다.

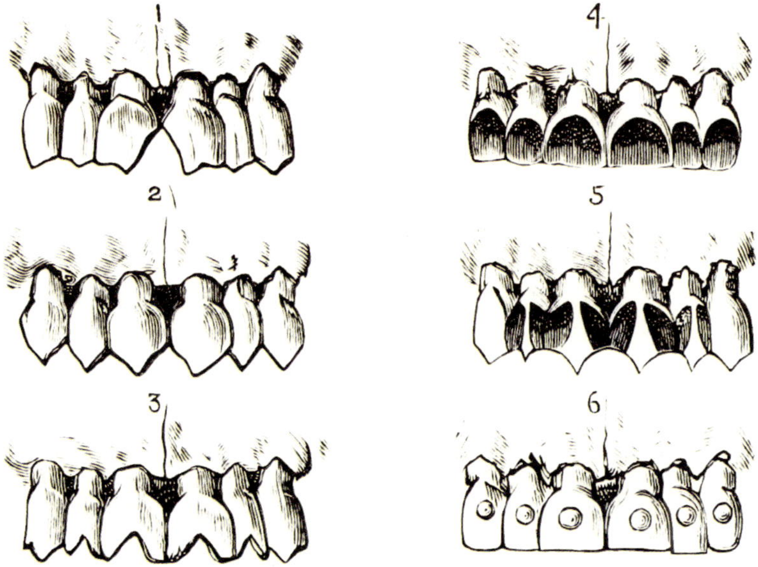

■ 말레이시아인들의 치아 삭제 패턴. 1891년에 출판된 〈Popular Science Monthly Volume 39〉에 실린 것으로 예전부터 치아 삭제에 대한 연구가 있음을 보여주고 있다.

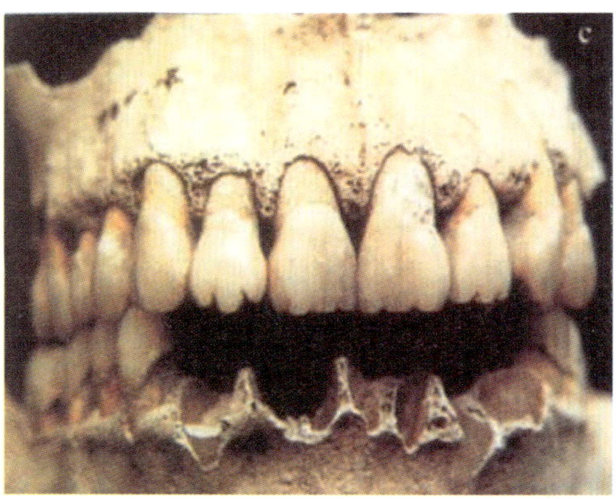

■ 남미 인디언의 상악 4전치의 치아 삭제. 정도가 약간은 미미하지만 형태는 동양의 차상연치(叉状研齒) 치아 삭제와 동일하다.

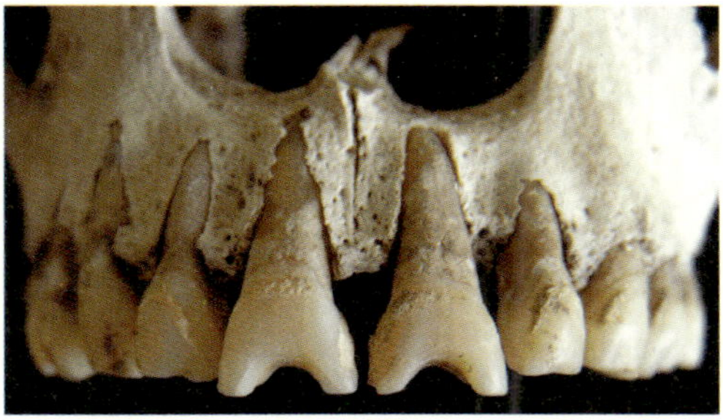

■ 아프리카 세인트 헬레나섬에서 발견된 치아 삭제. 2012년에 발견된 것으로 1840년대 무렵의 흑인노예로 추정된다. 치아삭제는 각각 형태가 다른 것처럼 삭제 동기도 다른 것으로 추정된다.

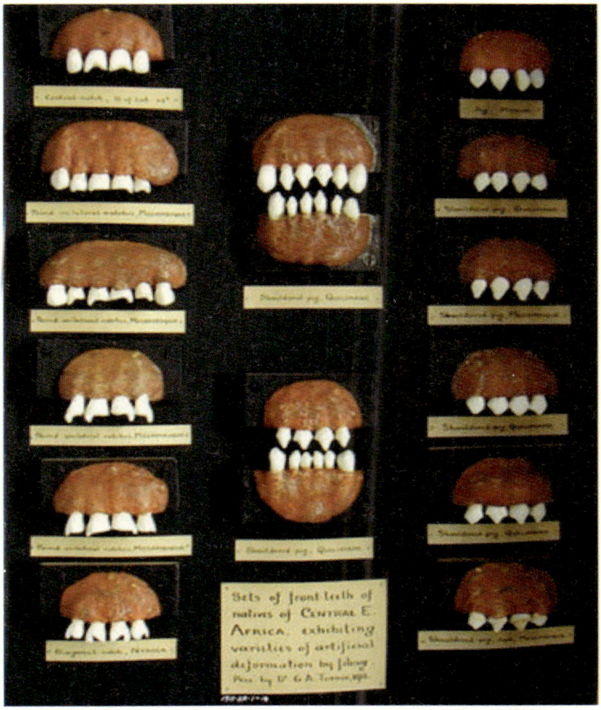

■ 아프리카의 치아 삭제. 모잠비크, 말라위, 탄자니아 지방에서 1910년 이전의 풍습이다. Source: Pitt Rivers Museum Body Arts | Reshaping & Piercing.

오늘날의 치아연마

오늘날에도 발리에서는 종교적 목적에 의한 치아연마가 행해지고 있다. 또한 치아를 탐욕과 질시, 분노, 성욕, 혼동 등 부정적인 인간 정념의 상징으로 인식하는 힌두교에서는 매년 7월 8일이 되면 치아를 깎는 의식을 치른다. 성인식이라 할 수도 있는 이 의식을 Potong Gigi라고 하는데, 이날이 되면 당사자는 나쁜 기운이 옮겨오지 않도록 하루 종일 외출을 하지 않는다. 치아를 삭제하는 의식은 성직자가 직접 행하며 일반적으로 이른 아침 해가 뜨기 전인 새벽 4~6시 사이에 시행된다.

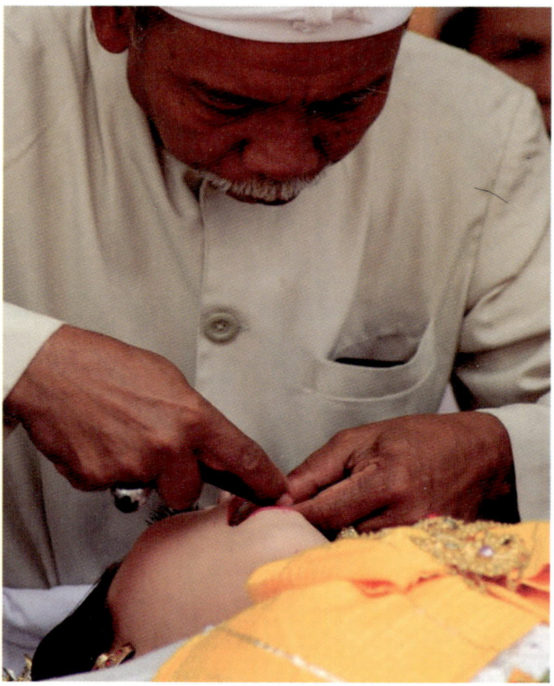

■ Potong Gigi 의식을 하는 모습.

무기로 사용되는 치아

짐승에게 있어서 이빨은 가장 위협적인 무기이다. 상어 이빨 혹은 맹금류 이빨은 치명적이다. 차상연치를 제외한 치아 삭제 풍습은 인간도 야수의 본성을 표출하는 무기로 치아를 사용한 예라고 볼 수 있다.

미국의 프로레슬러 가운데는 인터뷰 도중 뾰족하게 간 이를 드러내고 으르렁거리는 모습을 보여주기도 한다. 쇼맨십의 하나이기는 해도 상당한 위협 효과를 보여 준다. 권투시합 중에 상대편 선수의 귀를 물어뜯은 마이크 타이슨의 별명이 '핵이빨'이었는데, 다소 희극적인 면이 있기는 하지만 치아가 아주 훌륭한 무기가 될 수 있음을 보여준 셈이다.

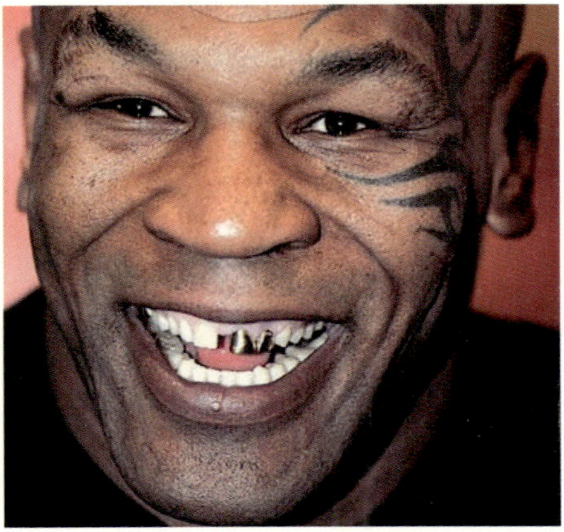

■ 〈핵이빨〉로 불리던 마이크 타이슨이 앞니를 아예 금으로 장식한 모습.

이상에서 치아 장식, 치아 삭제, 발치 풍습 등을 간단하게 살펴보았다. 그런데 이 가운데 많은 방식이 인간에게 고통이나 공포를 수반하는 행위라는 점은 무엇을 의미할까? 이것은 종교행위 가운데 고행과 관계가 있을 것으로 추측된다. 고행은 모든 종교에 나타나는 공통된 현상이다. 고통은 인간에게 참회이자 벌을 대신하는 보상행위이다. 이것은 치아변형을 통한 종교적 행위는 고행의 한 단편에서 출발한 것으로 여겨진다.

④ 구함구(口含球)

타액은 구강 건강에 아주 중요한 요소이다. 사람들은 타액 분비를 촉진시키기 위하여 다양한 노력을 기울여 왔다.

프랑스의 고분에서 발견된 20개의 크로마뇽인 두개골 화석에서는 특정 치아에만 치아 마모 상태가 있음이 발견되었다. 그것은 상악 제1대구치를 중심으로 뒤로는 제2대구치, 앞으로는 제1소구치까지 협측으로 나타나는 원형마모였다. 특히나 20명의 두개골 전부 같은 현상이 발견되었기 때문에 학계의 주목을 끌었다. 또한 두개골이 발견된 곳에서 직경 2.5cm의 원형 돌들이 함께 발견되었는데 이로 미루어 크로마뇽인이 이 작은 돌을 입에 넣고 생활했을 것이라는 추측이 가능했다.[31] 원형 돌들과 마모된 치아의 형태가 일치했기 때문이다. 이것을 전문용어로 '구함구(口含球)'라고 한다.[32] 구함구는 풀이하면 입안에 머금고 있었던 동그란 돌멩이라고 할 수 있을 것이다.

---

31) 치아의 풍속지. 하세가와 마사야스 저. 시공출판사. p.14. 1993년.

32) 구함구(口含球)는 '입안에 구슬을 머금고 있다'는 의미이다. 머금고 있는 시간이 길어 치아에 구슬이 자리할 수 있는 마모된, 이른바 연삭흔(硏削痕) 자리가 나타나는 것이 특징이다. 구협함구(口頰含球)라고도 한다.

돌을 입안에 머금고 있었던 이유

일부 학자들은 이와 같은 독특한 풍습이 타액 분비를 촉진시켜 치주염이나 치주농양을 예방하기 위해서였을 것이라고 주장한다. 비단 서양에서뿐만 아니라 돌구슬이나 도기(陶器)로 만든 구슬을 입안에 머금었을 것으로 추정되는 원시인의 유골이 아시아에서도 발견된다. 중국 산동성에서도 입안에 구형의 돌을 머금고 있는 선사시대 이전의 원시인 유골이 출토되었다. 이 유적에서는 구형 돌멩이뿐만 아니라 도기로 만든 구슬을 입안에 머금고 있는 유골들도 발견되었다. 이들 구슬의 크기는 1.5cm 정도이며, 표면은 매우 매끄럽게 가공된 것이다. 여기서 발견된 유골들의 치아 마모의 특징은 전술한 크로마뇽인의 치아 마모 상태와 아주 흡사하다.[33]

이 풍습에 대해서 학자들은 강소성의 유골들을 좀 더 구체적으로 조사해 보았다. 성별로 나누어 보면 여성의 경우가 남성의 경우보다 월등하게 높았다. 즉 36구의 유골 가운데 여성이 27건으로 남성의 6건, 불명 1건으로 여성의 비율이 남성에 비해 높았다. 한편 나이가 들수록 구치부의 마모 정도가 심했고, 어린이의 경우 약 6세 무렵부터 이러한 마모 흔적이 관찰되었다.[34] 구함구 흔적은 우리나라의 예안리 가야인 유적에서도 나타난다.[35]

---

33) 치아의 풍속지. 하세가와 마사야스 저. 시공출판사. p.15. 1993년.

34) 나카하라 이즈미(中原 泉) 저, 치아인류학 p.16. 2002년.

35) 〈그림 50〉에서 보는 가야인의 구함구 흔적은 치아 삭제의 흔적이라고 생각한다. 그 이유는 그 아래 바이킹족의 치아 삭제 사진으로 알 수 있다.

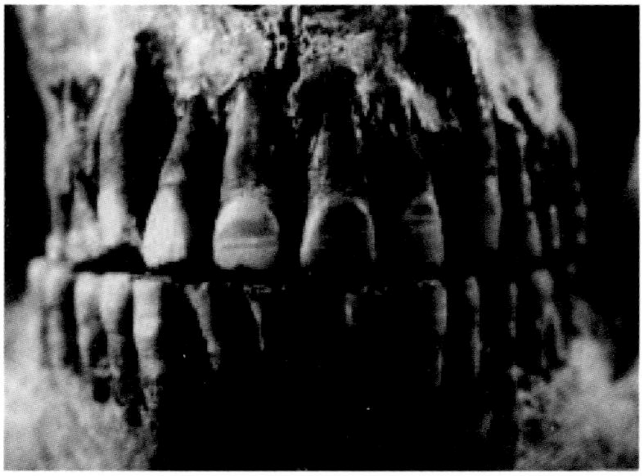

■ 예안리 90호분에서 출토된 가야인 인골의 전치부에서 보이는 구함구 흔적. 부산대박물관.

위의 예안리의 90호 고분의 치아 삭제 양상과 바이킹 족의 치아 삭제를 비교해 보면 그 양상이 매우 유사하다. 스웨덴의 문화인류학자들은 기원후 800~1,050년 사이 사망한 바이킹의 유골 667구에 대한 분석 결과 24구에서 치아 삭제 흔적이 있음을 발견했다. 그러나 정작 왜 그렇게 치아 삭제를 했는지에 대한 이유를 찾는 데는 실패했다.[36] 한편 바이킹은 야만적이고 흉포한 이미지가 먼저 떠오른다. 그런데 그들의 치아 삭제 양상을 보면 의외로 위협적이지 않다. 그들의 치아 삭제 방식은 치아를 날카롭게 갈아서 뾰족하게 한 모습과는 거리가 멀다. 이것으로 보아도 치아 삭제가 무기를 대신하거나 공격용으로 사용하기 위해서라는 것이 아님을 알 수 있다.

---

36) Stefan Lovgren for National Geographic News. February 3, 2006.

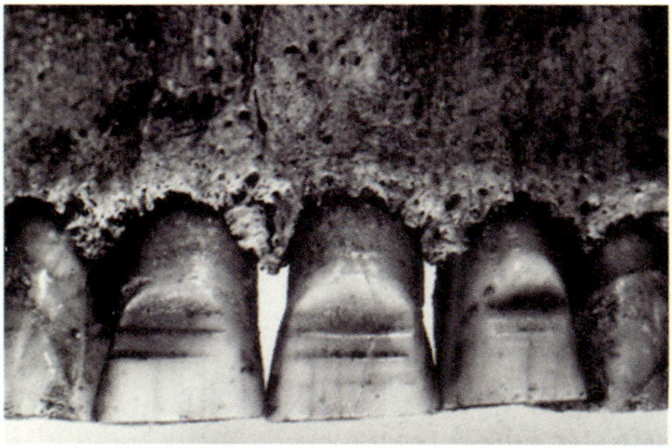

■ 스웨덴에서 발견된 바이킹의 치아 삭제. 예안리 90호 고분의 치아 삭제와 아주 유사하다. National Geo-graphic, February 3, 2006에서 인용.

원시인들은 무엇 때문에 이런 습관을 가지게 되었을까. 모두에서 언급했듯이 치주질환을 치료할 목적으로 이러한 구슬을 입에 머금고 있었다고 주장하는 학자들이 많다. 그러나 한편으로는 이러한 행위가 오히려 치주나 치아에 유해한 결과를 초래한다고 주장하는 학자들도 있다. 그들은 원시인들의 치아 마모 상태를 보아도 알 수 있듯이 때로는 치조골까지 드러난 유골들을 그 증거로 제시한다. 하지만 이러한 주장을 하는 학자들은 이 행위의 목적에 대해서는 명쾌한 설명을 하지 못한다. 그러나 그러한 주장을 하는 학자들처럼 예방을 위하여 구슬을 입에 머금고 생활했던 것이 아니라, 먼저 습관화된 행위가 결국은 치주질환 예방 등과 같은 긍정적인 효과를 가져왔을 것으로 여겨진다. 이는 현대인의 껌을 씹는 습관에 비추어 생각해보면 쉽게 납득할 수 있다. 특히 야구 경기에서 타자들이 껌을 씹는 것은 집중력을 높이는 효과가 있다. 즉 껌을 씹는 것이 집중력을 높이기 위해서이지 치주질환을 예방하기 위해서가 아닌 것처럼 돌을 입에 머금는 풍습 역시 치주질환을 예방하거나 치료하기 위해서라고 보기는 어렵다.

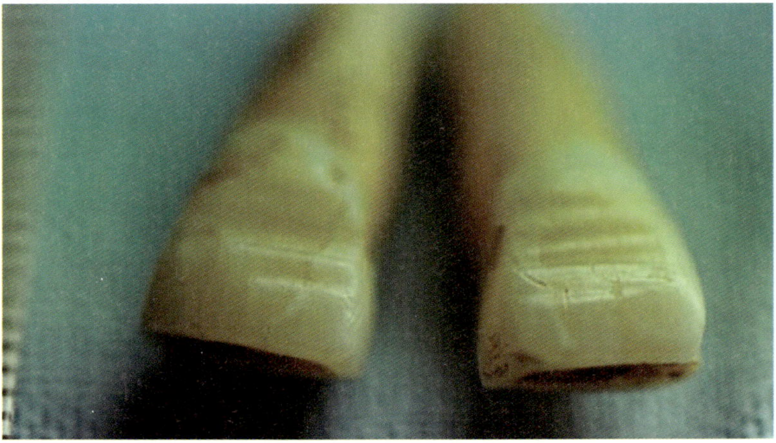

■ 바이킹족의 치아 삭제 양상은 가로 형태로 나타난다. 학자들은 적을 위협하기 위한 것이라고 추정하지만 설득력이 약하다.

한편 좀 색다른 주장이지만 얼굴학자 조용진 교수는 이 구함구를 일종의 미용술로 해석하기도 한다.

"물리적 성형술 중에 가장 소극적인 방법으로는 신석기 시대 매장골인 공깃돌만 한 돌을 양 볼에 물고 살았던 경우도 있다. 뺨을 볼록하게 보이도록 하는 미용술로 여겨지는데 그때는 지금과는 달리 통통하게 살찐 볼을 미인의 요건으로 보았던 것 같다. 거의 평생 동안 사용해서 돌과 맞닿은 양쪽 어금니의 바깥쪽이 마모되고 뺨으로부터 받는 압력 때문에 치열마저 안쪽으로 휘어져 들어갔다."[37]

37) 얼굴학자 조용진 교수의 미인. 조용진 저. 도서출판 해냄. p.339. 2007년.

⑤ 치아 염색

해양문화와 치아 염색

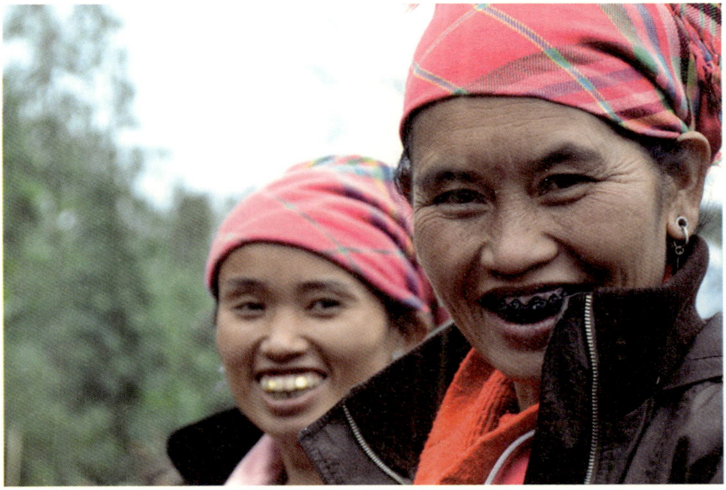

■ 베트남 북부 지방에서 보이는 흑치를 한 여인.

치아를 빨간색이나 검정색으로 물들이기도 하는데 이를 염치(染齒)라고 한다. 중국에서는 열치(涅齒) 또는 칠치(齒漆), 지방에 따라서는 열치(涅齒)[38]라고 하여 치아를 검게 물들이는 일 또는 그 치아를 말한다. 중국과 우리나라의 사서(史書), 지리지(地理志) 또는 개인의 문집(文集)에는 흑치에 대한 다수의 기록이 전해진다. 그중 널리 알려진 것으로는 삼국지(三國志) 위지왜인전(魏志倭人伝)의 흑치국[39]과 산해경(山海經)[40] 등에 전한다. 또 신당서(新唐書 南蠻傳 下)에

---

38) 열치(涅齒)는 경우에 따라서 붉게 물들이는 경우도 있다.

39) 去女王四千餘里又有裸國黑齒國復在其東南船行一年可至; 여왕에서부터 4,000여리에 나체의 나라와 흑치국이 있다. 동남으로 배로 가면 1년이면 도착한다. 〈『三國志』 魏書

는 다음과 같은 기록이 보인다.

〈남쪽 오랑캐들은 종류가 많아 다 적을 수가 없는데, 크게 나누면 흑치(黑齒), 금치(金齒), 은치(銀齒)의 세 종류가 있다.〉

흑치에 대한 기록은 이 밖에도 예를 들 수 없을 정도로 많다. 치아 염색 풍습으로 가장 널리 알려진 것은 일본의 오하구로(お齒黑)이다. 하구로는 헤이안(平安)시대(우리나라의 삼국시대) 말기부터 시작된 것으로 15세 전후의 결혼 적령기의 여자가 이를 까맣게 물들이는 풍습이다. 초기 및 중세에는 귀족 남자들 사이에도 일반화되었다.

치아를 염색하는 방법은 크게 두 가지로 구분할 수 있다. 이는 색깔에 의한 구분으로 아프리카나 인도 일부는 빨간색으로, 태평양 연안은 검정색으로 하는 것이 특징이다. 이 같은 염치 풍습은 대륙 내부에서보다는 주로 해안 지역에서 발달했다는 특징이 있다. 그 중에서도 치아를 검게 하는 흑치(黑齒) 풍습은 태평양 연안에서, 붉게 하는 풍습은 인도양 연안에서 발달했다. 두 해양문화권 염치 풍습의 차이점은 색깔에 있다. 아프리카나 인도 일부에서 빨간색으로 염치를 한 이유는 아마도 그들의 피부색과 관계가 있을 것으로 보인다. 또 흑치문화가 현재 대만, 태국, 베트남, 중국 남부지역, 일본 등지에서 보이는 것만으로도 해양문화권이라고 생각할 수 있는데 《新唐書 南蠻傳 下》의 기록 역시 해양문화권임을 보여주고 있다.

烏丸鮮卑東夷伝[9] 第三十倭 (魏志倭人伝)〉.

40) 黑齒國在其北 爲人黑 食稻啖蛇; 흑치국은 그 북쪽에 있다. 그곳 사람들은 모두 검고, 쌀을 먹고, 뱀을 먹는다. 〈山海經 第九 海外東經〉.

치아 염색의 문화적 배경

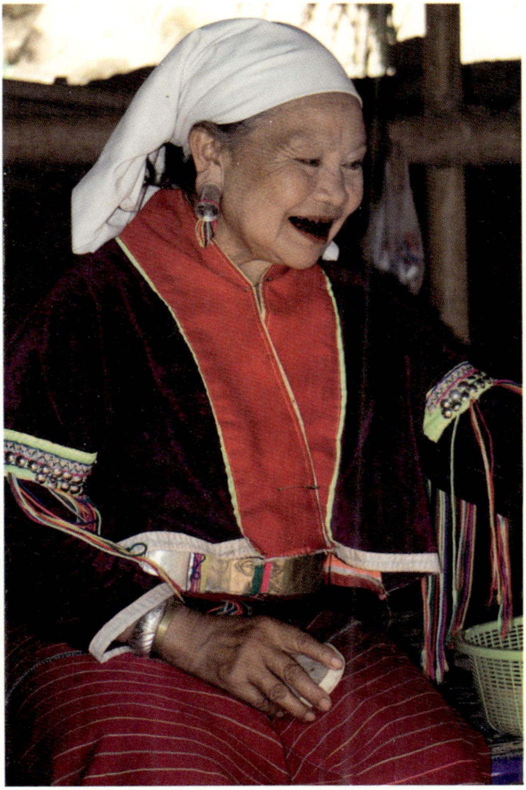

■ 태국 소수민족의 치아를 검게 물들인 풍습.

해양문화의 풍속인 흑치는 근대 이전 일본에서 꽃을 피우는데[41] 그 전개 양상은 일본 특유의 문화에 접목되어 나타났던 점이 특이하다. 예를 들어, 넓게

41) 명치원년(明治元年, 1868년) 천황은 즉위하자마자 곧 귀족과 궁중에서 흑치를 금지시켰다. 그러나 얼마 동안 민간에서는 근절되지 않았다.

보면 치아 미백도 일종의 치아염색이라고 할 수 있지만 그 목적이 다르다. 치아 미백은 오로지 심미성을 높이기 위한 것으로 화장술로 보아야 한다. 다소 거칠게 나눠, 인간의 문화를 문무(文武)로 양분시켜 볼 때 치아를 검게 하거나 붉게 하는 것은 자신의 약함을 덮으려는 〈무(武)의 문화〉의 발로이다. 즉 자신을 강하게 위장하고 동시에 그렇게 함으로써 스스로도 〈강하게 보이는 만족〉을 얻는 방법이다. 이에 비해 현대의 치아미백은 〈문(文)의 문화〉이다. 이의 근저에는 자신의 약함을 드러내 상대방으로부터 보호받으려는 심리가 개재되어 있기도 하나, 한편으로는 인간의 본성 가운데 타인에 대한 배려를 지향하는 평화에의 심리이다.

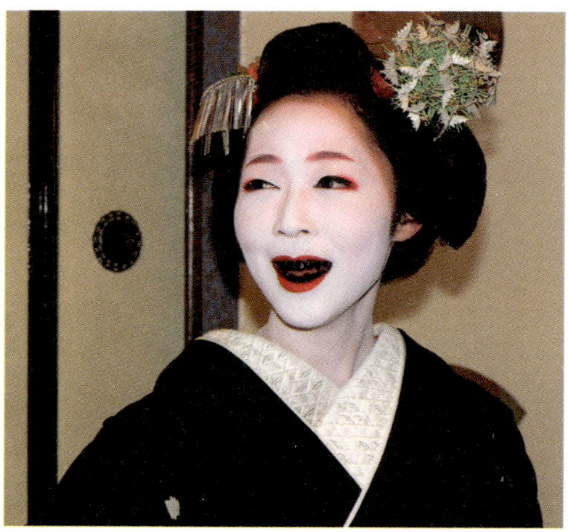

■ 오하구로 – 명치시대 이후 금지되었지만 가부키(歌舞伎) 연극에서는 지금도 흑치를 피로하기도 한다.

흑(黑)과 백(白)의 심리적 효과에 있어서 흑(黑)은 강인함을, 백(白)은 부드러움을 표상한다. 전혀 다른 쪽으로 화제가 바뀌지만 성적(性的) 호소력 면에서는 둘 다 포지티브하다고 볼 수 있다. 검게 그을린 피부가 주는 성적 호소력은 1차적이며 자극적이고, 순백의 피부가 주는 성적 호소력은 2차적으로 모성적 평안함이다. 치아를 검게 염색하는 풍습은 현대에 이르러 거의 사라졌다. 모성적 사회의 도래가 치과 치료에서 점점 많은 부분을 차지해 가는 치아 미백에서도 엿보인다.

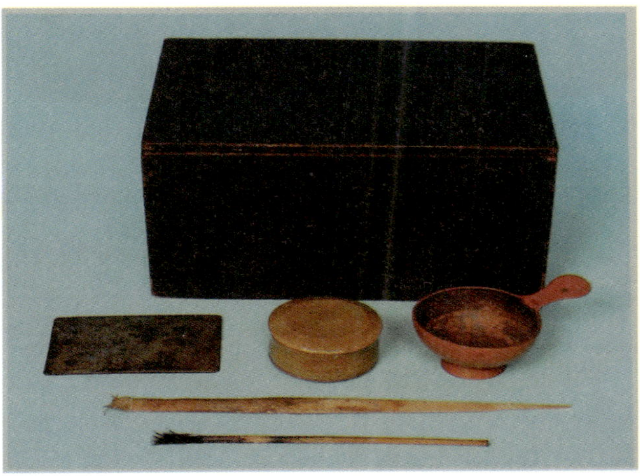

■ 일본에서 치아를 검게 물들일 때 사용하던 도구. 카나가와현(神奈川県) 치과의사회 〈치아박물관〉 제공.

다른 표현을 하자면 검은 치아를 지향하는 것은 남성성의 발로이며 하얀 치아를 지향하는 것은 여성성의 발로이다. 일본의 흑치 풍습은 주로 여성에게서 행해진 풍습이다. 이른 결론이지만 선택이 아닌 복종의 의미가 내포되어 있다.

이렇게 일본에서 흑치는 결국 여성에게 복종의 의미를 강요하는 문화로 자리하게 되었다. 특히 전국시대에 들어서는 이런 흑치 풍습이 일종의 복종의 의미로서 자리 잡게 되었다.

백제의 흑치상지(黑齒常之)와 치아 염색

우리나라에도 치아를 검게 염색하는 풍습이 있었다는 사실을 역사적으로 전해 주는 인물이 있다. 바로 흑치상지(黑齒常之, 630~689)이다. 중국에서 발견된 묘지명에 따르면, 흑치상지는 백제 무왕(武王) 시대의 인물로 추정된다. 중국의 영향을 받기 이전의 고대 한국의 이름 중 성은 지역의 이름을 따는 경우가 많았다. 이는 근대 일본인이 성을 갖게 될 때와 매우 유사하다. 역사의 기록은 흑치상지(黑齒常之) 역시 성에 해당하는 흑치(黑齒)가 지역명이라고 전한다. 즉 그의 선조는 원래 부여씨(扶餘氏)였는데, 흑치(黑齒)지역에 봉해졌으므로 성씨를 흑치로 바꿨다고 한다. 한편 흑치라는 지역은 후한서 동이(東夷)열전에 나오는데, 흑치상지가 이곳 출신인 것으로 생각한다. 동이열전에서는 그 지방의 부인들은 치아를 검게 물들이는 풍습이 있다고 기록하고 있다.

흑치라는 지역은 백제의 서부 해안지역으로 추정되는데[42] 이는 치아 염색의 풍습이 세계적으로 주로 해안 지역에서 발달한 것과 매우 유사하다. 재미있는 것은 일본에도 흑치라는 고장이 있었다고 한다. 고대 한일 관계의 일단을 엿볼

42) 이는 일부 추정일 뿐 정설은 아니다. 흑치상지는 660년 백제 멸망 후 백제 부흥의 기치를 내걸고 봉기해 200여 개의 성을 회복했던 뛰어난 장수였다. 그러나 당나라의 회유로 투항해 토번(티베트)과 돌궐 공략 때 무용을 떨친 것으로 알려졌다. 따라서 흑치상지는 그 후 그가 봉(封)해진 지역에서 딴 성(姓)으로, 흑치라는 지역은 백제가 아니고 중국 남부지역이라는 주장이 더 설득력 있다.

수 있다.

한편 뱅갈만 남동부에 위치한 니코바르 제도(諸島)인들은 남녀 구분 없이 치아 염색을 행한다. 이 부족은 하얀 치아를 소나 돼지의 이빨과 같다고 경멸한다.

치아 염색과 충치 예방

근자에 들어 일본에서는 치아를 검게 물들이는 풍습에 대해서 충치를 예방하기 위한 목적에서 출발한 것으로 해석하기도 한다. 하지만 이는 본말이 전도된 주장이라는 생각이 든다. 즉 치아를 검게 물들이는 풍습이 결과적으로 충치가 예방되기도 했다고는 볼 수 있지만 충치를 예방하기 위하여 이를 검게 물들이는 풍습이 시작되었다고는 보기 어렵다.

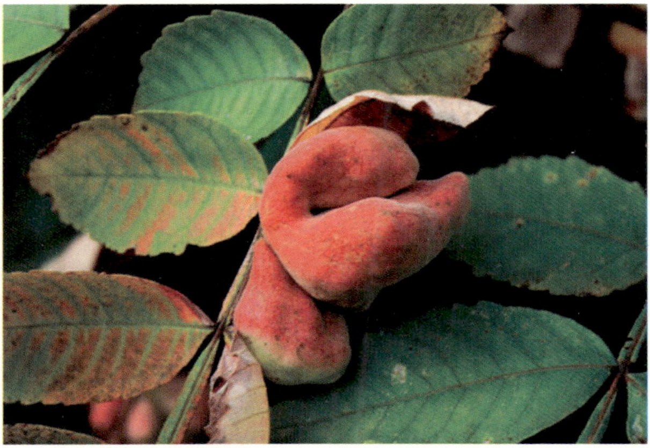

■ 오배자(五倍子)는 붉나무의 기생혹으로 진딧물이 만든 상처로 말미암아 생긴다.

한편 치아염색의 재료 중에 오배자(五倍子)[43]가 들어 있는 점이 흥미롭다. 이 오배자는 예전부터 치과 치료로 사용해 오던 재료 중 하나였다. 오배자(五倍子)는 이미 로마치과의학에서 치통치료제로 사용되었고, 또 이것이 충치로 생긴 구멍의 충전제로 사용된 사실이 있다.[44] 또 유향, 오배자, 유황, 장뇌 등의 혼합물로 와동을 충전하였으며 치충(虫)의 퇴치제로는 구(韮: 부추) 또는 총(葱: 파) 등을 사용했다.[45] 이런 오배자는 감의 떫은맛의 주성분인 타닌 성분이 포함되어 있어 현재도 염색재료로 널리 사용되고 있다. 따라서 오랜 옛날부터 치통치료나 와동충전제로 사용하던 오배자가 사용 후 경험적으로 치아를 검게 물들이는 것을 보고 아예 이런 풍습이 생겨나게 된 것은 아닐까 추측해 본다. 물론 이런 풍습이 처음 생기게 된 이유는 당연히 치통이나 충치 치료로 사용되는 오배자이기 때문에 예방에도 도움이 된다고 생각했을 것이다.

---

43) 옻나뭇과의 붉나무(오배자나무) 잎에 기생하여 만든 벌레혹을 말한다. 한방에서는 수렴(收斂)·지혈·해독·항균의 효력이 있다고 말한다. 맛이 시고 타닌 성분을 50~60% 함유하고 있어 타닌제를 비롯하여 염모제(染毛劑)나 잉크의 원료가 된다.

44) 서역치과의약 전래사. 이한수 저. 연세대학교출판부. p.97~98. 1993년.

45) 서역치과의약 전래사. 이한수 저. 연세대학교출판부. p.123. 1993년.

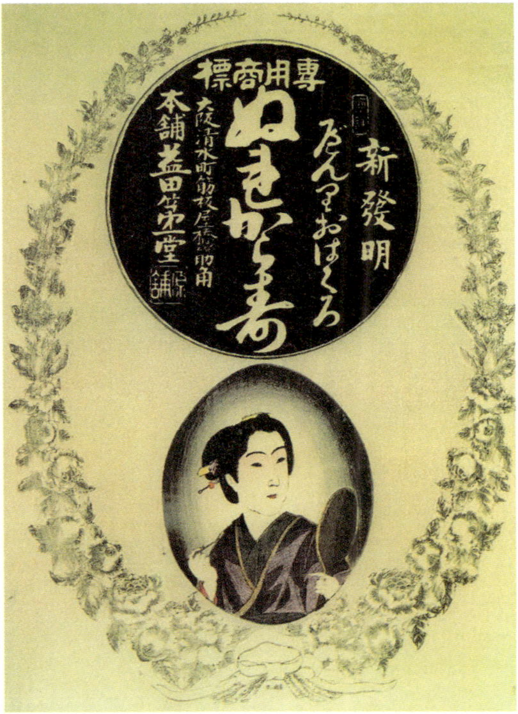

■ 오하구로를 할 수 있는 약품 선전. 일본에서는 오하구로(お歯黒)가 금지되기 이전까지 널리 행해졌던 풍속임을 알 수 있다.

조상들이 본 염치(染齒) 풍습

한편 우리 선조들의 기록에도 일본인의 치아 염색에 관한 이야기가 자주 등장한다. 그런데 거의 부정적인 측면에서 기술하고 있는 점이 특이하다. 조사한 바로는 조선시대 기록 중에 일본의 흑치에 대한 기록은 고려 말 포은 정몽주(鄭夢周, 1337~1392)가 일본을 다녀오면서 남긴 기록이 가장 오래된 기록이다.[46)]

46) 이 기록은 1378년 7월 교토를 방문하고 돌아온 정몽주의 기록으로 알려져 있다.

우제(偶題)[47]

정몽주(鄭夢周)

산천과 고을 인가가 고금에 매한가지
부상에 가까운 땅 새벽 해가 붉어라
신선이 바다 위에 있단 말만 들었더니
민사[국민과 사직]가 하늘 동쪽에 있는 줄 뉘 알았을꼬
알락 옷은 필시 진 나라 애들에서 물려받은 것
칠한 이는 멀리 월나라 풍속과 통하는구나
삼한을 바라보니 과히 멀지 않은 곳
거기는 천 년 기자의 끼친 풍이 있거니

山川井邑古今同(산천정읍고금동)
地近扶桑曉日紅(지근부상효일홍)
但道神仙居海上(단도신선거해상)
誰知民社在天東(수지민사재천동)
斑衣想自秦童化(반의상자진동화)
染齒曾將越俗通(염치증상월속통)
回首三韓應不遠(회수삼한응불원)
千年箕子有遺風(천년기자유유풍)[48]

---

47) 원주(原註): 〈일본(日本)에 봉사(奉使)했을 때 우연히 지은 것〉이라는 설명이 있다.

48) 고전번역서〉동문선(東文選)〉동문선 제16권〉칠언율시(七言律詩)〉 중 4번째 시. 한국고전번역원, 양주동(역), 1968년.

정몽주의 칠언율시에는 흑치가 치아를 물들였다는 의미로 염치(染齒)를 표현했다. 일본에 대해서 그다지 부정적이지 않은 그의 시선은 치아를 물들이는 풍속이 중국의 월(越)과 통한다고 말하고 있는데, 월(越)은 중국의 남방지역으로 여러 기록상의 흑치 풍습이 있던 곳과 일치한다. 이것으로 미루어 당시에도 이미 흑치 풍습이 널리 알려져 있었다고 여겨진다. 그런데 흑치에 대해 그저 풍습으로 간주하던 정몽주의 시선은 임진왜란을 거치고 난 다음 부정적으로 일변한다. 다음은 허목(許穆, 1595~1682)이 기술한 〈동사외기(東事外記)〉의 〈흑치열전(黑齒列傳)〉의 내용 일부이다.

〈왜국의 풍속은 다음과 같다. 귀신을 믿고 부도(浮屠)[49]를 섬겼다. 남자는 수염과 머리카락을 깎고 부인은 머리카락을 늘어뜨렸으며, 남녀 모두 오자(襖子)[50]를 입었다. 신분이 귀한 사람은 치아에 검은 옻칠을 하였고, 부인도 치아에 옻칠을 하였다. 그러므로 '치아가 검은 오랑캐[黑齒之夷]'라고 하는 것이다. 맨발과 맨머리로 다니며 무릎걸음으로 기어가는 것을 공손한 것으로 여기고 절하는 예가 없었다. 성품은 음란한 기교와 기발한 기술에 능하였다. 물화를 남쪽 만이(蠻夷)의 잡다한 종족과 교역하여 이익을 취했다. 나라 전체가 죽음을 가볍게 여겨 치고 찌르는 것을 좋아했는데, 살마(薩摩)[51]의 풍속이

---

49) 41), 42)는 인용자 주(註)로서 부도(浮屠)는 고승의 사리나 유골을 넣고 쌓은 돌탑을 부도(浮屠 浮圖)라고도 하지만 불교를 말하기도 한다. 당시 조선은 유교의 나라였으므로 이렇게 표현한 것으로 보인다. 오자(襖子)는 일종의 여자들이 입는 두루마기로 치마처럼 길게 입는 옷을 말한다. 살마(薩摩)는 현재 일본의 남쪽 규슈 지방을 말한다. 또 문두의 '왜국의'는 인용자가 애해를 위하여 첨가했다.

50) 두루마기처럼 긴 옷.

가장 강포하여 살생하기를 좋아하였다.52)〉

또 조선 중기의 문인 최립(崔岦)의 시문집인 간이집(簡易集)53)에는 다음과 같은 내용이 전한다.

> 세상 운세가 어쩌다가 염치아(染齒兒) 때문에 잘못되어
> 가는 곳마다 떠도는 사람만 만나는구나.
>
> 世運那由染齒兒(세운나유염치아)
> 逢人處處說流離((봉인처처설유리)

염치아(染齒兒)라고 한 표현 자체가 매우 인상적이다. 염치아는 '치아를 물들인 아이'라는 말로, 왜인(倭人)을 말한다. 아(兒)라는 한자에는 애송이라는 의미가 내포되어 있다. 게다가 '염치'라는 단어가 합해지니 '이빨 따위에 물이나 들이는 애송이'라는 느낌이 절로 난다. 시절이 임진왜란 이후 일이므로 얼마나 밉겠는가. 이 단어 한 마디에도 지은이의 마음이 오롯이 전해져 온다.

---

51) 일본의 남쪽 규슈지방을 말함.

52) 고전번역서〉기언(記言)〉기언 제36권 외편〉동사 외기(東事外記) 5〉 흑치열전(黑齒列傳) 허목(許穆), 한국고전번역원. 선종순(역). 2008. 허목(許穆, 1595~1682)은 조선 후기의 문신으로 임진왜란과 병자호란이 발발했던 시기를 살았던 인물로 양란의 참상을 겪었던 선비이다.

53) 최립(崔岦); 1539년(중종 34)~1612년(광해군 4), 조선 중기의 문신·문인. 간이집(簡易集)은 그의 사후 1631년(인조 9)에 출간되었다.

치아에 대한 단상

미인의 치아

명모호치(明眸皓齒)라는 말이 있다. 맑은 눈동자와 하얀 치아를 말하며 미인을 형용하는 말이다. 다음은 두보의 시다.

> 그 맑던 눈동자, 하얀 치아는 지금 어디 있는가?
> 피로 더러워진 떠도는 혼은 돌아가지를 못하네.
> 맑은 위수는 동쪽으로 흐르고 검각은 깊은데,
> 촉(蜀)나라로 끌려가 사니 피차간 소식이 없네.
> 인생은 정(情)이 있어 눈물이 가슴을 적시니,
> 강물에는 강꽃이 피니 어찌 마침내 다함이 있으랴.
> 황혼에 오랑캐 기마들은 티끌로 성(城)을 채우는데,
> 성(城) 남쪽으로 가고자 하여 성(城) 북쪽을 바라보네.

> 明眸皓齒今何在(명모호치금하재) 血汗遊魂歸不得(혈한유혼귀부득)
> 淸渭東流劍閣深(청위동류검각심) 去住彼此無消息(거와피차무소식)
> 人生有情淚沾臆(인생유정루점억) 江水江花豈終極(강수강화기종극)
> 黃昏胡騎塵滿城(황혼호기진만성) 欲往城南望城北(욕왕성남망북성)

여기에서 '명모호치(明眸皓齒)'라고 한 것은 양귀비(楊貴妃)의 모습을 형용한 것이다.

치아를 통하여 미인을 형용하는 성구로는 주순호치(朱脣皓齒)나 단순호

치(丹脣皓齒)가 있다. 이 표현을 한 사람은 멱라수에 몸을 던진 굴원(屈原)과 조식(曹植)이다. 굴원은 비극적인 시인이고, 조식은 삼국지의 조조(曹操)의 셋째 아들이다. 비록 그들은 불우했지만 권력의 힘을 맛본 사람들이었다.

강한 인상을 주는 것은 역시 '빨간 입술과 그 안에 가지런하게 보이는 하얀 치아'이다. 두 시인은 색조의 대비를 통하여 요염함을 어필하고 있지만 두보는 붉은 입술 대신 눈동자를 대비시켜 여운을 주는 방법으로 미인을 형용했다. 원래 시인이란 항시 시대와의 불화를 몸으로 체험하지만 두보의 불우함이란 두 대 시인의 그것과는 격이 다르니 아름다움이 색(色)을 벗어나 있는 게 두 시인과 다르다.

"그 맑던 눈동자, 하얀 치아를 가진 그대는 지금은 어디에 있는가?"

인생무상과 동시에 애달픔과 그리움까지도 느껴지는 시구이다.

이렇듯 치아는 고래로부터 미인을 형용하는 대상이었다.

예컨대 심리학에서 현저성 효과(Vividness Effect)라는 것이 있다. 예를 들어 치아에 고춧가루가 낀 여자는 아무리 예쁘게 생겨도 매력 없는 것처럼, 어떤 특징이 인상 형성에 큰 몫을 차지하는 것을 말한다. 치아는 현저성 효과를 좌우하는 구조물이다.

우리나라도 미인을 형용할 때 치아를 중요한 기준으로 삼았다. '박 속 같은 잇속'이 바로 그것이다. '박'은 흥부전에 나오는 그 박이다.

박 속은 하얗다. 그런데 그 하얀 정도가 웬만한 하얀 것과는 다르다. 박 속의 하얀 정도란 기존의 문법을 벗어나서 형용해야만 한다. 이 백색에는 풋풋하고 싱그러운 향기가 섞여 있다. 이는 박을 켜본 사람만이 공유할 수 있는 백색이다. 그래서 사람들은 곱고 하얀 피부나 치아를 '박 속 같다'라고 표현했다.

박 속 같은 잇속을 한문으로는 호서(瓠犀)라고 한다. 박 속 같은 잇속은 우리나라에서만 통용되는 관용구가 아니라 동양 3국에서 통용되는 말이다. 문화적 정서가 서로 비슷하여 그런 것인지 아니면 사람의 보편성에서 기인한 것인지. 호서(瓠犀)는 원래 〈시경〉에 나온 말이다. 〈시경〉에서는 치여호서(齒如瓠犀)로 나오는데 이는 직역하면 '박 속 같은 치아'이다. 〈시경〉은 동양 최고(最古)의 시집이다. 그 문화권 아래서 형성된 미인에 대한 관념이라고 볼 수 있겠다.

눈과 입술

'눈은 천 량, 입은 만 량'이라는 일본 속담이 있다. 미인의 조건으로서의 은유로 미인은 눈과 눈 주위보다도 입과 입 주위가 예뻐야 한다는 말이다. 미인을 형용하는 성구로 명모호치(明眸皓齒), 주순호치(朱脣皓齒), 단순호치(丹脣皓齒) 등이 있는데, 오직 입으로만 미인을 형용하는 것이므로 옛사람들의 미인관을 어느 정도 알 듯도 하다. 명모호치는 '맑은 눈'과 '하얀 치아'를 형용하며 주순, 단순호치는 '입술'과 '치아'를 형용하는 말이니 말이다.

개인적으로도 명모(明眸)는 미인의 조건이라기보다는 영혼의 맑음이나 순수, 고답(高踏) 또는 이성적인 면을 어필하는 것같이 생각되지만 입은 무엇인가 감성에 호소하는 것이 있다. 눈은 마음을 들여다보는 창이지만 입은 몸을 들여다보는 입구인 것 같기도 하다. 그래서일까. 눈에는 부드러움이 없으나 입에는 부드러움이 있고, 눈에는 슬픔이 있으나 입술에는 슬픔이란 것이 없다. 사람은 슬프면 눈가에 눈물이 흐르고 기쁘면 입가에 웃음이 번진다. 너무 기뻐 눈물을 흘리는 경우도 입술은 웃음으로 실룩거린다. 사랑하는 사람과 이별할 때면 사람들은 조용히 내려감은 눈언저리에 입술을 맞추고, 사랑하는 사람과 사랑의 시작은 입술에 입술을 맞춘다.

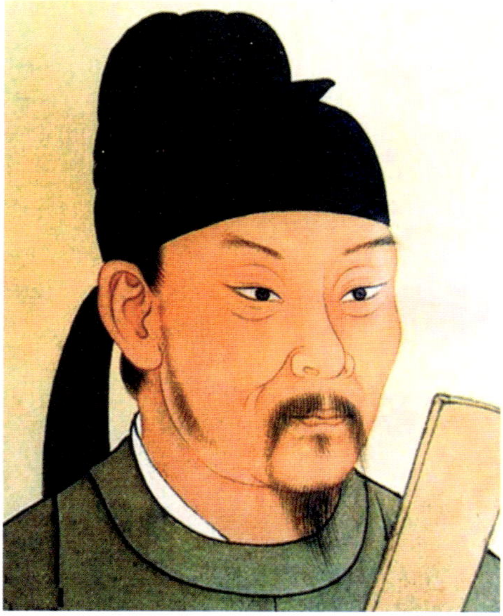

■ 당나라의 시인 두보. 이백과는 달리 불우하게 평생을 보냈던 그는 이백의 시선(詩仙)이라는 칭호와 더불어 시성(詩聖)으로 불린다.

그러고 보니 두보가 '명모호치금하재?(明眸皓齒今何在), 그 맑은 눈동자와 하얀 치아는 지금은 어디에 있는가?'라고 밖에 말할 수 없었던 것을 이해할 만하다. 두보는 슬픈 사랑을 노래함에 눈을, 아름다움에 입술을 인용하지 않을 수 없었다. 그러나 주순호치, 단순호치를 이야기한 것은 한때일지언정 권력의 맛을 보고난 남자들의 노래일 수밖에 없다. 봉건시대의 남자의 권력은 여성의 아름다움을 마음껏 향유할 수 있기 때문이다. 그들의 사랑은 그리움이나 슬픔보다는 관능의 아름다움이 더 강하다. 가난하고 힘없던 시인 두보가 노래했던 명모호치 그리고 권력의 최고에 이르렀던 조식과 굴원이 노래한 단순호치와 주순호치는 그래서 이렇게 다르다. 사랑은 입술에서, 입에서, 예쁜 치아에서 시작되지만 그리움은 눈에서 시작된다. 그래서 두보는 '그 밝은 눈동자에 하얀 치아는 지금 어디에?'라고 말한다.

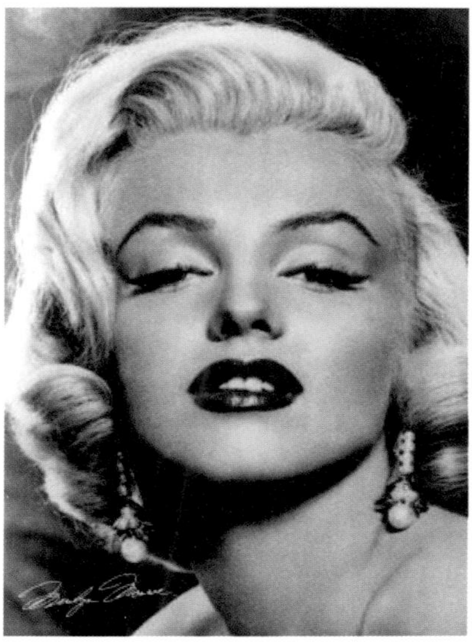

■ 섹스 심벌인 마릴린 먼로의 입술.

총명(聰明)이란 눈과 귀를 말한다. 눈이 밝은 것이 명(明)이고, 귀가 밝은 것이 총(聰)이다. 이는 지성과 이성을 의미한다. 판단이다. 보고 듣는 것은 그대로의 것이 아니라 분석하고 이해해야 한다. 이차적이다. 그러나 입은 단순하다. 맛은 머리로서 이해하고 분석하는 것이 아니라 느껴지는 그대로의 것이다.

미인이란 이성적 판단에 의한 것이 아닌 온전히 감성에 의한 것이다. 많은 사람들은 성모 마리아를 미인이라고 생각하지 않는다. 그녀는 성(聖)스러운 존재일 뿐이다. 미인이란 성적(性的)인 것이 내포되는 경향이 강하며 육체적 본능의 한 표현이다. 마릴린 먼로의 입술은 관능을 상징하고, 큰 눈을 한 소녀의 눈이 슬픔을 상징하는 것은 문화 학습의 결과로 만들어진 것이 아니라 인간의 본능이 만들어낸 것이다.

순수한 사랑은 눈으로 시작한다. 상대의 눈을 보고 사랑에 빠지는 것은 사랑의 중심이 상대방에게 있다. 상대방의 입술이 예쁘다고 느낄 때면 상대방에 대한 육체적 욕망이 그 사랑의 색깔을 지배한다. 그녀의 눈이 아름답다고 느껴지는 것은 그녀에게 빠진 것이고, 그녀의 입술이 예쁘다고 느끼는 것은 그녀를 빼앗고 싶은 욕망이 있음을 말한다. 추파(秋波)는 눈으로 하고, 애무(愛撫)는 입술로 한다. 추파는 유혹이며 애무는 유혹 다음에 이어지는 사랑의 전희(前戲)이다. 추파는 아름다운 여인의 눈동자가 마치 가을(秋), 물(波)과 같이 맑고 깨끗함을 비유하는 말이다. 그러니 추파는 여자가 남자에게 보내는 유혹의 시작이다. 남자는 가을을 좋아하고, 여자는 봄을 좋아한다. 가을의 물결, 고고함과 쓸쓸함이 함께하는 이미지가 들어 있다. 어떤 사람의 인상은 눈이 결정하고 그 사람의 아름다움은 입과 치아가 결정한다고 볼 수 있다.

제2장 치아와 민속

사람의 행동양식이 자연의 영향을 받는다는 환경결정론(Environmental Determinism, 環境決定論)은 인간의 생활양식은 자연이 부여한 조건에 의해 결정된다고 보는 이론이다. 지인상관론(地人相關論)이라고도 한다. 이러한 사고방식은 동양, 그중에서도 우리나라에서 잘 보이는 특징이다. 환경결정론의 주지(主旨)와는 좀 다르지만 인간의 특정 행동까지도 주위환경의 영향을 받는다는 생각이 있다.

이 사고는 환경결정론의 원형(原形)이라고도 볼 수 있는데 예를 들면 '담장 안에 명자꽃나무나 복숭아나무를 심지 않는다'는 터부에 대한 근거이다. 이 터부는 명자꽃나무와 인간사이의 줄다리기싸움을 연상하게 한다.

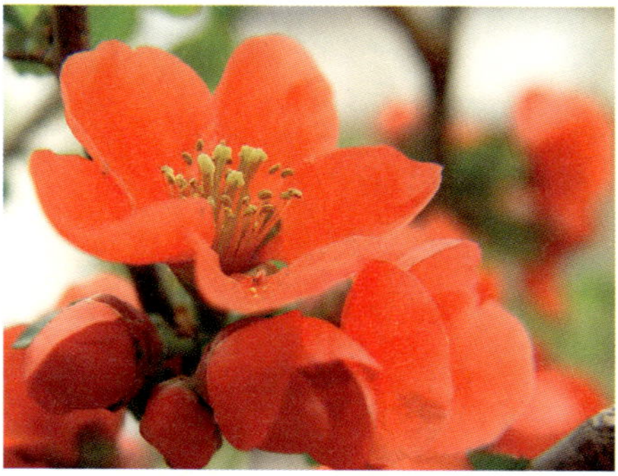

■ 명자꽃 사진. 초아 박태선 님 제공.

우선 명자꽃나무에 대해서 살펴보자. 명자꽃은 보춘화(報春花), 즉 봄을 알리는 꽃이라는 의미를 가진다. 아가씨꽃나무 또는 산당화라고도 불린다. 명자꽃은 봄이 되면 매화꽃과 더불어 가장 이르게 피는 꽃 중의 하나이다. 이 꽃은 주로 양지바른 곳에서 잘 자라는데 때로는 꽃이 피어 있을 때도 눈이 내리는 경우가 있으니 매화보다는 늦지만 이른 봄에 피는 꽃이라 할 수 있다. 꽃 색깔은 빨갛다 못해 선명한 선홍색이다. 그런데 막상 이 꽃의 특징은 멀리서 보면 그다지 예쁘게 느껴지지 않지만 가까이 가서 꽃을 하나하나 들여다보면 아름다움이 도드라진다. 명자꽃은 진화의 전략으로 가까이 와서 보았을 때 아름다움을 가져다주는 방법을 택한 셈이다. 즉 꽃은 멀리서 바라만 보는 것이어서는 자신의 생존전략에 그다지 도움이 되지 않는다. 꽃에게 필요한 것은 벌과 나비의 물리적인 접촉이 필요한 것이다. 그래서 가능한 한 최대한 가까이 끌어들이는 쪽으로 진화를 하게 된 셈이라고 할 수 있다. 이 방법은 관심을 끄는 방법이 일차원적인데 머물지 않고 제법 고차원적이다. 또 대상의 심리까지 잘 파악하고 있다. 어둡고 긴 겨울의 끝에서 빨간색의 새로운 생명이 탄생했을 때 그 어떤 대상들,

즉 사람이나 곤충은 그것에 좀 더 가까운 곳에 가서 바라보게 된다. 명자꽃은 바로 이 심리를 이용한 것이다. 가까운 데서 보아야 아름다운 꽃이다.

그러나 인간의 지혜도 만만하지 않다. 이 꽃을 멀리하라는 금기이다. 선조들은 이 꽃을 울안에 심는 것을 꺼렸다. 가까이에서 보게 되면 너무나 아름답게 보이는 꽃으로, 사람들에게 이 꽃은 겨우내 잠들었던 사람의 마음에도 봄이 오게 만든다. 꽃을 보고 설레고 두근거리는 마음. 이윽고는 이 꽃을 보는 여자의 마음이 춘정으로 이어져 금기야는 불미스러운 일에 이르게 될 수 있다는 해석이다.

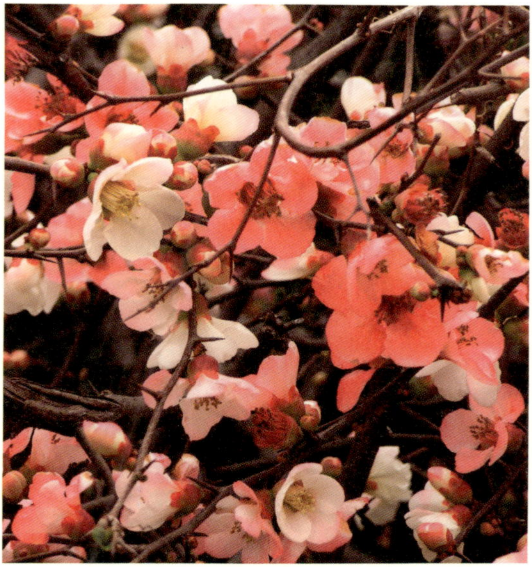

■ 명자화의 이종으로 분홍빛을 띤다.

매화는 색이 하얗거나 약간은 푸른색을 띤 꽃이다. 그래서 색이 없어 봄을 알리되 춘정을 불러일으키지 않는다. 그래서 선조들은 매화는 울안에 즐겨 심었다.

각자무치(角者無齒)라는 말이 있다. 하늘은 매화에게 예쁜 유혹적인 색깔을 주지 않았고, 명자에게는 아름다운 향기를 주지 않았다. 이 장에서는 명자나무 꽃의 터부에서 엿보이는 민속학적인 의미에서 치아를 고찰하기로 하자.

1. 치아와 민속 문화

(1) 치아와 딱따구리를 통해본 민속 문화

딱따구리를 통해 엿보는 옛사람들의 사고

"과학은 주술이 진화한 것이다"라고 말한 것은 프레이저(James George Frazer, 1854~1941)이다. 그는 주술에서 종교가 탄생했다고도 했다. 의술에 비유하면 의술은 주술이 진화한 것이라고 할 수 있을 것이다. 그렇다면 주술은 어디서 무엇에서 진화한 것일까.

우리 조상들은 어린이가 밤에 이를 가는 경우 나뭇가지에 돌을 끼워놓으면 아이의 이갈이가 낫는다고 여겼다. 나뭇가지가 바람에 흔들려 삐걱거리는 소리가 잠든 아이에게 영향을 끼친다고 생각했기 때문이다. 나무의 삐걱거리는 소리와 이갈이 소리의 유사성, 밤에 가는 이갈이 소리와 밤이면 유난히 잘 들려오는 나무의 삐걱거리는 소리의 공통점. 이러한 공통점에서 우리 조상들은 어린아이의 이갈이 원인을 나무의 삐걱거리는 소리에서 찾았던 것이다.

또 우리 민속 가운데 충치로 치통을 앓는 아이에게 딱따구리의 부리를 물려주는 민간요법이 있다. 부리로 단단한 나무에 구멍을 뚫는 딱따구리, 나무 구멍 안에 벌레를 잡아먹는 딱따구리. 옛사람들은 이 두 가지 특징에서 딱따구리 부리는 치통을 치료할 수 있을 것이라 연상해냈던 것이다. 이러한 사고는 비슷한 것은 비슷한 것을 낳는다는 동종(同種)주술, 모방(模倣)주술, 유사주술 등과 맥락을 같이 하는 사고방식이다. 그러나 아직 이 단계에서는 본격적인 주술적인 치료방법은 보이지 않는다.

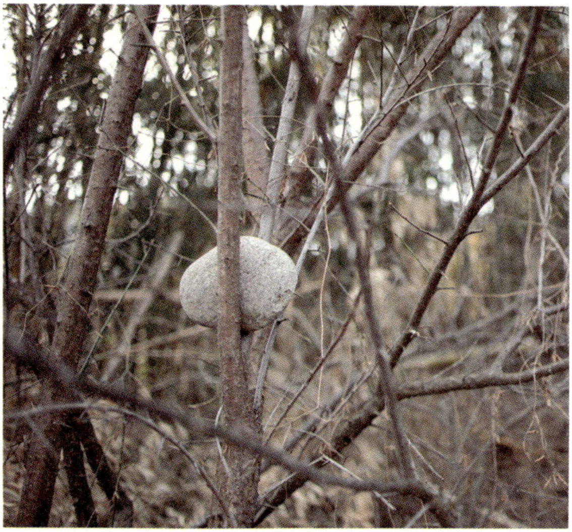

■ 집에 이갈이를 하는 아이가 있으면 집 주변에 있는 나뭇가지 사이에 사진처럼 돌을 끼워 넣어서 이갈이 치료를 한다. 이 방법은 나무시집보내기와 유사하다.

동의보감 속에 보이는 딱따구리와 치아

딱따구리와 치아의 관계는 위에서 예시한 민속적인 치료 방법에 머무르지 않는다. 한의학의 고전이라 할 수 있는 동의보감에서는 민속적인 치료방법을 넘어선 보다 진보한 방법을 자세하게 다루고 있다. 동의보감에 실린 딱따구리와 치아에 대한 내용은 대략 아래와 같다.

- 딱따구리는 성질이 평(平)하고 독이 없다. 치루(痔瘻), 치감(牙齒疳)[1], 박아(猼牙)[2]를 치료한다. 性平無毒主痔瘻及牙齒疳媞猼牙《本草》.

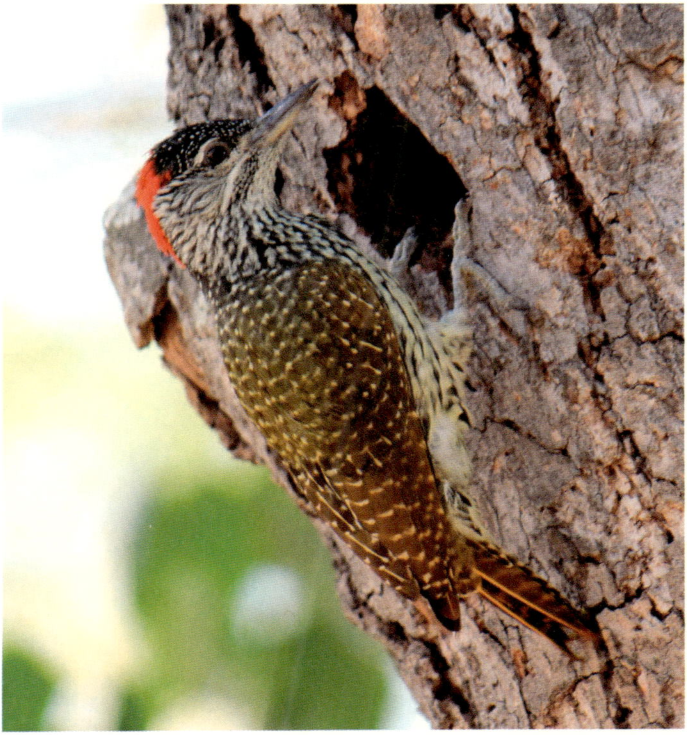

■ 딱따구리(啄木鳥)는 머리 부분에 대개 빨간 깃털을 가진다. 한편 나무를 쫄 때 딱따구리 머리의 속도는 총알의 두 배인 시속 약 2,000km에 달한다. 이 속도는 음속을 넘어선다. 또 딱따구리가 우주 왕복선 디스커버리호의 연료통에 70개가 넘는 구멍을 내어 발사를 지연시킨 사건은 유명하다. 1995년에 있었던 일이다.

---

1) 일종의 잇몸궤양이다.

2) 이 박아(猼牙)가 어떤 치아를 말하는지 알 수 없음. 단 일부 동의보감을 번역한 한의서에는 충치라고 번역되어 있음.

- 이 새는 갈색인 것과 얼룩무늬가 있는 것이 있는데 갈색인 것은 암컷이고, 얼룩무늬가 있는 것은 수컷이다. 나무를 쪼아서 벌레를 잡아먹는다. 일명 교(嶠)[3]라고 하는 것이 이것이다. 회남자(淮南子)[4]에서 나무를 쪼는 것으로 낫게 한다는 것은 이것을 두고 한 말이다. 此鳥有褐有斑褐者雌斑者雄穿木食蠹一名嶠淮南子曰㻭木愈齲卽此也《本草》.
- 또한 산에 있는 딱따구리는 크기가 까치만하고 검푸른 빛이며 머리 위에 빨간 털이 있다. 又有山啄木大如鵲色靑黑頭上有紅毛 ≪本草≫.
- 단옷날에 잡은 것이 좋다. 俱以端午日得者爲佳 ≪入門≫.

단옷날에 잡은 것이 효과가 더 좋다는 말은 한의학을 비롯한 동양에서는 홀수를 양(陽)의 기운으로 보는데 홀수가 겹친 날은 양의 기운이 강한 날이다. 따라서 5라는 홀수가 겹친 단옷날(5월 5일)에 채취한 것이 효과가 좋다는 의미이다. 한편 다른 한의서에 보이는 딱따구리와 치통에 관한 기록은 다음과 같다.

- 딱따구리가 쪼아놓은 나무 조각은 벌레가 먹은 이빨을 낫게 한다〈회남〉.
- 치아에 벌레가 먹어 구멍이 뚫리고 아픈 데는 딱따구리의 혀끝을 잘라서 쓰는데 솜에 싸서 아픈 곳에 대고 물고 있으면 곧 낫는다〈본초〉.
- 치감닉창〈齒疳䘌瘡〉에는 딱따구리를 태워 가루를 내서 쓰는데 벌레 먹은 구멍에 넣으면 세 번 넘지 않아 낫는다〈본초〉.

---

3) 일부 기록에는 〈열〉로 되어 있음.

4) 중국 전한(前漢)의 회남왕(淮南王) 유안(劉安: 기원전 179~122)이 지은 책으로 일종의 백과사전 및 잡록이라 볼 수 있다.

딱따구리의 치통 치료방법의 확대

이상과 같이 동의보감이나 기타 한의서에 실린 딱따구리와 치아에 관한 내용은 부리만이 아니라 딱따구리의 혀(본초), 딱따구리 전체(본초), 심지어 딱따구리가 쪼아놓은 나무 조각 등으로 점점 확대되어 사용되고 있다는 점이 눈에 띤다. 뿐만 아니라 치료나 사용 방법에 있어서도 점점 그 범위가 확대된다. 예를 들어 〈지봉유설(芝峯類說)[5]〉에는 "딱따구리는 좀을 만나면 부리로 글자를 그려서 부적을 만든다. 그러면 나무 안에 있는 벌레가 스스로 나온다"는 인용 기록이 있는데, 여기서는 딱따구리가 벌레를 잡기 위해 부리로 나무를 쪼아 형성된 모양을 부적(符籍)으로 생각하고 있다. 그리고 이 부적으로 말미암아 나무 안에 있는 벌레가 스스로 기어 나온다는 해석이고, 치료방법이 확대되어 감을 알 수 있다.

옛 문헌에서 보이는 딱따구리와 치통치료에서 나타난 주술성

다음은 조선후기 학자인 이규경(李圭景)의 〈오주연문장전산고(五洲衍文長箋散稿)〉 중에 보이는 딱따구리와 치아에 관한 내용이다.

> 오늘날 말하는 탁목조(啄木鳥 딱따구리)는 바로 ≪회남자(淮南子≫에 이른바 열조(列鳥)를 이른다. ≪본초강목(本草綱目)≫, 자서(字書), ≪운부류보(韻府類譜)≫, 패관소설(稗官小說) 등을 살펴보면, 모두 '탁목조(啄木鳥)가 나무를 쪼면 부적(符籍)이 된다'라고 기록되어 있다. 그러나 이것은 일을 꾸미기 좋아하는 자들이 억지로 끌어다 조작한 듯하다. 그런데 요사이 한 서책을 열

5) 1614년(광해군 6) 이수광(李睟光, 1563~1628)이 편찬한 일종의 백과사전이다.

람하여 보니, 역시 ≪탁목경≫이 있는데 매우 황당무계하므로 후세를 위하여 일단 변증하겠다. 그 서책에 "≪탁목경≫은 밖으로 나와 달라고 왼 것이다"라고 하였으니, 이것은 나무속에 있는 벌레에게 밖으로 나와 달라고 요청한 것인 듯하다.

≪탁목경≫은 다음과 같다.

"금일심갑(今日尋甲) 일월무광(日月無光) 천지침혼(天地沈昏) 조아이각(助我爾却) 미오경동(炑砳烴) 지믹비마(炆焜) 강일호의() 실기공부() 이경유항() 지질타휘(剨)"[6)]

이것이 이른바 〈탁목경〉인데, 그 글자 모양을 자서(字書-사전: 인용자 주(註)에서 조사해 보아도 모두 없고, 글자의 음(音)이나 뜻도 모두 없다. 이것이 어떤 책에서 나온 줄도 알 수 없는데, 글자 밑에 언문(諺文)으로 음(音)만 달아 놓았으니 이것은 술가(術家)들이 탁목조(啄木鳥)가 나무 쪼는 소리를 부연하여 소리 그대로 기록하여 음을 만들고, 그런 글자가 〈자서〉에도 없어 다시 글자를 창작하여 음을 달아 놓았다. 그러나 원래 자서에서 나온 것이 아니니 어찌 믿을 만한 것이 되겠는가? 다만 황당무계하다는 것을 기록해둘 뿐이다.[7)]

---

6) ( ) 안은 본래 없는 한자로 만들어 사용한 한자여서 표기할 수 없음.

7) 이규경의 〈오주연문장전산고〉 중 '도장잡설(道藏雜說)' 탁목경(啄木經)에 대한 변증설에서.

기타 여러 문헌에서 보이는 딱따구리와 치아

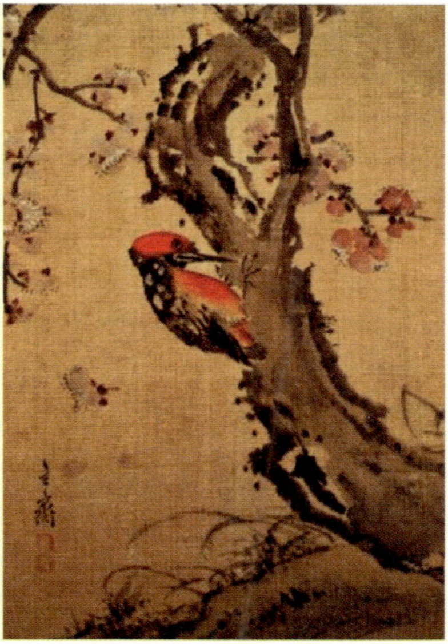

■ 심사정(1707~1769)의 딱따구리.

위의 그림은 18세기, 비단에 채색한 그림이다. 딱따구리는 부리를 이용하여 나무껍질 속에 들어 있는 벌레를 잡아먹는다. ≪향약집성방(鄕藥集成方)≫[8]에는 "이 새는 크고 작은 것들이 있고, 갈색인 것과 무늬가 있는 것이 있는데 갈색인 것은 암컷이고, 무늬가 있는 것은 수컷이다. 나무에 구멍을 뚫어 좀을 잡아먹는다"라고 했다.

8) 1433년(세종 15)에 간행된 향약에 관한 의약서. 향약이라는 서명에서 알 수 있듯이 중국의 한의학에 비해 조선의 민간 노인들이 사용해 오던 향약방을 많이 채집하여 저술한 것이 특징이다.

레비스트로스의 야생의 사고[9]에 나타난 딱따구리와 치아

한편 레비스트로스(Claude Levi Strauss)의 〈야생의 사고〉에도 딱따구리와 치아에 대한 내용이 있는데 다음과 같다.

> 야쿠트족은 치통이 있을 때 딱따구리 주둥이와 접촉하고, 부리야트족은 기침에 비둘기 고기 국물을 들이마신다. 부리야트족은 곰을 고기 7가지, 피 5가지, 지방 9가지, 머리 12가지, 쓸개 17가지, 털 2가지로 나눠 각기 다른 치료 목적으로 사용한다.

레비스트로스는 이것에 대해 "중요한 것은 딱따구리 주둥이와의 접촉이 실제로 치통을 치유하느냐 하는 것이 아니라 딱따구리 주둥이와 인간의 치아를 하나로 묶을 수 있는가의 관점이며, 이처럼 짝 지움으로써 우주에 대하여 어떤 원초적인 질서를 부여할 수 있을 것인가 하는 점이다"[10]라는 설명을 덧붙였다. 즉 인류와 인간의 지식에 의해서 사물들이 새로운 질서를 부여되게 되는 것에 대한 중요성을 강조했지만 어쨌든 이 분류 지식은 일종의 개연성이나 모방성에서 시작되었다는 점이다.

즉 앞에서 언급한 〈이갈이와 나뭇가지 사이에 돌끼우기〉나 〈딱따구리의 특

---

9) 〈야생의 사고〉는 레비 스트로스가 1962년에 발표한 저작의 제목이기도 하다. 〈야생의 사고〉는 서양사회에서 전개된 과학적인 사고법에 대비하여 미개사회에서 잘 나타나는 사고양식을 특징짓기 위해 사용된 개념이다. 신화적 사고라고도 한다. 야생의 사고의 특징은 감성적 표현으로 세계를 조직화하는 '구체성의 과학'이며, 따라서 직접적인 경험이 토대가 된다.

10) 야생의 사고. 클로드 레비 스트로스 저, 안정남 역, 한길사, p.68. 1996.

징〉에서 충치치료를 연상해 내는 과정은 일종의 유사성의 모방성에서 출발한다. 이러한 내용은 여기서 논의할 내용은 아니지만 어쨌든 〈과학은 주술(呪術)이 진화한 것〉이라고 주장했던 황금가지(The Golden Gough)의 J. G.프레이저의 주장의 반은 정확한 것 같다. 왜냐하면 위에서 보는 바와 같이 주술은 이성적인 판단에 의해 출발해서 비이성적인 세계로 들어간 것이라 할 수 있기 때문이다.

거친 결론이지만 치아와 딱따구리의 관계를 보는 한 주술은 아무래도 이성의 산물인 것 같다. 그리고 인간의 이성이 항상 합리적인 것은 아닌 것 같다. 어찌되었든 주술은 이성이 진화하여 나타난 것이고, 과학은 주술이 진화한 것이다. 아무튼 이러한 해석과 치료 행위 안에는 단순하고 순박한 인간의 의식이 숨어 있다. 자연과 인간의 관계를 바라보는 시선 그리고 그 관계에서 드러나는 옛사람들의 내면을 느낄 수 있다.

한편 앞에서 레비스트로스가 언급한 야쿠트족은 한국인과 유사한 점이 많다. 그들은 대부분이 샤머니즘을 믿는데 목축을 하기 때문에 1년 중 대부분을 우리에 가축을 가두어 기르면서 먹이를 준다. 현재는 거의 러시아에 동화되었지만 사진에서 보듯이 외모만큼은 거의 한국인과 유사하다. 사실 문화적으로는 오래전에 단절된 것 같은 야쿠트족과 한국인이 '딱따구리와 충치'의 민속 문화를 공유하고 있다는 점은 무척 흥미롭다.

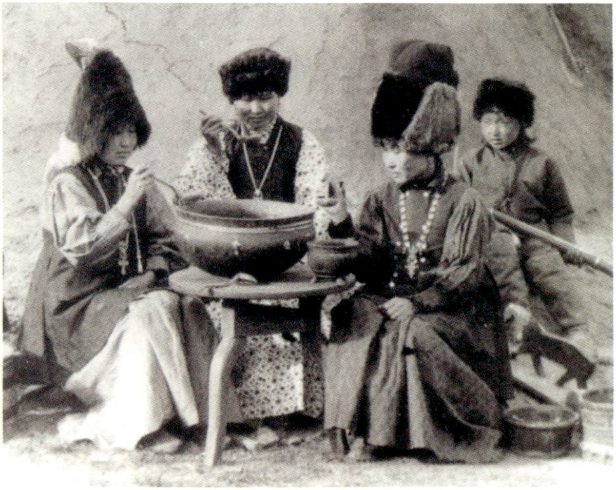

■ 야쿠트족(Yakut)은 러시아연방 동시베리아의 사하공화국에 살고 있는 터키계 민족이다.

(2) 이갈이 속에 나타난 민속 문화

배냇니에 대한 여러 표현들

유치를 순 우리말로는 배냇니라고 한다. '배내'라는 말은 엄마의 뱃속 또는 여기서 어의(語義)가 확장된 '어린 갓난아기'라는 의미가 있다. 예를 들어 배냇저고리는 갓난아이에게 입혀주던 저고리를 말한다. 마찬가지로 배냇니란 젖먹이 때 나서 영구치가 아직 나오지 않은 때의 이를 말한다. 일반적으로나 학술적으로 유치라고 하며 한문 투 말로는 '탈락치', '츤치(齔齒)', '동아(童牙)'라고 한다. 츤치의 츤(齔)이란 '이를 갈다'라는 의미가 있다. 일반적으로 유치는 갓난아기나 어린아이에게도 사용하는 편이나 배냇니는 주로 갓난아기의 치아를 가리킬 때 사용한다. 이 배냇니는 어린이가 7~8세가 되면 영구치로 대체되기 시작한다.

까치와 이갈이

"까치야, 까치야, 헌 이 줄게, 새 이 다오."

이 동요는 예전에 어린이들이 한 번쯤은 불러봤음직한 노래이다. 치과가 드물거나 없었던 옛날에는 아이들이 이를 빼고 나면 이 노래를 부르며 빠진 이를 지붕 위로 던지는 풍속이 있었다. 이 행위는 새로 날 이가 예쁘고 건강하길 기원하는 풍습이다. 지방에 따라서는 아래에 난 치아는 아래채 지붕에, 위턱에 난 치아는 위채 지붕에 던지기도 했다. 동요 가사에 까치 대신 참새가 등장하기도 하나 대부분 까치가 등장한다.

신과 인간의 가교자로서 새의 민속학적 상징은 잘 알려진 이야기이다. 새의 이미지는 숱한 상징적 의미를 가진다. 아마도 새의 가장 보편적인 의미는 영혼으로서의 새일 것이다. 신령한 존재로서 신의 사자, 영혼의 인도자이며 샤머니즘에서 샤먼의 하늘과 지하계로 날아가는 것을 돕는 보호신인 것은 말할 것도 없다.[11)]

그럼 왜 하필 까치에게 빠진 이를 주었을까. 한국인들이 그들의 민속 신앙에서 까치가 신과 인간을 연결하는 중개자 역할을 하는 영물이라고 믿었기 때문이다. 뿐만 아니라 까치는 새로운 치아를 가져다줄 뿐만 아니라 아이들의 눈에 티끌이 들어갔을 때도 등장한다. 전래 동요 가운데 '까치야, 까치야, 내 눈에 티 내라, 안 내주면 네 새끼 발기발기 찢겠다'라고 하는 동요가 있는데 눈에 티가 들어가면 이 노래하고 나서 눈에 '후'하고 입김을 불면서 빼내 주는 풍습이 있다.

---

11) 한국의 샤머니즘과 분석심리학. 이부영 저. 도서출판 한길사. p.608. 2012년.

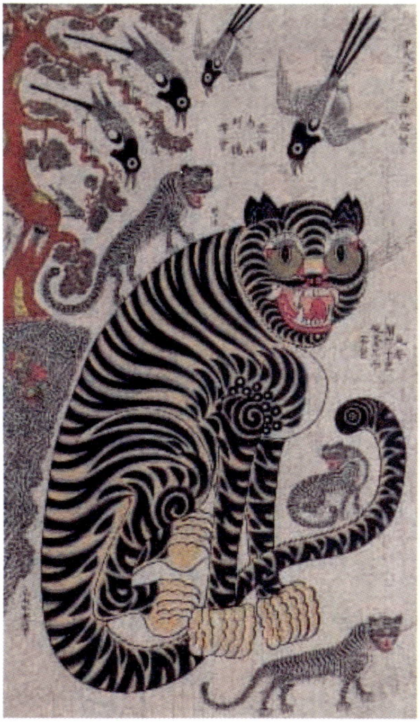

■ 작호도(鵲虎圖)는 호랑이와 상서로운 소식을 전하는 까치를 함께 그린 그림을 민속화에서는 '까치호랑이'라고 한다.

사람에게 있어서 태어남과 죽음이란 인간의 의지로 될 수 있는 것이 아니다. 이 삶과 죽음의 문제와 유사한 사건이 유치와 영구치의 교체이다. 그래서인지 동양에서 꿈을 해몽(解夢)할 때 치아가 빠지는 꿈은 죽음을 의미하는 경우가 많다. 사람의 삶과 죽음은 신께 달려 있다고 믿었던 것처럼, 옛 선인들은 새로운 이도 신이 주는 것이라고 믿었다. 따라서 신의 심부름꾼인 까치를 통해 신에게 헌 이를 반납하고 신에게서 새 이를 받으려는 옛사람들의 소망이 까치에게 이를 던져주는 풍습으로 발전한 것이다.[12)]

돼지 꿈을 꾸면 횡재하는 이유?

한편으로는 어원학적으로 이를 설명하기도 한다. 까치는 중세국어에서 갓치이다. 그런데 이 갓치와 〈새로운〉을 뜻하는 접두사 〈갓〉+齒(이빨 치)가 동음이다. 즉 갓치(齒)는 새로 난 치아를 말한다.[13] 이 동음이의어를 같은 것으로 생각하는 옛사람들의 사고에서 연유한다는 것이다. 이는 일종의 〈똥 꿈〉과 〈돼지 꿈〉이 〈돈〉을 의미하는 꿈으로 해석되는 것과 같은 이유이다. 돼지는 한문으로 〈돈(豚)〉으로 발음이 같고, 〈똥〉은 발음이 유사하기 때문이다. 그러나 까치와 갓치의 어원학적인 설명은 다소 무리가 있어 보인다. 이는 새를 〈영구치〉를 가져다주는 전령으로 여기는 민속이 인도나 다른 지역에도 있는 것으로 보아 문화적 보편성이라는 측면에서 생각해 보아야 할 것이다. 이 부분에 대해서는 뒤에서 상세하게 다루기로 하겠다. 여담이지만 일본에서 가장 좋은 꿈은 순서대로 1. 후지산, 2. 매(조류), 3. 가지(채소)이다.[14]

세계 여러 나라의 이갈이 풍습

한편 이갈이 할 때 행하는 의식은 각 나라마다 다양한 방법으로 나타난다. 그리고 그 의식 안에는 종교적 기원이나 인간적인 소망이 내포되어 있는 것이 특징이다. 종교적 기원의 특징은 필리핀의 이갈이 풍습을 예로 들어 보면 쉽게 알

---

12) 까치가 신의 전령으로 나타난 것은 안질에 걸린 경우도 그렇다. 이때 사람들은 "까치야, 까치야, 맛난 반찬에 고기하고 밥 줄게. 내 눈 낫게 해 주렴"하고 노래를 부른다. 이 풍습 역시 까치를 통하여 신께 눈병을 낫게 해달라는 기원을 담은 풍습이다.

13) 까치의 이칭으로는 〈가치, 가티, 갓치, 가지, 작(鵲), 비박조(飛駁鳥), 희작(喜鵲), 건작(乾鵲), 신녀(神女), 추미(芻尾)〉 등이 있다. 한국학중앙연구원 자료 참고.

14) 一富士, 二鷹, 三茄子라고 한다.

수 있다. 필리핀에서는 치아를 뽑으면 자신만의 특별한 곳에 감추고 소원을 빈다. 1년이 지난 다음 그 자리를 찾았을 때 그대로 치아가 있으면 다른 소원을 빌기도 하는데 이런 필리핀의 이갈이 풍습에는 종교적 기원이 들어 있다.

한편 인간적인 소망이란 새로 날 자신의 치아가 더 튼튼하게 잘 났으면 좋겠다는 바람을 담고 있는 경우를 말한다. 일본, 중국, 인디언의 경우에서 그 예를 찾을 수 있다. 또 치아요정(Tooth Fairy)이라는 다소 역사가 깊지 않은 풍습이 생겨나기 이전의 유럽에서는 유치가 빠지면 아무 데나 버리지 않고 땅에 묻었는데[15] 이 역시 빠진 유치를 소중히 여기고 새로 날 이에 대한 기원이 들어 있다고 볼 수 있다. 또 중세 영국에서는 아이들의 미래를 위하여 유치를 태우는 풍습이 있었다. 만약 유치를 태우지 않으면 그 아이는 성장한 후에도 계속해서 태워버리지 못한 유치를 찾아다니게 된다는 생각 때문이었다.[16]

이갈이 풍습에서 한국, 중국, 일본은 인접한 국가이기 때문에 문화적 유사성을 가지고 있기도 하지만 그 내용을 들여다보면 상당한 차이를 보인다. 유사성은 유치를 던지는 장소이고, 차이점은 소원을 비는 전령(傳令)의 개재 여부이다. 우리나라에서는 전령으로서 까치가 등장하지만 일본이나 중국은 전령이 등장하지 않는다.[17] 이 점이 인간 중심 경향과 종교 중심 경향의 차이를 만든다.

---

15) 위키피디아 〈Tooth Fairy〉 참조.

16) University of Florida's Center for Children's Literature and Culture. www.recess.ufl.edu/transcripts/2005/0823.shtml. 참조.

17) 일본에서는 지방에 따라 전령이 등장하기도 하는데 전령은 쥐이다. 이는 고유문화가 아니라 근래 들어 서구의 영향을 받은 것으로 보인다.

① 인간 중심 경향의 일본과 중국

우리는 유치가 빠지면 아랫니는 아래, 윗니는 위채 지붕에 던진다. 이에 비해 일본이나 중국에서는 윗니가 빠지면 땅바닥에 던지고, 아랫니가 빠지면 지붕으로 던진다. 좀 더 정확하게 말하면 일본은 아랫니는 지붕에 던지고 윗니의 경우는 마루 아래로 던진다. 이때 지방에 따라서는 '쥐 이빨하고 바꿔줘'라고 말을 하며 새로 나오는 영구치가 튼튼하게 될 것을 기원한다.[18] '쥐 이빨하고 바꿔달라'는 말을 하는 것은 설치류인 쥐는 이빨이 계속해서 자라는데, 이를 닮고 싶다는 염원에서이다. 쥐의 이빨을 닮고 싶은 인간의 마음은 동·서양을 구분하지 않는다. 예컨대 동양 의학에서는 빠진 이를 잘 나게 하는데 필요한 처방이 있는데 이를 낙치중생방(落齒重生方)[19]이라고 하며 쥐의 뼈가 사용된다.

아무튼 우리나라와는 달리 일본이나 중국에서는 윗니가 빠지면 땅바닥에 던지고, 아랫니가 빠지면 지붕으로 던지는 것은, 그렇게 하면 새로 나올 영구치가 빠져나간 이를 향해 똑바로 자라날 수 있다고 생각하기 때문이다. 즉 윗니가 빠

---

18) 일본어판 위키피디아 〈歯の妖精〉 참조.

19) 낙치중생방은 여러 한의학 서적에서 그 내용을 언급하고 있다. 동의보감에는 다음과 같이 나온다. 〈뇌공(雷公)이 이빨을 자라나게 하고 이빨을 나오게 하는 데는 숫쥐 뼈를 가루로 내어 쓴다고 하였다. 이빨이 부러져서 여러 해가 되도록 자라지 않을 때에는 숫쥐의 등뼈를 가루로 내서 이빨이 부러진 끝에 문지르면 자란다.〉 또 동의보감에는 다른 처방으로는 다음과 같은 것이 있다. 〈눈을 뜨지 못한 쥐새끼 3~4마리를 백급(白芨), 구릿대(백지), 돌소금(청염), 족두리풀(세신), 당귀, 찐지황(숙지황) 각각 20g씩 먼저 5가지 약을 가루로 낸 다음 지황을 넣고 풀지게 짓찧는다. 이것으로 떡을 빚는데 그 속에 쥐새끼를 넣고 빚는다. 다음 이것을 물에 적신 종이로 싸서 세지도 약하지도 않은 불에 연기가 나지 않을 때까지 구워 가루로 내 치아를 문지르면 치아가 다시 나온다.〉 이 모두 쥐를 이용해 치아를 나게 하는 방법이다.

진 경우 이 치아를 땅이나 마루 아래에 던지면 새로 나오는 영구치가 이전의 유치를 찾아 땅이나 마루 아래로 향해 가려고 하기 때문이라는 것이다. 즉 새로 나는 영구치가 빠진 유치가 놓인 곳으로 가려고 하기 때문에 보다 수월하게 나올 수 있게 된다는 뜻이다. 아랫니의 경우는 그 반대이다.

여기에서 행위에는 종교적 기원은 내포되어 있지 않고, 인간적 소망이 내포되어 있다고 볼 수 있다. 중국이나 일본에서 상악의 유치는 땅바닥에, 아래턱의 유치는 지붕에 던지는 행위의 이유는 비과학적이지만 일견 논리성은 갖추고 있다. 여기에는 종교적 기원보다는 인간의 능동적 의지가 작용하고 있다. 즉 영구치가 나는 상황에서 인간의 소망을 어떤 대상에 의탁시켜서 바라는 바가 이루어지도록 하는 것이 아니다. 이것은 비록 그것이 사실이 아닐지라도 자신들이 가진 상식에서 얻어낸 지혜로 해결하려는 시도라고 볼 수 있다.

② 종교적 경향의 한국

일본이나 중국, 그리고 우리나라의 이갈이 민속의 차이점은 두 가지로 요약할 수 있다. 첫째는 던지는 위치가 다른 점이며, 두 번째는 전령(傳令)이 개재한다는 점이다.

하등 중요하지 않을 것 같지만 여기에는 문화적 정서 차이가 나타난다. 우선 '던지는 위치의 상이함'이라는 측면에서 생각해보면 우리나라는 인간을 자연의 일부로 인식하는 입장인 반면 일본이나 중국은 다소 인위적이고 능동적이라는 점을 알 수 있다. 즉, 우리나라의 아랫니는 아래채 지붕에, 윗니는 위채 지붕에 던진다는 행위는 원래 있던 그대로 환원시킨다는 의미로 해석할 수 있다. 여기에는 원초적인 종교적 심리가 작용하고 있다. 이와 유사한 행위에서 종교적 심리가 강하게 나타나는 이갈이 풍습은 파키스탄이나 말레이시아에서 보인다. 파키스탄에서는 빠진 유치를 가지고 해질 무렵 강으로 가서 던지고, 말레이시아에서는 치아를 몸의 일부로 생각하여 땅으로 돌아가라는 의미로 땅에 묻는다. 우리가 흔히 아무렇지도 않게 여겨온 자연 그대로 환원시킨다는 의식의 근저에는 다소나마 종교적 의미가 포함되어 있는 것이다.

그러나 더 종교적인 색채가 강하게 드러나는 것은 전령(傳令)의 등장이다. 전령이란 염원을 전해주는 대상이다. 즉 우리나라의 경우 '까치야, 까치야. 헌 이 줄게, 새 이 다오'라고 까치에게 새 이를 달라고 하지만 까치가 가져다주는 것이라고는 누구도 생각하지 않는다. 까치를 통하여 세상을 주관하는 주관자에게 새로 나올 치아에 대한 염원을 보내고 있는 것이다. 즉 새는 신과 인간 사이를 이어주는 매개자 역할을 하는 것이다. 이와 같은 민속은 우리나라에서만 보이는 풍속이 아니다. 인도의 이갈이 풍습은 전령이 '까치'에서 '참새'로 바뀐 것 말고 거의 일치한다. 인도인들은 빠진 치아를 지붕에 던지며 참새에게 새 이를 달라고 말한다. 이처럼 우리나라 이갈이 민속은 이웃나라인 일본이나 중국과는 달리 종교적 경향이 강하다고 볼 수 있다.

③ 종교적, 인간적 경향의 인디언의 이갈이

일부 인디언의 이갈이 풍습은 한국과 일본의 중간 형태를 취한다. 인디언들은 치아가 빠지면 치아를 나무 위로 던진 후, 온 가족이 그 나무를 에워싸고 춤을 추는 풍습이 있다. 치아를 나무 위에 던지는 것은 두 가지 의미가 있다. 첫째, 새 치아가 나무처럼 곧은 치아가 되라는 의미이다. 두 번째, 나무처럼 쑥쑥 자라 나오라는 의미이다. 이 역시 나무의 특징에 인간의 능동적 의지를 결탁시킨 풍습이라고 할 수 있다. 어떤 의미에서 보면 종교적인 견해로도 파악할 수 있는 인디언들의 이갈이 풍습은 한국과 일본의 이갈이 풍습의 중간형이라고 할 수 있다.

인디언들 풍습과 한국인 풍습의 유사한 점은 혼자서 그 행위를 하는 것이 아니라 어른들이 그 자리에 함께한다는 특징이 있다. 이는 서양의 치아요정 풍습과는 대비되는 현상이다. 서양의 치아요정의 경우 성인은 배후에 위치하고, 어린이 스스로가 해결해 나간다. 인디언의 경우 공동체적인 문화가 수반된다.

④ 현실적 경향의 미국 이갈이 풍습

미국에서는 우리나라의 〈까치〉와 비슷한 개념으로 〈치아요정(Tooth Fairy)〉이 있다. 북유럽에서 시작된 산타클로스 이야기와 유사한 구조를 갖는 이 이갈이 풍습은 어린이가 뽑은 치아를 베개 밑이나 물 컵에 담가놓고 자면, 다음 날 〈치아요정〉이 날아와 뽑은 치아를 가져가고, 그 자리에 선물이나 돈을 놓고 간다는 식으로 구성된다. 좀 더 구체적으로는 어린이의 6번째 유치가 탈락했을 때 아이가 베개나 침대 밑에 빠진 치아를 놓아두면 밤에 치아요정이 치아를 가져가고 그 대신 선물을 준다. 또는 아이의 부모는 치아요정이 주었다고 하면서 아이에게 선물이나 돈을 건네준다.[20] 즉 〈치아요정〉은 치아 뽑는 것을 싫어하는 어린아이들에게 친근감을 가질 수 있는 캐릭터 역할을 한다.

여기에는 개인주의적 경향도 나타난다. 다시 말하면 이러한 풍습에는 주위사람들의 염원보다도 아이의 입장에 초점이 맞추어져 있다. 즉 어린이들이 싫어하는 이갈이라는 고통에 대한 대가로서 치아요정이 등장했고, 〈치아요정〉이 선물

20) 북유럽에서는 처음 치아가 빠졌을 때 이와 같이 한다.

을 가지고 온다는 구성이다.

이와 유사한 전개 구조를 가진 이갈이 풍습으로서 〈치아요정〉 대신 쥐가 등장하는 경우도 있다. 라틴아메리카에서는 〈Ratoncito Pérez〉가 미국과 유럽의 〈치아요정〉을 대신한다.[21] 라톤치토(Ratoncito)는 작은 쥐나 생쥐를 말한다. 이의 영향을 받은 남미 과테말라와 멕시코에는 마법의 쥐 〈엘 라톤(생쥐)〉이 빠진 이빨을 가져가고 용돈을 준다는 풍습이 있고, 우간다에서는 쥐가 다니는 길에 놓인 단지 뒤에 이를 놓아둔다. 그 다음날 그 자리로 가보면 치아는 없고, 용돈이 놓여 있다고 하는데 이는 〈치아요정〉의 변형으로 서양문명 유입 이후에 나타난 것으로 보인다. 또 벨기에 경우도 쥐가 등장한다. 벨기에인들은 〈La Petite Souris (The little Mouse)〉가 역시 치아요정을 대신한다.

---

21) 일본어판 위키피디아 〈歯の妖精〉 참조.

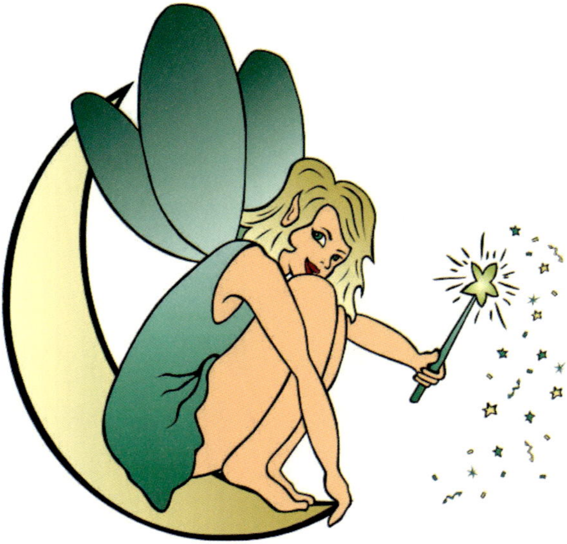

■ 치아요정(tooth fairy). 요정의 손에 든 것은 치통의 수호성인인 성 아폴로니아(St. Apollonia)와 관계가 있다. 또 날개는 팅커 벨(Tinker Bell)과 관계가 있다. 중국에서는 아선(牙仙/치아선녀)이라고 하는 점이 재미있다.

이들의 이갈이 풍습은 소망이나 기원보다는 이갈이를 하는 어린이의 입장이 중심이 되어 그들이 두려워하는 문제점을 해결하려는 방법으로서의 이갈이 풍습이 이루어져 있다고 할 수 있다. 또 이갈이 풍습 중에는 빠진 유치를 쥐가 가져간다는 내용이 자주 등장하는데 이것은 쥐의 이빨 때문이다. 앞에서도 말했지만 설치류인 쥐는 이빨이 매우 빨리 자라는데 사람들의 이도 그렇게 되기를 바라는 마음에서 쥐가 이갈이 풍속에서 등장하게 된 것이다.

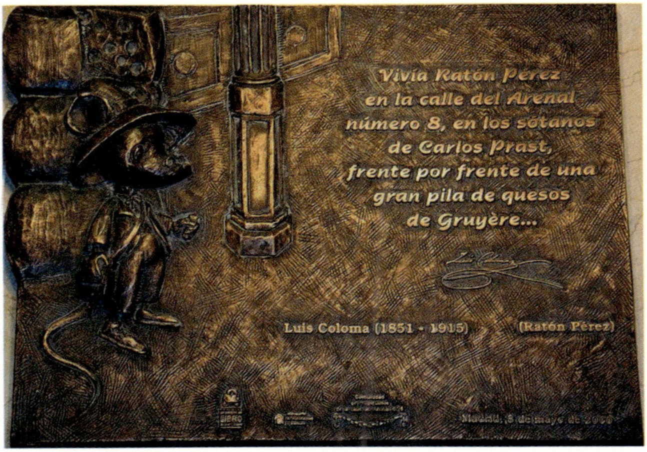
Vivía Ratón Pérez
en la calle del Arenal
número 8, en los sótanos
de Carlos Prast,
frente por frente de una
gran pila de quesos
de Gruyère...
Luis Coloma (1851 - 1915)
(Ratón Pérez)

■ 스페인을 포함한 라틴 아메리카 지역의 치아요정인 Ratoncito Pérez. 1984년에 스페인 마드리드에서 처음으로 시작되었다고 전해진다. 위키피디아 영문판 〈Ratoncito Pérez〉에서 인용.

⑤ 그 밖의 여러 나라의 이갈이 민속

1. 나이지리아에서는 유치가 빠지면 손바닥에 8개의 돌멩이와 치아를 올려놓고 눈을 감는다. 눈을 감은 채 자신의 이름을 크게 외치고, 아홉을 세고 난 다음 자신에게 새 이를 달라고 말한다. 그 다음 돌멩이와 치아를 함께

버리고 달아난다.

돌멩이의 단단함을 치아와 연관시킨 것으로 해석할 수 있다.

2. 칠레에서는 유치가 빠지면 어른들이 금이나 은을 씌워 목걸이나 귀고리를 만들어 준다. 이것을 몸에 지니고 다니면 행운이 온다고 믿기 때문이다. 리투아니아 역시 빠진 이를 기념품으로 가진다.
3. 종교적 경향이 있는 이갈이 풍습이지만 전령을 통하지 않고 직접 신에게 염원을 말하는 경우가 이집트이다. 이집트에서는 유치가 빠지면 솜이나 종이에 싸서 태양을 향해 던지면서 "여기 있는 물소의 이를 가져가고, 새색시의 이를 달라"고 말한다. 그들은 전령이 없이 바로 자신들의 신인 태양에게 소망을 전하는 것이다.
4. 중세 유럽에서는 만약 마녀가 어떤 사람의 치아에 들러붙으면 악녀는 그를 마음대로 조종할 수 있는 힘을 가진다고 믿었다. 그래서 그 사람은 결국 치명적인 곤경에 빠진다는 믿음이 빠진 유치를 묻거나 태우는 풍습을 낳았다.[22]

22) 영문판 위키피디아 〈tooyh fairy〉 참조.

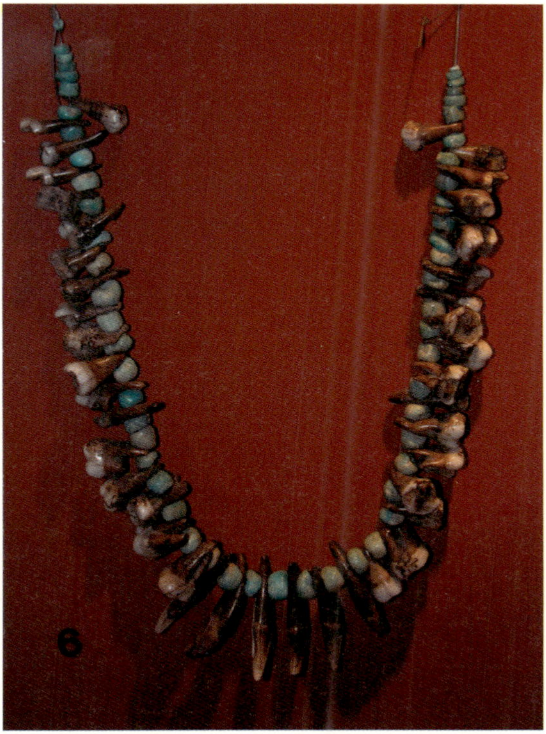

▪ 마야인의 치아로 만든 목걸이(Mayan turquoise and teeth necklace). 스칸디나비아 전사들은 어린이들 치아로 만든 목걸이를 하고 전쟁에 나섰다고 전해진다. 따라서 이 목걸이 역시 장식으로서의 효용만이 아니라 주술적 의미도 가지고 있을 것이라 여겨진다.

(3) '까치야 까치야'에 담긴 의미

한편 어린이들이 이갈이 할 때 부르는 동요인 〈까치야 까치야〉는 앞에서도 간단하게 다루었지만 서양인들의 〈쥐〉와는 다르다. 다른 문화권의 〈쥐〉는 쥐가 가진 특징, 즉 쥐 이빨이 가진 특징을 사람에게도 적용되기를 바라는 마음에서 등장했지만 우리나라의 까치는 〈기원〉의 성격이 다소 종교적이기 때문이다.

까치야 까치야
너는 헌니 가지고
나는 새이다[23]

까치야 까치야는 일종의 종교주술적 의미

이 동요는 일종의 주술적인 성격을 가진다고 말한다.[24] 즉 짧은 동요이긴 하지만 소원을 빌면서 부르는 동요이기 때문이다. 그런 의미에서도 갓치는 까치인 것으로 여겨진다. 이 동요는 지방에 따라 다양하게 불려지는 〈앞니 빠진 갈가지~〉와는 달리 거의 같은 형식으로 불려졌다. 아래에서 보듯이 그 차이는 방언에서의 차이 정도이다.

〈경북 성주군〉
까치야 까치야
내 헌니 가지가고
니 새이 날도고

23) 김소운, 언문조선구전민요집(諺文朝鮮口傳民謠集) 김소운 편저. 동경 제일서방. 1933년 출판. 여기에 수록된 동요.

24) 한국민요연구. 임동권 저. 도서출판 선명문화사. p.222. 1974년.

〈경북 청송군〉

까치야 까치야
헌일라 가지가고
새일라 날다고

한편 라로통가(Rarotonga)섬[25]에서는 아이들은 이가 빠지면 우리나라처럼 지붕 위에 던진다. 그리고 그들 역시 우리와 같은 노래를 부르는데 그 동요는 다음과 같다.

큰 쥐 작은 쥐
내 헌이 빠졌다.
새 이를 다오.[26]

동요에서 까치와 쥐만이 바뀐 동요이다. 까치의 역할을 〈쥐〉에게 돌아간 점이 재미있는데, 앞에서 말한 설치류가 가진 이빨의 특성으로 생각한다. 이 경우 역시 우리나라와 마찬가지로 어느 정도는 주술적 성격을 갖는 동요라 할 수 있을 것이다.

---

25) 라로통가(Rarotonga)섬은 남태평양 중부, 뉴질랜드령(領) Cook 제도에서 가장 큰 섬으로 면적 약 67㎢이다.

26) 한국민요연구. 임동권 저. 도서출판 선명문화사. p.225. 1974년.

까치일 수밖에 없는 이유

그러면 왜 우리나라는 까치가 그 대상이 되었을까? 그 이유는 앞에서 간단히 언급했듯이 까치의 민속적 정서 때문이다. 까치는 우리나라 사람에게 길조 중의 길조였다.

우리나라에서는 예로부터 까치가 울면 반가운 손님이나 소식이 온다고 하였다. 또한 설날 새벽에 까치 소리를 들으면 '청참(聽讖)'이라 하여 그해 농사가 잘되고 행운이 온다고 했다. 경기도, 충청도 등 중부지방에서는 까치가 물을 치면 날이 개고, 정월 열 나흗날 까치가 울면 수수가 잘되고, 까치집이 있는 나무 밑에 집을 지으면 부자가 된다고 했다. 호남지방에서는 까치 둥우리가 있는 나무의 씨를 받아서 심으면 벼슬을 한다는 속신(俗信)이 있었고, 충청도에서는 까치집을 뒷간에서 태우면 병이 없어진다고 했다.[27] 이런 관점에서 보면 까치에게 빠진 치아를 던지며 〈까치야 까치야~〉를 불렀음직하다.

그러나 디지털 시대를 살아가는 오늘날에 까치 소리가 의미하는 것은 모두 사라졌다고 해도 과언이 아니다. 마지막으로 까치소리가 의미하는 한시(漢詩)를 소개하며 이 단원을 마무리하기로 한다.

---

27) 한국인의 상징세계. 구미래 저. 교보문고출판. p.170. 1992년.

규정(閨情)

이옥봉(李玉峰)[28]

약속을 하였건만 어이 이리 늦으신지요. / 有約來何晚(유약래하만)
뜨락의 매화가 지려 할 제 / 庭梅欲謝時(정매욕사시)
문득 나뭇가지 위의 까치 소리에 / 忽聞枝上鵲(홀문지상작)
헛되이 거울 들고 눈썹만 그립니다. / 虛畵鏡中眉(허화경중미)

[참고]

- 중국 : 지붕 위로 던지기도 하지만 침대나 마루 밑에 넣어두기도 한다.
- 아랍권 : 하늘로 던지거나 알라신에게 바친다.
- 유럽의 일부 나라 : 빠진 이를 잃어버리면 죽고 나서도 계속 찾아야 된다고 불속에 던져버리는 경우도 있다.
- 타지키스탄 : 빠진 이를 밭에 심으면 자라서 용감한 병사가 될 수 있다고 믿음.

각 나라의 이갈이 풍습은 아주 다양하다. 그런데 그 다양함보다도 더 흥미로

---

28) 조선 중기 후반, 충북 옥천군수를 지낸 이봉의 서녀이다. 어려서부터 문재가 뛰어났으나 오히려 그것이 그녀가 비극적인 삶을 살아갈 수밖에 없는 족쇄가 되었다. 그녀의 시 가운데 몽혼(夢魂)이라는 한시가 유명하다. 〈夢魂(몽혼) 꿈속의 넋 / 近來安不問如何(근래안부문여하) 요사이 안부를 묻노니 어떠하시나요? 月到紗窓妾恨多(월도사창첩한다) 달 비친 제 사창에 그리움만 깊어 若使夢魂行有路(약사몽혼행유로) 꿈속의 넋이라도 흔적을 남겼다면 門前石路半成沙(문전석로반성사) 문 앞 돌길은 모래길이 되었으리.〉

운 사실은 거의 모든 민족들이 〈이갈이 의식〉을 행한다는 점이다. 살아가는 데 치아가 그만큼 중요하기 때문이다.

이갈이를 한다는 것은 비록 이를 통하여 어린이가 바로 성인이 되는 것은 아니지만 성장하면서 인간 누구나가 겪어야할 과정이다. 그래서 사람들은 이갈이에 맞추어 아이의 장구한 앞날을 함께할 치아의 건강과 무고를 기원한 것이다.[29]

29) 각국의 이갈이 풍습에 대해서는 〈Throw Your Tooth on the Roof Tooth-Traditions from Around the World-Beeler, Selby B. / Karas, G. 지음〉 참조. 일본어판 위키피디아 〈歯の妖精〉, 영어판 〈Tooth Fairy〉 참조.

2. 치아와 속설

(1) 치아관상술(齒牙觀相術)

치아관상술(齒牙觀相術)의 진정성

외서(外書)를 보면 치상학(齒相學)이라는 단어가 가끔 눈에 띤다. 이는 치아형태학과는 다르다. 치의학에서 다루는 치아형태학은 서양의학의 한 부분이다. 서양의학은 개체의 객관적인 형태를 환경 적응의 결과물로 판단하고 '현재의 형태'를 중시한다. 그러나 치상학에서는 치아의 전형적인 모습을 찾으려는 것이 아니라 개인의 치아 형태에 미친 '영향'을 찾으려는 것이다. 즉 '어떤 치아는 어떤 원인으로 인하여 그렇게 되었을 것'이라고 추론하는 방식이다.

이런 치상학은 아니지만 어떤 사람의 치아를 통해서 그 사람의 관상을 보는 '치아관상술(齒牙觀相術)'이라는 것이 있다. 좀 더 이야기를 진전시키면 치아관상술에서는 치아의 배열과 크기가 고르지 못하다면 말과 행동이 일치하지 않고 부모덕이 없다고 판단한다. 또한 불안정한 운세를 지녔고, 지나칠 정도로 매사에 집착이 없고 체념도 빠르다는 평가를 한다. 한편으로는 뒷일을 생각하지 않고 일을 저지르는 편이지만 반면 시원시원한 성격이라는 평가하기도 한다. 이현령비현령이기도 하지만 그럴싸하게도 들린다.

鬼齒

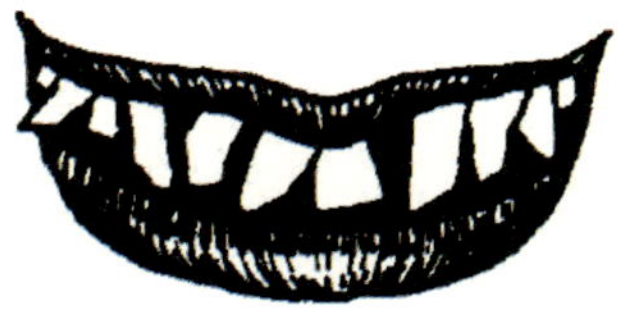

「鬼齒」的特徵爲門齒犬齒均長短大小參差不齊，每顆牙齒的形狀亦尖削偏斜不一，並唇掀齦露，主其人生性欺妄虛僞，言行欠檢點（相理衡眞）

■ 중국 상서(相書)에서 전하는 귀치. 귀치의 특징은 치아들의 길이나 크기가 고르지 못하고 잇새가 벌어져 있다고 말하고 있다.

① 치아관상술의 근거

관상술(觀相術)을 신뢰하는 사람들의 주장은 관상이란 경험주의적 통계라 한다. 그 통계란 오랜 세월 인간이 살아오는 동안 '어떤 성격을 가진 사람들의 경우 어떤 형상을 가졌더라'는 통계이고 이것의 응용이 관상술이라고 한다. 언뜻 생각하면 그럴싸하지만 과거 우생학의 일단을 보는 것 같기도 하여 터무니없는 말 같기도 하다.

그럴싸함과 터무니없음을 위의 치아 관상술을 예로 들어 이야기해 보자.

치과의사는 입속을 보면 어느 정도 그 사람의 살아온 과정을 판단할 수 있다.

이 의미에서 치아를 통한 한 개인에 대한 판단을 내릴 수 있다는 것은 곧 치아 관상술을 긍정하는 쪽으로 해석할 수 있다.

예를 들어 '치아 배열이 고르지 못하면 말과 행동이 일치하지 않고 부모덕이 없다'라고 하는 내용에 대해서 생각해 보자. 우선 치아가 삐뚤삐뚤한 경우는 어렸을 때 치아 관리를 잘하지 못한 사람이라고 판단할 수가 있다. 하지만 평범한 사람들의 경우 어릴 때 자신의 치아를 관리할 만한 분별력을 지니는 경우는 아주 드물다. 결국 어린이의 치아 관리는 어른들의 몫이다. 따라서 이러한 치열을 가진 사람은 어렸을 때 부모가 제대로 돌보지 않았을 것이라는 결론이다. 이것으로 미루어보아 다른 것도 그랬을 터이니 곧 '부모덕이 박하다'라고 판단 내릴 수가 있다.

② 치아관상술의 문화적 코드

그렇다면 '말과 행동이 일치하지 않는다'라고 보는 견해는 어떻게 해석할 수 있을까. 여기에는 문화적 코드가 담겨 있다. 즉 '치아 = 이빨 = 말빨 = 말'이라는 등식이다. 이러한 등식, 즉 치아가 말을 의미하는 경우는 다른 장에서도 다루었지만 인류에게 보편적인 사고방식이다. 흔히 이야기하는 속어 가운데 '이빨 까다'는 '많은 말을 하다'라는 의미가 있다. 즉 치열이 고르지 못한 것의 문화적 코드에 따른 해석은 '말이 고르지 않다 = 말이 일치하지 않다'로 귀결되는 것이다. 물론 이 치아관상학적인 해석의 결과에 대해서 부연하는 것이지, 그렇기 때문에 이 문화적 해석이 옳다는 말은 아니다.

관상이란 사람의 생김새, 얼굴 모습 또는 사람의 얼굴을 보고 그의 운명, 성격, 수명 따위를 판단하는 것을 말한다. 좁은 의미에서 말하면 어떤 대상의 모양과 빛깔을 보고 그 사람을 판단하는 것이다. 관상에서 중요한 것 중의 하나가 골격이다. 치아관상술에서는 치아가 신체의 모든 뼈가 집결되어 밖으로 나타난 곳이라 여기기 때문에 이를 대단히 중요시한다. 치아를 뼈의 말단으로 간주하는 사고방식은 한의학에서도 마찬가지이다.

치아관상술의 한 예

치아관상술을 여러 면에서 고찰하다 보면 위의 예에서도 다루었듯이 재미있는 사실 두 가지를 알게 된다. 첫째는 생물학적인 해석이며, 두 번째는 문화적 해석을 통한 접근이다. 다른 예를 하나 더 들어보자.

관상학적으로 치아는 길고 희며 틈새가 없이 곧고, 치아 수가 많아야 길상(吉相)이라 한다. 앞의 것은 생물학적인 길상이다. 치아가 길다는 것은 '적당히'라는 형용사가 누락되어 있지만 '희고 틈새가 없고 곧은 것'이 좋은 형태의 치아라는 말이다. 이것은 누구나가 수긍하기 쉬운 생물학적인 해석이다. 그런데 뒤의 '치아 수가 많아야 길상'이라는 해석은 납득하기가 어렵다. 그러나 이는 문화적 코드로 해석하면 수긍이 간다.

우선 치아 수가 많은 것을 길상으로 치는 예는 동서고금을 통해 허다하다. 우선 고대 중국 역사상 가장 살기 좋은 태평성대를 구가했다는 요순(堯舜)시대의 요(堯)임금은 치아 개수가 상하를 합쳐 38개라고 한다. 이는 일반적으로 성인의 치아는 상하좌우 사랑니의 개수를 포함하여 32개인데 이보다 6개나 더 많은 치아 수이다. 또 석가모니의 치아는 40개라고 전한다. 제곡(帝嚳)은 이빨이 두 줄로 되어 있었다.[30] 공자 역시 앞니가 변치(騈齒)이다. 변치는 두 개의 치아가

30) 이규경(李圭景)의 오주연문장전산고(五洲衍文長箋散稿)의 帝王儀表辨證說에 〈帝嚳.

붙어서 하나의 치아가 된 치아를 말한다. 위인이나 성인이 치아만 많은 것은 아니다. 성인들은 모두 일반 사람과 다른 신체적 특징이 있다.[31]

치아의 숫자와 현인(賢人)

치아의 개수를 토대로 사람을 평가하는 극적인 예는 우리 역사에서도 찾아볼 수 있다. 신라 2대왕 남해의 계승자를 선택할 때 일이다. 사위 탈해는 왕의 아들 유리에게 "예로부터 치아가 많은 사람이 현명하다는 말이 있으니 치아가 많은 사람이 왕이 되기로 하자"라고 말한다. 그리고 유리와 사위 탈해가 서로 '떡'을 물어 치아의 수가 많은 사람이 왕위에 올랐다. 아들 유리가 치아가 더 많았다. 이가 바로 유리이사금이다. 화랑세기의 저자 김대문은 이사금의 의미를 '치아의 수가 많다'고 해설하고 있다.

여기서 흥미로운 것은 '예로부터 치아 수가 많은 사람이 현명하다'는 구절이다. 이미 2,000년 전 이상이 되는 옛날에 '이전부터'라는 말을 했던 것을 상상해

駢齒〉라는 내용이 나온다. 이는 이빨이 두 줄이 아닌 듯싶다. 변치(駢齒)는 치아 두 개가 붙은 치아를 말한다. 현대치의학 용어로는 쌍생치를 말한다.

31) 중국 후한(後漢)시대 반고(班固: 32~92)가 편찬한 경서(經書)인 백호통의(白虎通義) 제23편, 성인(聖人)편의 성인의 신체적 특이성을 보면 다음과 같은 기록이 나온다. 〈전(傳)〉에 따르면 "복희씨는 이마가 해의 모양으로 두두룩하고 눈두덩이 구슬을 늘어놓은 듯 솟아 있다. 또 눈이 아주 크고 코가 산처럼 생겼고, 얼굴이 용 모양이었다. 그이는 팔괘(八卦)를 만들어서 천추(天樞)를 본떴다." 황제(黃帝)는 용 모양의 얼굴이었다. 또 천광성(天匡星)의 빛(정기)을 받았다. 위로는 중수(中宿)를 본받고 문창(文昌)에서 본보기를 취했다. 전욱(顓頊)은 머리에 방패 모양처럼 튀어나온 혹을 가지고 있어서 이것은 그가 맑고 현명하다는 것을 말한다. 그는 절도를 표출하고 법도를 이화(移化)하는데 그가 초요(招搖)를 본받기 때문이다. 제곡(帝嚳)은 변치(駢齒)로 치아 두 개가 한 쌍을 이룬다.

보아도 재미있는 이야기이다. 당시는 유교가 도입되기 이전이어서 앞에서 말한 요순을 알 수 없는 시대이고 불교 역시 전래되기 이전이니 석가모니의 치아 수에 대해서 알 수 없었던 시기이다. 이런 점을 상기해 보면 아주 흥미로운 기록이다.[32] 동시에 고대 중국의 상법(相法)에서도 똑같은 견해가 보인다.

③ 문화적 코드의 생물학적 근거

치아 숫자가 의미하는 것

그러면 이 문화적 해석은 어디서 유래한 것일까? 치아 수가 많다는 것은 생물학적인 관점에서 보아 우선적인 조건으로 사랑니가 모두 맹출해 있음을 뜻한다. 여기서 한 가지 흥미로운 사실이 오버랩 된다. 사랑니를 지혜의 치아라고 부르는 것과의 오버랩이다. 즉 치아 수가 많다는 것은 사랑니가 맹출한 이후, 즉 나이를 더 먹었다는 이야기가 된다. 물론 이러한 해석에는 이론의 여지가 많을 것이다. 그러나 이론의 여지는 있으나 그 나름대로 타당성을 지니고 있다. 조사한 바로는 옛사람들의 사랑니는 현재보다는 늦게 맹출했다. 고대 한의서인 〈생자통(生字通)〉을 보면 '남자는 24세, 여자는 그보다 좀 이른 21세를 사랑니가 나는 나이'로 기술하고 있다. 참고로 현대인들의 사랑니가 나오는 나이는 대략 17~18세로 보고 있으며, 점점 이 연령이 줄어드는 추세이다.

치아관상술에서 보이는 사이비(似而非)

위의 사항들을 종합하면 석탈해와 유리이사금은 사랑니가 나는 나이를 지났느냐 아니냐를 기준으로 한, 즉 나이를 기준으로 하여 지혜를 가늠하고 왕위를

---

32) 〈삼국사기〉 또는 〈삼국유사〉가 기록된 것은 유리이사금 시대보다 훨씬 이후인 고려시대이다. 이것도 하나의 판단 기준으로 작용해야 한다.

계승했던 것이라고 생각한다. 다시 말하여 치아관상술에서 '치아 수가 많아야 길상'이라 것은 문화적 해석을 통하여 접근할 수 있으며 이 문화적 해석은 유리 이사금은 어른이 되었음, 즉 치아가 많은 것은 충분히 어른이 되었음을 의미하는 것은 아닐까 하는 생각을 해본다.

곧고 길며 잘 짜인 새하얗게 빛나는 치아에는 부부관계, 성격, 직업, 부모운, 자식운, 심지어 골육상쟁까지 들어 있다고 한다. 결과론적인 이야기가 될 수도 있지만, 평상시 치아 콤플렉스로 인해 다른 사람들 앞에서 크게 웃거나 말하기를 꺼려하는 사람과 예쁘고 가지런한 치아로 환하게 웃는 사람의 삶이란 당연히 다를 것이다.

무슨 논리이건 세상에 통용되는 논리에는 사람들이 일정 부분은 수긍해야 그 논리에 기초한 주장이 통용된다. 사이비(似而非)가 쉽게 사라지지 않고 오히려 힘을 얻게 되는 것이 바로 이러한 이유 때문이다. 사이비란 그런 것 같으나 사실은 그렇지 않은 것이다. 그러나 정작 문제는 무엇이 그런 것 같은지, 그렇지 않은지를 찾아내기란 쉽지 않다는 데 있다.

④ 치아관상술의 한 예[33)]

다음은 구체적으로 치아관상학이 어떻게 사람을 판단하는지 살펴보기로 하자. 어떤 의미에서 관상술이라고 불리는 동양의 학문(?)체계는 경험적인 것이라고들 한다. 즉 오랜 세월을 거쳐 경험을 통해 얻은 결론으로 통계의 결과라고 생각하기 쉽다. 그러나 뒤에서 다루겠지만 '앞니가 3개로 되어 있는 사람은 살

---

33) 치아와 입은 후술하겠지만 생식기와 밀접한 관계에 있다. 한편 프로이트는 〈치아 꿈의 해석〉을 통해 치아를 남성의 성기로 보기도 한다. 이러한 예는 본문에서도 다루지만 항간의 속설 가운데 다음과 같은 치아관상술도 있다.

생을 좋아하고 난폭한 심성이 있다'라는 상법(相法)은 경험적이긴 하지만 통계적이지는 않다. 그렇다면 경험적이지도 통계적이지도 않은 치아에 관한 속설을 어떻게 접근해야 할 것인가. 물론 조금만 들여다보면 바닥이 들여다보이는 내용들이 대부분이지만 그곳을 넘어선 곳에는 잡히지 않는 무엇인가가 자리하고 있는 듯한 생각이 든다. 이 지점에서 치아관상술의 일부분은 치아와 꿈으로 연결된다. 이것을 일종의 신화(神話)라고 해석하고 싶다. 환언하면 집단무의식이다. 나중에 기회가 있으면 이에 대해서 다루어볼 생각이지만 여기서는 현재 치아관상술에서 다루어지고 있는 간단한 예 몇 개만을 참고로 실어둔다.

〈* 치아가 옥수수 알맹이 같은 여자는 다분히 성감이 좋다.
* 앞니 두 개가 큰 여자는 젖꼭지가 대단히 민감하다.
* 덧니가 있는 여자는 목덜미가 민감한데 성 체험이 빠른 편에 속한다.
* 전체적으로 치아가 큰 여자는 겨드랑이가 민감하다.
* 아랫니의 잇몸이 고르지 못한 여자는 가슴이 민감하다.
* 아래윗니의 잇몸이 모두 고르지 못한 여자는 넓적다리가 민감하다.〉

이상 신재용 저. 망진(望診). p.247.

〈* 이가 희고 끝이 뾰족한 여성은 석녀(石女)이다. 아기를 갖기가 힘들며 입술이 창백하다.
* 이가 튀어 나오면 정사 탐구형이다. 남자는 여자에 대한 호기심이 지나쳐 변태적인 요소가 있다. 남의 침실을 엿보기도 하고 이성에 관심이 많아서 성기 구경을 매우 즐긴다.〉

이상 민의(民醫)와 무의(巫醫). p.338.

치아의 색

- 치아의 색에 대해서는 일률적으로 흰색을 길상으로 본다. 그러나 단순히 하얀 것만이 아니라 윤기가 있어야 한다.
- 치아의 희기가 백옥과 같은 자는 백 번 일을 도모하면 백 번 다 이룬다. 이가 누렇기가 젖은 황포와 같은 자는 백 번 도모하나 백 번 실패한다. 〈소통천(小通天)[34]〉
- 대문니가 희고 깨끗하고 명윤하면 귀한 사람이요, 이가 누르스름하고 결고(缺枯)하면 천한 사람이다. 〈마의상법(麻衣相法)[35]〉
- 치아가 윤기 없이 하얗기만 한 사람은 종신토록 고생이 그치지 않는다. 〈신상전편(神相全編)[36]〉
- 치아가 은처럼 하얀 자는 청귀(淸貴)한 사람이다.
- 치아가 노랗기가 옥빛과 같으면 청한(淸閑)하며 재물이 족한 사람이고, 치아의 검기가 보옥과 같으면 부귀수복(富貴壽福)하고, 검기가 초목(焦木, 나무가 탄 재)과 같으면 일생 빈궁하다. 〈수경선생(水鏡先生)[37]〉

---

34) 사람 이름 등 알려진 바가 거의 없다.
35) 중국 송나라의 마의도자(麻衣道者)가 지었다고 전하는 책.
36) 북송(北宋)의 진단(陳摶, 872~989년)이 지은 책.
37) 사마휘(司馬徽, 미상~208)를 말한다. 유비에게 제갈량을 천거한 사람이다. 그의 저작이라고 일컬어지는 상서(相書)는 위작(僞作)인 듯하다.

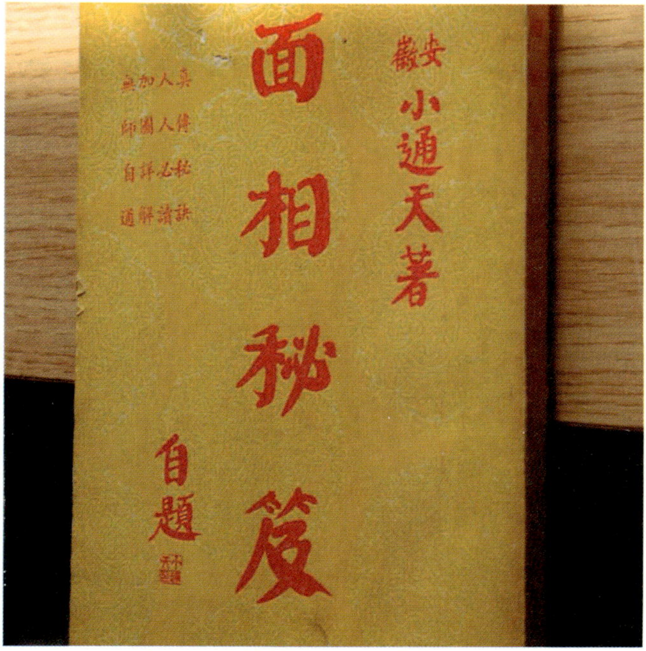

■ 치아의 관상에 대한 언급을 자세하게 다룬 소통천(小通天)의 면상비급.

치아의 개수

치아의 개수와 상(相)의 관계는 특이한 함수를 형성한다. 앞에서도 논의했듯이 다다익선이다. 그러나 과잉치는 흉상으로 간주한다.

앞니가 3개로 되어 있는 사람은 살생을 좋아하고 난폭한 심성이 있다. 앞니가 3개인 사람은 종종 우리 주위에 있는데 정중과잉치가 발현한 경우이다. 그런데 이것은 중요한 특징이 된다. 역사 속에서 분명 난폭한 사람이 있었는데 그들이 공통적으로 정중과잉치가 있는 사람들이었다는 통계 결과는 아닐 것이다. 아마 수많은 폭군들은 거의 일반적인 경우와 같은 비율로 정중치가 발현했을 것이다. 당연히 그 수많은 난폭한 사람 중에서도 일반인과 같은 비율로 어느 한 사람은 정중과잉치가 맹출한 사람이었을 것이다. 이때 그 특이한 특징이 난폭성과 강하게 결부되어 이런 상법이 전해지게 되었을 것이다.

치아의 크기 및 형태

- 치아가 길고 짧은 것이 고르지 못한 사람은 거짓말을 잘하고, 윗니가 넓고 아랫니가 뾰족한 사람은 성격이 조급하며 육식을 좋아하고, 윗니가 뾰족하고 아랫니가 넓은 사람은 인색하고 채식을 좋아한다. 〈신이부(神異賦)〉[38]
- 용니(龍齒)는 귀한 아들을 두고, 소이(牛齒)는 자신에게 평화가 있고, 양니(羊齒)는 자식이 출세하고, 쥐이(鼠齒)를 가진 사람은 가난하고 단명한다.[39] 〈신상전편(神相全編)〉
- 치아가 예리한 칼날같이 생긴 사람은 건강하여 장수하고, 귀치(鬼齒, 신생치 또는 뻐드렁니를 말하는 경우도 있다)는 부모에게 해로우며 고독하고, 오디(桑實)처럼 생긴 치아를[40] 가진 사람은 단명한다. 〈신상전편(神相全編)〉

우리나라에서 치아관상술의 예

앞 장에서도 다루었지만 특이하게도 뻐드렁니는 한국과 중국에서 모두 부정적인 것으로 보고 있다는 점이다. 이는 이 책의 II부 치아와 인간에서도 논한

---

38) 신상전편과 같이 북송(北宋)의 진단(陳摶, 872~989년)이 지은 책.

39) 소이, 양니 등은 어떤 형태를 말하는 지는 분명하지 않다. 단 쥐이는 작고 날카로운 치아를 말하며 용니는 형태로는 크고 길쭉한 것을 말한다. 재료로는 한의학에서는 공룡의 이빨화석을 말한다.

40) 현대치의학 관점에서 보면 상실치는 선천성 매독을 가진 아이에게 보이는 치아이다.

전모발치(全母拔齒)나 일본인 치아의 특징에서도 다루고 있으니 참고하기 바란다.

중국과 우리나라에서는 '여자의 뻐드렁니는 남편에게 해롭고 부부 이별이 있게 된다〈신상전편〉'라는 내용이 있는데 이는 지극히 단순한 발상에서 유래한다. 즉 치아관상술에서는 '입'은 여자의 '자궁'과 연관되어 있다고 보는 것이다. 입을 자궁으로 보는 문화는 동·서양 보편적이다. 그래서 여자의 치아가 뻐드렁니 형태를 하고 있다는 말은 남편을 밀어내는 식으로 생각하는 것이다. 또 남편이라는 대상이 남자라는 대상으로 의미가 확대되어 자식에게도 좋지 않다고 하는 단순한 결론에 이르는 것이다. 예컨대 여성의 성적 능력 정도도 치아나 입술을 보고 판단하기도 한다. 〈치아의 배열이 가지런하고 누런빛을 띠고 있다. 앞니가 크고 튼튼하면 음모도 굵고 진하다.〉[41]와 같은 경우가 그렇다. 이와 같은 견해는 가임(可姙) 능력을 파악하려는 목적에서 비롯된 것이기도 하다.

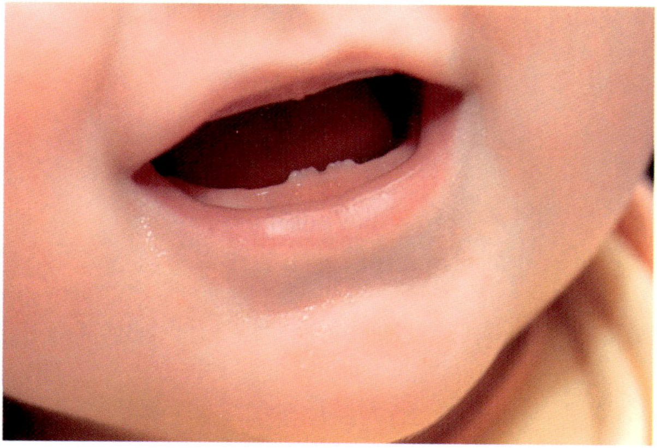

■ 선천치(先天齒). 이를 동양에서는 귀치(鬼齒)라고 한다.

41) 신재용 저. 망진(望診). 도서출판 이유. p.140. 2010년.

치아관상술과 한의학

다른 장에서도 반복적으로 언급하는 내용이지만 한의학에서는 치아를 신장(腎臟)과 밀접한 관계를 가지고 있다고 보는데, 남녀의 생식기 역시 신장이 관할한다고 여긴다. 좀 더 구체적으로 설명하면 한의학에서는 전음(前陰)이라는 말이 있는데 이는 남녀의 외생식기를 말한다. 즉 음경과 음낭 그리고 음호(陰戶)를 칭한다. 남자의 전음은 음경, 요도, 음낭을 포함하고 여자의 전음은 요도, 치구, 음순, 음핵, 질을 포함한다. 한의학에서 신장은 이음(二陰)에 구멍을 연다고 하여 남자의 정규는 신장으로 통하고 여자의 음호는 자궁에 통하며 남녀의 요도는 방광에 통한다고 한다.[42)]

치아와 입 그리고 생식기의 관계는 한의학에서 이렇게 연관되어 있다. 그러나 생식기와 치아 연관성이 한의학에서 비롯되었다고 확정지을 수는 없다. 오히려 이러한 사고 자체가 한의학에 영향을 주었을 가능성도 전혀 배제할 수는 없기 때문이다. 왜냐하면 구강을 생식기와 밀접한 관계로 보는 것은 동양만의 사고가 아니기 때문이다.

아무튼 〈입〉을 〈자궁〉으로 보는 문화는 동·서양 보편적이다. 그래서 여자의 치아가 뻐드렁니 형태를 하고 있다는 말은 남편을 밀어내는 식으로 생각하는 것이다. 또 이 남편이라는 대상이 남자라는 대상으로 의미가 확대되어 자식에게도 좋지 않다고 하는 단순한 결론에 이르는 것이다.

---

42) 팽청화 저. 이상룡 김종석 옮김. 망진(望診). 출판사 청홍. p.522. 2007.

태어날 때부터 치아가 있었던 아이들의 운명[43]

한편 치아의 형태, 색, 치열 등으로 그 사람을 평가하는 것이 아니라 치아가 나오는 시기에 따라 그 사람의 운명을 평가하는 경우도 있다. 일반적으로 아이가 태어나면 보통 6개월 정도가 지나야 치아가 나온다. 그런데 종종 태어날 때부터 치아가 나온 상태에서 태어나는 경우가 있는데 이를 치의학에서는 선천치(先天齒, Natal Teeth)라고 부른다.

선천치는 일반적인 현상은 아니기 때문에 곧잘 사서(史書)의 기록에도 등장한다. 다음은 삼국사기에 실린 궁예에 대한 기록의 일부이다.

〈궁예(弓裔)는 신라 사람으로 성은 김 씨이다. 아버지는 제47대 헌안왕(憲安王) 의정(誼靖)이고, 어머니는 헌안왕의 후궁이었는데 그녀의 성명은 전해지지 않는다. 혹은 48대 경문왕(景文王) 응렴(膺廉)의 아들이라고도 한다. 5월 5일 외가에서 태어났는데 그때 지붕 위에 흰빛이 긴 무지개처럼 위로 하늘에 닿아 있었다. 일관(日官)이 아뢰었다. "이 아이가 오(午)자가 거듭 들어 있는 날(重午日)에 태어났고, 나면서부터 이가 있으며 또한 광선과 불꽃이 이상하였으니 장래 나라에 이롭지 못할까 염려되옵니다. 기르지 마옵소서."〉[44]

---

43) 아기가 태어나면서부터 치아가 나있는 경우 선천치라고 한다. 동양에서는 귀치(鬼齒)라고 한다. 주로 아래 전치부위에서 발생한다. 일반적으로 그냥 두어도 되지만 뿌리가 없어 약하므로 빠지면 삼킬 위험이 있고, 수유 시 또는 기타 상황에서 산모나 아기에게 해로울 경우 발치해 주어야 하는 경우도 있다.

44) 삼국사기 제50권 열전 제10(三國史記 卷第五十 列傳 第十).

위의 삼국사기 기록에서처럼 동양에서는 선천치를 긍정적으로 받아들이지 않았다. 특히 중국에서는 선천치를 가지고 태어나는 아이는 부모를 죽인다는 의식이 있었다. 이런 생각은 중국에서만이 아니라 기원전 고대 로마의 일부 기록에도 전해지고 있으며, 뿐만 아니라 아프리카나 폴란드에서는 선천치를 가지고 태어나는 아이는 얼마 가지 않아 궁예처럼 살해되는 운명을 맞이하곤 했다.

한편 로마의 일부 기록이나 여성을 제외하면 서양에서는 선천치는 일종의 축복이었다. 특히 영국, 프랑스, 이탈리아에서는 남자아이가 선천치를 가지고 태어나는 경우 세계를 정복할 영웅으로 자랄 수 있다고 믿었다. 기록에 의하면 루이 14세, 카르타고의 영웅 한니발(Hannibal, son of Hamilcar Barca, 기원전 247~183년), 영국의 리처드 3세, 프랑스 최대의 정치가 가운데 한 사람으로 알려져 있는 쥘 마자랭(Mazarin, 1602~1661). 페르시아의 자라투스트라 등이 모두 선천치를 가지고 태어난 사람들이라고 한다.[45] 이런 선천치를 가지고 태어나는 아이는 통계에 따르면 약 2,000명에 한 명, 통계에 따라서는 1/3,000~1/20,000로도 보고된다. 하지만 이들은 거의 한니발이나 나폴레옹처럼 영웅이 아니다. 예컨대 중국 대륙을 처음으로 통일한 진시황, 세계에서 가장 강대하고 거대한 국가를 건설했던 칭기즈칸, 중국을 처음으로 통일한 진시황, 13척의 배로 330척의 적선을 물리친 이순신 장군이 선천치를 가지고 태어났다는 기록은 어디에도 없다.

---

45) 〈Natal and neonatal teeth: review of the literature. Robson Frederico Cunha DDS, PhD Dr. Farli Aparecida Carrilho Boer Dr. Dione Dias Torriani Dr. Wanda Terezinha Garbeline Frossard.〉 이상 Pediatric Dentistry-23:2, 2001. p.158. American Academy of Pediatric Dentistry에서.

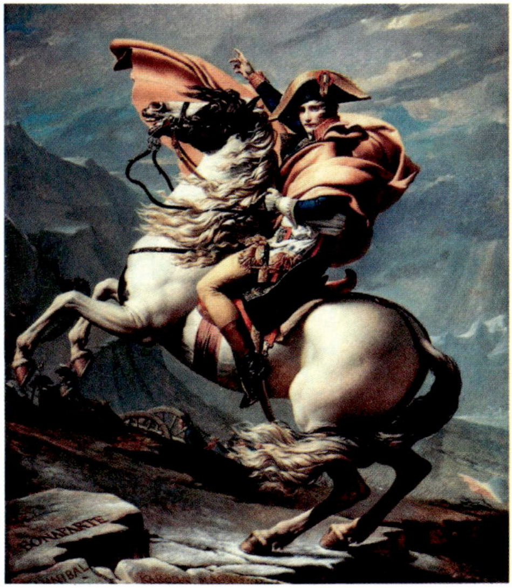

■ 알프스 산맥을 넘는 나폴레옹(1769~1821). 후고구려를 세운 궁예처럼 선천치를 가진 아이로 태어났다.

그렇다면 왜 이런 속설들이 등장하게 되었을까? 이것 역시 앞에서 다룬 정중과잉치를 가진 사람에 대한 속설과 유사하다. 이런 속설은 〈보름날이면 치통이 많이 생긴다〉는 속설과 같은 것이라고 생각한다. 다시 말하면 보름달의 이상한 힘을 믿는 사람들이 많은 것은 우리가 보름달이 뜬 밤에 일어난 사건을 특히 잘 기억하는 데 그 원인이 있다. 예컨대 "치통이 심해서 밤새도록 한잠도 자지 못했다"고 새벽 3시에 남편이 투덜거리자, "보름달이 떴네"하고 아내가 말한다. 그리고 남편이 보름달이 떴을 때 또 다시 치통을 하소연하면 20년이 지난 후일지라도 아내는 여전히 옛날 일을 기억한다. 초승달이 떴거나 하늘이 구름으로 뒤덮인 날이었다면 부인은 아무 기억도 떠올리지 못했을 것이다. 결국 일부 사람들은 보름달이 뜨면 치통이 자주 일어난다고 기억하게 될 것이다.[46] 이와 같이 뚜렷한 특징을 가진 선천치가 마치 보름달과 치통의 관계처럼 사람들의 뇌리에 각인되어 〈선천치를 가진 아이는 불길하다〉는 속설이 생겨나고 전승되어 온 것으로 여겨진다.

(2) 부처의 32상과 치아

수의 세계

인도인들의 수적 감각은 현대인의 상상을 초월한다. 숫자의 크기에 있어서만이 아니다. 사실(현상)을 수로 비유하는 방법에 있어서도 기상천외하다. 우선 수의 방대함에 대해서 이야기해 보자. 상하사방 천만리가 되는 바위가 있다. 이 바위에 3만 년에 한 번씩 하늘에서 비단 옷을 입은 선녀가 내려와 옷깃을 한 번 살짝 스치고 다시 하늘로 올라간다. 3만 년 만에 한 번 내려와 옷깃 한 번 스치고 올라가기를 반복하다 보면 어느덧 이 바위가 닳아 없어지게 되는데 이를 일겁(一劫)이라고 한다. 정말 겁나게(?) 긴 시간이다. 상상을 초월하는 긴 시간이다. 그런데 부부가 만날 수 있는 기회는 칠천 겁에 한 번이라고 한다. 바로 이 예를 들기 위하여 방대한 크기의 시간을 비유로 인용한 것이다. 인연이 소중하다는 것을 인도인은 이와 같은 방식을 들어 이야기한다.

성인의 치아 모습

이런 독특한 사고방식을 가진 고대 인도인은 위인이나 대성인에게 나타나는

---

46) 상식의 오류 사전. 발터 크래머 저. 박영구 역. 경당. p.277. 2007.

특별한 32형상이 있다고 믿었다. 이러한 사람을 부를 때 '마하 푸르샤'라고 불렀으며 그 의미는 대장부(大丈夫)이다. 석가 역시 이 32형상을 가지고 있었다. 따라서 출가하지 않으면 고대 인도의 이상적 왕국으로 여겨졌던 전륜성왕(轉輪聖王)이 되고 출가하면 득도하여 일체중생을 구제하는 불타(佛陀)가 된다고 믿었다. 32상 가운데 치아에 관한 것은 셋이나 된다.

첫째, 치아가 40개 갖추어져야 한다(四十齒具足).

둘째, 치아가 희고 조밀해야 한다(齒白齊密).

셋째, 치아가 희고 맑아야 한다(齒牙白淨).

치아에 관한 인도인의 생각은 여러 가지 재미있는 의미를 가지고 있다. 범어로 치아를 '단타'라고 하는데 이는 라틴어(Dent)와 매우 유사하다. 뿐만 아니라 이 '단타'라는 말은 인도 숫자로 32를 나타내는 말이라고도 한다. 즉 사랑니를 포함한 성인 치아 개수와 같다.

아무튼 치아가 40개라고 하는 것은 건강하고 고른 치열을 가진 것을 의미하는 것이지, 치아 자체가 40개가 있다는 것을 의미하는 것은 아니라고 생각된다. 특히 고대 중국에서도 이미 치아의 많고 적음에 따라 그 사람의 빈천과 복록이 정해져 있다고 보았다. 앞에서 예시한 사마휘는 치아의 개수가 40개 이상이면 성현(聖賢)이라고 보았다. 후대의 위작으로 생각되지만 아무튼 그는 저술 속에는 "치아가 40개 이상이면 성현이요, 38개 이상이면 왕후요, 36개 이상이면 재상의 명이요, 34개는 국록(國祿)을 먹는 자의 명이요, 32개 이상인 자는 중인의 명이요, 30개가 난 자는 평상인이요, 28개가 난 자는 빈천한 자이며 24개가 난 사람은 박복한 자이다"라는 상법(相法)이 전해져 온다.

아리스토텔레스의 치아

치아의 개수와 현명함 정도는 동양에서만은 아니다. 아리스토텔레스는 남자가 여자보다 현명하다고 생각했는데 그 증거 가운데 하나가 남자가 여자보다 치아의 개수가 많다는 점이었다. 그에 대해 우리의 관심과는 상이하지만 러셀은 이렇게 평했다.

〈아리스토텔레스는 자신의 아내 입을 벌려보고 치아의 숫자만 헤아려 보았어도 여자가 남자보다 치아의 개수가 적다는 잘못된 생각을 하지 않았을 것이다. Aristotle could have avoided the mistake of thinking that women have fewer Teeth than men, by the simple device of asking Mrs. Aristotle to keep her mouth open while he counted.〉

경험주의 철학이 자랄 수 있는 소양을 지닌 영국 철학의 일단을 보는 것 같다. 베이컨은 말 이빨의 개수를 놓고 벌이는 탁상공론에 대해 말을 끌어다가 이빨을 새어보면 될 것이라고 간단하게 생각했다. 그러나 베이컨은 너무 짧은 생각을 한 것이다. 이 책의 마지막 장에서 다루는 내용이지만 말의 이빨은 세어본다고 간단하게 몇 개라고 결론 낼 수 있는 것이 아니기 때문이다. 말은 나이에 따라, 품종에 따라, 게다가 암수에 따라 이빨의 개수가 다르기 때문이다. 아마 철학자 러셀은 그의 오랜 선배 베이컨과 말의 이빨에 대한 우화를 알고 있었을 것이다. 그리고 그것을 생각하며 아리스토텔레스를 거론했을 것이다.

(3) 치아와 꿈

꿈의 의미

꿈은 상징이고 상징은 약속이다. 약속은 관습이다. 관습은 문화이다. 그래서 꿈은 문화이다. 그래서 꿈은 약속이다.

사람들은 많은 꿈을 꾼다. 꿈에는 꿈을 깨고 나면 감정을 불안하게 하는 꿈과 맑게 하는 꿈이 있다. 치아에 대한 꿈은 대개 사람의 감정을 불안하게 만드는 꿈이다. 누구든지 치아가 빠지는 꿈, 치아가 부러지는 꿈, 치아가 흔들리거나 치아에 이상이 생긴 꿈을 꾼 적이 있을 것이다. 꿈을 풀이하는 사람들의 주장에 따르면 치아가 빠지는 꿈은 죽음을 예지해 주는 대표적인 꿈이라고 설명한다. 치아와 마찬가지로 머리카락, 손톱, 눈썹 등이 빠지는 신체상과 관계있는 꿈과 더불어 가장 대표적인 흉몽에 속한다고 한다. 학습의 결과인지 아니면 선험적인 그 어떤 연유에서 오는 것인지는 알 수 없어도 이런 꿈을 꾸다가 잠을 깨면 왠지 기분이 그다지 상쾌하지만은 않다.

치아 꿈에 대한 해석

이야기가 다소 비과학적인 방향으로 전개된다고 생각하겠지만 한 꿈 전문가의 의견을 참고해 보자. 다음은 꿈에 대해 많은 연구를 한 전문인의 꿈에 대한 주장의 요지이다.[47)]

---

47) 홍순래가 파악하는 꿈의 해석은 스위스의 정신분석학자 융과 일맥상통하는 데가 있다. 홍순래의 경우처럼 동양의 꿈에 대한 연구는 프로이트의 정신분석학적인 접근법이 아닌 선험적 세계와의 연결고리로 보고 이를 해석하려는 경향이 강하다. 따라서 경험적으로 꿈을 해석하려 한다. 분석적 입장에서 보면 비과학적으로 보이지만 어떤

"옛사람들은 치아 꿈은 집안 식구들을 상징하는 것으로만 생각하고 치아가 빠지면 불길한 일이 일어날 것으로 여겨왔다. 이러한 해몽이 맞는 경우도 있지만, 치아가 빠지는 꿈을 꾸었어도 사람이 죽거나 상하지 않는 경우도 허다하다. 그것은 입이 자기와 관계된 기관이나 회사를 상징하고 그 안의 치아들은 그 직장 내부에서 종사하는 인적 구성원이나 어떤 시설물을 상징할 수 있기 때문이다. 즉 치아가 빠지는 꿈이 직장 동료 중 누군가 사망하거나 감원되는 일로 실현되거나 또 소중히 생각하는 회사 내부의 시설물 중 어떤 것이 파손될 일을 상징할 수도 있는 것이다. 또한 자신의 치아가 빠지는 꿈을 꾸었다고 하더라도 다른 사람이나 회사의 일을 상징적으로 나타내거나 사회적·국가적인 사건을 나타내는 꿈으로 실현될 수도 있다. 하지만 치아가 빠진다는 꿈은 좋지 않은 결과로 실현되고 있는 것은 틀림이 없다. 빠진다, 녹아내린다, 허물어진다, 작아진다, 떨어진다 등으로 꿈속에 표상되었다면 하고자 하는 일이나 사업이 원만하게 진행되지 않을 것임을 나타내주고 있다고 보아야 할 것이다."

생명으로서의 치아의 상징

치아가 언제부터 생명의 상징이 되었는지에 대해서는 알 수 없지만 오래된 기록 가운데 하나는 〈예기(禮記)〉[48]에 그 내용이 전해진다. 〈예기〉를 보면 무

의미에서는 집단무의식이나 신화, 민담, 민속학 개념을 중요시하는 프로이트 제자인 칼 구스타프 융이 지향하는 바와 상통한다고 볼 수 있다. 홍순래의 저서로는 〈꿈이란 무엇인가?, 2012년〉, 〈꿈으로 본 역사, 2007년〉 등이 있다.

48) 유교 경전인 사서삼경 중의 하나. 총 49편(編)으로 이루어진 〈예기〉는 의례에 대한 해설에서 그치는 것이 아니라 예술(음악), 정치, 학문 등 일상생활의 사소한 영역까지

왕(武王)이 꿈속에서 천제(天帝)로부터 치아 9개를 받았는데, 문왕(文王)이 이를 구령(九齡)이라고 해몽하였다. 즉 치아는 다름 아닌 목숨, 생명을 의미하는 것으로, 구령이란 수명이 90세라는 뜻이다.

〈예기〉에서처럼 치아가 생명이라는 인식은 고대인들의 사고를 엿볼 수 있는 좋은 근거가 된다. 아무튼 인류는 상당히 오래 전부터 치아를 생명의 상징으로 삼아오기 시작했던 것 같다. 〈치아와 언어〉장에서도 다루겠지만 그 흔적 중 하나가 나이 령(齡)자이다. 나이 령(齡)자가 생겨나기 이전에는 치(齒)라는 문자가 나이 령(齡)자를 대신했었다. 이후 나이 령(齡) 자는 치(齒)자에서 분화해 나갔다.

치아의 꿈에 관한 구체적인 해석

또 치아의 꿈은 각기 치아에 따라서 약간씩 의미가 달라진다. 이를 좀 더 구체적으로 해몽하면 대략 다음과 같은 속설들이 있는 것으로 조사되었다.

1. 치아를 삼키는 꿈은 임신을 의미한다고 한다.
2. 상악 치아는 남성을, 하악 치아는 여성을 의미한다. 따라서 위쪽의 치아가 빠지는 경우는 조상 중 남자나 형제에게 일어나는 변고를 의미한다. 하악의 치아는 조상 가운데 여성이거나 손 위 여성의 변고를 의미한다고 한다.
3. 틀니에 관한 꿈을 해몽하는 경우도 있다고 한다. 틀니가 잘 맞는 꿈을 꾼다는 것은 가족 간의 화기애애한 생활을 의미하고, 틀니가 잘 맞지 않은 꿈은 가족 간의 불화를 의미한다고 한다.

예의 근본에 대하여 서술하고 있다. 위 내용은 문왕세자(文王世子)편에 나온다.

꿈의 시대(Dreamtime)와 치아

호주 북부 원주민 가운데 아란다(Aranda)족의 관념과 풍습에는 치아와 죽음 그리고 꿈의 관계를 설명할 수 있는 내용이 있다. 아란다족은 유치가 흔들려 빠지기 전에 일부러 이를 뽑아 고무나무 껍질 속에 이를 넣어두고 아이가 어른이 되어 죽음을 맞게 되면 그 고무나무를 찾아가 슬픔을 달랜다. 그런데 흥미로운 것은 그들은 〈꿈의 시대〉라는 독특한 시간 개념을 가지고 있다. 바로 〈Alcheringa, 알추링가〉라는 개념이다. 이를 번역하면 꿈의 시대(Dreamtime) 정도로 해석할 수 있다. 이 개념은 현재 우리가 의식하고 경험하는 시간과는 별도인 시간개념으로 태초의 시대를 의미하기도 한다. 그런데 흥미로운 것은 바로 이 태초의 시대는 문자 이전의 시대라는 사실이기 때문이다. 왜냐하면 문자 이전이라고는 말은 문자로 표기할 수 없는 것을 의미하기도 하는데 이것이 바로 상징(象徵)이다.

이렇게 꿈과 상징이 한 연결고리로 맺어진다. 그렇다면 여기에 치아는 어떻게 연결되는 것일까. 그 연결고리는 바로 통과의례를 통해서이다. 그들은 바로 통과의례를 거쳐서 꿈의 시대의 지식을 습득하는데, 그 의례 가운데는 할례나 치아를 뽑는 의례가 있기 때문이다.

프로이트의 치아에 대한 꿈의 해석

프로이트 역시 치아 꿈에 대해서 빠트리지 않았다. 결론부터 말하면 프로이트는 치아를 남성(男性)의 성(性)적인 상징으로 파악했다. 꿈을 성적으로 해석한 프로이트 입장에서는 당연한 결과이기도 하지만, 꿈의 해석을 통해 치아의 상징성을 과학적으로 분석한 점에 대해서는 높이 평가될만한 일이다. 다른 장인 전모(全母)발치 부분에서도 언급했지만 프로이드는 치아자극의 원동력이 치아에 대한 꿈을 꾸게 되는 것이라고 말하고 있다. 또 그는 치아자극을 하게 되는 원동력이 사춘기 시절 자위행위에서 느낀 쾌감이 그 원동력이라고 설명한다. 그는 다음과 같은 꿈의 예를 들어 보이고 있다.

〈한 젊은이가 관람석에 앉아 오페라를 보고 있다. 젊은이 옆에는 그에게 호감을 가진 L이 앉아서 같이 오페라를 보고 있다. 젊은이 역시 L에게 호감을 가지고 있다. 공연 중 갑자기 젊은이는 관람석을 가로 질러 반대편 끝까지 날아간다. 그곳에서 젊은이는 자신의 입 속에 손을 집어넣어 치아 두 개를 뽑아낸다.〉

이 꿈에 대해서 프로이트는 전반부는 우정의 실패에 대한 불안과 후반부 치아를 뽑는 부분은 성적(性的)인 행위로 해석하고 있다.[49] 한편 그는 전형적인 치아자극 꿈의 변형, 즉 다른 사람이 자신의 치아를 뽑거나 이와 유사한 행동을 하는 것을 거세의 의미로 해석한다. 재미있는 것은 프로이트를 위시한 서양 꿈 속 치아에 대한 해석과 동양의 민속과 풍습 또는 관상학 등에서 보이는 치아에 대한 해석이 매우 유사하다는 점이다. 바로 이 부분에서 융의 주장이 설득력을 얻게 된다.

49) 꿈의 해석. 지그문트 프로이트 저. 안병웅 역. 풀빛. p.208. 2006.

(4) 이갈이 치료 속에 보이는 옛사람들의 생각

이갈이(Bruxism)는 개치(齘齒) 또는 알치(軋齒, 戛齒, Dontoprisis)라고 한다. 앞에서도 이야기 했지만 옛사람들은 어린이가 이를 가는 경우, 바람이 불 때 나무들이 서로 부딪쳐 소리가 나는 가지에 돌을 끼우면 낫는다고도 했다. 이는 어린이가 밤에 이를 가는 소리가, 바람에 흔들리는 나무의 밤새 삐거덕거리는 소리에, 영향을 받는다고 생각했기 때문이다. 방법은 앞에서 사진을 통하여 설명했지만 '나무시집 보내기'와 유사하다. 이러한 치료 행위는 비록 잘못된 전제하에서 출발하기는 했지만 옛사람들의 사고방식에서 보면 나름대로의 타당성을 가지고 있었다. 그러나 항상 그런 것만은 아니다. 비록 잘못된 근거이긴 하지만 근거에 입각하여 치료를 시도했던 것과는 달리 전혀 근거를 추측할 수 없는 치료법이 바로 이갈이 치료법이다. 이갈이 치료 행위로 좀 특이하고 재미있는 이야기가 〈동의보감〉에 다음과 같이 나온다.

〈자면서 이빨을 갈아 소리를 내는 것을 개치(齘齒)라고 하는데 이를 알치(戛齒) 또는 교치(咬齒)라고도 한다. 개치(齘齒)를 치료하는 방법은 환자가 누워 자던 자리 밑의 먼지 한 줌을 환자 모르게 입에 넣어 주는 것인데 이와 같이 하면 곧 낫는다[유취]〉.

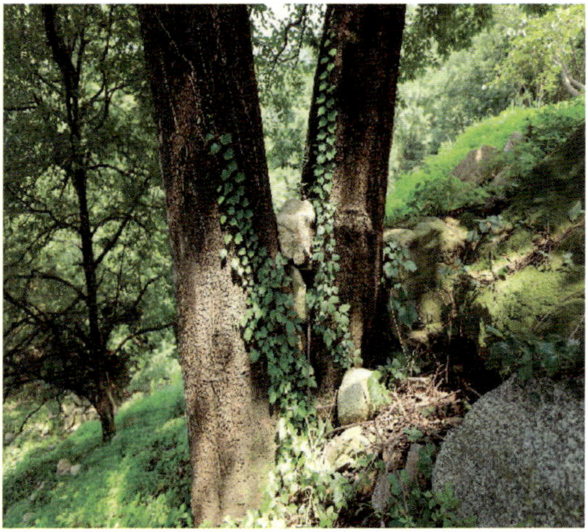

■ 나무시집 보내기–나무시집 보내기란 나무에 자극을 주어 결실을 촉진하기 위한 민속이다. 주로 감나무나 대추나무에서 하는 민속이다.

동의보감에 실린 이 짧은 문장 속에는 많은 이야기가 숨겨있을 법하다. 실소를 금치 못한 치료법이지만 이갈이에 시달리던 사람들은 얼마나 많은 이런 엉뚱한 치료법을 시행했을까? 그리고 과연 어떤 근거로 이 치료법을 얻게 되었을까? 동의보감의 처방 못지않게 이갈이에 대한 치료법으로 서양인의 의식구조 역시 별반 다르지 않았다. 월터 호프만(Walter Hoffmann-Axthelm)이 저술한 〈치의학사〉에서 '이를 가는 사람에 대한 치료로 제식(祭式)과 지침에 대해서'라는 문장 속에는 다음과 같은 내용이 보인다.

〈이를 가는 사람을 치료하기 위해서는 붉은 소금과 노가주나무를 섞어 가루로 만들어 이를 깨끗이 닦게 한다. 증상이 계속되면 사과 색깔의 천을 의자에 깔고 인간의 두개골을 구해 그 위에 놓는다. 3일 동안 아침저녁으로 경배를 드리고 두개골을 향해 7번 반복하여 주문을 외운다. 끝나고 돌아서기 전에 두개골에 7번씩 7차례 입을 맞추면 병이 나을 것이다. 다른 처방으로는 약초와 광물질 약재를 갈아서 가죽 주머니에 넣어 목에 걸어두면 병을 예방하는 행운을 가져다준다.〉[50]

기생충이 이갈이의 원인?

한편 이갈이의 원인을 회충(蛔蟲)과 같은 기생충으로 보는 경우도 있었다. 어떤 근거에 의한 판단인지는 모르지만 속설 가운데는 몸에 회충이 있을 때 긴 회충이 있으면 길게 갈고, 짧은 회충이 있으면 짧게 간다는 엉뚱한 설명까지 따르는 경우가 있다. 다음은 북한의 동의치료경험집성(東醫治療經驗集成)[51]에 보이는 이갈이 치료법이다.[52]

〈알치(軋齒)는 흔히 어린이들에게서 뭉친 회충(蛔虫)이 있을 때 볼 수 있으며 성인들에게서는 비교적 적다. 1974년 2월 22일, 어떤 사람이 25세 된 아들을 데리고 찾아왔다. 그의 말에 의하면 아들이 잠잘 때마다 아치(牙齒)를 가는데 그 소리가 어찌나 큰지 집밖에서도 들리며 집안사람들도 그 소리에

---

50) 턱얼굴외과 역사이야기. Walter Hoffmann-Axthelm 저. 최진영 역. 군자출판사. 2004.

51) 동의치료경험집성(東醫治療經驗集成)은 북한의 동의(東醫)부문 의료인들이 지난 50여 년 동안 진료 과정에서 얻은 자료를 수집해 편찬한 한의학서이다. 내용은 북한 366개 병원의 치료경험, 임상 연구 논문 및 1,458명의 개별 논문과 경험자료를 수록해 총 1,100만 자에 이르는 방대한 서적으로 2001년 여강출판사에서 출간한 서적이다.

52) 항목 〈조습화담법(燥濕化痰法)으로 알치(軋齒)를 치료〉에 실린 내용이다.

놀라 깨어난다고 했다. 아들도 이것으로 인하여 매우 고통을 느낀다고 하면서 동약(東藥)으로 치료할 수 없겠는가 하고 물었다. 옛날 동의서(東醫書)에서도 이와 같은 증상(症狀)을 치료한 내용을 보지 못했고 임상경험도 없지만 사진(四診)에 근거하여 한번 치료해보자고 했다. 맥(脈)은 활(滑)하며 뚜렷이 나타났고, 몸은 살찌고, 얼굴은 번들거렸다. 담음(痰飮)이 중초(中焦)에 쌓여 있고 족양명(足陽明)의 맥(脈)이 윗니로 들어갔으며 담(痰)이 경락(經絡)을 막아 기(氣)의 순행(循行)을 장애(障碍)하므로 알치(軋齒)가 생긴다고 보았다. 이진탕(二陳湯)에 하엽(荷葉)(焦)을 가(加)하여 조습화담(燥濕化痰)하도록 했다.

- 처방(處方): 반하(半夏)(製)·복령(茯苓)·귤홍(橘紅)·하엽(荷葉)(焦) 각 9g, 구감초(炙甘草) 6g.

물에 달여 먹는다. 10첩을 주고 그 효과를 관찰하기로 했다.

위의 약을 5첩 쓴 다음에는 치아(齒牙) 가는 소리가 낮아졌으며 10첩을 다 쓴 다음에는 집 식구들도 치아(齒牙) 가는 소리를 듣지 못하게 되었다. 다시 여러 첩을 주어 치료를 공고히 하도록 했다.

동의학(東醫學)에서는 담(痰)이 병을 일으킨다는 것을 매우 강조하고 있다. 그러므로 '담(痰)은 백 가지 병을 생기게 한다', '괴병(怪病)은 담(痰)에서 생긴다'라는 말이 있다. 이 증례(症例)에서는 담(痰)이 중초(中焦)에 쌓여 치아(齒牙)에 영향을 준 것이다. 이것은 맥상(脈象)과 표징(表徵)에서 찾아볼 수 있다. 그러므로 이진탕(二陳湯)을 주었는데 좋은 효과를 보았다.

〈국방(局方)〉에 있는 처방인 이진탕(二陳湯)의 반하(半夏)는 조습(燥濕)하고 화담(化痰)하며 화위지구(和胃止嘔)하고 소비산결(消痞散結)한다. 기(氣)가 잘 통하지 못하면 담(痰)이 쌓이며 담(痰)이 쌓이면 기(氣)가 더 심하게 막혀서 체(滯)하게 된다. 그러므로 귤홍(橘紅)으로 이기화담(理氣化痰)한다. 기(氣)가 순(順)하면 담(痰)이 내려가며 담(痰)은 습(濕)에 의하여 생기고, 습(濕)이 없으면 담(痰)도 없게 된다. 그러므로 복령(茯苓)으로 건비리습(健脾利濕)한다. 감초(甘草)는 비(脾)를 조화(調和)시키고 중초(中焦)를 보(補)하는데, 중주(中州)가 튼튼하게 운행(運行)하면 습(濕)이 쉽게 나가므로 담(痰)이 저절로 없어지게 된다. 하엽(荷葉)은 조비거습(助脾祛濕)하므로 비만(肥滿)한 체질(體質)을 내리게 할 수 있다. 종합적으로 이 처방은 조습화담(燥濕化痰), 이위화중(理胃和中)하는 효능이 있다.

〈원주(註)〉-알치〈(軋齒): 이갈이, 이갊증(~증(症)), 알치증(軋齒症), 교아(咬牙), Bruxism, Brygmus〉. 저작운동(咀嚼運動)과는 상관없이 치아(齒牙)를 율동적(律動的) 또는 경련적(痙攣的)으로 가는 것으로서 특히 수면중(睡眠中)에 일어난다. 치아(齒牙)의 부적당(不適當)한 교합(咬合)이나 긴장해방인자(緊張解放因子) 등이 보통 그 촉진적(促進的) 원인(原因)이 된다.

〈중국중의연구원편(中國中醫研究院編), 〈岳美中醫案集(악미중의안집)〉, 1978〉 이상, 전술서 구강과질병(口腔科疾病) 항목 중 알치(軋齒) 항에서.

이상으로 치아와 민속에 대해서 살펴보았다. 주지하다시피 민속(民俗)은 어느 나라, 어느 문화를 막론하고 속설(俗說)들이 난무한다. 그러나 그 안에는 기층민들의 의식이 담겨있을 뿐만 아니라 과학이 발달하기 이전의 인류가 가진 다양한 사고들이 나름대로의 논리를 가지고 사람들의 의식세계를 관통하고 있다는 점이다. 모두에서 예를 든 J. G. 프레이저(James George Frazer, 1854~1941)의 정언(定言) 〈과학은 주술이 진화한 것이다〉를 굳이 인용하지 않더라도 민속 속에 담긴 치아는 마치 신화의 일부분처럼, 때로는 지질시대의 화석처럼 현대를 살아가는 우리에게 우리가 어디서 어떻게 왔는지 알려주는 단서를 제공하는 하나의 도구가 된다는 점에서 유용하다고 할 수 있겠다.

치아에 대한 단상

말과 입과 치아

좀 점잖은 표현이 아니지만 '이빨을 깐다'라는 말이 있다. '허풍을 떨다' 내지 '입에 올리다', '입에 하다', '주둥이를 놀리다', '혀를 놀리다', '노가리 까다', '설을 풀다', '부리를 까다', '입방아 찧다', '야살까다', '허풍까다', '설레발이 까다' 등의 관용구가 있는데 특이하게도 이는 앞의 두 관용구를 제외하고는 거의 비속어라할 만하다.

위의 '말하다'라는 의미의 관용구 중에 입에 관계되는 말들이 다수를 차지한다. 예를 들어 '설을 푼다'의 설은 혀[舌]이다. '혀를 놀리다'라는 말과 같다. 결국 '말을 하다'라는 의미이다. 사람은 입을 통해서 말하기 때문에 '말하다'라는 관용구를 만들어 내는 경우 그 안에 입이나 조음기관을 포함하게 되면 쉽게 목적을 이룰 수 있기 때문이다. 그리고 그 구성물인 입술과 혀 그리고 치아는 매우 중요한 역할을 한다. 따라서 언어나 '말하다'라는 의미의 단어들은 이 조음기관들과 밀접한 관계가 있다.

예를 들어 영어의 경우 language의 어원도 혀다(라틴어 lingua가 혀이자 언어다). 한자문화권인 동양에서 말씀은 원래 혀가 세 개 모인 글자인 화(舙)이다. 이 한자의 의미는 ㉠ 말씀, ㉡ 이야기, ㉢ 좋은 말, ㉣ 이야기하다, ㉤ 말하다를 가진다. 이 글자는 화(話) 자와 같다.

아무튼 '말을 하다'라는 의미의 관용구는 다양한 표현이 있으며 대개는 비속어에 해당하는 것이 그 특징 중에 하나이다. 그중 재미있는 표현 가운데 하나가 '부리를 까다'이다. 이는 북한에서 쓰이는 표준어로 '재잘거리다'

또는 '말만 잘하다'의 뜻이다. 부리는 이빨과 마찬가지로 일반적으로 사람에게 쓰이지 않는 새의 주둥이를 말한다. 같은 표현을 할 때 북한에서는 조류의 입을 남한에서는 짐승의 이빨을 사용해 비속어화하여 보다 강한 메시지를 전달하려는 감정의 발로가 유사한 점이 흥미롭다.

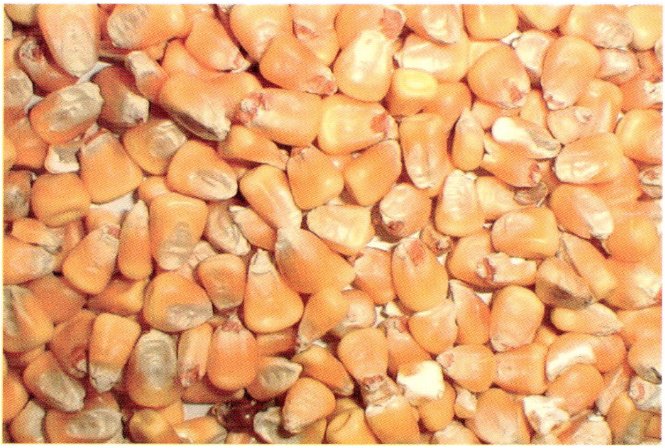

■ 옥수수 낟알 모습. 크기, 형태, 색상 등이 치아를 모아놓은 모습과 유사하다.

또 '이빨을 까다'라는 관용구의 대척점에는 무엇이 있는지 보면 흥미롭다. 우선 물리적인 대척점에는 항문이 있다. 그리고 그것은 입술과 같은 괄약근으로 거의 같은 해부학적인 구조를 가진다. 호박씨는 이빨로 깐다. 그리고 이빨로 깔 때조차도 호박씨의 특성상 미끈거려 섬세한 동작만을 요하는 것뿐만 아니라 치아가 없는 노인들이 이를 까먹을 때의 모습이란 여간 볼만한 행동이 아니다. 옆에서 보자면 도대체 무엇을 하는지 알 수 없는 노릇이다. 치아가 없는 입과 그것을 이루는 괄약근. 그것이 바로 항문이나 다름없다. 뒷구멍으로 호박씨를 까는 것은 바로 이것이다. 도대체 무엇을 하는지 알 수 없는 행동을 의미한다. 이 의미가 특수화되고 심화되어 겉으로는 얌전한 척하면서도 뒤에서 은밀히 온갖 짓을 다하는 것을 표현하기에 이르렀다.

또 은어 중에 치아를 호박씨나 옥수수라고 표현하기도 하는데 이 사실도 무언가 이 이야기와 전혀 관계가 없을 것 같지만은 않다.

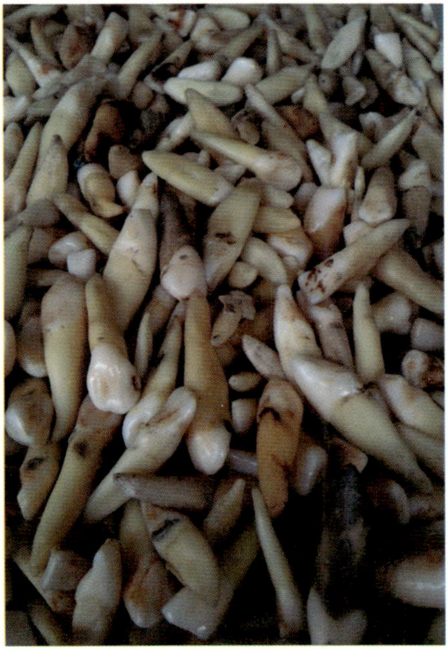

▪ 언뜻 보면 옥수수 낟알처럼 보이는 치아.

아무튼 이빨 좋은 사람치고 뒤끝 좋은 사람 만나기 힘든 것이니 치과의사들에게 덕담(?)이 되는 말이다.

이빨이 말을 의미하는 것은 한국만이 아닌 듯싶다. 영국 속담에 어떤 사람은 자기 이빨로 자기 무덤을 판다는 말이 있다. 또 한자에도 말솜씨가 좋은 것을 이치(俐齒)라고 한다. 리(俐)는 영리하다고 할 때의 리(俐) 자이다.

제3장 치아와 언어

앞장에서 다룬 꿈은 관습이고 파토스(pathos)의 세계이다. 그리고 그 대척점에 있는 세계가 바로 문자의 세계, 즉 로고스(logos)의 세계이다. 문자는 로고스이다. 한편 문자 중에서 상형문자(象形文字)나 지사문자(指事文字)는 상징의 함축이다.

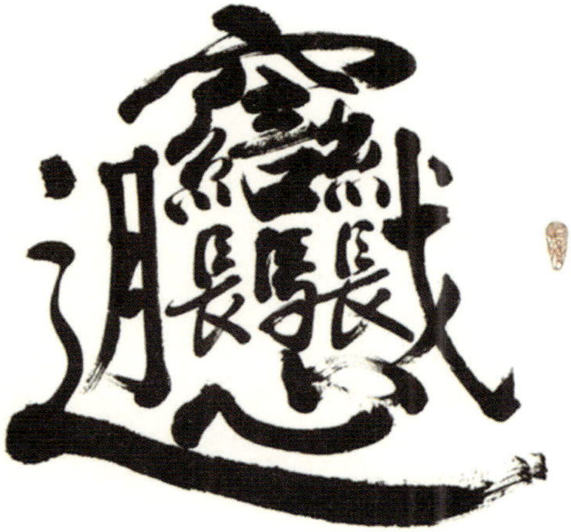

■ 음이 〈비앙〉인 한자. 총 획수는 52획이다.

앞의 한자는 '비앙'이라고 읽는다. 한자를 뜯어보면 장(長), 유(幼), 유(逾) 등의 형태가 엿보인다. 의미를 보면 '어려서부터 나이들 때까지 무사히'라는 대략적인 의미가 포함되어 있다.[1)]

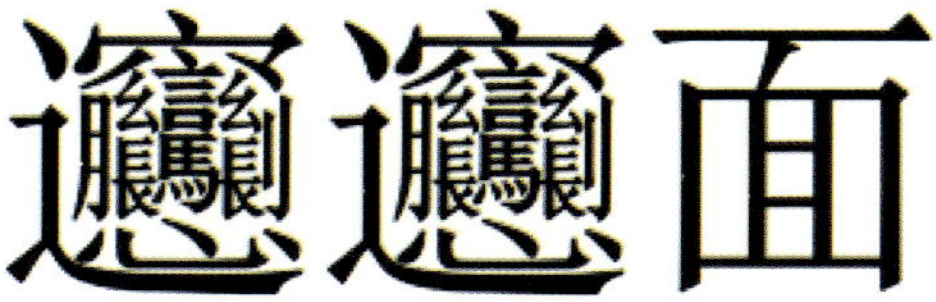

■ 비앙비앙면.

이 '비앙'이라는 문자가 쓰이는 곳이 있다. 중국 섬서성 일대에는 '비앙비앙면'이라는 한 가닥으로 된 국수가 있는데 면발의 넓이가 허리띠 정도이고, 길이는 대략 1m 정도의 한 가닥으로 되어 있는 것이 특징이다. 이런저런 이유로 이걸 먹으면 오래 산다고 한다. 장수에 대한 욕구가 이 한자를 만들어 내고, 이 국수를 만들어 냈을 것이다.

한문에서 치(齒) 자 역시 이 비앙 자 못지않게 재미있는 한자이다. 이 장에서

1) 유다극급급여율령 또는 유다력급급여율령(乳多棘急噏如律令)이라는 말이 있다. 옛날 한국이나 중국에서 산모가 젖이 부족할 때 산모의 유방 위에다 이렇게 써놓으면 젖이 나온다고 믿었다. 원래 이 문장은 해석이 안 되는 말이지만 의미상으로는 〈많은 젖이 마치 율령처럼 빨리 나오라〉는 말이다. 율령(律令)이란 법을 말하며 〈棘〉는 가시나무나 나무이름을 말하고, 噏은 한글로는 훈(訓)이 없는 글자이다. 그러나 올 來를 두 번 사용하는 글자인 棘자를 사용하여 젖이 나오는 것을 강조하고 동시에 그렇지 않으면 혼줄난다(가시)는 의미가 들어 있다. 급(噏) 자는 급하다는 의미와 입 구(口) 자를 동시에 사용하여 젖을 먹는 것이 급하다는 중의적인 의미를 가지게 하는 조어법이다. 이렇듯 언어는 문자뿐만 아니라 문장으로서도 상징 세계를 구축하고 있다.

다루겠지만 치(齒) 자는 처음에는 입안에 있는 치아 모양으로만 치아를 나타냈고, 치아 개수를 이용해 나이라는 개념까지 확장되었다. 이렇게 조금씩 의미 확장이 이루어지면서 음(音)이 붙여졌고, 이윽고 다른 문자와 합해져 새로운 문자를 만들어 내고, 또한 단어도 만들어 냈다.

다음 문장을 보자.

自古及今生齒富庶人民康樂而國衰者未之有(자고급금생치부서민강락이국쇠자미지유야).

〈황석공소서(黃石公素書)〉 마지막 편인 안례장(安禮章)에 실린 말이다. '아직까지 어린이가 잘 자라고, 백성이 편안하고, 즐거운 나라가 쇠약했다는 말은 없다'라는 의미이다. 여기서 '생치(生齒)'는 '어린이'를 의미한다. 이렇듯 치아에는 저작기관으로서의 의미뿐만 아니라 전혀 다른 의미를 가지고 있다.

치(齒) 자의 어의적인 범위를 넘어서면 치아가 사람을 나타내는 것만이 아니다. 이처럼 치아는 생명을 의미하기도 한다. 예컨대 중세의 바이킹족은 이갈이하면서 빠진 유치를 돈이나 다른 대가를 지불하고 손에 넣었다. 노르웨이 풍습에는 어린이의 치아(어린이가 가지는 다른 물건도 포함하지만)는 전쟁에서 행운을 가져다준다고 믿었다. 그래서 스칸디나비아 전사들은 전쟁터로 나갈 때면 어린이 치아로 만든 목걸이를 하고 나섰다.[2)]

물론 이런 현상은 치(齒) 자에 국한되는 것만은 아니지만 이런 사실은 우리의

2) 위키피디아 영문판 〈Tooth Fairy〉 참조.

지적 호기심을 불러일으키는 좋은 재료가 된다. 그러나 그 전개가 결코 단순하지만은 않다. 이 장에서는 치아가 가지는 다양한 의미와 어원 등 치아와 언어의 상관관계에 대해서 고찰해 보기로 하자.

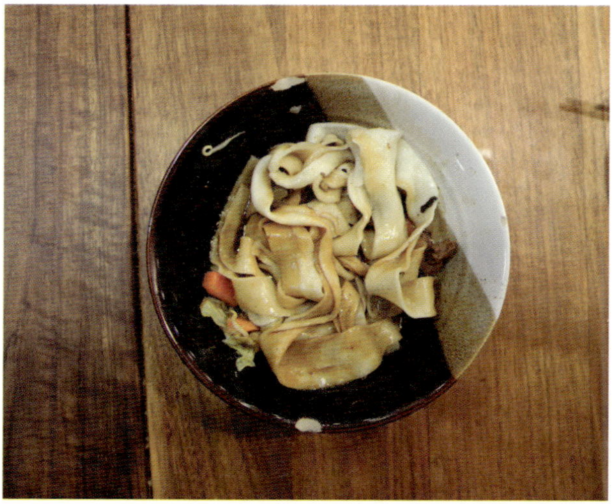

■ 중국 섬서성의 명물인 비앙비앙면. 원래는 한 가닥이며 넓이는 허리띠 정도이다.

치아에 대한 문자적 접근

• 치아 인문학의 한 방식으로서의 문자

치아 인문학의 접근방식은 다양하다. 문화인류학적인 접근도 고려할 수 있고, 생물학적인 접근방식도 있을 수 있다. 언어를 통한 접근도 그 하나이다. 언어와 문자는 고대인과 현대인을 이어주는 가교 역할을 한다. 그 말은 우리는 언어를 통해 옛사람들의 사고방식을 이해할 수 있다는 말이다. 여기서 언어란 문학작품이나 사서(史書)류를 이야기하는 것은 물론 아니다. 여기서 말하는 언어란 문자를 말한다.

문자의 사전적 정의는 '인간의 의사소통을 위한 시각적인 기호체계. 한자 따위의 표의문자와 로마자, 한글 따위의 표음문자로 대별된다'라고 되어 있다. 다른 의미에서 보면 문자는 '청각적인 의사전달 체계를 시각적으로 바꿔주는 최소단위'라고 정의할 수 있다. 그런데 그 과정, 즉 청각체계를 시각체계로 바꿔주는 과정에서 다양한 정보들이 포함된다. 이는 마치 한 생명체가 화산재에 묻혀 화석이 되어버린 경우와 유사하다.

하나의 실례를 들어보기로 하자. 뒤에서 다시 언급하겠지만 깨물 교(嚙, 齩, 咬) 자와 물 설(齧) 자를 보자. 교(嚙, 齩, 咬) 자는 교합이라는 용어에서 설(齧) 자는 설치류라는 용어에서 각각 사용되는 한자이다.

• 깨물 교(嚙, 齩, 咬)

깨물 교(嚙, 齩, 咬)-오늘날 한문에서는 세 번째 한자가 주로 쓰인다. 좀 더 자세한 설명을 곁들여보면 교(嚙)는 입(口)과 이[齒]로서 깨무는 것을 의미화했고, 교(齩)는 깨무는 의미를 나타내는 음성인 교를 발음 요소와 동시에 의미 요소인 교(交)를 빌어 여기에 이[齒]를 적었다. 즉 교(齩)는 이(齒)가 서로 교차(交)하는 의미로 발음과 의미를 충족시키는 글자가 되었다. 엄밀하게 말하면 깨무는 것은 입이 아니라 치아이다. 그런데 교(咬)는 입으로 깨무는 것을 형상화했다. 사실 이 글자는 저작(詛嚼)과는 다른 의미이다. 옥편을 찾아보면 이 교(咬)는 '깨물 교'라고도 하지만 '음란할 교'라고도 나와 있다. 예전 사람들에겐 입(口)을 교환(交)하는 것, 즉 입맞춤을 음란하게 생각했다는 것을 알 수 있다. 이렇듯 문자에는 인간의 문화 속에서 과거 사람들이 어떤 사고를 소유하고 있었는지 알 수 있는 화석과 같은 역할을 한다. 좀 더 추측컨대 교(咬)는 이 한자를 만들어 낼 당시에는 음란함을 나타내는 문자였을 것이다. 그 이후 교(嚙)나 교(齩)의 '깨물다'라는 의미의 한자가 교(咬)와 비교해 표기는 복잡하고 발음이 같으니 교(咬)도 교(嚙)나 교(齩) 대신해서 '깨물다'는 의미로 사용하게 되었을 것이다. 즉 교(咬)의 '깨물다'의 의미는 나중에 첨가된 것으로 추측할 수 있다. 또 여기서 중요한 점은 이 깨물 교(嚙, 齩, 咬)라는 글자들은 깨무는 행위에 문자의 중심 포인트가 있다는 점이다. 즉 깨무는 순간에 문자의 의미가 놓여 있다. 깨무는 순간에 의미가 있다는 말은 다소 애매한 설명이나 물 설(齧) 자를 비교하여 설명하면 그 뜻이 다소 명확해질 것이다.

• '깨물다' 속에 들어 있는 정보들

'깨물다' 또는 '물다'와 같은 의미의 한자 가운데 깨물 교(嚙, 齩, 咬)를 깨무는 행위에 문자의 중심이 있다고 설명하면 물 설(齧) 자는 행위보다 그 행위 다음에 중심이 있다. 즉 깨물 교(嚙, 齩, 咬)는 '깨물다'라는 데서 끝나지만 물 설(齧)은 '물고 난 다음 어떠하다'는 정보를 가지고 있는 문자이다. 이 설자는 우리나라에서는 '물다'라고 하지만 사실 무는 것보다, '갉다', '갉아먹다'가 더 적당하다. 이 설 자가 널리 쓰이는 단어는 설치류라는 단어로, 설치류(齧齒類)의 설(齧) 역시 '물다'라는 의미는 거의 없고 치아로 '깎아서 뾰족한' 또는 '치아로 갉아서 뾰족한'의 의미가 더 크다. 한편 발음요소인 㓞(갈 → 설)에도 의미가 포함되어 있다. '㓞'은 자전을 살펴보면 '교묘히 새기다'라는 훈을 가진다.

하나의 문자에는 이렇듯 수많은 정보가 들어 있다.

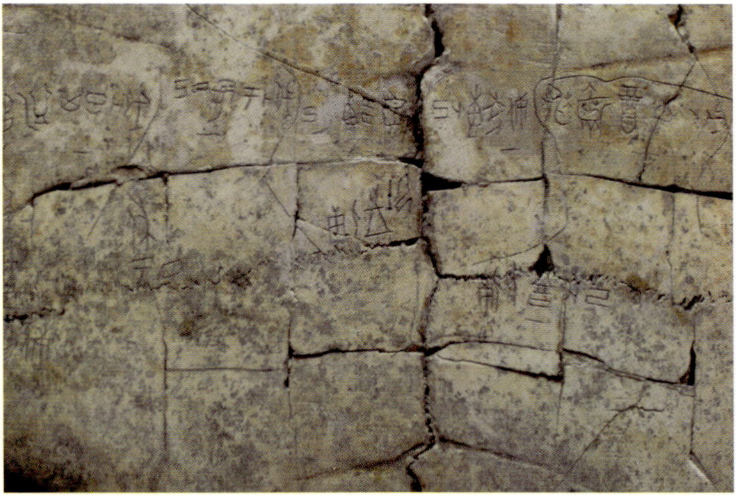

■ 갑골문자(甲骨文字)-초기 상형문자인 한자의 탄생에 대해서 많은 정보를 가지고 있는 갑골문자의 수는 대략 3,000자이며, 그중 해독된 것은 약 절반이다.

1. 한자를 통해 본 치아

상형갑골문자

인류문화 가운데 언어는 문자를 근간으로 한다. 그리고 이 문자의 대부분은 상형문자에 기원을 두고 있다. 지금으로부터 약 5,000년 전인 인류 최초의 문자로 불리는 수메르의 설형문자도 그렇고, 고대 이집트 문자도 그렇다. 한자는 현재까지 사용되고 있는 유일한 상형문자라고 할 수 있다. 문자는 수수께끼 풀이처럼 많은 정보를 가지고 있다.

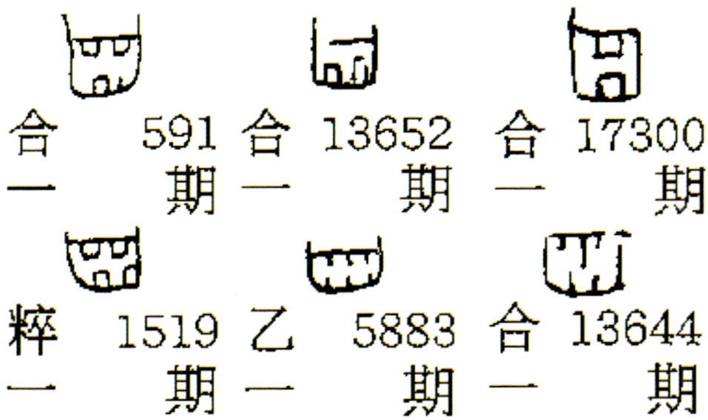

■ 갑골문에서 보이는 여러 모양의 치(齒). 아직 발음요소인 지(止)는 첨가되지 않고 입안에 치아가 표시된 상태이다.

갑골문에서 보이는 치아

상형문자는 지사문자와 더불어 가장 원초적인 문자이다. 대상을 그대로 묘사해 보여주는 그림문자이기 때문이다. 치아(齒牙)라는 문자에도 그림이 남아 있다. 갑골문을 보면 치(齒) 자는 원래 치(齒)의 아랫부분으로 구성되어 있었다. 즉 그칠 지(止) 아랫부분만을 보면 입구(口) 안에 ㅅ이 가로 선을 중심으로 위아래로 나열되어 있는 모습인데, 이것이 위아래 치아가 맞물린 것을 정면에서 본 모습이다. 여기에 음이 되는 지(止) 자를 더해 현재의 치(齒) 자가 이루어졌다.[3] 또는 이 지(止) 자가 의미요소로도 작용하여 이를 물고 있거나 잘 움직여 음식을 씹는 모습을 나타낸다고 해석하기도 한다. 고대 중국에서는 지(止) 자나 치(齒) 자의 발음이 같았다.

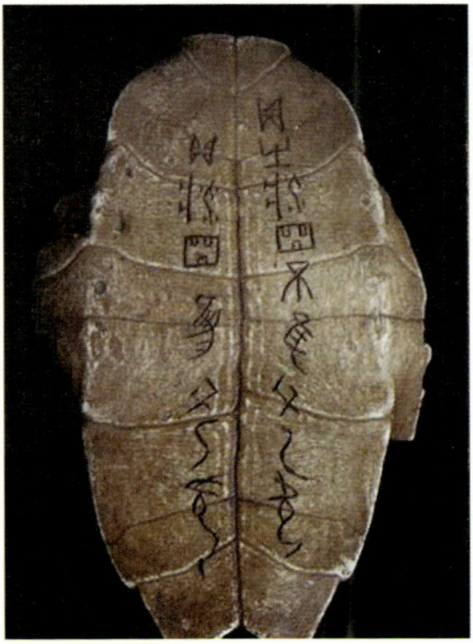

■ 갑골문에서 보이는 치(齒).

---

3) 진순태 편저, 한자학전서, p.171, 이화문화출판사.

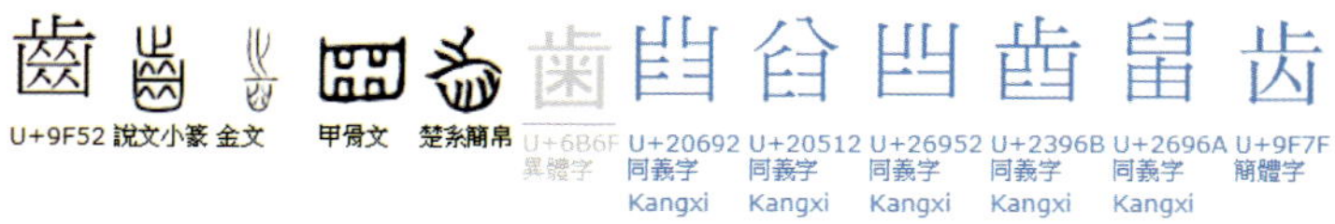

■ 치자의 다양한 형태들.

여기에서도 알 수 있듯이 치(齒)는 현재의 전치부를 말한다는 것을 알 수 있다. 어금니를 나타내는 문자는 아(牙)이다. 여기에는 송곳니까지 포함된다.

치(齒) 자와 아(牙) 자의 사용

한편 위 사진에서 보듯이 갑골문에서는 음을 나타내는 부분인 멈출 지(止) 자가 첨가되지 않았음을 알 수 있다. 이를 통해서 초기에 문자가 성립되는 과정에서 그림과 음운이 별도로 분리되어 있다가 시간이 흐르면서 그림에 음이 첨가되는 형태로 발전했음을 추론할 수 있다. 즉 사람의 이를 의미하는 'Chi'라는 음성 문자가 있었고, 동시에 그림문자로는 갑골문에서 보이는 형태의 그림문자가 있었으나 후기에 들어서 '음'과 '그림'의 합성으로 치(齒) 자가 성립되었음을 짐작할 수 있다.

치아(齒牙)의 훈은 이 치(齒), 어금니 아(牙)이다. 이 아(牙) 자 역시 상형문자로서 원래는 어금니 모양을 본떴으나 해서체로 변하면서 현재와 같은 형태로 변모되었다.[4] 아(牙) 자는 현재는 상아(象牙), 치아(齒牙) 정도에서만 이빨을 나타내는 뜻으로 사용된다. 아 자는 현재 다른 문자와 병용하여 사용하는 빈도가 아주 낮을 뿐만 아니라 부수로 사용하는 글자도 한두 문자가 전부이다. 다만 현

4) 진순태 편저, 한자학전서, p.171, 이화문화출판사.

재 중국에서는 이와 반대로 아(牙) 자가 치(齒) 자보다도 일반적으로 사용되고 있다. 예를 들어 치과(齒科)보다는 아과(牙科)라고 하며 칫솔이나 치약 등도 치(齒) 자를 사용하지 않고 아(牙) 자를 사용하여 표기한다. 그러나 중국에서도 치의학 용어는 거의 치(齒) 자를 사용한다.

여기서 주목할 만한 두 가지가 있다. 하나는 치(齒) 자 자체의 어의 확장과 치(齒) 자를 부수로 한 다른 한자로의 어의 확장이다. 이 확장에는 역시 두 가지 흥미로운 메커니즘이 작동한다. 문자는 소리를 시각적으로 나타낸 기호체계이다. 즉 치(齒) 자라는 글자가 생긴 다음에 '치'라고 소리가 생긴 것이 아니다. 먼저 소리 언어만 있었고 이를 표기하기 위하여 치(齒) 자를 만들어낸 것이다. 따라서 소리 언어의 근원 역시 치(齒)의 의미를 이해하는 데 중요한 역할을 할 것이라고 생각하지만 언어학자들은 이 개념을 무시한다. 즉 '치'라는 발음과 그것이 갖는 의미는 아무런 필연관계가 없다는 말이다. 이를 언어의 임의성 또는 자의성이라 한다.

〈강희자전(康熙字典)〉 속 치(齒) 자의 정의

〈강희자전(康熙字典)〉 속 치(齒) 자의 내용을 문서화하면 대략 다음과 같은 내용이다.

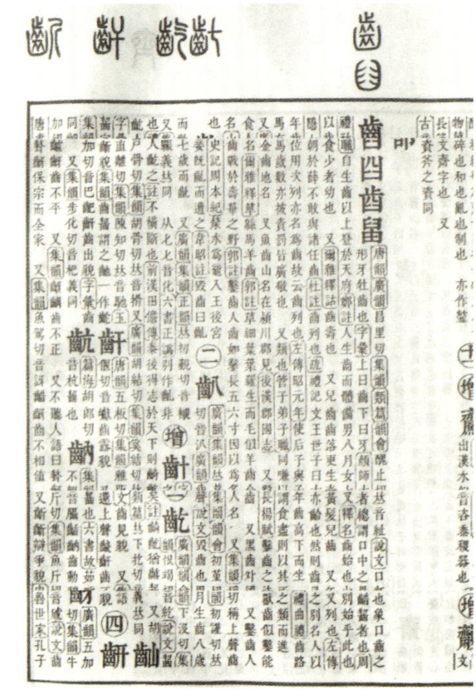

■ 〈강희자전〉에서 보는 치(齒) 자.

≪康熙字典·齒部·齒部≫齒：〔古文〕𠚕𠮛𠚕𦥒𠀀≪唐韻≫≪廣韻≫昌里切≪集韻≫≪類篇≫≪韻會≫醜止切≪正韻≫昌止切，𠀤音絺．≪說文≫口斷骨也．象口齒之形．牙，牡齒也．≪字彙≫上曰齒．下曰牙．≪顔師古·急就篇註≫齒者總謂口中之骨，主齰齧者也．≪周禮·秋官·小司寇之職≫自生齒以上，登於天府．≪鄭註≫人生齒而體備，男八月，女七月而生齒．又≪釋名≫齒，始也．少長別，始乎此也．以齒食多者長也，食少者幼也．又≪爾雅·釋詁≫鯢齒，壽也．註：齒墮更生細者．通作兒．≪詩·魯頌≫黃髮兒齒．又年也．又列也．≪左傳·隱十一年≫

寡人若朝於薛, 不敢與諸任齒. ≪杜註≫齒, 列也. ≪疏≫禮記文王世子曰：古者謂年齡, 齒亦齡也. 然則齒是年之別名, 人以年齒相次列, 以爵位用次列, 亦名爲齒, 故云齒列也. ≪左傳·昭元年≫使后子與子干齒. ≪杜註≫以年齒高下而坐. 又≪禮·曲禮≫齒路馬有誅. ≪疏≫論量君馬歲數, 亦被責罰, 皆廣敬也. 又類也. ≪管子·弟子職≫同嗛以齒. ≪註≫齒, 類也. 謂食盡則以其所盡之類而進. 又≪廣韻≫錄也. 又金齒, 地名. 又魚齒, 山名. 在潁川郡. 見≪後漢·郡國志≫. 又鑿齒, 獸名. ≪揚雄·長楊賦≫鑿齒之徒. ≪註≫獸齒似鑿, 能食人. 又羊齒, 草名. ≪爾雅·釋草≫緜馬羊齒. ≪郭註≫草細葉, 葉羅生而毛, 似羊齒, 今江東呼爲雁齒. 又黑齒, 外國姓. 又鑿齒, 人名. ≪山海經≫羿與鑿齒戰於壽華之野. ≪郭註≫鑿齒, 人齒如鑿, 長五六寸, 因以爲名. 又習鑿齒, 晉人名. 又≪集韻≫稱拯切, 稱上聲. 齒也.

考證：〔≪爾雅·釋詁≫齒, 壽也. 又兒齒, 齒落更生, 壽徵也.〕謹按爾雅以齯齒爲壽, 不以齒爲壽. 今謹改齯齒壽也. 註齒墮更生細者通作兒

위 내용 중에서 '人生齒而體備, 男八月, 女七月而生齒' 부분은 '사람은 이가 나서 몸을 갖춘다. 남자는 생후 8개월, 여자는 7개월이 되면 이가 난다'라는 내용이 담겨 있다.

(1) 치(齒) 자 자체의 어의 확장

한자(漢字)에서 치(齒) 자의 사용

한문에서 이 치(齒) 자는 나이나 연령을 나타내기도 한다. 치(齒) 자 자체만으로도 나이를 나타내나, 치(齒) 자에 발음요소 영(令)만을 붙여 령(齡: 나이 령,

나이 영)으로 읽고 나이를 나타낸다. 예를 들어 동치(同齒)는 같은 연령(年齡)을 의미한다.

① 〈이〉로서의 의미

치(齒) 자가 가지는 가장 일반적인 의미로 보통명사이다. 치아, 치수, 치통, 영구치 등으로 활용된다.

② 〈나이〉로서의 의미

치(齒) 자가 나이를 의미하게 된 것에 대해서 다음과 같이 추측을 해본다.

한자의 기원을 밝히는 은허 유적의 갑골문을 보면 치(齒) 자의 원형이 다양한 형태로 나타난다. 치(齒) 자의 가장 오래된 글자체는 은허에서 출토한 갑골문자로 거북의 등이나 소의 견갑골에 새긴 형태로 발견되었다. 갑골문에서는 치(齒) 자가 가로획 하나는 상순을 의미하고, 아래로 늘어진 하순을 의미하는 형태의 한 획을 첨가하여 입을 형상화하고, 그 안에 전치를 두 개씩 그려 넣었다. 이것은 성인의 치아를 나타낸다. 그리고 상순 쪽이나 하순 쪽 어느 한 치아가 결손된 상태의 갑골문은 장년이 된 사람의 치아를 나타낸다. 더 나아가 상·하순 양측에 하나 정도씩 결손이 보이는 치(齒) 자는 중노인의 치아를 나타낸다. 그리고 어느 한 쪽의 치아가 완전히 결손된 형태의 치(齒) 자는 상노인의 치아를 의미한다.[5)]

스기모토(杉本)는 〈치아와 얼굴의 문화인류학〉에서 위와 같이 언급하고 있다. 그러나 여기서 좀 더 의미를 확장해 나갈 필요가 있다고 생각한다. 즉 각각

---

5) 스기모토 시게하루(杉本茂春) 저, 〈치아와 얼굴의 문화인류학(歯と顔の文化人類学)〉, p.190. 1985.

의 상형문자는 '성인의 치아', '장년의 치아', '노인의 치아'를 의미하는 것이 아니라 각각 해당하는 상형문자가 각각 '성인', '장년', '노인'을 의미하는 것이다. 결국 치아의 결손 상태가 단순한 치아의 결손 상태를 의미하는 것이 아니고, 각각의 상형문자는 '성인', '장년', '노인'을 나타낸 것이며, 시간이 좀 더 지나면서 나이를 의미하기에 이른 것이다.

③ 〈나이〉로서의 의미 강화

치(齒) 자가 나이를 나타내게 된 것은 ①에서 치(齒) 자가 가진 일반 명사의 의미가 갑골문자시대를 거치고 철기문화시대에 접어들면서 예를 중시하는 문화에서 의미가 더욱 강화된 것으로 추측된다. 조사한 바에 의하면 예기(禮記)에 처음으로 치(齒) 자가 나이를 의미하는 문자로 사용되었다. 예기(禮記)를 보면 '귀덕이상치(貴德而尙齒)'라는 내용이 나오는데 이 말은 '덕을 귀히 하고 나이든 자를 숭상한다'라는 말이다. 또 논어의 헌문 편에는 몰치(沒齒)라는 말이 나오는데 이는 '나이가 다 하다'로 죽는 것을 의미한다. 이 이외에도 치자가 나이로 쓰이는 경우는 많다. 예를 들어 '齒序(치서)'는 나이의 차례(次例)로 치차(齒次)라고도 한다. 치장(齒長)은 늙은이나 노인(老人), 치위(歯位)는 연령을 의미한다.

④ 기타의 경우

이밖에도 치아가 나란히 붙어 있는 형태에서 '나란하다', '어깨를 나란히 하다' 등의 의미도 연유하게 되었다. 그러나 무엇보다도 치아를 나이로 본 것이 가장 특색 있다. 치아가 나이를 의미하는 것으로 어의가 확장된 것은 치아의 특징과 밀접한 관계가 있다. 인간의 신체 중에서 나이가 들어감에 따라 변해가는 것은 단지 치아만이 아니다. 피부, 시력, 청력, 머리카락 등도 인간의 노화와 더불어 변화한다. 이 모든 변화가 인간의 연령을 짐작할 수 있는 그 나름의 지표가 될 수 있다. 그중에서 특히 머리카락과 치아는 좋은 지표가 된다. 그러나 머리카락은 40대 이후에야 변화를 나타낸다. 결국 인간이라는 생명체가 나이를 먹어가면서 변화하는 모습을 가장 적나라하게 그리고 가장 객관적으로 보여주는 것이 바로 치아이다. 치아를 보고 연령을 판단하는 것은 인간만이 아니다. 인류는 오랜 옛날부터 말이나 소의 나이를 헤아리는 방법으로 이빨을 보았다. 그래서 치아가 나이를 의미하는 방식으로 어의가 확장되었을 것이다.

⑤ 일본의 경우

일본에서도 치아가 나이를 의미하는 경우가 있는데 시기적으로 한국과 거의 같은 시기에 나타난다. 예를 들어 일본의 만요슈[6]라는 시집을 보면 이(齒)가 치아와 나이의 두 가지 용례로 사용되었음을 알 수 있다.

"치(齒) 자를 입안의 치아로 해석하여 '하'로 읽는 경우와 연령의 '요' 또는 '요하이 = 요와이'로 해석하여 읽는 경우가 있다. '요'로 읽는 경우는 두 수(首), '하'로 읽는 경우는 열 수(首)가 있다."[7]

(2) 치(齒) 자를 기본으로 한 관련어의 문자 확장(造字法)

독특한 조자법(造字法)

문자를 만드는 조자법에는 다양한 방법이 있다. 그러나 여기서 소개하는 조

6) 만요슈(万葉集(まんようしゅう): 만엽집)는 7세기 후반~8세기 후반에 걸쳐서 만들어진 책이며, 일본에 현존하는 최고의 일본의 시집(詩集)이다.

7) 스기모토 시게하루(杉本茂春) 저, 치아와 얼굴의 문화인류학(歯と顔の文化人類学), p.192.

자법은 기존의 조자법과는 상이하다. 한국에서 출판되는 옥편을 보면 걱(巪) 자와 돌(乭) 자가 있다. 유독 우리나라에서만 쓰이는 한자는 우리나라 사람들이 우리 정서에 맞게 쓰기 위하여 만들어낸 조자(造字)이기 때문이다. 두 글자의 훈과 음은 각각 '이름 걱'과 '이름 돌'이다. 예로부터 우리나라는 돌쇠, 돌이 또는 걱쇠 등을 이름으로 곧잘 사용했다. 이 이름을 한자로 표기하기 위하여 '乭', '巪'이라는 한자를 조자한 것이다. 여기서 중요한 것은 발음만이 아니라는 것이다. 즉 돌은 한문으로 나타내면 석이다. 따라서 돌 자에는 의미요소인 석(石)과 발음요소인 'ㄹ'을 한자에서는 새 을(乙)과 결합시켜 사용한 것이다. 걱(巪) 역시 마찬가지이다. 크다는 의미의 거와 꺽쇠를 연상해 보면 모든 것이 조화롭게 사용되고 있다는 것을 알 수 있다. 걱쇠는 등치가 큰 남자에게 붙인 이름이라는 것을 알 수 있다. 한편 돌과 걱의 사용 예는 임꺽정과 구한말의 의병대장 신돌석(申乭石) 장군의 경우이다.

이러한 조자법은 의미요소를 확장함과 동시에 세분화하고 기존에 있던 의미요소를 나타내거나 새롭게 필요한 의미를 만들어 내기도 한다.

치(齒) 자를 사용한 조자법

조자법에 의한 치(齒) 자의 확장은 대부분 치아의 상태나 치아의 기능 또는 치아와 관계된 현상이나 상황을 나타내는 경우가 대부분이다. 한자 가운데 치(齒) 자가 들어간 한자는 입구 자가 들어간 경우를 제외하고는 치(齒) 자가 부수라고 단언해도 될 정도로 제한적이다. 다음은 치자를 부수로 사용해 어의가 확장된 한자들을 몇몇 살펴보기로 하자.

① 깨물 교(嚙), 교(齩), 교(咬)

전술한 것처럼 오늘날 한문에서는 세 번째 한자가 주로 쓰인다. 교(嚙)는 입과 치아로서 깨무는 것을 의미화했고, 교(齩)는 오직 치아만으로 나타내었다. 엄밀하게 말하면 깨무는 것은 입이 아니라 치아이다. 교(咬)는 입으로 깨무는 것을 형상화했다. 사실 저작과는 다른 의미이다. 옥편을 찾아보면 이 교(咬)는 '깨물 교'라고도 하지만 '음란할 교'라고도 나와 있다. 예전 사람들에게는 입을 교환하는 것, 키스도 그렇게 보인 것이리라. '깨물다'는 의미는 나중에 첨가된 것으로 추측할 수 있다. '깨물 교'는 깨무는 순간의 모습에 중심이 있다.

② 물 설(齧)

설(齧)자는 의미요소인 치(齒) 자와 발음요소 및 의미요소인 위부분의 설(㓞)이 결합해서 치(齒) 자의 의미를 확장시킨 경우이다. 앞에서도 언급했듯이 발음요소로서는 설(㓞/갈 설)을 제공하고 의미요소로서는 '칼로 깎아서 뾰족하게 만들다'라는 의미도 함께한다. 쐐기문자라고도 하는 설형문자도 이 의미이다.

'설(囓)'도 같은 의미를 지닌 한자이다. 우리나라에서는 훈을 '물다'라고 하지만 사실 무는 것보다 '갉아먹다'가 더 적당한 이 한자는 무는 순간의 모습보다 그 행위 다음에 문자의 포인트가 있다. 다시 말하면 물 설(齧) 자는 갉아서 뾰쪽하게 된 무엇을 가리키는 말인 것이다.

齚 물 색, 䶧 깨물 요, 깨물 교, 齌 씹을 제, 䶨 깨물 참, 䶡 씹는 소리 실, 물 색, 䶗 깨물 가, 齕 깨물 흘, 䶞 씹을 기, 齮 깨물 기, 깨물 의 등 치아의 기능을 나타내는 문자가 가장 많다.

③ 악착할 악(齷), 악찰할 착(齪)

이 두 글자는 거의 이 단어로만 쓰인다고 봐도 될 정도로 용례가 드문 한자이다. 발음요소인 옥(屋)과 족(足)이 오른편에 붙어 있다. 발음요소인 옥에는 '옥죄다'라는 의미도 들어 있는 것으로 생각된다. 예를 들어 쥘 악(握)에서도 '집 옥(屋)'은 원래 지붕이나 뚜껑, 덮개 등으로 누르는 의미가 내포되어 있다. 치아와 옥죄는 것의 합치된 문자이다. 착 역시 족에는 발음뿐만 아니라 의미도 내포되어 있다. '넘치다', '밟다'라는 의미이다. 악착스러움이 절로 느껴지는 상황이다.

④ 충치 우(齲)

이 한자는 사실 치과의사들에게는 비교적 익숙하지만 매우 어려운 한자에 속한다. 이 한자 우(齲)는 충치를 의미하는 한자로서 이 이외에는 거의 사용되지 않는다고 할 정도다. 우리가 흔히 말하는 우식증이라고 하는 단어 역시 치의학 사전 정도에만 올라 있는 전문용어이다. 그러나 재미있는 것은 이 충치 우(齲) 자가 비록 자체가 변형되기는 했지만 고대 중국의 갑골문에서도 보인다는 것은 고대에도 인간생활 속에서 충치가 차지한 비중을 짐작할 수 있게 한다. 충치 우(齲) 자의 오른쪽 우(禹) 자는 벌레 충(虫) 자와 비슷한데 역시 벌레를 의미한다. 후대에 와서 이 한자는 우(齵)로도 쓰이게 되었으며 덧니나 잇병, 이가 아픈 것을 의미하는 식의 의미 확대가 이루어졌다.

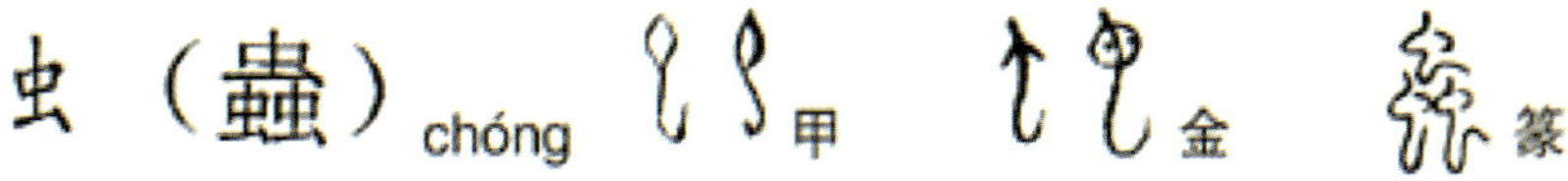

■ 그림 갑골문에서 보이는 벌레 충자의 원형. 앞에서부터 순서대로 갑골문, 금문(金文), 전서(篆書)체이다.

조자법에 의한 치자를 통한 우(齵) 자의 확대는 단순한 것 같지만 사실 매우 중요한 의미를 지닌다. 뒤에서 자세히 논하겠지만 치아가 썩고 통증의 개념이 귀신이나 영혼 또는 악마와는 관계없는 벌레에 의한 것이라는 사실을 이미 파악하고 있다는 점이다. 물론 고대 바빌로니아에서도 동양과 같은 사고였지만 바빌로니아의 문화는 서양에 전달되지 못했다. 치아우식증과 벌레라는 상관관계에 대해서 인식하게 된 것은 서양에서는 근세 이후의 일이다.

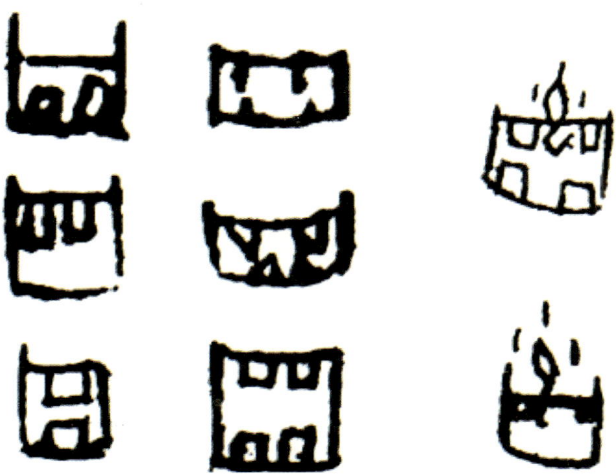

■ 치의 갑골문 왼쪽 아래는 어린이의 치아, 오른쪽은 벌레 먹은 치아를 의미한다. 그림은 사노고우이치(佐野光一)의 〈甲骨文字を書く〉. 천래서원(天來書院)에서 인용.

⑤ 다시 난 이 예(齯)

옥편을 보면 '다시 난 이', '노인의 이가 다 빠지고 난 다음에 다시 돋아난 이'라고 되어 있다. 나이로는 90세 노인을 의미한다. 단어로는 예치(齯齒) 또는 치예(齒齯)라고 하여 '노인의 이가 다시 남'을 말한다.

'낙치부생(落齒復生)'이라는 말은 빠진 이가 다시 난다는 말이다. 낙치부생의 문화는 한자문화권인 중국에서 그 기원이 시작된다. 빠진 이는 그냥 이가 아니다. 늙어서 빠진 이가 다시 나는 것을 말한다. 다분히 동양 도교적인 취향이 엿보이는 문화이다. '치아와 한의학' 장에서 다루겠지만 동양 한의학에서는 '젊음의 회복'이라는 큰 목표가 자리하고 있다. 따라서 하얀 머리를 다시 검게 만들어 준다는 하수오(何首烏)의 효용이나 빠진 치아를 다시 나게 하는 '낙치중생방(落齒重生方)' 등의 방법들이 아주 구체적으로 묘사되고 있다.

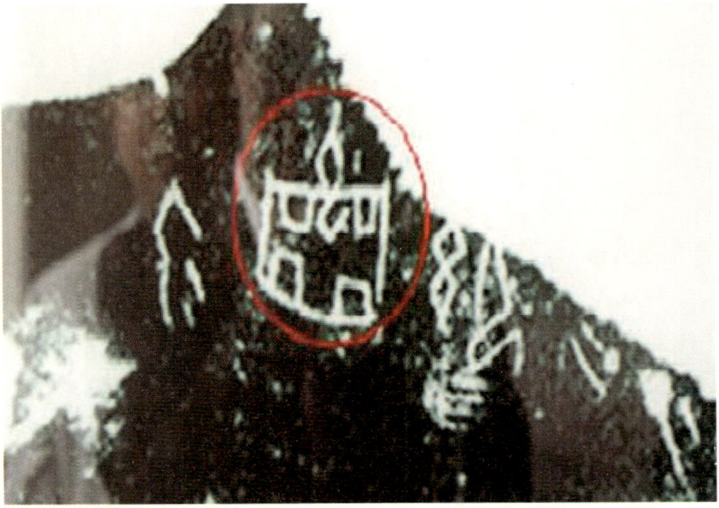

■ 갑골문에 보이는 벌레 먹은 치아 우(齲) 자의 원형. 이(齒)와 벌레충(虫)의 합자임을 알 수 있다.

역사 기록에는 늙어서 빠진 이가 다시 났다는 기록이 적지 않다. 조선왕조실록에도 단종에게 올린 상서 가운데 천문동(天門冬)을 먹으면 낙치부생한다는 기록이 있다. 또 숙종 7년(1681년) 경상도로 나간 암행어사가 장계를 올려 "현풍(玄風)의 양인(良人) 방준문(方準文)은 나이 1백세에 이르렀는데, 치아와 머리가 다시 나니 특별히 명하여 초자(超資)하소서"라는 대목이 있다. 또 동의보감에도 '낙치중생방(落齒重生方)'이라는 처방이 있는데 치아가 빠진 곳에 발라주면 다시 치아가 나게 한다는 처방을 말한다. 그러나 제아무리 실록이라 할지라도 한마디로 근거 없는 말이다. 다른 장에서 다루겠지만 비근한 비유로 '사고로 눈알이 빠졌는데 오랜 시간이 지나고 보니 다시 눈알이 생기기 시작했다'는 말과 같다.

⑥ 사랑니 전(齻)

이 한자는 송곳니 전으로도 부른다. 뒤에서 다시 언급하겠지만 사랑니의 어원이 일반적으로 전해지고 있는 사랑(Love)과는 전혀 관계가 없어 보인다. 사랑니는 송곳니와 깊은 관계가 있는 것으로 생각하는데 이 단서를 제공하는 문자일 수도 있다.

⑦ 이 드러나 보일 언(齞)

여기서 '언청이'라는 우리말이 온 것으로 추측된다. 웃을 언(齴) 자도 같은 의미를 가진다.

⑧ 나이 령(영)(齡)

원래 치(齒) 자가 나이를 나타냈으나 후대에 와서 혼동을 피하기 위하여 발음 부수인 령(令) 자를 첨가하여 나이라는 문자로 사용된 듯하다.

⑨ 어긋날 저(齟), 어긋날 어(齬)

저어(齟齬)는 악착(齷齪)과 유사하게 비슷한 의미의 두 단어가 중복되어 일종의 강조적 의미를 지닌다. 어긋날 저와 어긋날 어는 한 단어로 사용되어 아랫니와 윗니가 서로 맞지 않은 상태, 더 나아가 서로 모순된 상태를 이른다. 치아의 부정교합 상태에서 이 한자들이 탄생했을 것이다.

⑩ 옥니 권(齤)

치(齒) 자의 윗부분 권 자는 의미와 발음요소로 사용되었다. 이가 말린 것, 즉 안으로 들어간 것을 옥니라고 한다. 동시에 발음을 '원'이라고도 한다. 유사한 한자로 옥니 협(齘)이라는 한자가 있다 '협'은 발음과 의미를 동시에 가진다. '좁다'라는 의미의 '협'이다. 이 이외에도 옥니를 나타내는 한자어가 많다.

⑪ 통니 병(齒＋幷)

현대 치의학 개념으로는 쌍생치를 의미한다.

위에서 보았듯, 치(齒) 자를 확장한 문자는 대부분 깨물다(물다), 어긋나다, 가지런하다와 치아의 상태 또는 치아와 밀접한 관계를 가진 문자를 형성한다.

(3) 동양 3국에서 치(齒) 자의 표기방법

한·중·일의 치(齒) 자

현재 중국에서는 치를 치(齿)라 쓴다. 일본에서는 하(歯)라고 하고, 입구(口) 안에 치아 형태가 아니라 쌀 미(米) 자를 넣어 놓았다. 특이한 것은 중국은 치아가 하나이며 일본은 입안에 쌀이 들어 있다는 것인데, 중국어에서는 간략화에 성공한 반면, 일본어에서 입안의 쌀이 치아를 의미하는 하(歯) 자는 다소 무리가 있어 보인다. 굳이 좋게 생각하자면 '동양인의 주식이 쌀이니 이를 입안에 넣고 씹는 것이 치(齒)이다'라고 생각해야 할까. 한편 중국의 간자 치(齿)는 갑골문시대의 발상에서 보면 앞니 하나만 남은 '노인'이라고 해석할 수 있다.

한자(漢字)에서 얼굴의 중요도

이목구비설치아(耳目口鼻舌齒牙)는 모두 한자(漢字)의 부수를 이룬다. 여기다가 首, 頁(머리혈-首의 옛날문자), 面, 色(처음에는 얼굴을 의미하는 한자였음)[8]도 한자부수로 얼굴을 이루는 한자이다. 얼굴을 나타내는 거의 모든 문자가 한문의 부수를 이루는 것을 보면 안모가 이만큼 인류사에서 중요한 역할을 했다고 볼 수 있다. 그중에서도 특히 입에 관계되는 부분이 구설치아(口舌齒牙)이니 치과에서 다루는 부분이 이만큼 비중 있다고 하겠다.

[참고]

① 치(齒) 자를 부수로 한 한자

그 밖에 치(**齒**) 자를 부수로 한 한자는 대략 다음과 같다.

齾이 빠질 알, 齖이 고르지 못할 아, 齥새김질할 세, 齛새김질할 세, 齰물 색·확실할 착, 齚물 색, 齸새김질할 익, 齙엄니 포, 䶕뻐드렁니 파, 齝새김질할 치, 齺이 부러질 추, 齱이 바르지 못할 추, 악착할 착, 齼이 다쳐 곱을 초, 齻사랑니 전, 齜이 드러낼 재·이 드러낼 차, 齵이 바르지 못할 우, 齯다시 난 이 예, 齣단락 척·날 출, 䶦이 서로 맞을 책, 齹이 고르지 못할 차, 齨노인의 이 구,

8) 한자학전서(漢字學 全書). 진태하 저. 서예문인화. p.460. 2009.

齟잇몸이 부을 거, 齬씹는 소리 립(입), 齡나이 령(영), 齔이 갈 친·이 갈 츤, 齜잇몸이 드러날 치, 齴좋은 이 엄·좋은 이 암, 齾날카로울 찰, 齏씹을 제, 齸깨물 참, 齽몹시 성내는 모양 금, 齩깨물 요·깨물 교, 齰이 바르지 못할 차·어긋날 저, 齶뼈 씹는 소리 할, 齷이를 갈 애, 齺입에 넣고 씹지 않을 함·이가 높은 모양 암, 齦씹는 소리 실·물 색, 齹입에 넣고 씹지 않을 함·이가 높은 모양 암, 齳이 빠질 운·씹을 곤, 齸이를 갈 함, 齭시릴 소, 齣옥니 협, 齰상아를 다듬을 곡, 齧깨물 랄(날), 齲충치 구·충치 우, 齩깨물 교, 齫이 솟아날 곤, 齪악착할 착, 齟어긋날 저·이 바르지 못할 차, 齦물 간·잇몸 은, 齬어긋날 어, 齷악착할 악, 齧물 설, 齡나이 령(영), 齗잇몸 은·싸울 인, 齲충치 우, 齶잇몸 악, 齤옥니 권, 齘이 갈 계·이 갈 해, 齖깨물 가, 齕깨물 흘, 齔이 갈 친·이 갈 츤, 齠이 갈 초, 齮깨물 기·깨물 의, 齡입을 다물 금

② 강희자전에서 보이는 치자 부수를 가진 한자

0畫： 齒, 歯, 齿

1畫： 齓

2畫： 齔, 齓, 齕, 齖, 齗, 齘

3畫： 齕, 齕, 齕, 齗, 齘, 齕

4畫： 齘, 齡, 齖, 齗, 齘, 齗, 齘, 齕, 齗, 齗, 齕, 齕, 齕, 齗, 齡, 齘

5畫： 齖, 齬, 齟, 齙, 齚, 齛, 齜, 齝, 齞, 齟, 齠, 齡, 齡, 齣, 齟, 齡, 齙, 齠, 齡, 齪, 齖, 齛, 齝, 齕, 齘, 齖, 齧, 齧, 齕, 齗, 齕, 齟, 齡, 齟, 齕, 齵, 齝

6畫： 齲, 齧, 齤, 齥, 齦, 齧, 齨, 齩, 齜, 齫, 齬, 齭, 齮, 齯, 齰, 齱, 齲,

⿰齒吉, ⿰齒列, ⿰齒并, ⿰齒合, ⿱絜齒, ⿰齒有, ⿰齒巳, ⿰虫齒, ⿰齒休, ⿰齒后, ⿰齒兆, ⿰齒朵, ⿰齒各, ⿰齒玄, ⿰齒吏, ⿰齒同, ⿰齒幷, ⿰齒幵

7畫 : ⿰齒告, ⿰齒夾, 齪, ⿰齒困, 齬, 齬, 齪, ⿰齒言, ⿰足齒, ⿰齒我, ⿰齒夋, ⿰齒含, ⿱夆齒, ⿱折齒, ⿱隹齒, ⿰齒劫, ⿱隼齒, ⿱夾齒, ⿰言齒, ⿰齒吾, ⿰齒瓦, ⿰齒束, ⿰齒辰, ⿰齒肖, ⿰齒巳, ⿰齒体, ⿰齒佐, ⿰齒昏, ⿰齒尾, ⿰齒孚

8畫 : ⿰齒其, ⿰齒臽, ⿰齒所, 齮, 齯, 齰, 齱, ⿱制齒, ⿱臤齒, ⿰齒卒, ⿰齒來, ⿰齒囷, ⿰齒戔, ⿰齒定, ⿰齒厓, ⿱宛齒, ⿰齒隹, ⿱癶齒, ⿰齒虎, ⿰齒肴, ⿰齒宜, ⿰齒屈, ⿰齒丑, ⿰齒夌, ⿰齒門, ⿱乍齒, ⿱臤齒, ⿱癶齒

9畫 : ⿱殹齒, ⿰齒則, ⿰齒咸, 齲, 齫, 齴, 齵, 齶, 齷, 齲, 齷, ⿰齒曷, ⿰齒客, ⿱敄齒, 齧, ⿰齒虐, ⿰齒面, ⿰齒枼, ⿰齒胥, ⿰齒查, ⿰齒剡, ⿰齒咼, ⿱差齒, ⿰齒夋, ⿰齒眉, ⿰月齒, ⿱叕齒

10畫 : ⿰齒豈, ⿰齒骨, 齸, ⿱羔齒, 齺, ⿰齒真, 齹, ⿰齒兼, ⿰齒息, ⿰月齒, ⿰齒尃, ⿰齒倉, ⿰齒害, ⿱盍齒, ⿰齒肙, ⿰齒舌, ⿱殸齒, ⿱益齒, ⿰齒展, ⿱蚤齒, ⿱留齒, ⿰齒脊, ⿰齒彖

11畫 : ⿰齒虘, ⿰齒責, ⿰齒商, ⿰齒匿, ⿰齒窒, ⿰齒將, ⿰齒産, ⿰齒堇, ⿱敖齒, ⿰齒曹, ⿰齒袁

12畫 : ⿰齒堯, ⿰齒單, ⿱焚齒, ⿰齒鹵, ⿰齒最, ⿰齒幾, ⿰齒間, ⿰齒閒, ⿸厤齒, ⿰齒虛, ⿱髟齒, ⿰齒曾, ⿰齒谷, ⿱奞齒

13畫 : ⿰齒僉, 齼, 齽, ⿰齒葛, ⿸麻齒, ⿱貇齒, ⿰齒置, ⿰齒義, ⿰齒亶

14畫 : ⿰齒齊, ⿰齒臧, ⿱䂞齒

15畫 : ⿰齒鼠, ⿰齒垔, ⿰齒齒, ⿰齒厲, ⿰齒韱, ⿸厤齒

16畫 : ⿰齒歷, ⿰齒盧, ⿸虍齒, ⿱䜌齒

17畫 : ⿱聬齒, ⿰齒薄, ⿰齒毚, ⿰齒聯

18畫 : ⿰齒爵

19畫 : ⿱殹齒, ⿰齒贊, ⿰齒簿, 齻

20畫 : ⿰齒嚴, 齾, ⿸虍齒, ⿰齒獻

21畫 : ⿰齒屬

25畫 : ⿱⿰齒齒齒, ⿱齊齒

2. 한글을 통해 본 치아

(1) 한글 '니'에 대하여

표음문자로서의 '니'

한자는 표의문자인데 반해 한글은 표음문자이다. 표의문자에 비해 표음문자는 청각적인 신호를 시각적인 신호로 변환할 때 어떤 의미를 동반하지 않는다. 예를 들어 한자 치(齒)라는 문자에는 소리와 의미가 들어 있지만 우리말의 이(니)에는 소리만 들어 있다. 또 표의문자라 하더라도 문자가 왜 그렇게 표기되었는지에 대해 설명할 수는 있지만 왜 그렇게 소리 나게 되었는지를 설명하기란 어렵다. 즉 왜 치아를 중국에서는 치(齒, chǐ)로, 한국에서는 니(ni)로, 일본에서는 하(ha), 영어에서는 Tooth(tu:θ)로 부르게 되었는지에 대해서는 명확한 근거가 없다.

'니'의 기원

우리나라에서 치아를 니(이)로 말하게 된 것은 삼국시대 이전으로 추측된다. '니'에 대한 최초의 기록은 삼국사기에 보인다.

≪삼국사기≫ 신라본기 유리이사금조에 다음과 같은 기록이 있다.

남해가 죽자 유리가 마땅히 대를 이어 왕이 되어야 했는데 탈해(脫解)가 본디 덕망이 있어 위(位)를 미루어 사양하였다. 탈해가 말하기를 "신기대보(神器大寶)는 용렬한 사람이 감당할 바가 아닙니다. 제가 듣기로 성지인(聖智

人)은 이(齒)가 많다고 하니 떡을 깨물어 시험합시다"라고 하였다. 유리가 치리(齒理)가 많았으므로 좌우와 더불어 받들어 세우고 이사금(尼師今)이라 불렀다.[9)]

≪삼국사기≫에는 한결같이 '尼師今'(중세어 한자음 '니ᄉᆞ금')이라 표기되었으나 ≪삼국유사≫에는 '尼叱今' 또는 '齒叱今'으로도 표기되었다. 이때 '叱'은 소유격조사의 표기로 볼 수 있다. 중세어 국어의 문법에 따라 'ㅅ'으로 가정하면 이들은 '닛금'을 나타낸 것으로 볼 수 있다. 즉 이사금이란 '니슨금', '닛금', '니은금'이 임금으로 변한 것으로 해석할 수 있다.[10)] 즉 유리이사금의 기록은 '떡에 찍힌 닛금 자국'이 많은 유리가 왕이 되었다는 말이다.[11)]

---

9) 삼국사기 신라본기 제1권 유리이사금조. 한편 〈한국민족문화대백과〉의 이사금(尼師今) 항목을 보면 다음과 같이 설명하고 있다.
〈이[齒]가 많은 사람, 즉 연장자는 성스럽고 지혜로운 사람(聖智人)이라고 한 것에서 유래했으며, 김대문(金大問)도 치리의 방언이라고 설명했다. 유리왕과 탈해왕이 서로 왕위를 사양하다가 이의 수효를 세어 유리왕이 먼저 즉위했으므로 왕호를 이사금으로 했다는 설화가 전해지고 있다.
근래에 와서 이사금이란 '니슨금', '닛금', '니은금'이 임금으로 변한 것으로 해석하고 있다. 이러한 차이는 부족사회에서 족장을 추대하는데, 이로써 현우(賢愚)를 가리던 풍습이 뒤에 계승자를 의미하는 왕을 뜻하는 말로 발전했다고 본다.〉

10) 이사금이 치리, 즉 잇금을 의미하지 않다는 주장도 많다. 그러나 여기서는 그것의 가부는 크게 중요하지 않다. 후대 신라인들이 그렇게 해석했다는 기록 자체가 중요하다.

11) '旕時調'는 '엇시조'라고 읽는다. 이 '엇(旕)'은 한국식 한자이다. 한자 아래 '꾸짖을 질(叱)' 자를 붙인 한자는 원래의 한문에 ㅅ 받침을 붙여서 읽으면 된다. 예를 들어 고(庫) 밑에 '叱'을 붙이면 '𢈴'이 된다. 이는 '곳'으로 읽는다. 또 '꽃 화(花)' 아래 '叱'을 붙이면 '곳(䒿)' 자가 되고, 발음과 의미가 같은 '꽃'을 의미한다.

여기서 '리(理)'는 '결' 또는 '모양', '잔금'이라는 의미를 가진 한자어이다. 예를 들어 나뭇결이나 나이테를 한자로 목리(木理)라고 한다. 즉 치리(齒理)란 치아의 결이나 모양을 의미한다. 순우리말로 하면 '이의 결' 또는 '이의 금' 등으로 표현할 수 있다. 목리(木理)가 '나무의 결'이나 '나무의 금(나이테)'인 것을 생각해 보면 쉽게 납득이 간다.

즉 임금의 어원은 '니의금', '닛금'이라는 해석이다. 물론 이런 해석만이 있는 것은 아니다. 하지만 치아를 '니'라고 명명했던 사실은 김대문의 계림잡전 등을 보면 알 수 있다.

≪삼국사기≫ 기록을 통해 우리는 두 가지 정보를 얻을 수 있다. 첫째는 우리는 아주 오래 전부터 치아를 이(니)라고 말해 왔다는 것, 두 번째는 한자문화권과 같이 이(니)가 나이를 의미한다는 사실이다. 하지만 이 인식이 한자문화권에서 유입된 결과인지, 독자적인 인식인지, 아니면 더 나아가 우리의 인식이 역으로 한자문화권에 영향을 주었는지 파악할 수는 없다. 결국 치아가 나이를 의미하는 것이 인류보편적인 문화라고 결론지을 수는 없지만 한자문화권과 같이 우리나라에서도 삼국시대 초기에 이미 치아가 나이를 의미한다는 것은 확실하다고 할 수 있다.

〈니〉의 다른 의미들

문자라는 시각 이전에 정보전달체계에서 무엇 때문에 '齒'를 '니(이)'라고 발음하게 되었을까 하는 문제는 여전히 수수께끼이다. 언어학자는 음성언어에는 아무런 의미가 없다고 말하지만 유사한 발음을 가지는 언어들에서 어떤 특징을 찾아낼 수 있다. 현재 '니'의 언어적 근원을 보면 닙(葉)과 날(刃)이 떠오른다. 국어에서 '니(이)'는 그릇의 가장자리, 톱니에서 보듯이 날카로운 가장자리, 동정니-동정의 양 끝 모서리 등의 활용이 남아 있다. 주로 가장자리라는 뜻에서 또 톱니에서 보듯 날카로운 가장자리라고 하면 의미상으로는 '날'이 된다.

(2) 북한의 경우

이빨이 아니고 이발?

북한에서는 이는 단수형(Tooth)이고, 이발은 복수형(Teeth)이다. 이빨이 아니라 이발이다. 여기서 발은 면발이나 서릿발에서처럼 나란히 늘어선 긴 것을 의미한다. 치아가 늘어선 것을 이발이라고 한다. 우리가 이빨을 짐승의 이를 의미하는 것과는 사뭇 다르다. 우리는 눈깔, 주둥이, 이빨 등을 짐승의 눈, 입, 이를 나타내는 비속어로 간주하는 것과는 다르다. 이렇듯 불과 50년의 시간 속에서도 이런 차이가 나오는 것이다.

'이빨'의 사전적 정의와 '이'의 사용 편의성

사전을 보면 이빨의 사전적 정의는 '이를 낮잡아 부르는 말' 또는 '동물의 이를 이르는 말'이라고 정의하고 있다. 그런데 흔히 점잖은 사람들도 이빨이라고 한다. 언어란 사람들과의 약속이기 때문에 굳이 이를 고쳐야 할 필요까지는 없지만, 치과의사들은 환자의 이를 치아라고 하지, 좀처럼 이빨이라는 단어를 사용하지 않는다. 하지만 일반적으로 '이빨'은 '이'보다 그 의사를 쉽고 확실하게 전달할 수 있다는 장점이 있다.

예를 들어 마이클 렘벡 감독의 작품인 '이빨요정'이라는 영화가 있다. 그런데 이것을 보고 치과의사들이 왜 '이'나 '치아' 대신 비속어인 '이빨'이라는 단어를 썼냐고 할 수는 없을 것이다. 예를 들어 '이요정'이라는 제목은 뭔가 어색하다. 결국 이빨은 이에 비해서 의미전달의 명확성이 뛰어나기 때문에 부득이하게 사용하게 된다고 볼 수 있다. '치아요정'으로 해야 한다고까지 말하면 뭐라 할 말이 없지만 말이다. 한편 '이빨'의 명확성은 인터넷 시대에도 잘 나타난다. 즉 '이'라는 문자만으로 원하는 정보를 찾기란 여간 어려운 일이 아니다.

'이빨'을 북한에서는 '이발'이라 하면서 '하얀 이발', '사기이발'이라고 하는데 왠지 어감이 낯설다. 잇몸은 '니발집'이라고 한다. 북한 속담 가운데 '이발이 맏아들보다 낫다'라는 말이 있는데 남한에서는 '이가 자식보다 낫다'라는 속담이 이를 대신한다.

'치아'는 '이'나 '이발' 또는 '이빨'보다 더 공손한 표현이다. 사전적 정의는 '이를 점잖게 이르는 말'이라고 되어 있다. 이것은 한자가 가지는 특성이기도 하다. 나이라고 하는 순수한 우리말보다도 '연세'나 지금은 잘 사용하지 않는 '춘추' 따위의 한문 표현이 그렇다.

3. 일본어를 통해 본 치아

표음문자인 일본어에서 이(Ha)

이(齒)의 일본어 음성기호는 하(Ha)이다. 문헌적으로는 우리나라에서 이(니)라고 말하는 시대와 일본에서 '하'라고 하는 시대가 유사하다. 조사한 바로는 일본에서 치(齒)를 '하'로 읽는 최초의 문서는 고사기(古事記)에 보이는데 미치노나나가치하노카미(道之長乳齒神-길을 관장하는 신)에 관한 것이다. 여기서 '치(齒)'를 '하'로 읽고 있다. 즉 이 말은 우리는 치(齒)의 훈(訓)이 '니'이듯 일본에서는 치(齒)의 훈(訓)이 '하'라는 의미이다.[12)]

일본어에서 '하'의 어원은 우리의 '니'처럼 확실하지 않다. 다만 물건을 자르는 칼날(ハ(刃))과 같은 어원을 가진다고 본다. 이 경우 지금은 잘 사용하지 않지만 동사 '먹다, ハム(食む)'도 설명할 수 있다.

또 다른 추론으로는 다음과 같은 것이 있다. ① 나뭇잎처럼 넓적하고 동시에 빠지는 것의 상징이 낙엽처럼 떨어진다는 것과 공통된다는 점에서 하(잎사귀 엽(葉)을 '하'라고 읽는다)에서 왔다. ② 음식을 치아 사이에 넣는 동작을 나타내는 '하사무(挟む)'의 '하'에서 왔다. ③ 음식을 먹는 행위인 '하무(食む)'에서 유래했다. ④ 입의 언저리에 있기 때문에 이것을 의미하는 '하(端)'에서 유래했다.

이상의 추론 가운데 대체로 일본에서는 날을 의미하는 하(刃)에서 왔다는 것이 중론이나, 개인적으로는 ④의 추론을 지지한다. 이것은 한국과 일본의 공통

---

12) 치(齒)를 하(は－ha)로 읽는 내용은 앞에서도 언급한 것처럼 만요슈(萬葉集)에도 나온다. 한편 만요슈나 고사기의 서술 연대는 확실하지 않으나 거의 비슷한 시기로 보고 있다. 그런데 고사기에 나오는 내용으로 보아 추측했다.

된 어학적 측면에서 생각해보면 쉽게 이해가 간다. 이는 한자의 끝 단(端)이 일본에서도 음은 '하'로 읽히는데, 이 단어의 의미가 우리나라의 '니(이)'와 유사하기 때문이다. 즉 국어에서 '니(이)'는 그릇의 가장자리, 톱니에서 보듯이 날카로운 가장자리, 동정니-동정의 양 끝 모서리 등의 활용이 남아 있다는 점을 상기하면 일본 역시 같은 발상일 것이라는 것이 쉽게 이해가 간다. 게다가 앞서 말했듯이 주로 가장자리라는 뜻에서 또 톱니에서 보듯 날카로운 가장자리라고 하면 의미상으로는 '날'이 된다.

일본의 기록에서 보이는 치아

한편 일본의 고대 기록에도 치아에 대한 이야기가 나온다.

"고대 반정천황의 이름은 서치별천황(瑞歯別天皇, 406~410)이다. 고사기(古事記)에서는 수치별명(水歯別命)이라고 한다. 서치(瑞歯) 또는 수치(水歯)는 윤기가 있고 아름다운 치아를 의미한다."

위는 일본서기에 실려 있는 내용이다. 일본서기는 '천황이 서치별천황(瑞歯別天皇)이라는 이름을 가진 것은 치아가 크고, 위아래 치아가 균형을 갖추고 있으며 치열이 나란했기 때문'이라고 적고 있다.[13)]

그런데 뒤에서 다시 언급하겠지만 일본에서 서치(瑞歯)는 치아가 없는 노인에게서 다시 치아가 나는 것을 말하는 명사이기도 하다. 즉 우리나라나 중국에서 말하는 예치(齯齒)를 의미한다. 서치(瑞歯)라는 단어는 동북아시아 동양 3국 가운데 유일하게 일본에서만 쓰이는 단어이다.

---

13) 서치(瑞歯)는 일본어로 '미즈하'라고 읽는다. 즉 촉촉하고 윤기 있는 치아를 말한다.

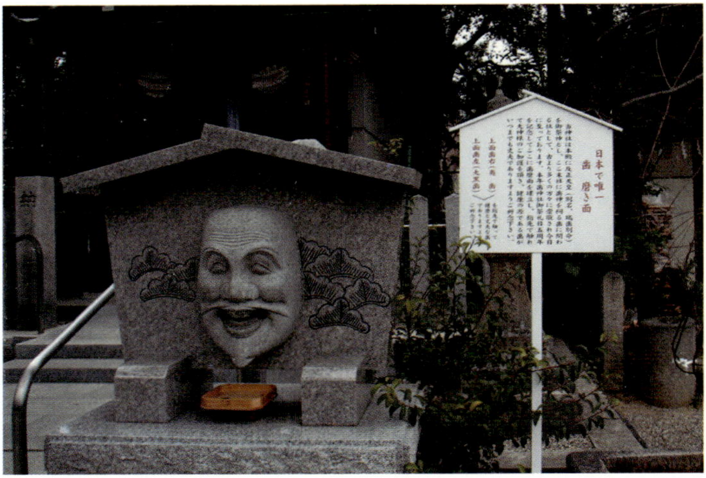

■ 일본 오사카에 있는 柴籬神社(시바카키진자). 서치별천황(瑞歯別天皇)을 모시는 신사. 사진에서 보이는 석상의 치아를 닦고 자신의 치아를 닦으면 치아가 건강해진다는 속설이 붙은 안내판이 있다.

일본의 치아(齒牙)의 신(神)

한편 앞에서도 다루었지만 일본에는 치아를 모시는 신사가 전국에 산재해 있다. 특히 신사 이름이 白山神社(백산신사-하쿠산진자)는 치아를 모시는 신사인 경우가 많다. 이 백산신사 가운데서 유명한 신사가 동경에 있는 백산신사(白山神社)이다. 이 신사는 특히 치주농양에 영험이 있다고 일컬어지고 있다. 이런 치아에 관한 문화는 일본인의 문화관을 엿볼 수 있는 한 예이기도 하다. 그러다 보니 아예 신사 이름이 치아신사인 경우도 있다. 동양에서 치아를 신성시하는 경우가 전혀 없는 것은 아니다. 앞에서 본 사진 중에 부처님의 치아를 모시고 있다고 전해지는 싱가포르의 차이나타운 템플스트리트에 있는 불치사(佛齒寺 또는 佛牙寺)가 있다. 나중에 다루겠지만 불치사는 싱가포르에만 있는 것은 아니다. 불치사 가운데 가장 유명한 것은 스리랑카에 있는 불치사이다. 물론 한국과 일본에도 불치사가 있다.

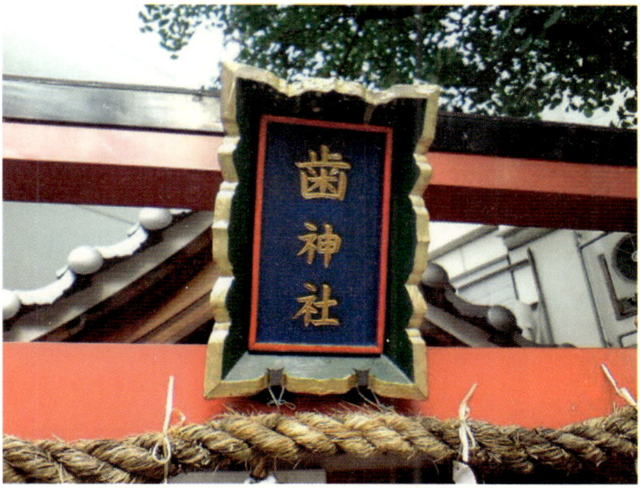

■ 앞에서 보기를 든 서치별천황(瑞歯別天皇)과는 무관하지만 일본에는 다양한 신이 존재한다. 사진은 일본의 치아를 모신 신사의 현판이다.

4. 인도유럽어족에서의 치아

(1) Tooth의 어원적 접근

인도유럽어족의 치아에 관한 문자적 접근은 현실적으로 한자문화권에 대한 접근보다는 피상적일 수밖에 없다.

영어 'Tooth'는 치아를 의미하지만 원래는 '씹다', '깨물다', '먹는 기구'를 의미하기도 한다. Tooth는 고대 인도-유럽어족의 'ed'에 기원을 두고 있다고 한다. 이 'ed'는 'Eat', 'Edible'의 어원이다. 언어학자들의 연구에 의하면 'ed'의 현재분사형인 'ed-onto'가 라틴어의 'Dens'로 되었고, 고대 영어에서는 'Toth'로 되었다고 생각한다.

위의 내용은 〈The American Heritage® Dictionary of the English Language〉의 원문[14]의 Tooth 항목에서 비교적 상세하게 설명되어 있다.

〈Tooth의 역사적 배경: 먹다, 씹다, 치아, 치과의사 등의 단어는 논리적인 관계성만이 아니라 어원적으로도 연결되어 있다. 즉 이 단어들은 공통 어원을 갖는다. 초기 인도-유럽어족의 〈ed-〉는 먹는 것(To Eat)을 의미한다. 또 우리가 오늘날 사용하는 먹는다(Eat)는 깨무는 것(To Bite)을 의미했다. 또 〈ed-〉의 분사(分詞)적 형태는 〈Dent-〉로 〈씹는-〉것과 같으며 이것이 〈Tooth〉를 의미하게 되었다. 우리가 현재 사용하는 단어 〈Tooth〉는 〈Dont-〉에서 왔

14) The American Heritage® Dictionary of the English Language, Fourth Edition copyright ©2000 by Houghton Mifflin Company. Updated in 2009. Published by Houghton Mifflin Company.

는데 이는 발음상의 변화로 말미암아 독일어로 〈Tanthuz〉가 되었다. 이 단어는 고대 영어의 〈Tth〉, 즉 현대 영어의 〈Tooth〉이다. 한편 초기 인도-유럽어의 〈Dent-〉는 라틴어로 〈Dns(어간은 Dent-)〉되었고, 〈Tooth〉에서 〈Dentist〉가 유래하였다. 이것과는 달리 초기 인도-유럽어족의 〈(O)dont-〉에서 〈치과교정의/Orthodontist〉라는 말이 왔다.〉

〈Word History: Eating, biting, teeth, and dentists are related not only logically but etymologically; that is, the roots of the words eat, tooth, and dentist have a common origin. The Proto-Indo-European root *ed-, meaning 'to eat' and the source of our word eat, originally meant 'to bite'. A participial form of *ed- in this sense was *dent-, 'biting', which came to mean 'tooth'. Our word tooth comes from *dont-, a form of *dent-, with sound changes that resulted in the Germanic word *tanthuz. This word became Old English tth and Modern English tooth. Meanwhile the Proto-Indo-European form *dent- itself became in Latin dns (stem dent-), 'tooth', from which is derived our word dentist. We find a descendant of another Proto-Indo-European form *(o)dont- in the word orthodontist.〉

위의 어원적 분화와는 달리 서양에서 치아가 상징하는 것은 '위험, 해독'의 의미가 강하다. 이는 이(齒)의 기능을 동양에서처럼 음식을 먹기 위한 신체의 일부로서 파악하는 것이 아니라 동물처럼 공격을 위한 도구로서 인식이 더 강하기 때문일 것이다. 예를 들어 '드라큘라'와 'Tooth for Tooth, 이에는 이' 같은 텍스트도 이런 개념이라고 볼 수 있다. 또 한자나 한글에서의 齒나 이(니)와는 달리 영어에서는 Tooth가 명사 및 동사적 기능을 한다. 뿐만 아니라 영어에서는 Tooth가 맛이나 음식기호를 나타내기도 한다. 'Sweet Tooth'라는 숙어는 '단 것을 좋아함'이라는 관용어이다.

이렇듯 동양과 서양의 이(齒)에 대한 관념은 상당한 차이가 있지만 몇 가지 유사한 개념도 있다. 이를 간단히 소개하기로 한다.

① 한·중·일 동양 언어와 마찬가지로 Tooth는 톱니에서처럼 톱날을 Sawtooth라고 한다. 이를 보면 뾰족한 모습을 한 날을 '니'라고 부르는 것은 거의 만국 공통인 듯하다.

② 한편 고사성어로 조아지사(爪牙之士)라는 말이 있는데 풀이하면 '손톱이나 어금니와 같은 선비 즉, 전심을 다하여 충성을 다하는 忠臣(충신)'을 말한다. 영어에서는 부사구로 'Tooth and Nail'이라는 숙어가 있다. '전력을 다하여, 필사적으로'라는 의미인데 어떤 의미에서는 의미가 상통한다 하겠다. 단지 고사성어의 조아지사(爪牙之士)에서 손톱과 치아는 충성을 하는데 필요하지만, 서양의 'Tooth and Nail'은 싸우는 데 필요하다는 점이 다르다.

③ 동양 3국과는 달리 치아가 나이를 의미하는 경우는 거의 없다. 현재 사용되고 있는 Long in the Tooth, '나이를 먹은'이라는 숙어가 전부일 정도이다. 물론 치아가 나이와 함께 변화하는 객관적인 지표라는 것을 서양인들이 몰랐을 리는 없다. 예를 들어 영어에 'Gift Horse'라는 관용어가 있는데 이 관용어는 '선물로 준 말'이라는 의미이다. 그런데 영어 속담 가운데

'Don't look a gift horse in the mouth'라는 속담이 있다. 직역하면 '선물로 준 말의 입안을 들여다보지 말라'라는 말인데, 남의 호의를 트집 잡지 말라는 속담이다. 이때 말의 입안은 다름 아닌 말의 이빨을 의미한다. 동·서양을 막론하고 말을 감정하는 데 가장 중요한 것은 다리나 발굽이 아니다. 말을 감정하기 위해서는 말의 이빨을 본다. 말의 이빨 중에 'Mark Tooth'라는 이빨이 있다. 이 이빨은 말의 앞니를 가리키는데 여기에 말의 나이를 나타내는 홈이 있다고 한다. 한편 동양 한자문화권에서는 말의 치아[馬齒]를 말의 이빨이라는 뜻으로 사용하지만 일반적으로는 자기의 나이를 낮추어 겸손하게 이르는 말이기도 하다.

(2) 현대 치의학 용어의 기원

현대 치의학 용어는 대부분이 서양 치의학에서 유래한 용어가 널리 사용되고 있다. 이는 치의학뿐만 아니라 근세 이후 서양의학의 체계가 현대의학의 주류를 형성했기 때문이다. 서양의학 및 치의학 전문 용어는 서양 문화의 근간을 이루는 그리스 문화와 라틴 문화의 영향이 크다. 따라서 현대 치의학용어는 그리스어 유래, 라틴어 유래, 영어 유래로 크게 나눌 수 있다.

앞에서 언급한 고대인도 유럽어족의 'ed'에서 라틴어 'Dens'로, 그리스어 'Odont'로, 영어 'Tooth'로 분화했다. 이때 라틴어의 Dento-(Dent-), Denta-, Dentino-(Dentin-), Denti-. 그리스어의 Odonto-(Odont-), -odont, -odontic, -odontia, -odontoid는 모두 치아라는 의미를 가진 말로 性(성)에 따른 또는 格(격)에 따른 문법적 변화의 결과이다.

① 라틴어 계열용어인 Den, 복수형은 Dens

라틴어 Dento-(Dent-), Denta-, Dentino-(Dentin-), Denti-Dens incisivus: 앞니

- Dens in dente: 치내치(齒內齒)
- Dens serotinus: 지치(智齒)
- Dens: 이, 치아
- Dental: 치-, 치아-, 치과-
- Dental caries: 충치, 치아우식증
- Dental extraction: 발치
- Dental prosthesis: 치과보철물, 유상의치
- Dental pulp: 치아속질, 치수
- Denticle: 작은이와 같은 돌기
- Dentin, dentinum: 상아질
- Dentinoblast: 상아질모세포
- Dentist: 치과의사
- Dentition: 치열
- Secondary dentition, Permanent tooth: 영구치아열
- Denture: 틀니, 의치
- Dedentition: 치아의 탈락
- Edentulous mandible: 무치악, 이가 없는 턱
- Paradental cyst: 치주낭
- Predentin: 전상아질(풋상아질)

② 그리스의 Odont에서 기원

그리스어의 Odonto-(Odont-), -odont, -odontic, -odontia, -odontoid

- Odontectomy: 치아절제술, 발치
- Odontogenesis, Odontogeny: 치아발생, 치아형성
- Odontoid process: 치아돌기
- Odontologist, Dentist: 치과의사
- Odontoparallaxis, Malocclusion: 맞물림장애, 부정교합, 교합장애
- Odontoplasty: 치아성형술
- Anodontia: 무치아증, 치아 없음증
- Antiodontalgic: 치통약, 항치통약, 항치통성-
- Exodontia: 발치, 발치술
- Hypodontia: 치아결핍, 치아발육부전증↔Hyperdontia, Polyodontia: 치아과다증
- Orthodontic appliance: 치과교정장치
- Periodontal disease: 치주병
- Periodontitis: 치아주위조직염, 치주염
- Periodontium: 치아주위조직, 치주
- Prosthodontics: 보철학

③ 영어에서 유래

- Tooth: 이, 치, 치아. 복수형은 Teeth
- Deciduous tooth *Milk tooth, Primary tooth: 탈락치아, 젖니

* Wisdom tooth: 지치(智齒), 사랑니

- Toothache: 치통
- Toothbrushing: 이닦기
- Tooth paste: 치약
- Tooth-pick: 이쑤시개
- Tooth germ: 치배(齒胚)
- Abutment tooth: 지대치(支臺齒)
- Tooth whitening: 치아미백

* 젖니의 다른 말 Milk tooth는 라틴어 Dens lacteus(젖의 이)를, 사랑니 Wisdom tooth는 라틴어 Dens sapientiae(지혜의 이)를 영어로 옮긴 것이다.

5. 결어

이(니, 치아, 하, Tooth)를 통해 본 한자문화권의 특징과 영어권의 개념 차이는 분명하다. 치아가 연령을 의미하는 것은 한자문화권의 공통적인 특징이다. 그러나 토착문화, 즉 한반도에서는 한자가 유입되기 이전, 일본에서도 한자가 유입되기 이전 치아에 대한 인식이 동일했는지에 대해서는 알 수 없다. 다만, 한반도에서는 최소한 삼국시대에 벌써 이런 인식이 있었던 것으로 보아 한자가 유입되기 이전부터 치아가 나이를 나타내는 문화가 저변에 있었음을 추론할 수는 있다.

한편 서양에서 치아가 가지는 의미 중에 나이와 관계된 것이 아예 없는 것은 아니다. 'Long in the tooth'라는 숙어는 '늙다, 아주 늙다, 늙어가다'라는 의미이다. 그러나 이는 그리 오래된 숙어는 아닌 것 같다. 뿐만 아니라 그 이외에는 거의 나이를 의미하는 숙어나 파생어가 없다.

뒤에서 다시 자세하게 언급할 내용이기는 하지만 사랑니가 지혜=지치=이사금의 지혜와 관계된 부분은 동·서양의 문화교류가 활발한 이후에 형성된 것으로 보인다. 물론 이사금의 지혜가 여기서는 나이를 먹어가면서 경험에 의한 부수적인 인간의 한 특징을 언급한 것으로 보아야 할 것 같다. 반대로 서양에서는 지치를 제외하고는 치아가 의미하는 것이 일반적으로 위험요소나 해독으로 비유되고 있는 것이 특이하다.

한국어의 '니'가 의미하는 '날'과 일본어의 날카로운 것을 의미하는 '하'와 치아를 의미하는 '하'는 한국의 경우에는 훈이 통하고 일본의 경우에는 훈도 같다. 조금은 억지스럽게 느껴지지만 한국어와 일본어는 이齒-니-닙葉=잎葉-하葉-하刀

-하齒와 어떤 언어적 관계가 엿보인다. 그러나 이 억지스러움이 이두나 한자를 빌어 표기한 고대사회 언어관계적 측면에서 보면 좋은 아이디어가 될 수도 있을 것이다.

이의 사전적 정의는 '입안에 있으며 무엇을 물거나 음식물을 씹는 역할을 하는 기관'이라고 되어 있다. 원래 이는 '니'라고 하며 현재도 어금니, 사랑니 등 그대로 쓰이고 있다. 이것의 원래 의미는 물건 따위에서 뾰족하게 내민 부분을 의미한다. 그런데 여기서 흥미로운 것은 '〈디〈니〈이' 식으로 발음이 변화되어 왔다는 사실이다. 또 현재 지구상의 대다수의 언어에는 이(齒)를 나타내는 단어가,

① ㅌ 발음은 중국이나 영어, 위구르 언어로 '취, 투스, 치스' 등으로 발음된다.
② ㄷ 발음은 라틴어 계열 아제르바이잔, 터키 등으로 '디스' 등으로 발음된다.
③ ㄴ 발음은 한국 사모아제도로 '니발, 니포'로 발음된다.

그러나 언어학자들은 이 발음들 역시 모두 'ㄷ'에서 분화되어 나간 것으로 간주한다. 또 일본의 경우 '하'라고 하는데 이도 'ㄷ'에서 변형되어 나간 것으로 본다. 이에 대해서는 더 많은 연구와 자료가 필요하겠지만 개략적인 사실만으로도 무척 흥미로운 일이 아닐 수 없다.

[참고]

각 지역의 치아에 대한 명칭

다음은 참고를 위하여 세계 각 지역의 니(이)에 대한 명칭들이다. 참고하기 바란다.[15)]

- Albanian : dhëmb 인도 유럽어족
- Arabic : sinn 셈족계열 치아가 나이를 의미하는 경우도 있다.
  - Egyptian Arabic : senn
- Aramaic : 아람어
  - Syriac šinā'
  - Hebrew : šinā' 증오라는 의미도 있다.
- Armenian : atam(Western Armenian: akṙa) 인도유럽어족
- Asturian : diente 인도유럽어족
- Azeri : diş 터키어족
- Bashkir : teş 바쉬키르어족
- Basque : hortz
- Belarusian : zub 러시아, 우크라이나
- Bengali : dãt
- Breton : dant 브루타뉴어
- Bulgarian : zăb
- Catalan : dent

15) Wiktionary에서 참조 정리.

- Chamicuro : ajsi
- Chechen : cerg
- Chinese:
  - Mandarin : chǐ
  - Min Nan : chhùi-khí
- Chuvash : şăl 츄바시족어-터키계 소수민족 주로 러시아거주
- Czech : zub
- Danish : tand 덴마크어
- Darkinjung : dharra
- Dolgan : tiis 터키계 달강족어
- Dutch : tand
- Esperanto : dento
- Estonian : hammas
- Evenki : ikte 퉁구스어-러시아 몽고, 중궁에 거주
- Faroese : tonn
- Finnish : hammas
- French : dent
- Gagauz : diş 북대서양 몰도바 원주민
- Gamilaraay : yira
- German : Zahn
- Greek : dóntì
  - Ancient : odoús

- Guaraní : t- 남미 인디언부족어
- Gujarati : dā̃t 인도서부 구자라트 족어
- Hebrew : shén
- Hindi : dā̃t
- Hungarian : fog
- Icelandic : tönn
- Indonesian : gigi
- Interlingua : dente
- Irish : fiacail 스코트랜드도 같은 계열
- Italian : dente
- Japanese : ha
- Kalmyk : shüdn 칼미크족어(몽고계)
- Karachay-Balkar : tiş 러시아거주 터키계(카자흐스탄 등에 거주)
- Karakalpak : tis
- Kazakh : tis
- Khakas : tís
- Khmer : t'mēiñ 크메르족어
- Kikuyu : igego 케냐의 한 부족어
- Korean : I or ni
- Kumyk : tiş
- Kurmanji : didan
  - Sorani : dân

- Kyrgyz : tiş
- Lakota : hi 북아메리카 원주민
- Lao : khëëw 타이북부 라오족어
- Latin : dēns
- Latvian : zobs
- Lingala : lĭno 중앙아프리카 반투족어
- Lithuanian : dantis
- Luhya : liliino 루히아족어(케냐 서부)
- Luo : lak 케냐, 탄자니아의 부족
- Macedonian : zab
- Malay : gigi
- Maori : niho
- Mbabaram : dirra
- Mongolian : šüd
- Nahuatl : tlantli
- Nepali : dā̃t
- Nogai : tis
- Norwegian : tann
- Okinawan : haa
- Old Church Slavonic : zǫbŭ
- Old English : tō þ
- Pashto : ˈγāx 아프카니스탄 공용어

- Persian : fa 이란어
- Polish : ząb
- Portuguese : dente
- Quechua : kiru 케추아족어
- Rohingya : dat
- Romani : dand
- Romanian : dinte
- Russia Buryat : šüden 시베리아의 몽고족어
- Russian : zub
- Samoan : nifo 폴리네시아 서사모아어
- Sanskrit : danta
- Scottish Gaelic : fiacail
- Sichuan Yi : rry 스촨지역어
- Sinhalese : data
- Skolt Sami : pää′nn
- Slovak : zub 슬로바키아어
- Slovene : zob 슬로베니아어
- Sorbian:
  - Lower Sorbian : zub
  - Upper Sorbian : zub
  - Southern Altai : tiş
- Spanish : diente

- Sundanese : huntu
- Swahili : jino
- Swedish : tand
- Tagalog : ngipin
- Tahitian : nihfi
- Tajik : dandon
- Tatar : teş
- Thai : fan
- Tok Pisin : tis
- Turkish : diş
- Turkmen : diş
- Tuvan : diş
- Ukrainian : zub
- Urdu : dā̃t, 우루두어
- Uzbek : tish
- Vietnamese : răng
- Volapük : tut
- Welsh : dant 웨일즈어
- West Frisian : tosk
- Yakut : tiis 야쿠트족어
- Yiddish : zon. 이디시어

대략 위의 발음을 분석해 보면 크게 여섯 종류 정도로 나눌 수 있을 것 같다. 큰 의미는 없지만 이 발음에 의한 분류는 어떤 특징을 파악할 수 있는 단초를 제공할 수도 있다는 점이 흥미롭다.

① 폴리네시아지역 〈nifo〉, 〈niho〉

② 타타르-터키 등 중앙아시아부근 〈tis〉 또는 (dis〉-영어 중국어

③ 라틴-힌두 지역 〈dent〉, 〈tan〉, 〈dant〉

④ 동유럽러시아 서남부지역 〈zah〉, 〈zub〉, 〈zob〉

⑤ 몽고계열 〈sud〉, 〈suden〉

⑥ 아랍 중동지역의 〈sinn〉, 〈sen〉

이상 제3장 치아와 언어 편은 〈대한치과의사학회지 2012년〉에 실린 글을 수정 보완한 글이다.

치아(齒牙)의 신(神)과 일본의 미(美)

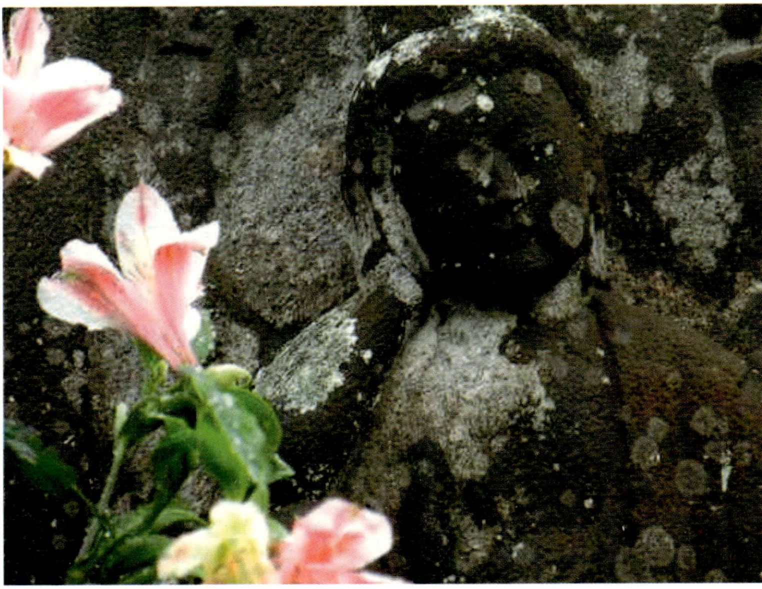

■ 키타카마쿠라의 광조사(北鎌倉光照寺)에 있는 관음상. 타케우치(竹内正敏氏) 씨 제공.

위 사진은 관음반가사유상(如意輪觀音半跏思惟像)이다. 오래된 이끼 속에서 자못 심각한 표정을 짓고 있는 모습이 봄비에 젖은 철쭉꽃과 어우러져 묘한 아름다움을 자아내고 있다. 이 불상은 일본에서는 다름 아닌 치통의 신이라 불리는 반가사유상이다. 반가사유상의 오른손은 뺨에 닿아 있는데 바로 이 모습이 치통과 연관이 있다.

일본은 여러 면에서 재미있는 나라이다. 얌전한 것 같으면서도 우리에게는 한 번씩 문제를 일으키고, 그렇지 않을 때면 한 편으로는 기특하기도 하고, 조용한 나라이다. 입장을 바꾸어 생각하면 우리나라도 역시 그들에게는 말도 많고 탈도 많은 나라일 수도 있을까 하는 생각을 해보기도 하지만. 아무튼 우리에게는 그 말도 많고 탈도 많은 나라에 대해 이해할 수 없는 부분이 많은데 그 나라에는 신(神) 또한 많다. 일설에 의하면 일본에는 800만이나 되는 신들이 존재한다고 하니 주변의 거의 모든 것이 신이 아닌 것이 없다.

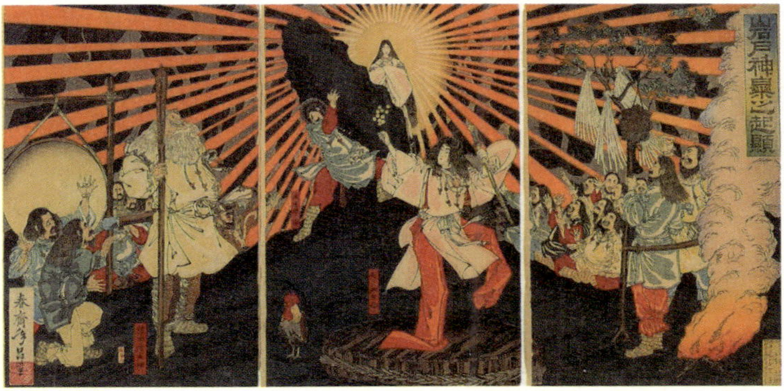

■ 일본 최고의 신으로 불리는 아마테라스오오가미〈天岩戸神話の天照大神(春斎年昌画、明治 20年(1887年).

이 신은 일본 최고의 신으로 꼽힌다. 그림이 그려진 시기는 메이지 유신이 일어난 이후이다. 가운데가 일본 최고의 신으로 불리는 아마테라스오오가미이다. 이 신은 여신으로 태양신을 상징한다. 욱일승천기 이미지가 담겨 있어 제국주의적인 요소가 보인다.

주변의 모든 것이 신이라는 사고방식은 일본 고유의 종교관은 아니다.

굳이 이를 설명하자면 물활론(物活論), 즉 애니미즘(Animism)으로 인류 보편적 사고이다. 이러한 사고는 모든 사물은 영혼이 있으며 그 영혼이 인간에게 영향을 미친다는 믿음이다.

그러니 어디 치아(齒牙)의 신인들 없겠는가. 치아의 신에 대해서만 이야기해도 아마 두세 권 분량은 족히 됨직한 이야기들이 담겨 있다.

동경에 있는 일본치과의사회관 안에도 역시 특이한 기념물이 있다. 그것은 다름 아닌 치아공양탑(歯の供養塔)이다. 이 공양탑은 1977년에 세워졌다. 공양탑을 건립한 취지는 다음과 같다.

일본치과의사회 안에 있는 치아공양탑

〈아는 인간의 오체(五體)를 지키는 관문으로서 저작이라는 큰 역할을 완수하여 인체를 구성하고 발전시킨다. 육체를 지키고 긴 세월 동안에 닳고 마모되어 사명을 다하고 난 뒤에는 제거되는 운명을 지닌다. 그런데 오랜 세월 동안 발치해 오던 동료 중에 한 분(久野星之助氏)이 문득 인체를 떠나가는 일개 치아에 대해 차마 정을 떼지 못하고 애절한 아픔으로 가슴을 치다가 재산의 일부를 기부한 것이 오래 전의 일이다. 금일 동경치과의사회 회원일동은 그분의 호의에 힘입어 치탑을 건립하기로 하고 이에 완성을 보게 되었다. 모든 이의 성의가 충분하여 넘칠 따름이다.〉

마치 조선시대의 규방가사(閨房歌詞)인 조침문(弔針文)이나 규중칠우쟁론기(閨中七友爭論記)를 떠올리게 한다. 동시에 위의 취지문은 우리의 문화적 시각으로는 다소 공감하기 어려운 정서이기도 하다. 아무튼 일본인은 이처럼 치아에 대해 각별한 애정을 가지고 있다. 그러니 이런 치아공양탑이 치과의사회관에만 있는 것은 아니다. 각 지방의 치과의사협회도 근처 절이나 신사에 공양탑을 세우는 경우가 많다. 또 개인이 세운 공양탑이나 치아무덤도 수를 헤아릴 수 없을 정도로 많다. 대표적인 경우로 홋카이도에 있는 발치총(抜歯塚, 발치한 치아의 무덤이라는 의미, 北海道 芦別市野花南町의 川原園内)과 동경 근처 야마나시현(縣)의 치령비(歯霊碑, 치아의 혼을 기린 비문이라는 의미, 山梨県 中巨魔郡 櫛町의 妙経寺墓地内)가 있다. 뿐만 아니라 학교가 주체가 되어 이런 공양탑이나 치아무덤을 만드는 경우도 허다하다.

예를 들어 일본의 가고시마(鹿児島)현 가고시마시 치과의사들의 경우, 1968년부터 매년 6월 4일이 되면 가고시마시의 마쓰바라 신사(松原神社)에서 치아감사제를 올린다. 마쓰바라 신사(松原神社)는 일본 전국시대(戦国時代)의 무사인 히라다(平田純貞)의 치아를 신으로 모시고 있는 신사이다. 이날이 되면 현(県) 출신의 국회의원, 현(県)의 의원, 치과의사관계자 등이 모여 현민의 구강 건강을 기원한다.

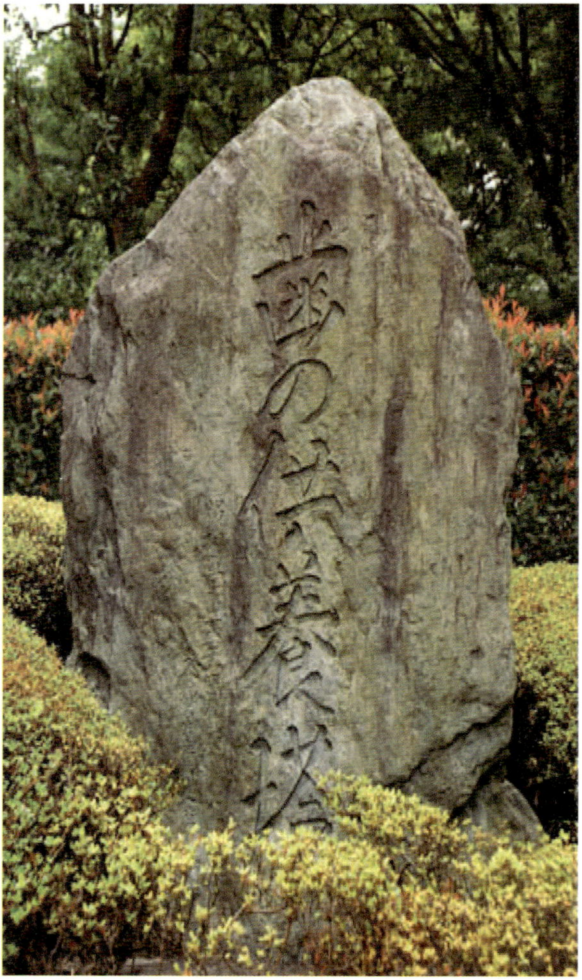

■ 일본 치과의사회관에 있는 치아공양탑(歯の供養塔).

한편 치신(歯神 하가미)으로 받들어지고 있는 역사상의 실존 인물도 있다. 바로 치신 산노 세이베(歯神·三王清兵衛)이다. 세이베는 에도시대 인물로 자기의 주군을 수행하여 동경으로 향하던 도중 갑자기 치통이 엄습하여 임무를 수행할 수 없었다. 그러자 세이베는 주군을 모실 수 없는 불충을 용서받기 위하여 할복자살을 감행했다. 할복하면서 세이베는 치통으로 인해 다시는 이런 불행한 일이 일어나지 않기를 바라면서 '치통으로 고생하는 사람들을 구하고 싶다'는 유언을 남겼다고 한다. 측근들은 이에 그의 죽음을 애통히 여기고 사당을 지어 그의 죽음을 위로하고 공양을 했다고 한다. 그 후, 치통으로 고생하는 사람들이 여기에 참배를 하면 치통이 잘 낫는다는 소문이 퍼지고 먼 곳으로부터 찾는 이가 끊이지 않았다고 한다. 현재 동경의 한 구에 속한 곳으로(東京都 荒川区 南千住 7-23), 이곳에 위치한 일지신사(日枝神社)의 입구에 있는 작은 사당이 바로 그곳이다.

위에서 말한 치신(歯神) 등을 비롯해 치아의 신에 대한 신앙이 태동한 것은 에도시대 중기 무렵으로 여겨진다. 당시 지배계급층에는 오늘날 치과의사에 해당하는 구중의(口中医)가 있었으나 서민들에게는 무관한 존재였다. 결국 많은 사람들이 기댈 수 있는 것은 신사나 절과 같은 곳뿐이었다.

대개 불상의 경우 치통의 신은 뒤의 사진과는 달리 지장(地藏)보살상이 대부분이다. 그 이유는 다름 아닌 어린이를 지켜주는 신이 바로 지장보살인데, 치통으로 고생하는 경우가 대개 어린이이기 때문이다. 이런 치통의 지장보살은 일본 전역에서 쉽게 눈에 띈다. 한 조사에 의하면 약 300개 이상의 상이 있다고도 전해진다.

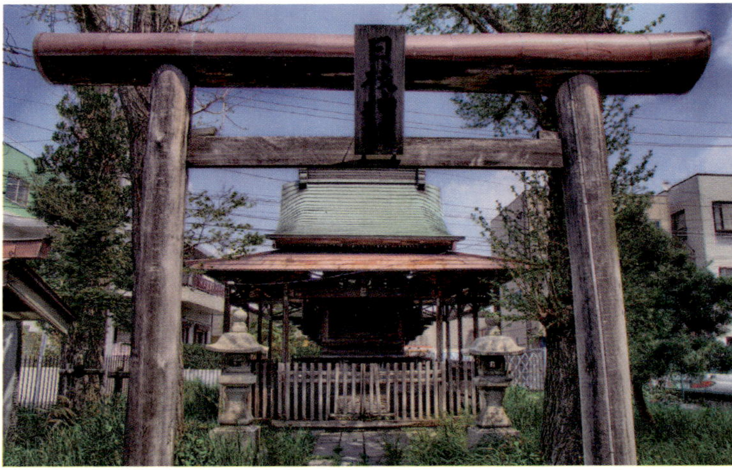

■ 치통으로 고생하는 사람들을 위하여 유언을 남긴 치신(齒神) 세이베(清兵衛)의 사당이 있는 신사.

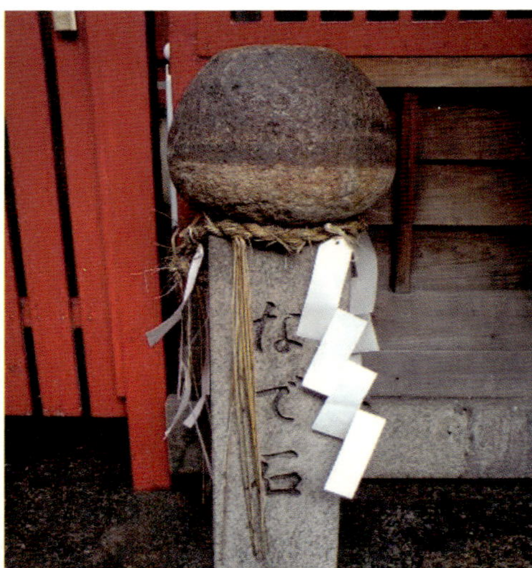

■ 일본의 치신사(齒神社) 안에 있는 돌. 치아가 아플 때 치아신사에 찾아와 이 돌을 만지면 치통이 낫는다고 한다.

일본의 다양한 치아의 신

치신이나 불상뿐만 아니라 신사도 치아를 섬기는 곳이 많다. 이 가운데 하나가 하쿠산진자(白山神社)이다. 이곳은 일본의 3대 명산 가운데 하나인 하쿠산(白山)을 본거지로 하지만 전국적으로도 산재해 있다. 이 하쿠산진자가 치통의 신을 모시게 된 경위는 단순하다 못해 의외이다. 일본인의 종교관은 존재하는 것에만 영혼이 있다고 생각하지 않는다. 실재하지 않는 추상적인 것에도 영혼이 있다고 믿는 것이 일본인의 종교관 특징 가운데 하나이다. 실재하지 않는 추상적 존재란 무엇을 말할까? 바로 말(言)이다. 일본인들은 말에도 영혼이 있다고 생각한다. 그것이 바로 언령(言霊-고토다마), 즉 말 속에 들어 있는 영혼이라고 할 수 있다. 이렇게 설명하면 자못 단순하지 않게 들릴 수도 있지만 하쿠산진자와 치통의 신의 관계를 보면 극히 간단하다.

에도시대 사람들은 구강 내에 질환이 생겨 악화되면 환부에서 냄새가 나는데 치아가 썩는 냄새로 표현했다. 이 치아가 썩는 냄새란 '하쿠사이. 하쿠사(歯臭い, 歯腐, 전자는 하구사이-치아가 냄새 난다. 후자는 하쿠사-치아가 썩는 것)'이다. 그런데 백산(白山)의 일본명이 바로 '하쿠산'이다. 발음이 유사하다. 따라서 하구산진자(白山神社)가 치통의 신앙대상으로 와전된 것이다. 그야말로 너무 단순하다. 물론 이 설이 전혀 없는 것은 아니지만 위와 같은 추론이 가장 일반적으로 받아들여지고 있다. 한편 언령(言霊-고토다마) 신앙이 위처럼 단순한 것만은 아니지만 그 사고의 발상 자체는 간단하다고 할 수 있다.

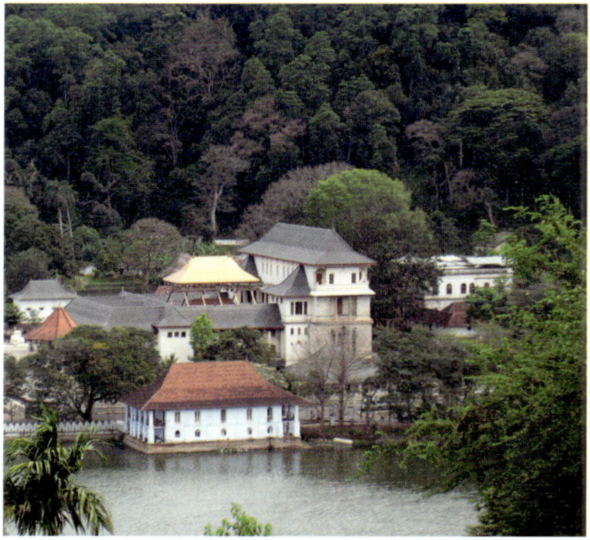

■ 스리랑카의 불치사 전경.

스리랑카의 불치사

치아를 모시는 것이 일본만의 고유한 특징은 아니다. 사진은 스리랑카의 불치사이다. 스리랑카의 캔디에 있는 이 불치사(佛齒寺-Temple of the Tooth)는 스리랑카에서 가장 신성한 불교 사원 중의 하나이다.

전해지는 이야기에 의하면 부처가 열반에 들어 다비장을 치렀을 때 부처의 왼쪽 송곳니가 장작더미 재속에서 발견되었다고 한다. 이 불치는 4세기경에 인도에서 이곳으로 옮겨졌다고 전해진다. 싱가포르의 불치사는 부처님의 전치(前齒)라고만 전해진다. 유네스코에서는 1988년에 '성스러운 도시 캔디(Sacred City of Kandy)'라는 이름으로 이 일대를 세계문화유산으로 지정했다. 한편 우리나라에도 부처님의 진신 치아사리가 강원도 고성군에 있는 금강산 건봉사(乾鳳寺)에 전해지고 있다고 한다. 이처럼 여러 나라에 치아를 모신 사찰이 많이 존재한다.

떠나간 치아를 그리며 만든 치아무덤

인간의 몸을 떠난 치아를 애타게 생각해 만든 수많은 치아공양탑, 치통으로 고통당하는 사람들에게 그들의 아픔을 덜어주고자 한 치신 산노 세이베(歯神·三王清兵衛) 그리고 하쿠산신사(白山神社)를 비롯해 그 외 수많은 치아신사, 치통을 달래주는 신으로 불리는 반가사유상(如意輪観音半跏思惟像(北鎌倉光照寺)과 전국에 산재해 있는 치통의 지장보살상들. 이렇듯 일본인들은 모든 것이 살아 있다고 믿는다.

뿐만 아니라 떠나간 치아를 애석해 하여 치아를 묻어주는 치아무덤은 일본에서는 일반적이다. 이 치아무덤(歯塚) 중에서 유명한 것이 락치총(落歯塚)이다. 락치총은 관동지방의 치바현 도우가네시(東金市)의 요본사(要本寺)안에 있는 치아무덤으로 1797년경 막부(幕府)시대 인물인 나카가와(中川忠英)의 치아가 묻혀 있는 곳이다.

근래에 만들어진 치아무덤으로 유명한 곳은 아이치현 나고야(名古屋市)에 있는 하하즈카(歯歯塚)로 1997년 나고야시 치과의사회가 주축이 되어 세운 곳이다. 나고야시 치과의사회는 매년 8월 8일이면 하하즈카에 모여서 치아를 위한 행사를 거행하는데 여기에는 다음과 같은 글이 새겨져 있다.

〈치아여, 틀니여, 진정으로 수고했구나.

그러니 이제 쓸모가 없다고 해서 어떻게 그대를 버릴 수 있으랴!

이제 안주할 수 있는 곳이 바로 이곳 하하즈카(歯歯塚).
이제부터는 더 이상 음식물을 씹지 않아도 괜찮으니
편안하게 이 무덤 안에서 쉬려무나.
이런 마음에서 만든 곳이 바로 여기니
치아여, 틀니여, 오랫동안 수고했구나!〉

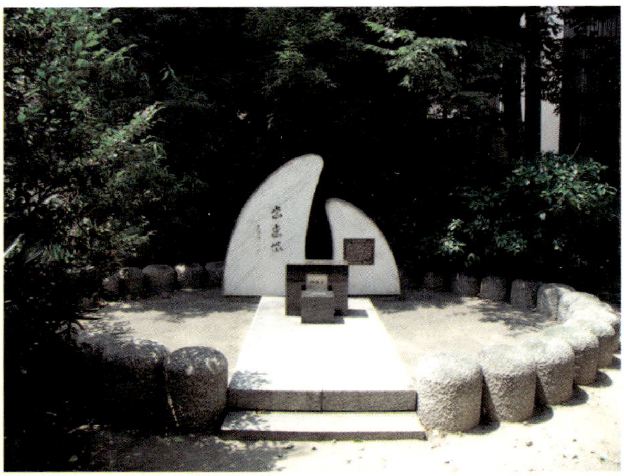

■ 아이치현 나고야시 중구 오오스(愛知県名古屋市中区大須)의 오오스관음(大須観音) 경내에 있는 치아무덤(歯歯塚)과 비문(碑文).

아이치현 치과의사회(愛知県歯科医師会)에서는 치아 공양을 원하는 사람을 위해 홍보하는 것도 잊지 않는다. 자신의 치아나 오랫동안 사용해왔던 틀니를 아무렇게나 버리지 않고 쉴 자리를 마련해주기를 원하는 사람들은 8월 8일에 열리는 행사에 참가할 수 있도록 안내를 한다. 자신의 치아나 틀니 공양을 원하는 사람은 평소 다니는 치과나 치과의사회 사무실에 공양을 의뢰할 수 있음을 알려준다. 물론 직접 행사에 참가해 공양을 원하는 참가자는 행사장으로 빠진 치아나 사용하지 않게 된 틀니를 가지고 오면 당일 치아무덤에 공양된다.

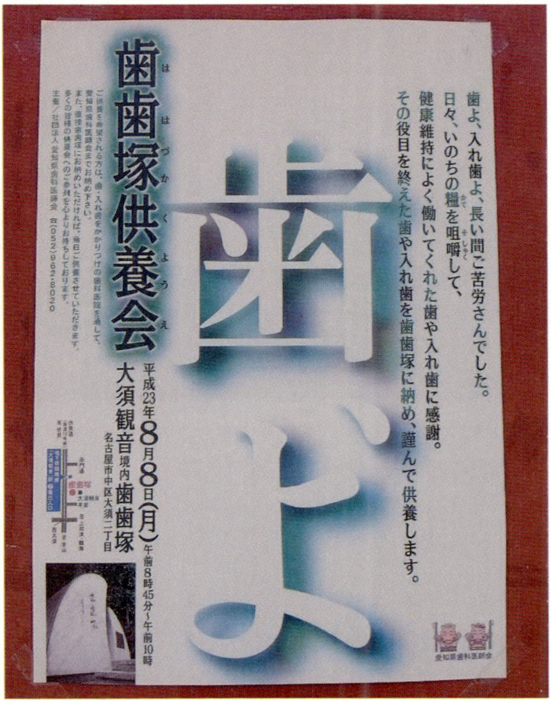

歯よ、入れ歯よ、長い間ご苦労さんでした。
日々、いのちの糧を咀嚼して、
健康維持によく働いてくれた歯や入れ歯に感謝。
その役目を終えた歯や入れ歯を歯歯塚に納め、謹んで供養します。
歯よ
歯歯塚供養会
平成23年8月8日(月)午前8時45分～午前10時
大須観音境内歯歯塚
名古屋市中区大須二丁目
愛知県歯科医師会

■ 아이치현 치과의사회(愛知県歯科医師会)의 치아공양 안내 포스터. 공양일시, 장소, 방법 등에 대해서 알려주고 있다.

치과대학 안에 치아무덤이 있는 곳도 있다. 카나가와현 요코하마시에 위치한 쯔루미치과대학(鶴見大学歯学部)이다. 여기에는 1945년 카나가와현 치과의사회가 세운 치아무덤이 있다. 이곳에서는 매년 6월 4일(충치예방의 날)이 되면 치아에 공양드리는 식전을 거행한다.

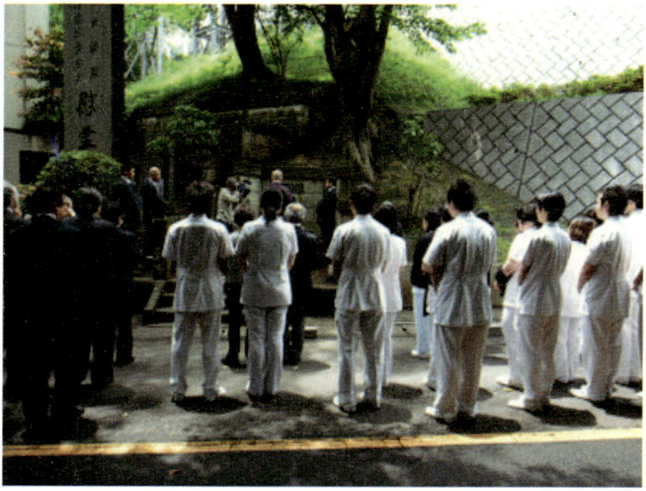

■ 카나가와현 요코하마시에 위치한 쯔루미치과대학(鶴見大学歯学部)에서 6월 4일 공양식을 거행하는 모습.

일본인의 심리

여기서 자연스럽게 떠오르는 것이 피아제(J, Piaget, 1896~1980)의 인지 발달이론이다. 피아제는 아동심리에 대해서 특히 깊은 조예를 갖고 있었는데 그는 물활론과 아동심리의 변화과정을 다음과 같이 설명했다.

- 1단계(4~6세경)는 모든 사물은 살아 있다고 생각한다.
- 2단계(8~9세경)는 움직이는 것은 모두 살아 있다고 생각한다.
- 3단계(8~12세경)는 스스로 움직이는 것만 살아 있다고 생각한다.
- 4단계(11~12세경)는 생물만 살아 있다고 생각한다.

피아제 이론은 한 인간 개체에만 국한된 것은 아니다. 그의 이론은 인간의 성장과정 중에만 나타나는 것이 아니라 인류 보편적 성격도 가진다.

피아제 이론은 단순하면서도 함축적이다. 일본인은 생물만이 아니라 스스로 움직이는 것, 움직이는 것뿐만이 아니라 모든 사물은 살아 있다고 생각한다.

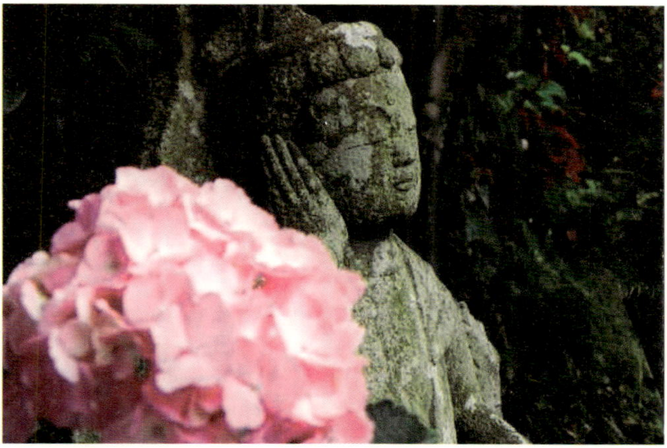

■ 여의관음상. 다케우치(竹内正敏氏) 씨 제공.

일본인의 정서로서 치아의 신

우리는 여기서 지극히 간단한 결론을 얻을 수 있다. 그중 하나는 일본인의 정서이다. 흔히 일본 천황을 살아 있는 신으로 생각한다는 관점에 대해서 한국인들은 고개를 갸우뚱거린다. 그러나 앞에서 이야기했던 치신 산노 세이베(歯神·三王清兵衛)의 예에서도 보듯 신은 지극히 인간적인 모습을 갖는다.

앞의 여의관음상은 아름답다. 일본의 미는 바로 여기에 있다. 그리고 모든 미적인 요소가 그렇듯이 그 안에는 많은 내용이 함축되어 있다. 한때 슈마허는 작은 것이 아름답다고 말했다. 그러나 여기서 그 명제는 다르게 서술되어야 한다. 단순한 것이 아름답다. 오른손을 지긋이 뺨에 대고 있는 모습 속에서 일본인들은 치통으로 고통 받는 나약한 인간들의 모습을 떠올린다. 그리고 그 연상은 치통으로 고민하는 불상이 되고, 나중에는 자신들의 아픔을 달래줄 수 있는 관음이 되어 돌아온다. 엽산관음상(葉山新善光寺の如意輪観音像)의 옆모습을 보면 언어로는 다 표현할 수 없는 그 단순함이 신앙으로 승화될 수 있음을 능히 다 말해주고 있다. 언어가 끊어진 곳에서 바로 도(道)가 난다. 바로 문자불립(不立文字)의 미(美)이다.

일본의 미는 바로 언어가 끊어진 단순함에 있다. 그들의 이러한 단순한 소박미를 이용하는 것은 정치배들이다. 소박한 정신의 소유자는 쉽게 이용당하고 쉽게 속아 넘어간다. 어디서나 정치배들이 문제이다. 치신 산노 세이베(歯神·三王清兵衛)의 할복은 정치배들에게 이용당한 결과물이다. 그러나 엽산관음상(葉山新善光寺の如意輪観音像)은 누구에게도 이용당하지 않은 그대로의 아름다움이 있다.

우리나라의 불치(佛齒) 유적

한편 우리나라에도 스리랑카, 홍콩, 일본에 존재하고 있는 불치(佛齒) 유적이 몇 군데 있다. 강원도 고성에 있는 건봉사에는 석가모니의 진신 치아사리는 자장율사(慈藏律師)가 당나라에 문수보살로부터 받아온 것으로, 임진왜란 때 왜병이 훔쳐갔던 것을 사명대사가 일본에서 되찾아와 봉안한 것으로 전해진다. 또 석가탑(釋迦塔)은 석가모니의 치아, 머리털, 사리 따위를 모신 탑을 말하는데 우리나라에는 경주의 불국사, 보은의 법주사, 양산의 통도사, 평창의 월정사, 칠곡의 송림사 등에 있다. 전라북도 완주군 안심사(安心寺)에도 부처님의 치아사리 1과가 모셔져 있다고 전해진다.

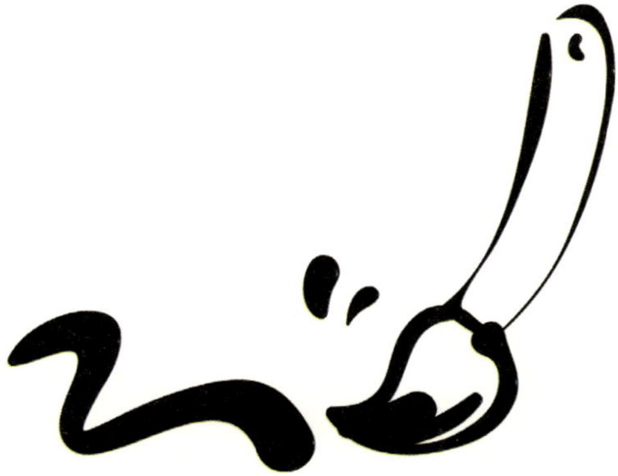

제4장 치아와 동양의학

"우리 선조 간 씻을 적에 낚싯대 내버리고, 찼던 표자를 선뜻 끌러서 그 물 조금 떠 마시고, 궁팔십 단팔십에 일백 육십 세를 살으시고, 우리 부친 현고께서 요산요수를 하올 적에, 물에 빠져 죽게 될 적에, 동방삭이가 건져 주어 그 은혜 갚노라고 간 조금 주었더니 삼천갑자를 살았으니, 대왕의 성덕으로 영주 석상 달아놓은 간 보채 들여다 자셨으면 백발이 환흑, 낙치부생(落齒復生), 환골탈태, 연년익수, 만병회춘을 허오리다."

수궁가의 한 대목이다. 용왕 앞에 나간 토끼가 자신의 간의 효용에 대해서 설명하는 내용이다. 백발이 환흑, 낙치부생. 머리가 다시 검어지고 치아가 다시 난다는 말이다. 회춘의 상징은 바로 검은 머리와 새로운 치아가 나는 것이다. 낙치부생(落齒復生)이라는 말은 빠진 이가 다시 난다는 말이다. 빠진 이는 그냥 이가 아니다. 늙어서 빠진 이가 다시 나는 것을 말한다.

또 고려 후기 학자 이곡(李穀)의 시문집 가정집을 보면 다음과 같은 내용이 나온다.

험난한 바다처럼 가없이 망망한 벼슬길 / 茫茫宦海無津涯(망망환해무진애)
선생은 육침이시니 어찌 또 생각하리 / 先生陸沈寧復思(선생육침영부사)
춘추도 아예 잊은 즐겁고 화락한 곳 / 熙熙壽域無春秋(희희수역무춘추)
선생은 아치이시니 뭐가 또 슬프리 / 先生兒齒亦何悲(선생아치역하비)

이곡은 고려 말 문장가 이색(李穡)의 아버지이다. 마지막 연에서 아치(兒齒)는 다름 아닌 낙치부생한 치아이다. 이 아치는 노인의 이가 빠진 후에 다시 나는 것으로 장수의 징조라 한다. 다분히 동양 도교적인 취향이 엿보이는 문화이다. 조선시대 기록에서뿐만 아니라 요즘도 간간이 '치아가 다 빠진 노인이 치아가 다시 났다'고 하는 이야기가 들려온다. 그런데 과연 이게 가능한 이야기일까? 이번에는 낙치부생과 성격이 다른 치통 치료법에 대해서 예전 기록을 살펴보자.

하재일기(荷齋日記)

경술년(1910) 5월 18일

맑음.

귀천 김귀수(金龜壽) 씨가 내방했다. 안부 인사를 나눈 뒤 나의 이앓이를 보고 말하기를 "피마자유(萞麻子油)를 끓여서 납지(蠟紙)를 말아서 뾰족한 끝을 귓속에 넣고 기름을 떨어뜨려 귓구멍 속으로 흘러들게 하면 즉시 낫는다"고 했다. 그러므로 저녁을 먹은 뒤 기름을 끓여서 시험 삼아 떨어뜨려 흘러들게 했다. 보통학교 월말보고서를 여러 달 동안 바치지 않았더니 상부에서 독촉 훈령이 도착해 온종일 수정했다.

'치통에 피마자기름을 끓여 귀에 넣는다'라는 내용이다. 피마자유는 흔히 말하는 아주까리기름이다. 1910년이면 그다지 오래된 이야기가 아닌데 위와 같은 치료법이 일상적으로 행해지고 있었다.

이 장에서는 위에서 간단하게 살펴본 '낙치부생', '동양의학적 치통 치료법' 등의 동양적 사고에 입각한 치아의 세계, 특히 동양의학에서 다루는 치아에 대해서 살펴보기로 하자.

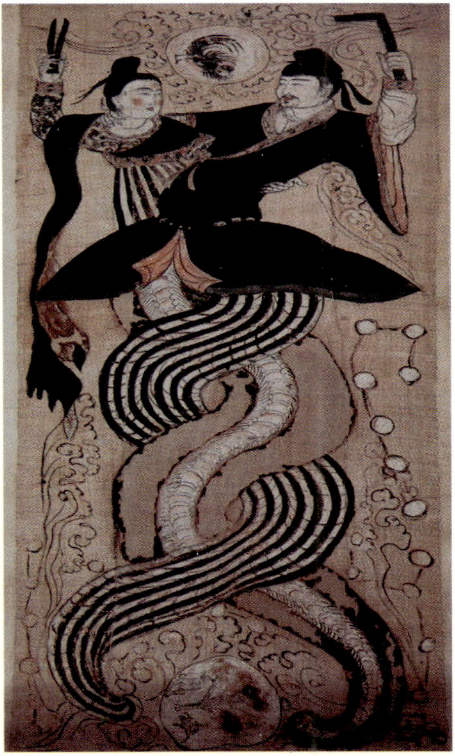

▪ 중국문화의 시원과 상징을 겻들인 복희여와도(伏羲女媧圖)는 다양한 해석이 난무한다. 복희(伏羲)는 8괘(八卦)를 만들었다. 한의학의 시원도 여기에서 기원한다고 할 수 있다.

1. 한의학이 인식하는 병과 치료의 개념

치료와 언어/언어와 치료-의(醫) 자를 중심으로

한편 앞장 치아와 언어에서도 다뤘지만 언어는 가장 극명하게 축척된 문화의 원형을 설명해 준다. 예컨대 의(醫) 자를 분석해 보는 것만으로도 한의학이 가지는 원형에 대해서 파악할 수 있는 것이다. 사실 의(醫) 자를 분석하는 것만으로도 앞에서 다룬 치(齒)자에 대한 문자적 접근보다 훨씬 방대한 양의 문서가 되겠지만 여기서는 한의학이 지향하는 바를 문자를 통해서 간단하게 살펴보는 것으로 하겠다.

의(醫) 자의 분해

설문해자에는 의(醫) 자가 가지는 의미를 잘 설명해 놓고 있다. 즉 "의(醫)는 병을 고치는 사람으로 술을 가지고 치료를 한다"라고 기록되어 있다.[1)]

그러나 설문해자에서 설명하는 내용이 아니라도 의(醫) 자를 살펴보면, 그 의미를 파악할 수 있다. 의(醫) 자는 회의문자이다. 회의문자(會意文字)란 여러 가지 의미를 가진 언어가 합쳐져 뜻을 이루는 문자를 말한다. 우선 의 자를 구성

---

1) 원문은 다음과 같다. "醫, 治病工也. 從殹從酉. 殹惡姿也,得酒而使故從酉." 해석은 여러 가지 설이 있다. 크게는 殹+酉의 회의문자로 본다. 해석의 첫째는 '殹는 나쁜 모습이고, 醫의 성질 역시 그러하므로 술을 사용한다. 둘째는 殹는 병을 앓는 소리이고, 술은 병을 고치는 방법이 된다'이다. 그 밖에도 殹은 矢을 呪器로 하는 의식으로 술을 사용한다는 해석도 있다. 그러나 어느 것이든 그 안에는 술(약)로 병을 고친다는 의미가 들어 있다. 아무튼 위 한문 문장을 직역하면 "의는 병을 치료하는 기술자이다. 殹를 따르고 酉를 따른다. 殹는 나쁜 태도이다. 의사의 성질이 그러해서 술을 마셔야 부릴 수 있다"라는 의미가 된다. 또 '治病工也'에서 공(工)은 무(巫)와 상통한다.

하는 크게 네 부분으로 나뉜다.

匚+矢+殳+酉의 네 부분이다. 각각의 명칭과 간단한 의미는 다음과 같다.[2)]

匚-상자 방.

矢-화살 시.

殳-몽둥이 수. 치다, '때리다'라는 의미가 들어 있다.

酉-닭 유 또는 술 유. 이 한자는 열째 지지(地支)를 나타내는 데 주로 사용된다. 그러나 원래 의미는 술이나 술을 담는 그릇, 못, 연못 등을 의미한다.

이 부수들이 의미하는 바는 각각 다음과 같다.

匚-상자 방

이 글자는 상형문자로 상자를 나타내고 있다. 의미로는 '무엇인가를 담아두다'라는 의미가 첨가된다. 예를 들어 匭-제기 이름 궤, 𠥩-보궤 궤, 匴-그릇 선, 𠥭-상자 감, 작은 잔 공, 匲-화장 상자 렴(염), 匵-궤 독, 匳화장 상자 렴(염), 匜-주전자 이, 匧-상자 협 匭-상자 궤 등이 그것이다.

矢-화살 시, 산(散)가지 시

이 글자는 두 가지 의미로 해석할 수 있다. 첫째는 바늘이나 침을 의미하는 뾰족한 화살이라는 의미를 갖는 경우와 다른 하나는 산가지로서의 의미이다. 산

2) 또는 상자(匚)와 화살(矢)을 합하여 医를 한 구성 요소로 보는 경우도 있을 수 있다. 医는 훈은 동개이고, 음은 의이다. 동개란 화살과 활을 꽂아 등에 지는 물건을 말한다. 이렇게 보아도 그 의미는 크게 달라지지 않는다.

가지는 다름 아닌 수를 세거나 점을 치는 데 사용되는 작은 나뭇가지를 말한다. 다음 한자들을 보면 이 두 가지에 대해서 어느 정도 이해할 수 있다. 산가지와 연관이 있는 것은 知-알지, 矯-바로잡을 교, 矱-자 확, 矩-모날 구/법도 구, 規-법 규, 矦-임금 후 등으로 나눌 수 있다. 즉 점이나 예측을 통해서 알거나 그것을 바로잡을 수 있음을 의미한다. 한편 화살로서는 작은 것을 의미하는 경우가 많다. 즉 矮-난쟁이 왜, 短-짧을 단, 矬-키 작을 좌, 矲-키 작을 패, 矨-짧고 작을 영, 䂒-짧을 제, 䂐-옹졸할 졸, 짧은 모양 철, 䂏-짧을 조, 䂓-짧을 갈 등이다.

殳-몽둥이 수

치다, 때리다 등의 의미를 갖는다. 다음 한문들의 특징을 보면 그 의미가 파악된다.

殴-때릴 구, 𣪘-다스릴 금, 올려칠 침, 投-쏠 주, 殺-죽일 살/감할 살, 빠를 쇄, 맴 도는 모양 설, 윗사람 죽일 시, 毆-때릴 구, 㱿-두드릴 각, 毁-헐 훼, 㲋-칠 공, 다 죽일 종 등이다.

酉-닭 유 또는 술 유

유는 발효과정을 거쳐 술이 됨을 의미한다. 여기서 술은 먹는 음식 또는 약을 의미한다.

酸-실 산, 醃-절일 엄, 절일 암, 醯-식혜 혜, 酢-신맛 나는 조미료 초, 잔 돌릴 작, 醬-장 장 등이 있다.

한편 의(醫)를 크게 둘로 殹(예: 앓는 소리)와 酉(유: 술 단지)의 합자(合字)로 볼 수도 있다. 즉 앓는 소리를 약으로 고친다는 의미에서 殹(예)와 酉(유)를 합(合)하여 치료하다는 뜻으로 사용한다고 볼 수도 있다.

병의 원인을 아는 것이 치료 방향을 결정

의학 초기 단계에서 질병의 원인이 무엇인가를 아는 것은 어떻게 치료할 것인가를 결정하는 가장 중요한 요소가 된다. 예전 사람들은 질병의 원인을 크게 두 가지로 생각했던 것 같다. 하나는 자연 현상과 결부된 것이고, 다른 하나는 귀신이 질병을 일으킨다고 생각했다. 예컨대 월식(月蝕)이 일어나면 전염병이 유행할 징조라든가 별이 떨어지면 유행병이 돈다고 생각했다. 일기(日氣)도 마찬가지여서 우리나라 평북(平北)지방에서는 정월 초하루에서 닷새까지 날이 흐리면 그 해에는 병이 많다고 했다.[3)]

다른 하나는 자연이 아닌 귀신이 질병을 일으킨다고 생각했다. 고대 이집트인은 몸이 36개 부위로 나뉘며 각 부위를 다스리는 신이 있다고 믿었다. 어떤 문화권에서는 귀신이 질병을 일으킨다고 생각해 질병에 귀신의 이름을 붙이기도 했다. 고대 인도인은 '사로 잡힌자'라는 뜻의 '그라히'가 발작을 일으킨다고 생각했다.[4)]

의(醫) 자, 무(巫) → 의(毉) → 의(醫)로 변화

위와 같은 질병의 원인에 대해서 병을 치료하는 사람들은 당연히 주술적인 능력을 행사하는 주술사(巫: 샤먼)이다. 샤먼의 역할은 사람의 병을 고치는 것

3) 한국의 샤머니즘과 분석심리학. 이부영 저. 도서출판 한길사. p.206. 2012년.

4) 통증연대기. 멜러니 선스트럼 저. 노승영 옮김. 도서출판 에이도스. p.45. 2011년.

뿐만이 아니라 씨족의 수호자로서 길흉화복의 예언과 이를 불러들이고 물리치는 일도 해야만 했다. 이런 역할의 차이는 무(巫)에게 새로운 개념을 필요로 했고, 새로운 개념은 새로운 문자를 필요로 했다. 이때 무(巫: 샤먼)의 역할 가운데 하나가 바로 의(醫)의 고자(古字)인 의(毉)로서 병을 고치는 일이었다. 의(毉)는 설문해자에는 실려 있지 않지만 역시 '의'라고 발음하며 의원 의, 단술 의, 일산 예 등의 의미를 갖는다.5) 그런데 시간이 지나면서 경험이 축적되고 질병의 원인이 상제나 조상신, 벌레와 귀신(上帝所降, 祖先作祟, 蟲的作怪, 鬼神作祟)에게 있다고 생각하기에 이르렀다.6) 즉 지금까지는 눈에 보이지 않는 신이나 귀신이었지만 비로소 벌레(蟲)가 등장한 것이다. 질병의 원인에 변화가 생기면 치료 방법에도 당연한 변화가 따른다. 상제나 귀신이 병의 원인이면 주술적인 힘이나 기도 등으로 병을 해결할 수 있지만 벌레라면 인간이 가진 지혜를 동원해서 치료할 수가 있다. 이 치료 방법의 변화가 바로 한자 毉→醫의 변화에서 나타나게 되었다. 즉 무(巫)가 사라지고 이 자리에 유(酉)가 들어 간 것이다. 여기서 유(酉)는 약(탕약, 湯藥)을 의미한다. 이 변화 과정은 초기 한의학이 태동할 무렵에 쓰인 황제내경 탕액요례편(湯液醪醴論篇)에 비교적 상세하게 언급되고 있다.7)

---

5) 여기서 일산(日傘)이란 양산(洋傘)을 말하며 햇빛가리개를 의미하는 예(翳)와 발음이 같아서 병용되어 쓰인 것뿐이다.

6) 中醫病因學史論. 王磊(왕뢰) 저. 黑龍江中醫藥大學. p.19. 2008년.

7) 황제가 묻기를 "상고의 성인은 이와 같은 탕약을 만들어도 그다지 사용하지 않았다고 하는데, 그것은 무슨 까닭이오"하고 말하니 기백이 대답했다. 상고시대에는 성인이 이들 탕약을 만들어도 당시는 정신적으로나 육체적으로도 무리이나, 왜곡이 없는 깨끗한 세상이었으므로 만일을 위해 갖추었을 뿐입니다. 그러므로 만들기는 했지만 쓸

한의학에서 생각하는 질병의 원인과 의(醫)

사실 앞에서 언급한 상고시대에는 질병의 원인이 상제나 조상신, 벌레와 귀신(上帝所降, 祖先作祟, 蟲的作怪, 鬼神作祟)에게 있다고 보았다는 데 이미 질병과 그 치료방법이 무(巫)에서부터 벗어나고 있음을 암시하고 있다. 본문에서는 고적작괴(蟲的作怪)의 고(蟲)를 단순히 벌레라고 해석했지만 이것은 사특한 기운을 의미하기도 한다. 하지만 상형문자인 고(蟲)를 보면 알 수 있듯 벌레들이 우글거리는 모습이다. 결국 이 말은 병의 원인이 벌레이기도 하므로 병의 치료나 예방을 무(巫)적인 방법과는 다르게 해서 벗어나야 함을 알 수 있다. 이 시기는 이미 춘추시대(春秋時代 B.C. 770~B.C. 403년) 이전이라고 생각된다. 춘추시대 말기에는 이미 질병의 원인과 귀신이나 주술적인 것과는 하등의 관계가 없다는 것을 알게 된다.[8]

기회가 그다지 없었던 것입니다. 그런데 중고시대에 이르러서는 사람의 도덕이 쇠미해지고 삿됨이 충만하게 되었습니다. 그 결과 이를 복용시켜서 병을 고쳤습니다. 〈帝曰: 上古聖人, 作湯液庐醴, 爲而不用何也. 岐伯曰: 自古聖人之作湯液庐醴者, 以爲備耳, 夫上古作湯液, 故爲而弗服也. 中古之世, 道德稍衰, 邪氣時至, 服之萬全.〉

8) 사실 충치의 원인이 귀신이나 다른 미지의 대상의 조화가 아니라 벌레 때문이라고 생각한 것은 그보다 몇 천 년 앞선 시대였다. 현재 가장 오래된 기록으로는 갑골문 형태로 다음과 같은 내용이 있다. 〈貞 祈氏之病齒, 鼎寵, 病齒, 寵〉이다. 여기서 祈氏之病齒는 아픈 이를 보내버리다. 즉 '뽑아버리다'라는 의미이고, 鼎寵은 '목전의 신의 보호를 받아'라는 의미로 전체적의 뜻은 아픈 이를 뽑으면 당장 신의 가호가 있겠는가로 풀이된다. 이상과 같은 몇 가지 卜辭를 통해 볼 때 상(商)대에는 심한 치통이 있을 때 이를 뽑아 치료했고, 이를 뽑을 때는 실을 이용했으며 이를 뽑고 다른 후유증이 없이 순조로울 것인지를 점쳤다. 이상 〈갑골문과 옛문화. 양동숙 저. 도서출판 차이나하우스. p.158. 2009년.〉

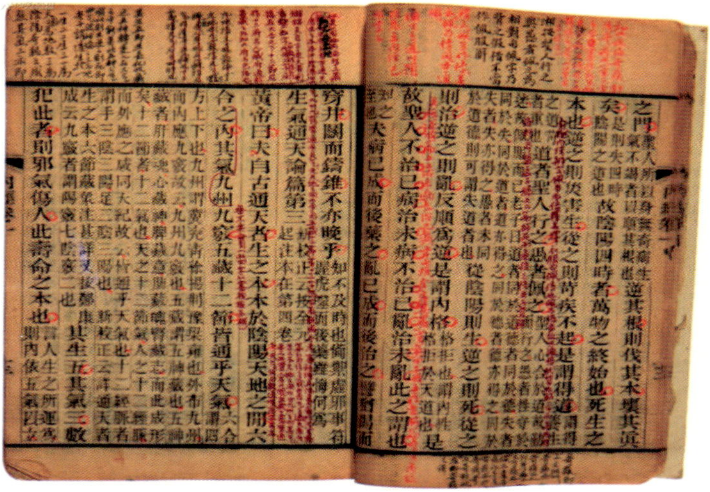

■ 황제내경(黃帝內經-Huang Di Nei Jing, Yellow Emperor's Inner Canon)은 유네스코 기록문화유산으로서 기원전 475~기원전 221년 전국시대(戰國時代)에 편찬되었다. 전체적으로는 약 800,000자의 한자로 이루어졌다. 위 사진은 그 중의 21권.

허신(30~124)의 설문해자가 나온 시기는 한나라 시대이다. 설문해자에 의(毉) 자가 실려 있지 않은데 이는 이미 그 시기에 치료방법이 무속적인 방법에서 탈피했음을 방증하고 있다. 허신과 동시대인 서한시대(西漢 B.C.202~A.D.8) 의서인 인서(引書)에는 "사람이 병에 걸리는 것은 덥고 습한 바람기운과 차가운 물기운(署濕風寒雨露), 체온과 그 조절 문제(奏理啓合-땀구멍의 열리고 닫힘), 음식 문제(飮食不和)로 인한 것인데, 기거가 기후와 맞지 않으면 병이 든다"고 했다. 또한 "귀한 사람은 기쁜 것과 노함이 조화롭지 않음에 병을 얻고, 천한 사람은 고됨과 굶주림으로 병을 얻는다"라고 하여 외감육음, 음식, 기거, 칠정, 노권 등을 병인으로 정리했는데 이는 내경의 병인이론과 유사하다.[9)]

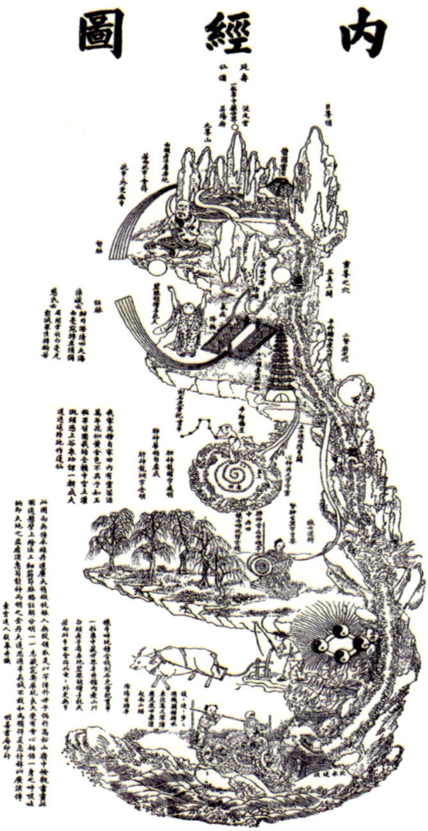

■ 내경도는 중국 한의학의 근본원리를 제시한 황제내경(黃帝內經)의 의학적 사고에 입각한 인체 인식도이다.

9) 大韓韓醫學原典學會誌 제24권 2호(2011年 3月) J. Oriental Medical Classics 2011: 24(2)161~181. 현대사회의 발병인자에 대한 고찰. 慶熙大學校大學院 基礎韓醫科學科 1·慶熙大學校 韓醫科大學 原典學敎室2·韓醫學古典硏究所3. 민진하·백유상·장우창·정창현.에서 재인용. "人之所以得病者, 必于署濕風寒雨露, 奏理啓合, 飮食不和, 起居不能與寒暑相應, 故得病焉", "貴人之所以得病者, 以其喜怒之不和", "賤人之所以得病者, 以其勞倦飢渴" 단, 〈덥고 습한 바람기운과 차가운 물기운(署濕風寒雨露), 체온과 그 조절 문제(奏理啓合-땀구멍의 열리고 닫힘), 음식 문제(飮食不和)〉의 번역 부분은 인용자.

이와 같이 한의학에서는 질병의 원인이 귀신이나 주술적인 것이 아닌 외부의 환경요소와 인체라는 유기체의 부조화 속에서 생기는 것을 분명하게 인식하고 있었다. 그리고 이런 질병인식에서 질병을 치료한다는 것이 무엇이며, 어떻게 치료하고 있는지를 보여주는 문자가 바로 의(醫)인 것이다.

병(病)보다는 말(言)에 주술적인 힘이?

앞에서 다룬 문자나 언어의 내용과는 다르지만 주술적인 치료방법의 한 가지로 언어 자체에는 혼(魂)이나 정령(精靈)이 있다는 사고방식 역시 특기할 만하다. 만약 언어에 정령이 있다면 언어에 깃든 주술적인 힘으로 사람의 병을 치료할 수 있을 것이라는 생각은 당연하다.

예를 들어 이집트에서는 말(言)이 약으로 쓰이기도 했다. 이집트인은 먹을 수 있는 잉크로 기도나 주문을 써서 특수한 용액에 녹여 마시는 풍습이 있었다. 하지만 주문과 기도에는 약초, 뿌리, 특이한 동물의 고환 같은 천연 약재를 곁들여 두 가지가 상승작용을 일으키도록 했다.[10]

이 치료 방법 중 재미있는 사실은 병이 마치 문자를 해독할 능력이 있는 것처럼 전제하고 있다는 점이다. 3장 언어와 치아에서도 다루었지만 옛날 한국이나 중국에서 산모가 젖이 부족할 때면 〈유다력급급여율령(乳多㱦急喼如律令)〉이라는 말을 산모의 유방 위에 써놓는 처방이 있었다. 또 정신분열증환자에게 〈退退退退退鬼急喼如律令(퇴귀급여율령)〉이라고 써놓는 처방이 있는데 이는 귀신은 즉시 물러가라는 말이다.[11] 또 차멀미나 뱃멀미를 예방하기 위해서 종이

10) 통증연대기. 멜러니 선스트럼 저. 노승영 옮김. 도서출판 에이도스. p.16. 2011년.
11) 民醫와 巫醫 류상채 저. 도서출판 계백. p.322. 2001년.

에 船醉不(선취불), 車醉不(거취불)이라는 글씨를 써서 품에 지니고 간다.[12] 병이나 병을 야기하는 벌레는 문자를 해독할 뿐만 아니라 말을 알아듣기도 해서 고대 이집트어서는 맥주와 기름 그리고 정체를 알 수 없는 식물로 습포제를 만들고 벌레의 창조이야기를[13] 세 번 읊어 저주를 불러낸 다음 치아에 붙이면 치통이 낫는다고 믿었다.[14]

한편 일본에서는 말에도 정령이 있다는 신념이 있는데 이를 고토다마(言靈, 언령)이라고 표기하고 고다마라 읽는다)라고 한다. 언령 신앙이란 말에 영적인 힘이 내재한다고 믿는 것이다. 어떤 의미에서 우리나라 속담인 '말이 씨가 된다'도 일맥상통한다고 볼 수 있다.

---

12) 民醫와 巫醫 류상채 저. 도서출판 계백. p.321. 2001년.

13) 고대 바빌로니아 인들은 지구에 창조된 벌레 가운데 최초로 만들어진 벌레는 치통을 생기게 하는 벌레라고 믿었다. 이 벌레가 생기던 당시에 일어난 에피소드를 벌레에게 세 번 들려준다는 말이다. 위의 통증연대기 p.49. 참조.

14) 통증연대기. 멜러니 선스트럼 저. 노승영 옮김. 도서출판 에이도스. p.49. 2011년.

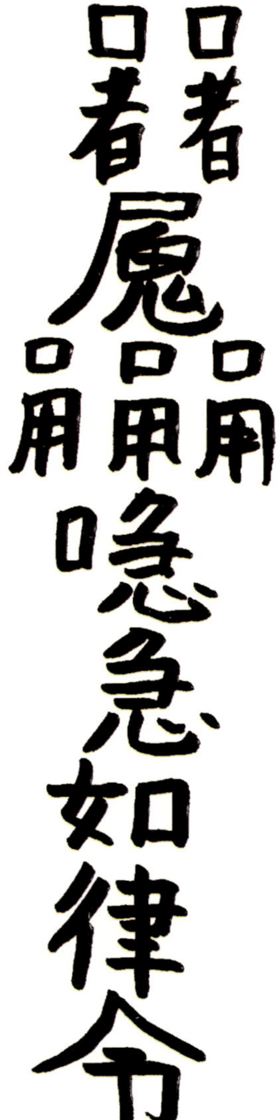

■ 병을 치료하기 위한 부적. 급여율령(急如律令) 글자가 눈에 띈다.

2. 치아와 한의학

한의학에서 치아

한의학에서 생각하는 치아에 대한 인식은 그 나름대로 오랜 역사와 근거를 가진다. 치과의사가 아닌 일반인 수준에서 볼 때 치아와 관계된 선인들의 지식은 현대를 사는 우리들보다 더 엄밀했다. 다음 기록을 보면 그것을 잘 알 수 있다.

> 사람의 백체(百體)는 제각기 그 이름이 있으니 의경(醫經)과 자서(字書)에 자세히 나타나 있다. 그러나 또한 수안(綏安) 영일옥(甯一玉)의 석골분경(析骨分經)[15]이 있어 인신(人身)의 각체(各體)에 이름을 나누어 놓은 것이 가장 자상하여 소아(小兒)들을 깨우쳐 줄만하다. 그러므로 이를 취해다가 벽(壁)에 써 붙여 두고 대비하니, 나의 혼모(昏耄, 늙어서 정신이 흐림)함이 날로 심해지는 것을 알 수 있겠다.
>
> \- 중략 -
>
> 악(齶)·악(腭)·악(噚)은 이[齒] 속의 위아래에 붙어 있는 살[肉]을 말한다. 은(齗, 잇몸)의 음은 은(銀)이다. 거(齟)는 잇몸의 종기이다. 구(齨)는 마치 절구[臼]처럼 생긴 노인(老人)의 이[齒]를 뜻한다. '齳' 음은 윤(允)인데, 노인(老人)의 이가 없는 것을 뜻한다. 츤(齔, 이를 가는 것. 젖니가 빠지고 간니가 남)의 음은 츤(櫬)이다. 초(齠)의 음은 초(超)인데, 소아(小兒)의 훼치(毁齒,

15) 명나라 의서 중에서 침구서이다. 영일옥(甯一玉)이 편술한 것으로 석골분경(析骨分經)은 인신(人身)의 각체(各體)에 이름을 나누어 놓은 것이 가장 자상하다 하여 학습서로 널리 이용되었다.

젖니를 갊)를 뜻한다. 바(齙)는 이가 비뚤어지게 나는 모양을 뜻한다. 우(齵)는 이가 겹쳐서 난 것을 뜻한다. 저어(齟齬)는 위아래의 이가 서로 맞지 않는 것을 가리킨다. 금개(噤齘)는 이를 득득 갈면서 성내는 것을 뜻한다. 함(齸)은 위와 같다. 계(齘)의 음은 계(械)인데, 수면 중(睡眠中)에 이를 득득 가는 것을 뜻한다. 우(齲)는 충(虫)이 먹어서 이가 썩은 것을 뜻한다. 우(齵)는 우(齲)와 같다.[16)]

석명(釋名)이란 사전 또는 단어 풀이 정도로 해석할 수 있다. 어의(語義)를 풀이한 사전이라고는 하지만 인간의 몸에 대한 설명이 상당히 자세하게 해설되어 있다. 어떤 면에서는 정의 수준을 넘어선 정보가 들어 있다. 뿐만 아니라 술자의 말 중에 '소아(小兒)들을 깨우쳐 줄만하다. 그러므로 이를 취해다가 벽(壁)에 써 붙여 두고 대비하니'라고 말하고 있는 것을 보면 당시 사람들의 인체에 대한 관심과 상식의 정도를 가늠할 수 있다.

---

16) 〈오주연문장전산고〉 인사편 1-인사류 1 신형(身形) 지체(支體)의 석명(釋名)에 대한 변증설 중에서. 〈오주연문장전산고〉는 이규경(李圭景, 1788~1856)이 저술한 백과사전이다. 위 글은 인체의 명칭에 관한 내용 중에서 치아와 관계가 있는 내용을 발췌한 내용이다.

3. 치아에 대한 한의학의 인식

한의학에서 치아의 인식

치아에 대한 현대 서양치의학과 동양의학의 차이는 동양의학에서는 치아를 몸의 전체로서 유기적 관계를 가진 기관으로 본다는 점이다. 즉 한의학에서는 신체의 구분을 음양오행관점에서 오장육부로 나누고 이 범주 안에서 신체를 다룬다. 이것은 한의학의 가장 큰 특징이자 장점이지만 한편으로는 한의학 발전에 저해요소가 되기도 한다. 예를 들어 한의학에서는 치아를 뼈의 끝으로 본다. 그래서 콩팥이 이를 주관하고 콩팥이 약하면 이가 균열되거나 치아 사이에 틈이 생기는 등의 문제가 생긴다. 정기가 왕성하면 이가 튼튼하고 허혈이 있으면 이가 흔들린다고 여긴다.[17]"

따라서 콩팥의 원기가 약한 사람들에게는 '팔미환(八味丸)'을 복용시킨다. 뭔가 원인과 그에 대한 처방관계가 논리적 구조를 갖춘 것처럼 여겨진다. 후술하겠지만 한의학의 발전 저해요소는 여기서도 나타난다. 즉 현대 치의학에서는 위의 증상에 대해 치주염의 한 증상으로 판단한다. 동시에 현대 치의학이 내리는 예방과 처치는 단순하다 못해 누구라도 실천하고 시행할 수 있는 정도이다.

---

17) 고대 서양의학에서도 동양과 마찬가지로 치아를 뼈의 일부로 생각했다. 아리스토텔레스(Aristoteles, 기원전 384~322년)는 자연과학에 커다란 관심을 보인 철학자였다. 그의 동물에 대한 방대한 저작에는 비교해부학과 생리학 이외 치과의술에 대해서도 많은 부분이 언급되어 있는데 그 내용 중 〈치아는 턱 속에 존재한다. 치아는 뼈로 구성되어 있는데 부분적으로 구멍이 나 있는 구조로 되어 있다. 치아는 깎이지 않는 유일한 뼈이다〉라고 서술했다. 주(註)는 〈턱얼굴외과 역사이야기. Walter Hoffmann-Axthelm 저. 최진영 역. 군자출판사. 2004.〉에서 참조 인용.

한의학에서 다루는 실제 처방의 한 예

그러나 서양의학에서 위와 같은 증상에 대해 신장문제로 파악하여 신장 약을 처방하는 경우는 거의 없다고 봐야 한다. 물론 한의학에서 인체를 음양오행론에 입각하여 오장육부로 나누어 치아를 다루는 경우만 있는 것은 아니다. 예를 들어 한의학에서 치상(齒狀)이라는 단어가 있는데 이는 치석을 의미한다. 한의학서의 하나인 〈천금방(天金方)〉[18]에서는 치석을 제거하는 방법이 서술되어 있는데 다음과 같다.

"치아에 누렇고 때로는 검은 것이 붙어 있어 마치 썩은 뼈처럼 되는 것이 있는데 이를 치상(齒狀)이라 하며, 이를 떼어내기 위해서는 감창(疳瘡)을 도려내는 칼을 사용해야 한다. 그렇게 하지 않으면 치아가 잇몸에 붙어 있지 못한다."

앞의 기술을 보면 치석을 제거하는 방법과 제거해야만 하는 이유에 대해서 설명하고 있다. 어떤 면에서 보면 치석에 대한 인식 수준이 현대와 다를 바가 없다. 다만 현대에 기구가 좀 더 발전했다는 것만 제외한다면 말이다. 이 한의학서는 중국 당(唐)시대에 완성된 것으로 지금으로부터 무려 1,500년 전에 저술된 것이다.

한의학에서 치아의 모양과 색

한편 한의학에서는 치아의 모양과 색깔을 중요하게 다룬다. 한의학의 진찰법의 하나인 망진(望診)에서는 차아와 전신건강에 밀접한 관계가 있다고 본다.

예를 들면 〈윗니는 족양명(足陽明) 위장 경락과 관계가 있고, 아랫니는 수양명(手陽明) 대장 경락과 관계가 있다〉[19]와 같은 견해에서부터 그렇다. 한의학

---

18) 중국 당(唐)나라 때의 의학자 손사막(孫思邈)이 지은 한의서.

에서 치아 건강은 치아는 뼈의 일부분(齒者骨之餘)으로 보고, 뼈는 신장(腎臟)과 밀접한 관계가 있으며 신장은 정(精)에 관계가 있으므로 결국 성적(性的)인 것과 관계있게 되는 것이다.[20]

또 치아는 신장(腎臟)과 밀접한 관계를 가지고 있는 기관으로서 다루어지지만 온열병(溫熱病)[21]을 진단하는 독특한 방법으로서 온열을 연구하는 고금의 학자들 모두 치아검사 방법을 매우 중시했다.[22]

---

19) 신재용 저. 망진(望診). p.246.

20) 한의학에서 보는 치아의 모양과 색과 전신건강에는 다음과 같은 견해가 있다.
〈* 치아가 건조하면 음액(陰液)이 소모된 것이다. 한편 건조하면서 돌 같으면 위장의 열이다.
* 정(精)이 허(虛)하면 치아가 뼈처럼 하얗다. 혹은 치아가 빠지는 경우가 많다.
* 신장이 약하면 치아가 초췌하게 마르며 갑자기 흑색 또는 팥죽색으로 변한다. 또는 잇몸이 노출되거나 흔들리고 치아가 성하다.
* 치석이 누렇고 두터운 것은 습열(濕熱)에 의한 것이다.
* 이를 악물거나 이를 갈면 풍담(風痰)이 경맥을 막은 것이며 열이 심한 까닭이다.
* 치아가 갑자기 흑색으로 변하거나 치아가 팥을 삶아 놓은 것처럼 변색되는 것은 죽을 징조이다.〉
이상 신재용 저. 망진(望診). p 247.

21) 온병과 열병을 아울러 이르기도 하지만 풍(風)에 온열(溫熱)을 수반한 병증도 온열병이라 한다.

22) 망진(望診) 팽청화 저. 이상룡. 김종석 옮김. 도서출판 청홍. p.232~233. 2007.

4. 충치에 대한 한의학의 인식

갑골시대부터 파악한 충치의 개념

치아를 독립된 신체 기관으로 판단하는 데 인색하지 않았다. 예를 들어 충치의 경우만 보더라도 이미 고대 중국에서는 충치가 벌레에 의한 것일 수 있다고 생각했다. 갑골문에는 〈왕의 치아가 아픈 것이 벌레에 의한 것이 아닐까〉라는 취지의 기록이 남아 있다.[23] 물론 치아뿐만 아니라 다른 곳이 아파도 그 원인을 벌레로 생각하는 경우도 많았다.[24]

이후 수(隋)나라 시대 의서인 제병원후론(諸病源候論)[25] 속에는 치아를 손상시키는 벌레에 대해서 "길이가 6, 7부 정도이고, 머리가 검다"라고 구체적으로 크기와 색깔까지 기록하고 있다. 이 인식은 이후 치아우식에 대한 동양의학의 근간을 이루어 우리나라의 경우에는 조선시대 후기까지 이어져 왔다. 물론 충치와 벌레는 아무런 상관이 없다. 충치를 일으키는 것은 주지하다시피 세균이고, 당시 동양의학에서 파악한 벌레는 치아 안에 있는 신경조직을 오해한 것으로 추정된다.

충치에 대한 구체적인 처방으로 다음과 같은 기록이 있다.

---

23) 갑골문과 옛 문화. 양동숙 저. 도서출판 차이나하우스. 〈有疾齒唯蠱, 이에 병이 났는데 벌레 먹은 것일까요.〉 p.145. 2009년.

24) 上同書. p.135. 〈王骨有蠱 王骨不有蠱, 왕의 뼈가 아픈 것은 벌레 때문입니까. 벌레 때문이 아닙니까.〉

25) 610년 무렵에 중국 수나라의 소원방(巢元方) 등이 양제의 명에 따라 편찬한 의서(醫書).

치아에 벌레가 먹은 지 여러 해 된 것을 치료하는 데는 귀리짚과 쓴박잎사귀 30개를 깨끗하게 씻어서 하룻밤 이슬을 맞혀 쓰는데, 아침에 귀리짚을 길이가 2치, 너비가 1치, 두께가 5푼이 되게 구부린 다음 박잎으로 싸고 얽어매어 뭉치를 만든다. 이것을 식초에 한낮이 될 때까지 담가 두었다가 2개를 꺼내서 불에 몹시 뜨겁게 구워 치아에 대고 찜질하되 식으면 갈아낸다. 다음 구리그릇에 물을 담고 여기에 뭉치를 풀어서 씻어 보면 벌레가 있는데 많을 때에는 30~40마리, 적을 때에는 10~20마리 정도 된다. 오랜 벌레는 누러면서 벌겋고 갓 생긴 것은 허옇다. [천금][26]

한편 조선시대 중종 때 쓰인 용재총화(慵齋叢話)[27]에는 다음과 같은 내용이 있다.

조정에서 나이 어린 종을 뽑아서 혜민서(惠民署)에 속하게 하고, 의서를 가르쳐 여의라 이름하고, 이들로써 부인의 병을 고쳤다. 한 여자가 제주에서 왔는데, 의술은 알지 못하나 다만 충치를 잡았는데, 사대부 집에서 다투어 서로 맞아갔다. 그 여자가 죽자 또 한 여자에게 그 업을 전하여 나도 또한 불러다가 이를 치료했다. 얼굴을 위로 젖히고 입을 열어 은으로 만든 숟가락으로 조그마한 흰 벌레를 꺼내는데 숟가락은 치아에 들어가지도 않고, 치아에서 피

26) 중국 초당(初唐)의 명의·신선가(神仙家)인 손사막(孫思邈)이 지은 의서를 말한다.

27) 조선 중기에 성현(成俔, 1439~1504)이 지은 필기잡록류(筆記雜錄類)에 속하는 책이다. 용재(慵齋)는 성현의 호이고, 총화(叢話)는 〈이야기를 모으다〉는 의미이다. 위 내용은 용재총화 10권에 실린 내용이다.

도 나지 않아 그 쉬운 것이 이와 같았다. 또 이 기술을 다른 사람들에게 전하지 아니하여 조정에서 죄를 다스려도 오히려 고하지 아니하니, 이는 반드시 환술(幻術)이요, 정업(正業)이 아닐 것이다.

위의 내용으로 보아 벌레는 아마 치아의 신경 조직을 잘못 파악한 것으로 보인다.

한의학에서 발견한 충치치료제

그러나 이와 같은 치아에 대한 인식 결과, 현대 치의학에서 사용되기도 하는 치수괴사제를 동양의학에서는 일찍이 만들어내기도 했다.

〈치아가 아픈 데는 두꺼비진(섬소)을 은주(銀珠)에 넣고 반죽해서 무씨만 하게 알약을 만들어 쓰는데 아픈 치아에 바르면 곧 통증이 멎는다. 3알을 더 쓰지 않아 흘러나오는 침(건침[濃涎])을 몇 번 뱉어버리게 되고 곧 낫는다.[강목]〉[28]

또 일종의 신경을 괴사시키는 약제로 동의보감에는 일소산(一笑散)이라는 처방이 나온다. 그 내용은 다음과 같다.

28) 중국 명(明)나라 때 본초학자(本草學者) 이시진(李時珍, 1518~1593)이 엮은 약학서(藥學書).

일소산(一笑散)-벌레가 먹은 치아가 참지 못하게 아픈 것을 치료하는데 잘 낫는다. 산초(천초)[29]를 가루로 내서 파두(巴豆) 1알을 간 것과 함께 고약처럼 만든다. 이것을 밥에 반죽하여 알약을 만든 다음 솜에 싸서 벌레가 먹은 곳에 넣으면 곧 낫는다.

〈治蟲牙疼不可忍神效川椒爲末巴豆一粒研成膏和飯作丸綿裹安於蛀孔內卽愈[臞仙]〉

29) 천초(산초)는 식용이 가능한 약제이다. 한편 파두는 발암식물로 식용금지식물이다.

5. 한의학에서 구강의 건강을 위한 예방 방법

한편 서양에서 충치균을 상상하게 된 것은 중세 이후이다. 그 이전까지만 해도 서양에서는 충치 또는 그로 인한 통증의 원인을 악령이나 어떤 행위에 대한 대가로 받는 고통으로 간주했다.30) 동·서양의 치아에 대한 인식 차이는 대처방법의 차이로 나타나기도 한다. 즉 미미하기는 하지만 동양의학적 관점에서는 이를 방지할 수 있는 방법에 착안을 하게 된다.

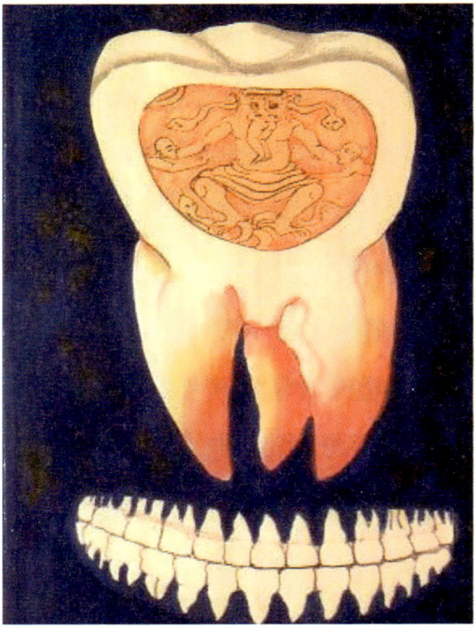

■ 서양과 이슬람 문화권에서 생각하는 치통의 개념. 치통의 원인이 벌레라고 하기 보다는 악마의 상징인 뱀이 보인다.

30) 고대 바빌로니아에서는 치통의 원인이 벌레에 의한 것이라는 기록이 있다. 그러나 바빌로니아의 문화는 서양에 전승되지 못했다.

(1) 양치(養齒)

우리가 생각하는 양치(養齒)란 이를 닦고 물로 입안을 헹구어 깨끗하게 하는 것을 말한다. 그런데 한자의 양치(養齒)란 이 의미와는 좀 다르다. 즉 치아를 기른다는 의미가 된다. 아무튼 현재 일반적으로 통용하고 있는 의미의 양치는 '잇솔질'이라고 볼 수 있다.

양치(잇솟질)에 대해서 동의보감에는 다음과 같이 기록되어 있다. 벌레가 먹어서 치아가 아픈 것을 우식통(蟲蝕痛)이라고 정의하고, 그 원인에 대해서 다음과 같이 적고 있다.

> 음식을 먹은 다음 치아를 깨끗하게 닦지 않으면 치아 사이에 끼인 찌꺼기가 썩어서 냄새가 나게 된다. 그리고 오래되면 치아와 잇몸에 구멍이 생기는데 벌레가 그곳을 파먹게 된다. 벌레가 하나의 치아를 다 파먹은 다음에는 또 다른 치아를 파먹는다. 즉 그 원인이 '음식을 먹고 난 다음 깨끗이 닦지 않으면'이라고 분명하게 말하고 있다.

(2) 고치(叩齒)[31]

고치란 치아를 두들기는 것을 말한다. 예를 들어 수나라 때의 의학서인 〈제

31) 구체적인 방법은 다음과 같다. 아침저녁으로 치아를 맞쪼아서[叩] 신기를 모아야 한다. 또한 몸의 신기가 치아에 모이게 해야 한다. 만일 험악한 일을 당했을 때에는 왼쪽 치아를 36번 쪼아야 하는데 이것을 타천종(打天鍾)이라고 한다. 나쁜 병독을 예방하려면 오른쪽 치아를 쪼아야 하는데 이것을 추천경(搥天磬)이라고 한다. 만일 정신을 수양하려면 앞 치아를 쪼아야 하는데 이것을 명천고(鳴天鼓)라고 한다.

병원후론(諸病源候論)[32]에는 다음과 같은 방법이 전해진다.

매일 아침 새벽닭이 울 때 치아를 36번 두들긴다. 이를 몇 년 동안 계속하면 충치가 생기지 않을 뿐 아니라 잇몸도 단단하게 할 수 있다. 또 매일 아침에 일어나면 먼저 입을 헹구고 입안에 침을 가득히 괴이게 한다. 또 입안에 가득 괴인 침을 삼키고 치아 닦기를 27회 한다. 이렇게 하면 얼굴이 젊은 사람처럼 되고 충치를 없애고 잇몸을 튼튼하게 한다.

앞의 내용은 동의보감에도 약간의 첨삭을 한 다음 그대로 기록되어 있다.

〈여러 가지 양생법(養生法) 가운데서 입안과 치아를 양생하는 법보다 중요한 것은 없다. 양치를 하지 않거나 입안을 가시지 않으면 벌레가 생길 수 있는 터전이 된다. 더위독이나 술독은 항상 입안과 치아 사이에 잠복한다. 그러므로 때때로 입안을 가시거나 양치하는 것이 좋다. 새벽에 일어나서 양치한 물을 한 모금 손바닥에 뱉어 눈을 씻으면 눈이 밝아지는 것을 느낄 수 있는데 일생 동안 하는 것이 좋다.

아침저녁으로 치아를 맞쪼아서[叩] 신기를 모아야 한다. 또한 몸의 신기가 치아에 모이게 해야 한다. 만일 험악한 일을 당했을 때에는 왼쪽 치아를 36번 쪼아야 하는데 이것을 타천종(打天鍾)이라고 한다. 나쁜 병독을 예방하려면 오른쪽 치아를 쪼아야 하는데 이것을 추천경(搥天磬)이라고 한다. 만일 정

32) 수나라 때 소원방(巢元方, 610년경)이 지은 의서.

신을 수양하려면 앞 치아를 쪼아야 하는데 이것을 명천고(鳴天鼓)라고 한다.〉

이러한 고치(叩齒) 행위는 혈액순환을 촉진시키는 기능을 했을 것이다. 또 이를 닦는 것은 충치를 없애는 것이 아니라 예방을 의미한다. 또 민속풍습 가운데 부럼을 깨무는 것은 치아를 튼튼하게 하기 위한 것으로 그 기원은 한의학에 있다.

(3) 기타 예방법

치아를 잘 앓는 것은 많은 경우 월식(月蝕)하는 밤에 음식을 먹은 데 있다. 그러므로 일식(日蝕)이나 월식이 끝나기 전에는 음식을 먹지 말아야 한다.〈천금〉

마지막 내용은 다른 곳에서도 다루었지만 주변에서 일어나는 유사 상황을 인체에 그대로 적용한 것이 특징이다.

(4) 치아에 문제가 있을 때 금기시하는 것

한의학에서는 구강건강을 위하여 예방 차원에서 양치(養齒)와 고치(叩齒) 방법을 사용했다. 한편 치아에 문제가 생겼을 때에도 지켜야 할 사항이 있다.

치아에 병이 생겼을 때 꺼릴 것(齒病禁忌). 치아에 병이 생겼을 때에는 참기름과 마른 대추, 계심 등을 먹지 말아야 한다. 만일 먹으면 곧 도진다.〈천금〉

이 금해야 할 내용에 대해서 한의서 도처에서 언급되고 있다. 그러나 대부분의 한의학이 그렇듯이 그 근거에 대해서는 밝히지 못하고 있다. 한의학의 가장 큰 맹점이기도 한데, 경험에 의해 축적된 귀납적 학문이라는 점이 여기서도 명확하게 나타난다.

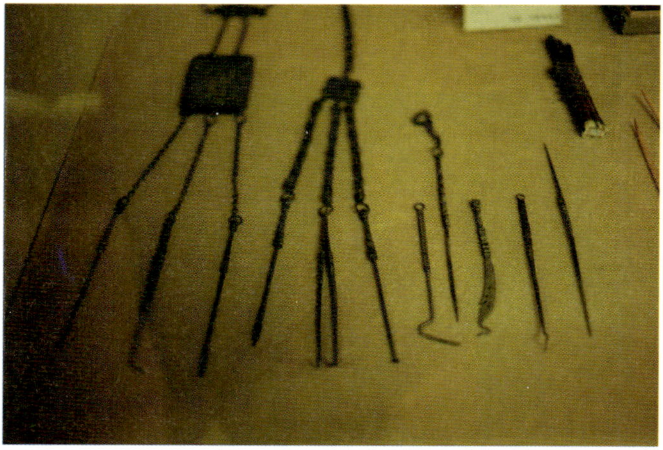

■ 중국에서 구강 청결을 목적으로 사용했던 금속제 이쑤시개. 카나가와현(神奈川県) 치과의사회 치아박물관 소장 제공.

6. 동의보감에서 다루는 치아에 대한 인식

한의학에서 다루는 치아의 발육

허준(許浚)은 광해군(光海君) 당시 어의(御醫)였다. 광해군은 치아 때문에 심한 고통에 시달렸다는 기록이 실록에 전해져 내려오고 있다. 허준 역시 어의로서 치통에 관심이 많았을 것이다. 그런 여유인지는 모르나 〈동의보감〉에는 치아에 대해 비교적 상세하고 방대한 정보가 기록되어 있다.

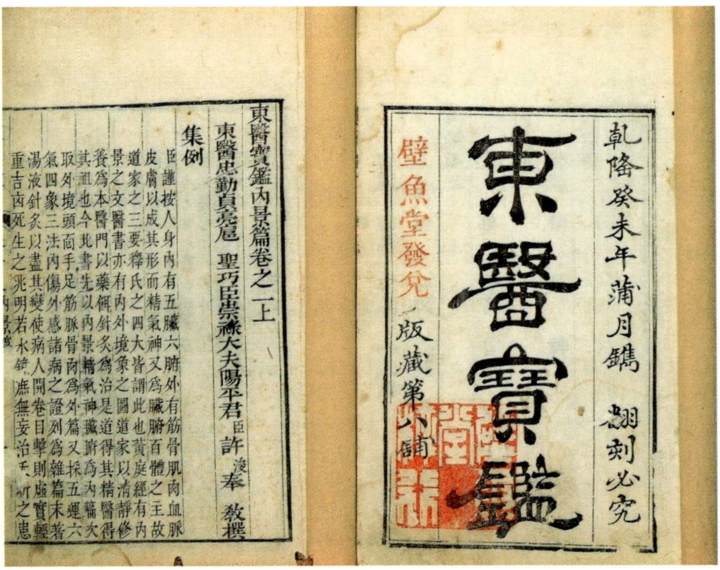

■ 허준의 동의보감(東醫寶鑑) 표지 안쪽. 위 사진은 1763년(清乾隆二十八年) 중국에서 간행된(중국벽어당간본, 壁魚堂刊本) 동의보감이다. 동의보감(東醫寶鑑)은 중국에서도 발간될 정도로 인기가 많았다.

이 책 II편의 한 장인 '치아와 나이'에서도 언급하겠지만 〈동의보감(東醫寶鑑)〉 외형편(外形篇) 제2권에서 치아의 성쇠(牙齒盛衰)에 대해서 다음과 같이 기록하고 있다.

> 이가 튼튼해지고 약해지는 것은 내경(內經)에 이르기를 '여자가 7세가 되면 신기(腎氣)가 성해져서 이를 갈고 머리가 길게 자라며, 21세가 되면 신기가 다른 기운과 같아지므로 진아(眞牙, 사랑니)가 나고 성장이 극에 달한다. 남자는 8세가 되면 신기가 충실해져서 머리가 길게 자라고 이를 갈며, 24세가 되면 신기가 화평(和平)하여 온몸에 고루 차므로 진아(眞牙, 사랑니)가 나고 성장이 극에 달하고, 40세가 되면 신기가 쇠해져 머리가 빠지고 이가 마르며, 64세가 되면 이와 머리가 빠진다.
>
> (內經曰女子七歲腎氣盛齒更髮長三七腎氣平均故眞牙生而長極丈夫八歲腎氣實髮長齒更三八腎氣平均故眞牙生而長極五八腎氣衰髮墮齒枯八八則齒髮去去謂落也 ○ 兒生八月板齒始生眞牙謂牙床窮處最後生者也[類聚]).

치아의 탈락과 맹출에 대해 비교적 상세하게 기술하고 있을 뿐만 아니라 그렇게 변화하게 되는 원인에 대한 해설도 설득력 있게 전개된다. 또 이어서 치통 치료를 위하여 통증을 7가지로 분류해서[牙齒痛有七] 말하고 있다. 즉 치통의 원인으로 풍열(風熱)로 아픈 것, 풍냉(風冷)으로 아픈 것, 열(熱)로 아픈 것, 한사(寒邪)로 아픈 것, 담독(痰毒)으로 아픈 것, 어혈(瘀血)로 아픈 것, 벌레(蟲齒)가 먹어서 아픈 것으로 구분하고 있다. 이러한 구분법은 현대 서양치의학에서 다루는 통증보다 비교적 상세한 편이라고 할 수 있다.

7. 치과의학에서 한의학의 한계

경험에만 치우친 맹점

한의학이 치통을 바라보는 관점이나 분류에 있어서 그 나름대로 독특하고 인정할 만한 부분이 있음에는 틀림없으나, 도무지 납득이 어려운 부분들도 적지 않다. 이는 한의학의 한계라고 할 수 있는데, 방법론의 측면에서 발전의 동력을 찾지 못한 결과라고 할 수 있다. 달리 말하면, 방법론적으로 정체되고 한계점에 이른 상황에서 한의학은 과학적 근거를 지니지 못한, 거의 억지에 가까운 이론 전개를 시도한 것이다.

다양한 관점이 있겠지만 개인적으로 한의학은 중국의 명대 이후 발전된 것은 거의 없다고 생각한다. 시대가 흘러 인간의 지식은 날로 커질 뿐만 아니라 한의학을 공부하는 사람들의 저변도 넓어졌다. 이렇듯 명대 이전의 한의학 지식만으로는 만족할 수가 없는 상황에서 새로운 방법론이 나오는 대신, 기존의 처방에 반성적 시각 없이 다른 처방을 첨가한 이른바 옥상옥(屋上屋)을 형성하여 결국에는 황당무계한 처방을 내놓는 지경까지 이르렀다고 본다.

이해할 수 없는 처방에 대한 여러 예

앞에서 언급한 충치에 대한 치료의 한 예를 보기로 하자.

의감(醫鑑)을 보면 살충환(殺蟲丸)이라는 약물이 나오는데 다음과 같이 기록되어 있다. 그중에 치통의 치료로 귀와 코를 막는 처방[塞耳鼻止牙痛方]이 있는데 이 치료 방법은 도무지 납득하기가 어려운 부분이다.

살충환(殺蟲丸)-치아가 벌레 먹어 아픈 것을 치료한다.

적당한 양의 좋은 비상(砒霜)에 황단을 조금 넣고 녹인 황랍과 섞어서 한 덩어리로 만들어 두고 쓴다. 쓸 때에는 콩알만 하게 알약을 만들어 흰 솜에 싼 다음 꼬리가 나게 비벼서 쓰는데, 오른쪽 치아가 아프면 오른쪽 귀를 막고 왼쪽 치아가 아프면 왼쪽 귀를 막으며 양쪽 치아가 다 아프면 양쪽 귀를 다 막되 반드시 귓속 깊이 들어가도록 막아야 한다. 이와 같이 하고 하룻밤 지나면 벌레가 다 죽기 때문에 다시는 도지지 않는다.〈의감〉[33)]

이 내용은 심지어 한의서의 정통으로 불리는 〈동의보감(東醫寶鑑)〉, 〈본초강목(本草綱目)〉에도 의감에서 다루는 내용과 유사한 내용이 들어 있다.

웅황정통고(雄黃定痛膏), 치아가 아픈 것을 치료한다. 마늘(대산) 2개, 세신, 염초 각각 12g, 웅황 4g, 조협(저아조각) 4개, 꼬투리. 위의 약제들을 가루로 만들어 마늘(대산)을 고약처럼 되게 짓찧은데 반죽하여 벽오동씨만 하게 알약을 만든다. 한 번에 1알씩 솜에 싸서 왼쪽 치아가 아플 때에는 왼쪽 귀를 막고, 오른쪽 치아가 아플 때에는 오른쪽 귀를 막고, 한참 있으면 아픈 것이 아주 잘 멎는다.〈강목〉

한의학의 치료법 근거

이렇게 허황하고 황당무계하게 들리기는 해도 이 치료법에는 그 나름 이유가 있다. 한의학에서는 신체를 음양오행 관점에서 오장육부로 나누고, 이 범주 안

33) 1790년(정조 14)경에 간행된 것으로 보이는 저자 미상의 의서(醫書).

에서 신체를 다룬다. 예를 들어 치아는 신(腎)의 기능과 밀접한 관계가 있다고 본다. 그 이유는 앞에서도 잠깐 언급했듯이 치아를 뼈의 말단으로 보기 때문이다. 치아는 신(腎)이고, 입술은 비장(脾臟)의 관할에 속하고, 혀는 심장(心臟)의 영역에 속한다고 판단하기 때문에 이를 운용하는 치료방법으로 발전한 것으로 여겨진다.

치아를 다시 나게 하는 다양한 방법들

그러나 바로 이런 점 때문에 한의학이 치의학에 미치는 영향은 제한적일 수밖에 없다. 다음 예를 보자. 동의보감에 소개된 빠진 치아를 다시 나오게 하는 방법[落齒重生方]이다.

> 뇌공(雷公)이 치아를 자라나게 하고 치아를 나오게 하는 데는 숫쥐 뼈를 가루로 내어 쓴다고 했다. 치아가 부러져서 여러 해가 되도록 빠지지 않을 때에는 숫쥐 등뼈를 가루로 해서 치아가 부러진 끝에 문지르면 빠진다. 〈본초〉
>
> 빠진 치아를 다시 나오게 하는 처방은 다음과 같다. 숫쥐의 뼈 1마리 분(뼈를 발라내는 방법은 다음과 같다. 쥐를 잡아 껍질을 벗긴 다음 노사를 그 위에 문지르면 3일이 지나서 살은 다 헤어지고 뼈만 남는다)을 지와사장(기왓장인 듯하다 — 인용자 주) 위에 놓고 약한 불기운에 말려 향부자 40g, 구릿대(백지), 궁궁이(천궁), 뽕나무뿌리껍질(상백피), 지골피, 민들레(포공영), 조피열매(천초), 한련초, 돌소금(청염), 천근피 각각 12g과 함께 가루로 내어 1백일 동안 치아를 문지르면 치아가 다시 나온다. 이런 것은 여러 번 경험했다. 〈의감〉

또 한 가지 처방은 눈을 뜨지 못한 쥐새끼 3~4마리를 쓰게 되어 있는데, 백급, 구릿대(백지), 돌소금(청염), 족두리풀(세신), 당귀, 찐지황(숙지황) 각 20g씩 먼저 5가지 약을 가루로 낸 다음 지황을 넣고 풀지게 짓찧는다. 이것으로 떡을 빚는데 그 속에 쥐새끼를 넣고 빚는다. 다음 이것을 물에 적신 종이로 싸서 세지도 약하지도 않은 불에 연기가 나지 않을 때까지 구워 가루로 내어 치아를 문지르면 치아가 다시 나온다. 〈의감〉

또 한 가지 처방은 웅계시(雄鷄糞)와 자계시(雌鷄糞) 각각 14개를 쓰게 되어 있는데, 약한 불기운에 말려 가루를 낸 다음 사향을 조금 섞어 두었다가 치아가 빠진 곳을 침으로 찔러 피가 나오게 한 다음 뿌린다. 늙은이는 20일, 젊은이는 10일간 쓰면 반드시 치아가 나온다. 다쳐서 빠졌거나 절로 빠지거나에 관계없이 다 나온다. 〈천금〉

검정 닭 수컷과 암컷을 따로 길러서 계시(鷄屎)[34]를 받아 약성이 남게 태워 가루를 낸다. 다음 사향을 조금 섞어서 뿌리면 한 달이 지나서 치아가 나온다. 일명 웅자산(雄雌散)이라고 한다. 〈천금〉

빠진 치아를 다시 나게 하는 비방은 동양의학만의 전유물이 아니다.

존 갯디스던(Gaddesden)은 14세기 초기 의학에 관한 책을 쓴 최초의 영국 의사들 가운데 한 사람이었다. 그 대부분의 내용은 프리니와 아라비아 저자들에게서 얻은 것으로 치과질환 치료에 새로운 것이라고는 공헌한 것이 거의 없었다고 해도 과언은 아니다. 게다가 그가 제시한 치통치료법 중에 어떤 것은 어이

34) 계시-닭의 배변물.

없는 것이 대부분이었다. 예를 들면 치아를 손쉽게 뽑기 위해서 갯디스던은 건조한 암소 똥을 가루로 만들어 바르게 하든지 청개구리의 기름으로 치료하도록 권했다. 후자의 방법은 매우 효과적이어서 즉석에서 치아가 떨어진다고 했다. 한편 산토끼의 뇌로 잇몸을 문지르면 이미 이가 빠진 자리에서 다시 올라오며, 더구나 자고(鷓鴣)의 뇌를 바르면 우식 치아가 삭아서 뭉그러지는 효과가 있다[35]고 적혀 있다.

한의학에서 치아치료의 근거

한의학의 근거가 되는 음양오행설에 따른 오장육부론의 문제점을 논하기란 용이한 일이 아니다. 그러나 치의학분야에서 한의학의 맹점 중에 하나는 유사관계를 치아질환에 직접적으로 유추 적용하는 것이라는 점이다. 예를 들어 이갈이 하는 아이에 대한 처방이 집 주위에 있는 나무에 돌을 끼워 넣는 것이나, 바람이 불면 나무가 마찰을 하면서 '끼득끼득' 소리를 내는데 이 영향을 아이가 받았기 때문이라는 사고 따위이다. 언뜻 순박함도 엿보이지만 다른 한편으로는 사람의 생명을 다루는 의학에서 순박함이란 해악인 경우가 많기 때문이다. 치아에서도 이러한 유추관계는 마찬가지이다. 위의 치아를 다시 나게 하는 처방에서 쥐의 이빨을 사용하는 경우도 이런 발상의 한 예이다. 즉 설치류의 이빨은 계속해서 자라는 성질이 있는데 이런 점을 착안하여 유추한 것으로 여겨진다. 다음 경우도 마찬가지이다.

지봉(芝峯) 이수광(李晬光)이 "의방(醫方)에서 '사람이 치통을 앓는 이유는 대부분 월식이 일어난 밤에 마시고 먹었기 때문이다. 일식과 월식이 사라질 때까

35) 모리스 스미드 저. 최진환 옮김. 『치과의학사』. 대한치과의사학회, 1966에서 참조.

지 먹고 마시지 말아야 한다'라고 말하니 이 이치를 알 수 없다"라고 하였다.[36)]

즉 월식불음(月蝕不飮)이라 하여 월식에는 음식을 먹지 않는다. 그 이유는 간단하다. 달이나 태양이 식(蝕)에 들어간 상태를 치아에 그대로 적용한 것이다. 여기서 '식(蝕)'은 '좀먹다'라는 의미의 한자이다.

---

36) 〈송남잡지(松南雜識)〉 본문, 구기류(拘忌類)에 전한다.

8. 치과의사와 한의학

민간속설 사고로 무장한 치과 환자

오늘날 한의학적 지식이 치의학에 영향을 미치는 곳은 학문 분야가 아니라 오히려 진료 현장이다. 그 이유는 다름 아닌 치료 대상인 환자의 정서와 문화적 사고에서 연유한다. 어떤 면에서는 당연한 현상이지만 한국인은 대체로 한의학에 관대하다. 육체를 바라보는 한의학적 사고방식과 가치관은 오랜 시간 동안 우리 문화 속 깊이 자리하고 있기 때문이다. 게다가 요즘 들어서는 '자연친화적' 또는 '대체의학'이라는 말의 영향도 크게 작용했다. 물론 '자연친화적' 또는 '대체의학'을 추구하는 것은 서양 문명에 대한 회의의 결과이고, 그것은 서양 문명이 낳은 각종 부작용으로 몸살을 앓고 있는 오늘날 당연한 결과이기도 하고, 어떤 면에서 보면 바람직한 현상이다.

그런데 정작 문제는 한의학에 대한 일반인들의 호의적인 태도가 단순한 차원의 본능에서 기인한다는 점이다. 예를 들어 전술한 치아와 신장과의 관계를 다시 한 번 언급하기로 하자.

> "한의학에서는 치아를 뼈의 끝으로 본다. 그래서 콩팥이 이를 주관하고 콩팥이 약하면 이가 균열되거나 치아 사이에 틈이 생기는 등의 문제가 생긴다. 정기가 왕성하면 이가 튼튼하고 허혈이 있으면 이가 흔들린다."

한의학에서는 콩팥의 원기가 약한 사람들에게는 팔미환(八味丸)을 복용시킨다. 여기서 그 효능에 대해서는 논외로 하더라도 한국인은 쉽게 '팔미환'이라는 단어에 매료된다는 점이다. 일반적으로 한국인의 대부분은 팔미환의 생리적 작용은 알지 못한다. 그러나 그 알지 못하는 것이 이미 한의학적 사고에 익숙한 한국인의 심리에서는 '뭔가 있을 것'이라는 방향으로 작용한다. 뿐만 아니라 팔미환(八味丸)이라는 단어 자체가 신비적으로 작용한다. 도대체 여덟 가지 맛이란 어떤 것일까? 마치 선약(仙藥)이 가져다주는 느낌과 유사하다.

민간의학적 사고로 무장한 일반인 치료의 어려움

마찬가지로 전술한 유사관계 원용(援用) 치료법은 언급할 가치도 없지만 이 역시 의학적 지식이 없는 사람들을 현혹시키기에 아주 좋은 방법이라는 점이다. 결국 오늘날의 치의학과 한의학의 불협화음은 치료 현장에서 발생한다. 이러한 사고방식을 지닌 환자들 가운데는 분명 발치 등 필요한 치료를 해야 하는 상황에서도 자신의 잘못된 판단기준으로 치료를 거부하는 경우가 종종 있다. 이런 환자들을 설득하여 치료하기란 쉬운 일이 아니다.

9. 치과의학에서 한의학의 전망

한의학에 대한 다산(茶山) 정약용(丁若鏞)의 생각

어떤 분야에서 영역을 나누는 것은 학문에서는 큰 의미가 없다. 학문적 입장에서 원래부터 우리 것이 어디 있겠는가? 과학 문명을 우리 것이라고 주장하는 것 자체가 모순이다. 현대 치의학은 다른 사람들의 것이 아니라 바로 우리 인류 모두의 공유물일 뿐이다.

한의학은 전술한 바와 같이 명대(明代) 이후 정체되어 있다고 생각한다. 마과회통(痲科會通)을 저술할 만큼 의술에도 관심이 많았던 다산(茶山)은 정체의 원인을 다음과 같이 파악하고 있다.

〈옛날 의학(醫學)은 ≪본초(本草)≫를 전문으로 습득했다. 때문에 모든 초목의 성(性)·기(氣)·독(毒)·변(變)의 법제를 강구하여 명확하게 알지 못하는 것이 없었다. 그래서 병에 대해 약을 쓸 때 혹, 병의 원인이 한 가지뿐이어서 단 1성(性) 단 1독(毒)으로 치료할 수 있다면 한 재료를 사용하고, 혹은 병의 원인이 많아서 얽히고설켜서 풀기 어려운 것은 여러 가지 재료를 사용하여 조제해서 치료하게 했다. 그러므로 기술도 정밀하고 효력도 빨랐는데 후세에는 ≪본초≫를 익히지 아니하고 오로지 옛 처방만 왼다. 예를 들면 팔미탕(八味湯)은 온보(溫補)하는 것인 줄로만 알고, 승기탕(承氣湯)은 양사(凉瀉)하는 것인 줄로만 알고서 곧장 전방(全方)을 뽑아 사용하기를 마치 한 가지 재료 사용하는 것처럼 하니 어떻게 일일이 병에 적중할 수 있는가?〉[37]

---

37) 정약용의 글인 의설(醫說)에 나오는 내용이다.

그는 이어서 '소학(小學)이 폐하여지자 문장(文章)이 일어나지 않고, ≪본초≫가 어두워지자 의술(醫術)이 정밀하지 못하다'라고 말한다. 즉 기초적인 사항에 충실하지 않고 결과에만 집착하기 때문이라고 한의학의 문제점을 적확하게 파악하고 있다. 질병 또는 약재의 효험에 대한 이유나 원인이 무엇인지 규명하려는 탐구 자세를 멀리하고, 이미 만들어진 처방에만 매달려 의술을 행하기 때문이라고 보고 있는 것이다.

턱관절 질환 치료와 한의학

요즘 간혹 치과치료에 대한 한의학적인 접근을 시도하고 이를 직접 시행하는 한의사들이 눈에 띈다. 그러나 학문적인 차원에서 치아를 제외한 일부 구강질환, 즉 구취, 잇몸질환에 대해서는 좀 더 많은 연구가 필요할 것으로 보인다.

현대 치과학에서도 턱관절 질환 치료 시 한의학적 방법론을 일부 수용하기도 했다. 물론 요원할 수도 있지만 학문적 입장에서 한의학이 턱관절에 대한 연구를 하고, 더 나아가 치료 대상으로 보고 접근하는 데에는 큰 문제가 없다고 본다. 일부 한의사들의 과학적 근거에 바탕을 두지 않은 진료행위에 대해서는 비판적이나 이러한 시도는 의미가 있다고 본다.

10. 북한의 한의학적 입장에서 보는 치과치료

한편 동의치료경험집성(東醫治療經驗集成)은 북한의 동의(東醫) 부문 의료인들이 지난 50여 년 동안의 진료 과정에서 얻은 자료를 수집, 편찬한 한의학서이다. 내용은 북한 366개 병원의 치료경험, 임상 연구 논문 및 1,458명의 개별논문과 경험자료를 수록하여 총 1,100만 자에 이르는 방대한 서적이다.

이 책에 나오는 치과 영역에 대한 내용 일부를 소개하기로 하자. 소개하는 내용은 뒤에서 참고 자료로 실은 동의보감 속에서 다루는 구강 및 치아질환에 대한 치료법과 유사한 점이 매우 많다. 이 부분의 판단은 각자의 몫으로 돌리겠다. 다만 서적 발행이 남한이긴 하지만 자료의 출처가 분명하고, 임상에 대한 접근방식에는 상당히 체계적이다. 따라서 치료 결과에 대한 신뢰는 각자의 몫이 되겠지만 자료 자체에 대해서는 신뢰성을 가질 만 하다고 여겨 소개하기로 한다.

가. 이침마취(耳鍼痲醉)로 치아(齒牙)를 뽑은 경험

〈치료대상〉

발치와 구강수술을 한 환자 286예를 대상하였는데, 치근막염 81예, 발치 97예, 지치주위염(智齒周圍炎) 16예, 치주농양 20예, 치조농루 63예, 기타 9예였다.

〈마취방법〉

환측(患側) 이침혈(耳鍼穴)의 치아마취점(齒牙痲醉點)을 공통혈로 하고, 턱의 부위에 따라 상악혈(上顎穴) 혹은 하악혈(下顎穴)을 기준으로 사침(斜鍼)하였으며 보조혈로서는 신문혈(神門穴)과 합곡혈(合谷穴)에 놓았다. 유침시간(留鍼時間)은 10~15분으로 하고, 강한 자극을 주었으며 침은 발치와 수술이 끝날 때까지 꽂아두었다.

〈마취결과〉

발치, 농양절개, 치조골적출술, 구강봉합(口腔縫合) 등 286예에서 마취가 된 환자가 88.2%였고, 신문혈(神門穴)로 보강했을 때는 91.3%의 효과를 보았다.

(〈동의치료경험〉-외과편, 1994)

나. 치통에 효과 있는 홍의(紅蟻, 불개미)

치수염과 치근막염으로 치아가 쑤실 때 홍의(紅蟻, 붉은개미)를 가루 내어 녹두알이나 팥알만 하게 빚은 것을 충치 구멍에 넣든가, 아픈 치아에 대고 5~10분간 가만히 있게 한다. 그러면 통증이 곧 멎는다. 우리가 30여 명에게 써 본 경험에 의하면, 치료한 환자의 84%가 10분 이내에 통증이 멎었고, 나머지(대개 치근막염)는 통증이 경해졌거나 멎지 않았다. 아이들인 경우에는 치아가 쑤신다 하더라도 침을 놓기가 힘든데 이 약을 쓰니 치료하기 편리했다.

(백암군 천수구진료소 오윤문, 〈동의학〉, 1987-4)

다. 치통-캄파페놀을 대신하는 세신(細辛)[38]

치통을 멈추는 데 양약인 캄파페놀 대신 세신을 쓸 수 있다.

〈약제법과 용법〉

세신 10g에 물 500ml를 붓고 끓여 약액(藥液)이 50ml 되게 졸인다. 이것을 충치구멍에 1~2방울 떨구어 넣든가 약솜에 적셔 구멍 안에 넣고 물고 있게 한다.

38) 족도리풀의 뿌리를 말한다.

만약 이렇게 약을 마련하기 어려울 때는 세신과 인단(人丹)을 함께 짓찧어서 치아구멍 안에 넣고 그 위에 솜을 덧놓은 다음 물고 있게 한다.

〈치료 효과〉

치아에 삭은 구멍이 있고 때때로 치아가 아프며 밤에 더 쑤시고 찬물에 닿으면 더 아픈 치통, 즉 급성일부성장액성(急性一部性漿液性) 치수염에 효과가 있다. 300여 명에게 적용해 보았는데 2~4분 사이에 대체로 통증이 멎었으며 모든 환자에게서 효과가 있었다. 진통 효과가 캄파페놀의 효과와 비슷했다.

(양강도구강병예방원 이의일, 〈동의학〉, 1992-3)

라. 치통(齒痛)에 '특효약'인 닭의 골수(腦髓)

〈약제법과 용법〉

닭의 생골(腦髓) 1개를 32절 크기의 종이 한 장에 고루 발라 그늘에서 깨끗이 말린다. 이 약 종이를 담배종이 크기로 베어 돌돌 말아서 불을 붙여 담배 피우는 것처럼 피우는데, 연기를 입안에 빨아들여 2~3분 정도 물고 있다가 내보낸다. 이렇게 여러 번 반복하여 '담배'를 다 태운다.

〈치료 효과〉

치통이 멎는 효과는 100%이다. 우리가 충치 3~4도인 치수염환자 27명에게 이 방법을 써본 것에 의하면 모든 예에서 치통이 멎었다. 진통 효과는 약종이 '담배'를 피운 후 곧 나타나기도 하고, 시간이 좀 지나서 천천히 나타나기도 한다. 치아가 다시 쑤시는 예는 거의 없었다. 우리는 진료소 수준에서 자주 보게 되는 치통 환자들을 치료하기 위하여 여러 가지 방법을 쓰던 중 주민들 속에서 효과가 좋은 이 민간요법을 찾게 되었다.

(박정숙, 〈동의학〉, 1990－2)

마. 생무즙(汁)으로 치통을 멈춘 경험

〈약제법과 용법〉

깨끗이 씻은 생무(매운 것이어야 한다)를 20~30 g 정도 보드랍게 긁어 가제에 싸서 쥐어짠다. 이렇게 얻은 진한 무즙(汁)을 쑤시는 치아의 반대쪽 귓구멍 안에 2~3방울 떨구어 넣는다. 생무즙(汁)을 귀안에 넣으면 귀안이 찡하면서 벙벙한 감이 나는데 2~3분 지나면 치통이 멎는다. 만일 멎지 않으면 5분쯤 지나서 다시 2~3방울 떨구어 넣는다. 그러면 10분쯤 지나서 통증이 멎는다.

〈치료 효과〉

치통 환자 32예를 대상으로 했는데 격심한 통증이 21예, 중등도 통증이 11예였다.

치료결과 2~3분 안에 멎은 것이 19예, 10분 후에 멎은 것이 13예로서 전 예에서 효과가 있었다. 이병(耳病)이 생기지 않겠는가 하는 근심이 없지 않았는데 그런 예는 없었다.

(통천군인민병원 강기호, 이성건, 〈동의학〉, 1991－1)

이상, 전술서 구강과질병(口腔科疾病) 항목 중 치통(齒痛; dentalgia) 항에서.

이상에서 보면 다소 황당한 치료법이라 할 수 있는 치통치료법이 등장한다.

예를 들어 무즙을 귓속에 떨어뜨리는 방법 등이 그렇다. 그러나 이러한 치료법은 한의학에서 자주 사용되는 방법이기도 하다. 동의보감에도 치통 치료하는데 귀와 코를 막아 치료하는 방법이 있다. 이를 귀와 코를 막아서 치통을 멈추게 하는 색이비지아통방(塞耳鼻止牙痛方)이라 한다. 이를 대략적으로 정리하면 다음과 같다.

❶ **색이비지아통방(塞耳鼻止牙痛方)** : 귀와 코를 막아 이빨이 아픈 것을 멎게 하는 처방. 웅황정통고, 살충환, 귀 막는 약이나 곡래소거산 등 이빨이 아픈 것을 치료하는 처방들을 쓰는 것이 좋다.

塞耳鼻止牙痛方 宜用雄黃定痛膏殺蟲丸塞耳藥哭來笑去散治牙疼方.

❷ **살충환(殺蟲丸)** : 이빨이 벌레가 먹으면서 아픈 것을 치료한다. 좋은 비상 적당한 양에 황단을 조금 넣고 녹인 황랍과 섞어서 한 덩어리로 만들어 두고 쓴다. 쓸 때에는 콩알만 하게 알약을 만들어 흰 솜에 싼 다음 꼬리가 나게 비벼서 쓰는데, 오른쪽 이빨이 아프면 오른쪽 귀를 막고, 왼쪽 이빨이 아프면 왼쪽 귀를 막으며, 양쪽 이빨이 다 아프면 양쪽 귀를 다 막되 반드시 귓속 깊이 들어가도록 막아야 한다. 이와 같이 하고 하룻밤 지나면 벌레가 다 죽기 때문에 다시는 도지지 않는다.

殺蟲丸 治蟲牙痛好砒礵不拘多少量加黃丹少許以黃蠟熔成一塊旋用旋丸如黃豆大用白綿包裹留尾如右牙疼則塞右耳左牙疼則塞左耳兩邊疼則塞兩耳必深入耳孔一夜其蟲卽死永不復疼矣[醫鑑].

❸ **곡래소거산(哭來笑去散)** : 이빨이 아픈 것을 치료하는 데 아주 잘 낫는다. 웅황, 유향, 후추(호초), 사향, 필발, 양강, 세신 각각 같은 양. 위의 약들

을 가루로 내어 한 번에 조금씩 남자는 왼쪽, 여자는 오른쪽 콧구멍에 불어넣으면 곧 낫는다. 만일 이빨이 아프면서 뺨이 부었을 때에는 종이에 약 가루를 말아서 심지를 만든 다음 참기름을 묻혀 불에 태우면서 그 연기를 아픈 이빨에 쏘이면 곧 낫는다.

哭來笑去散 治牙齒痛神效雄黃乳香胡椒麝香華撥良薑細辛右等分爲末每用少許吹男左女右鼻中立止如牙痛臉腫用紙捲藥末在內作條蘸香油點着燎牙痛處條燒盡痛卽止[醫鑑].

❹ **치아동방(治牙疼方)** : 웅황, 몰약 각각 4, 세신 2. 위의 약들을 가루를 내 왼쪽 이빨이 아프면 왼쪽 콧구멍에 조금 밀어 넣은 다음 오른쪽 귓구멍에 불어넣는다. 그리고 오른쪽 이빨이 아프면 오른쪽 콧구멍에 밀어 넣은 다음 왼쪽 귓구멍에 불어넣는다.

治牙疼方 雄黃沒藥各一錢細辛半錢右爲末若左邊痛用少許搐入左鼻又吹入右耳若右邊疼搐右鼻又吹入左耳[得效].

동의보감에는 상기한 방법 이외에도 여러 가지 방법이 실려 있다. 그런데 치아와 관련해서 귀에 기름을 떨어뜨리는 방법은 이슬람의학에서도 보인다.

〈알 라지는 '알 하위'에서 유치 생성의 촉진을 위해 잇몸 마사지를 통해 통증을 유발하는 해로운 습기를 제거할 것과 토끼의 뇌, 닭의 지방, 포도 주스, 장미 기름을 바르는 방법, 목과 머리 주위에 털실을 둘러놓는 방법, 귀속으로 기름을 떨어뜨리는 방법, 설사나 변비를 없애는 방법을 추천한다.[39] 또는 터키산 버섯 뿌리에 있는 즙을 통증이 있는 쪽 반대편 귀에 떨어뜨리는 것으로 치통 치료 방

법을 추천하고 있다.〉

이외의 〈동의보감〉에 실린 치아와 구강질환의 치료법에 대해서는 이 책 말미의 참고란을 보기 바란다.

39) 턱얼굴외과 역사이야기. Walter Hoffmann-Axthelm 저. 최진영 역. 군자출판사. 2004. 〈이슬람의학, 4-2-1. 알 라지〉에서 참조.

▌치아에 대한 단상

낙치부생(落齒復生)

"정말 희한한 일도 다 있습니다."

한 환자가 의미심장하게 말을 건넸다.

"정말 희한한 일도 다 있지요. 저희 숙부께서 나이가 80이 넘었는데 다시 이가 나니 말입니다."

그 환자는 상식적인 사람으로서 절대 사실무근한 황당한 이야기를 할 만한 사람이 아니었다. 처음에는 흘려들었다. 그러자 환자는 치료를 마치고 돌아가는 길에 양복을 걸쳐 입으며 다시 한 번 말했다.

"제 눈으로 똑똑히 확인했습니다."

그는 그 말을 믿을 수 없다는 표정을 짓고 있는 나를 보더니 오히려 안타깝다는 얼굴을 했다. 마침내 환자의 진지한 표정에 혹하여 그 숙부라는 분을 한 번 만나볼 수 있게 해달라고 부탁했다. 내심 학계에 보고할 수 있는 진기한 증례가 되지는 않을까 하는 생각이 머릿속에 떠올랐다. 노인이 되어 치아가 다시 난다는 항간에 떠도는 속설이, 속설이 아닐지도 모른다는 생각이 머리를 스쳤다.

노인이 되어서 치아가 다시 난다는 낙치부생의 문화는 한자문화권인 중국에 그 기원이 있다. 다른 장에서도 다루었지만 '齯' 자라는 한자가 있다. 자전을 보면 '다시 난 이 예'라고 되어 있다. 사전을 보면, ① 다시 난 이(齒), ② 노인(老人)의 이가 다 빠진 뒤에 다시 돋아난 이(齒), ③ 90세의 노인(老人)의 이(齒)라는 뜻들이 있다. 조자(造字) 방법이 이 치(齒) 자와 아이 아(兒) 자가 함께 한 것도 흥미롭다. 단어로는 예치(齯齒)가 있다. 예치(齯齒)의 뜻은 '늙은이의 이가 다시 남'이다. 조사한 바로는 〈시경〉의 노송(魯頌) 비궁(閟宮)에 '이미 복을 많이 받으시어, 머리도 누렇고 이도 새로 나셨네(旣多受祉 黃髮兒齒)'라는 말에서 시작된 것으로 추정된다.

우리나라의 역사기록에도 늙어서 빠진 이가 다시 났다는 기록이 적지 않다. 조선왕조실록에도 단종에게 올린 상서[40] 가운데 천문동(天門冬)을 먹으면 낙치부생한다는 기록이 있다. 또 숙종 7년(1681년) 경상도로 나간 암행어사가 장계를 올려 '현풍(玄風)의 양인(良人) 방준문(方準文)은 나이 100세에 이르렀는데, 치아와 머리가 다시 나니 특별히 명하여 초자(超資)하소서'라는 대목이 있다.

---

40) 단종실록에 즉위년 12월 25일에 〈의원의 시취 약재 등에 관한 경창부 윤 이선제의 상서문〉이다. 그 내용은 다음과 같다. 〈천문동은 사람으로 하여금 불로장생하게 하고, 기력을 백배하게 하며, 오래 복용하면 살이 살아나며 골수를 채워 주고, 몸이 가벼워지며 총명해지고, 수명을 크게 연장하여 끝이 없으니 신선으로 올라갈 만하다. 남녀가 모두 복용할 수 있으며 80세 이상이 복용하면 문득 아들을 낳게 되고, 방실이 쇠퇴할 줄 모르며 1백 명의 여인을 거느릴 수 있고, 방실을 끊은 사람은 선인이 될 수 있다. 7, 8월에 그 뿌리를 캐는데 정월·2월·3월에 캐는 것이 좋다. 이때를 지나면 효과가 없다. 그 흙을 씻어내고, 껍질을 벗겨서 가운데 있는 심만을 떼어 내어도 되고, 또한 껍질을 붙이고 썰어서 쪄도 되는데, 이를 볕에 말려 빻아서 식후에 술에 타서 2방촌(方寸)의 숟갈로 하루에 세 번씩 복용하는데 많이 먹이면 더욱 좋다. 그 뿌리를 빻아서 즙(汁)을 짜내어 술을 담가서 이 가루약과 먹으면 더욱 좋다. 오래 복용하면 사람이 물에 들어가도 젖지 않고, 천지와 더불어 서로 마치게 되며 더 오래 먹으면 신명(神命)에 통하고, 늙은 사람은 다시 젊어지고, 흰 머리가 다시 검어지며 빠진 치아가 다시 난다.〉

그뿐만 아니라 〈동의보감〉에 '낙치중생방(落齒重生方)'이라는 처방이 있다. 이는 치아가 빠진 곳에 발라주면 다시 치아를 나게 한다는 처방을 말한다. 참고로 〈동의보감〉에 실려 있는 '낙치중생방(落齒重生方)' 중의 일부를 소개하면 다음과 같다.

빠진 이를 다시 나오게 하는 방법[落齒重生方]

"뇌공(雷公)[41]이 이빨을 자라나게 하고 이빨을 나오게 하는 데는 숫쥐뼈를 가루를 내어 쓴다고 하였다. 이빨이 부러져서 여러 해가 되도록 자라지 않을 때에는 숫쥐의 등뼈를 가루를 내서 이빨이 부러진 끝에 문지르면 자란다." 〈본초〉

내친 김에 더 많은 자료를 조사해 보았다. 〈이아주소(爾雅注疏)〉[42] 권1(卷一) 석고(釋詁) 제1(第一)을 보니 노인의 치아가 다시 날 수 있음을 다음과 같이 보여주고 있었다.

〈황발(黃髮)은 머리카락이 떨어져 다시 노란 머리카락이 생겨난 것이고, 예치(齯齒)는 이가 빠져 다시 가는 이가 생겨난 것이다.

- 중략 -

41) 뇌공(雷公)은 동양에서 천둥과 벼락의 신을 일컫는다. 여기에서 뇌공이 누구를 지칭하는지 확실하지 않다.

42) 세계최고의 백과사전. 진(晉)나라의 곽박(郭璞, 276~324)이 10여 학자의 설을 집대성하면서 엮어낸 책. 문자의 뜻을 고증하고 설명하는 사전적인 성격을 지닌 책이다.

모두 장수(長壽)라는 일반적인 명칭이다. 황발(黃髮)에 대해 사인(舍人)은 "황발(黃髮)은 노인의 머리칼이 희었다가 다시 노랗게 된 것이다"라고 하였다. 곽박은 "황발(黃髮)은 머리카락이 빠졌다가 다시 노란 것이 생겨남이다"라고 하였다. 예치(齯齒)는 『설문』[43]에 "예(齯)는 노인의 새로 나는 이빨이다"라고 하였다. 곽박은 "이가 빠져 다시 가는 이가 생겨남이다"라고 하였다.〉

며칠 후 마침내 예의 환자가 자신의 삼촌을 대동하고 나타났다. 정중하게 진료 의자로 안내한 다음 잔뜩 기대를 하고 입을 들여다보니 아뿔사! 다 썩은 치아의 잔존 치근들이 잇몸 안에 자리하고 있었다. 게다가 군데군데 치근 주위로는 염증소견마저 보인다. 그 말을 믿었던 내 자신을 탓하며 염증 때문에 뽑아야 한다고 하니 자리에서 벌떡 일어나더니 험상궂은 눈으로 나를 바라본다.

"아니 새로 나고 있는 치아들을 뽑는다고?!"

노인은 버럭 소리를 지르더니 뒤도 한 번 돌아보지 않고 진료실 밖으로 나가버린다.

일반적으로 사람의 치아는 생후 6~7개월부터 나기 시작한다. 그런데 속칭 치아의 싹이라고 불리는 치배(齒胚)의 형성은 태생 2개월 후반에 발생하기 시작하여 외배엽성 상피에서 유래하는 에나멜기(器)가 치아의 법랑질을 만들고, 치아의 상아질·백악질·치수·치근막은 모두 중배엽에서 유래된

43) 설문은 설문해자를 말한다.

다. 이후 태생 4개월 말부터 유치의 경조직이 생기고, 한 쌍의 절치가 나오기 시작한다. 영구치는 유치의 경조직이 생기기 시작하는 무렵부터 구강의 안쪽에 혀 모양의 상피돌기가 생기고, 이 치제로부터 발생한다. 낙치부생이라는 현상이 이루어지기 위해서는 이러한 발생 과정이 다시 한 번 일어나야 한다. 다른 기관을 예로 들어 설명한 적이 있지만 영구치가 다시 난다는 말은 어떤 사람이 상처로 눈알을 잃었는데 나중에 눈알이 다시 생겨났다는 말과 같은 말이다. 이런 발생 현상이란 터무니없는 일이다.

낙치부생은 현대 치의학적 관점에서 보면 터무니없는 현상이다. 치배(齒胚)가 없으면 치아가 나올 수 없는 일이니 낙치부생이란 처녀수태(處女受胎)와 같은 현상이다. 처녀(處女) 수태(受胎)는 종교적인 신념으로 이해할 수 있으나 낙치부생이란 혹세무민(惑世誣民)이다. 혹시나 말로만 듣던 낙치부생을 볼 수 있는 기회가 온 것은 아닐까 하고 생각했던 내 자신이 어이없어진다. 지나서 생각해보니 어이없고 부끄러운 일이었다. 가끔 이런 혹세무민하는 일에도 현혹이 되는 것이 사람의 본성인가보다. 오늘도 혹세무민하는 문구가 난무한다.

〈대한민국 노인 분들을 위한 새로운 제안! 이제 심지 말고 임플란트 하세요! 00대 출신 3명이 모여서 만든 곳! 000치과!〉

이제는 심지 말고 임플란트 하란다! 도대체 무슨 말을 하려는 것일까. 낙치부생보다 더 혹세무민하는 말이다. 치의학을 전공한 사람조차도 낙치부생에 현혹되었는데 낯 뜨거운 소리로 들리는 이 문구가 낙치부생을 꿈꾸는 노인들을 얼마나 혹세무민하고 있을까?

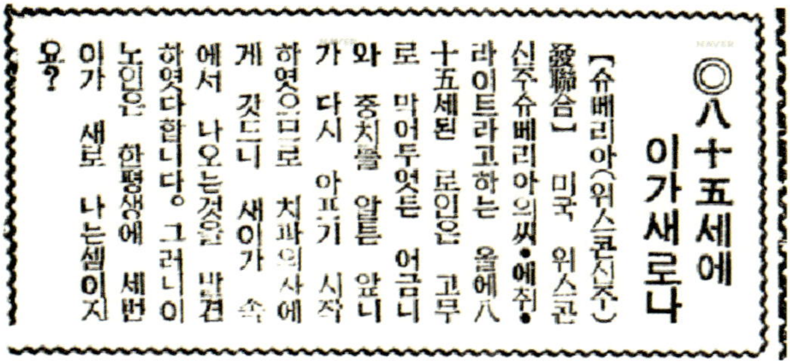

◎八十五세에 이가새로나

〔슈베리아(위스콘신주)發聯合〕 미국 위스콘신주슈베리아의씨·에취·라이트라고하는 올에八十五세된 로인은 고무로 막어두엇든 어금니와 충치들 알튼 앞니가 다시 아프기 시작하엿으므로 치과의사에게 갓드니 새이가 속에서 나오는것을 발견하엿다합니다. 그러니이 노인은 한평생에 세번 이가 새로 나는셈이지요?

■ 1935년 4월 17일자 동아일보 기사. 이 기사는 미국 위스콘신주의 85세 된 한 노인이 충치가 있어 치과의사에게 가보았더니 새 치아가 나오는 것을 발견했다고 하는 기사이다. 도대체 그 근거는 무엇일까?

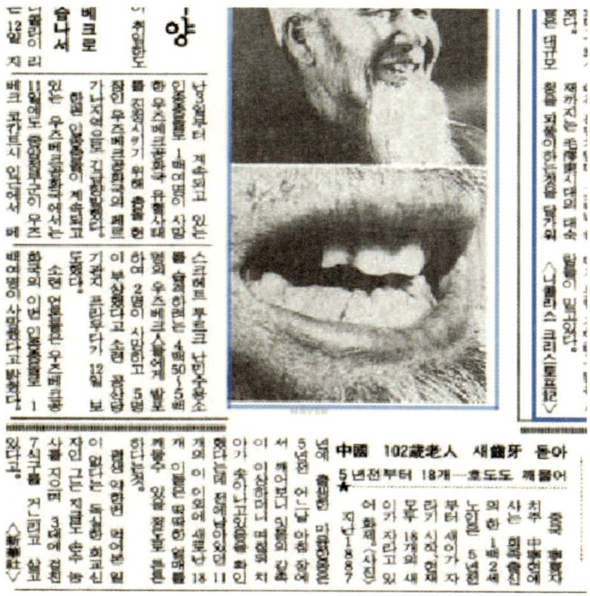

中國 102歲老人 새齒牙 돋아

5년전부터 18개…호도도 깨물어

■ 102세 노인이 치아가 새로 났다는 기사. 중국의 한 자치구(自治區)에 사는 102세 노인이 5년 전부터 새로 18개의 치아가 났다는 신화사 통신발 기사이다. 과연 이 기사와 이 사람들은 무엇을 착각하고 있을까?

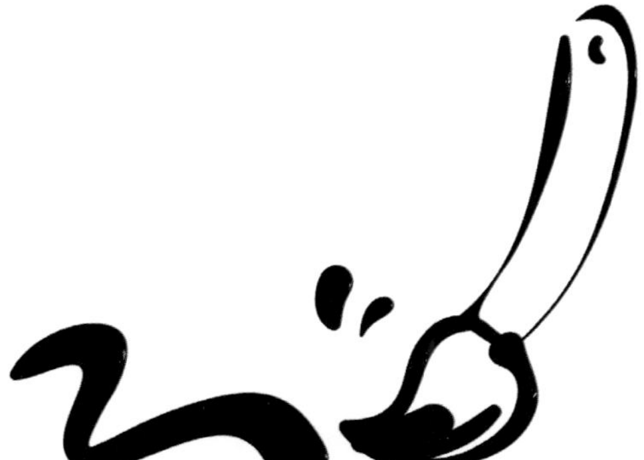

제5장 치아와 언어 2

북한에는 '이발집'이라는 말이 있다. 이발소? 아니다. 이발집은 흔히 치과에서 사용하는 말인데 무슨 말일까?

어느 나라 언어든지 비속어도 있고 아름다운 말도 있다. 또 평어와 존대어도 존재한다. 그것은 동서고금(東西古今)을 묻지 않으나 굳이 따지자면 동(東)과 고(古)가 그 발달 정도가 더하다고는 하겠다. 우리나라의 '밥〈식사〈진지〈수라'로 분화되는 것이 한 예이다. 물론 격식을 중시하는 영국이나 프랑스 귀족들의 언어에서도 그런 예들은 얼마든지 찾아볼 수 있다.

하지만 특히 동양, 그중에서도 일본과 한국은 그 발달이 현저하다. 아마 자기중심적인 서양문화에 비해 타인지향적인 이곳의 문화가 그런 언어생활을 초래했을 것이다. 물론 자기중심적인지, 타인지향적인지에 따라 문화적·도덕적 가치의 우열은 없다고 본다.

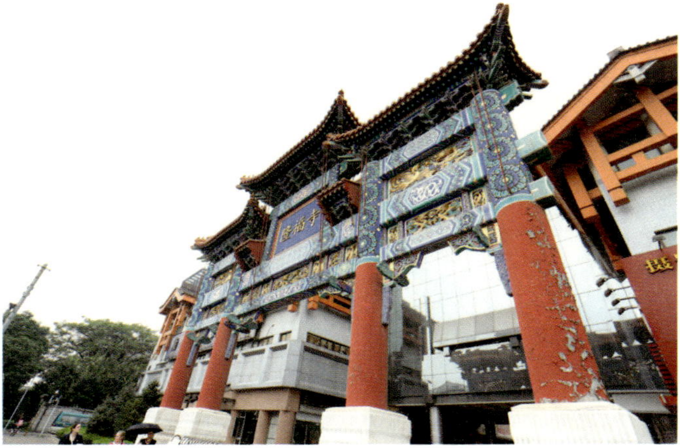

■ 부연일기(赴燕日記)에서 기록된 현재 북경 융복사(隆福寺)의 모습. 조선 시대 청나라를 방문한 사신들은 이곳을 찾아가서 문물을 살피는 것이 관례였다.

그렇다면 이와 이빨과 치아는 '강냉이(옥수수)=호박씨(박씨)〈이빨〈이〈치아'라는 도식을 이룰까? 호박씨는 곧잘 소설 등에서 치아를 대신하기도 한다. 염상섭의 소설 〈광분〉에서도 '애호박씨 같은 이빨'이라는 비유가 나온다. 여기서 애호박씨 같은 이빨이란 하얗고 투명한 치아를 말한다. 호박씨뿐만 아니라 박씨도 예쁜 치아를 나타내는 형용사적 상징물이었다. 이는 한국에서뿐만 아니라 중국이나 일본에서도 공통되는 상징이었다. 그런데 어느 사이 은어로서 저속한 말이 되었다.

다시 위의 질문으로 돌아가서 이발집은 무엇을 의미하는 말일까? 아마 몇몇 독자는 이미 그 정답을 알고 있을 것이다. 이발집이란 다름 아닌 잇몸을 말한다. 집이란 둘러싸는 것, 들어가 자리할 수 있는 것 등의 의미가 있으니 이빨이 들어가 있는 집으로 이발집=잇몸이다. 생소하지만 재미있는 표현이다.

그런데 이 말이 한국적인 것을 고집하는 고루한 차원에서 억지스럽게 만들어 낸 것은 아니다. 왜냐하면 중세 한국인들은 잇몸을 '닛집'이라고도 불렀다. 곧 '이의 집'이라는 뜻이다. 현재 우리가 쓰고 있는 잇몸만큼이나 꾸밈없는 이름이다.

이렇듯 치아를 부르는 다양한 호칭이 있고, 동시에 다양한 의미가 함축되어 있다. 이 장에서는 다른 장에서 논한 〈치아와 언어〉에 대해서 속담과 고사성어를 중심으로 다루어 보기로 하자.

1. 치아와 옥수수

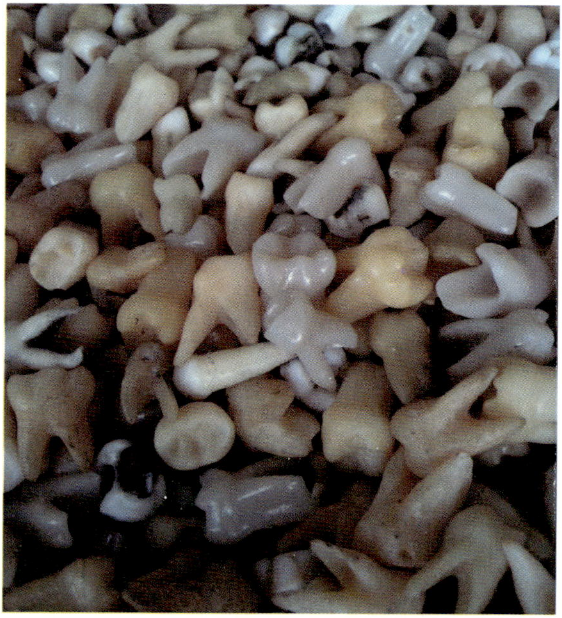

■ 발치한 치아 사진. 색깔과 모양이 마치 옥수수를 연상하게 한다.

치아의 모습을 보면 위 사진을 보아도 알 수 있듯이 옥수수를 닮았다.

부연일기(赴燕日記) 또는 역람제처(歷覽諸處)는 작자 미상의 연행록(燕行錄)이다. 부연일기는 1828년 청의 연경, 즉 지금의 북경을 다녀오면서 남긴 기록이다. 여기에는 다음과 같은 기록이 있다.

〈융복사(隆福寺)에 이르러 한 점포를 보니 큰 상(床)에 곡식 같은 것을 말리는데, 살펴보니 곧 사람의 치아(齒牙)로서 자리 두세 닢을 깔아 땅에 펴놓은 것이 거의 열 말은 되어 보인다. 생각건대, 이들은 치통을 앓는 사람을 끌어들여 돈을 긁어내는 것으로 일을 삼는 자들인 듯싶으니, 산 사람의 뼈라도 약재(藥材)에 들어간다면 모두 이곳에서 매매할 게 아닌가.[1]

〈1828년 6월 30일〉

근 200년 전의 기록이다. 이 기록에는 많은 정보가 담겨있다. 그 중에서도 아픈 치아를 치료해 주는 사람들을 백안시(白眼視)하는 사고를 느낄 수 있다. 요즘 시대와는 너무 거리가 먼 사고방식이다. 참고로 이때 청으로 갔던 관리는 남연군(南延君), 즉 쇄국정책을 주도한 대원군의 아버지이다. 같은 것을 보고도 그것을 수용하는 태도가 사람마다 각양각색이다. 한편 윗글의 작가보다 반세기 이상 이전에 북경을 다녀온 연암 박지원은 전혀 다른 시각으로 이국의 풍물을 바라보았다.[2] 그는 재미있게도 고치(叩齒)하는 모습과 양치질을 통하여 다음과

---

1) 한국고전번역원. 김성환 저. 1977에서 인용.

2) 앞의 사진에서 설명했듯이 융복사는 청나라를 방문한 조선의 관리들이 반드시 들르는 곳 중의 하나였다. 열하일기를 쓴 연암 박지원 역시 융복사를 들른 기록을 남기고 있다. 연암은 여기서 부연일기의 작자와는 다른 시각으로 중국의 문물을 들여다본다. 열하일기에는 다음과 같은 기록이 있다.

〈지난해 이무관(李懋官, 이덕무(李德懋)의 자)이 이 절을 유람할 때는 마침 장날로서 내각 학사(內閣學士) 숭귀(崇貴)를 만났는데, 그 역시 손수 여우 털 갖옷 한 벌을 골라서 깃을 헤쳐 본다. 입으로 털을 불어 본다. 몸에 대고 짧고 긴 것을 재어 본다. 손수 돈을 끄집어내어 사는 것을 보고 깜빡 놀랐다는 말을 들었다. 숭귀란 자는 만주인으로 지난해 칙명을 받들어 우리나라에 왔던 자이다. 그의 벼슬은 예부 시랑(禮部侍郎)이요, 몽고부도통(蒙古副都統)이다. 우리나라에서는 가난한 선비들로서 비록 부리

같이 양반을 풍자하고 있다.

〈아래위 치아를 부딪쳐서 뇌를 울리게 하고, 약간의 기침이 나더라도 가래를 지근지근 씹어서 삼키고, 세수할 때는 손을 비비지 말고 입안을 씻어내되 지나치게 양치질하지 말고, 소리를 길게 하여 여종을 부르고 - 후략 -〉[3)]

는 하인 한 명 없는 집안일지라도 아직 자기 발로 장터에 나가 막 굴러먹는 장사치들을 상대로 물건 값을 흥정하는 것은 좀스럽고, 더러운 일로 치는 터이니 이런 광경이 우리나라 사람들을 깜짝 놀라게 할 것은 당연한 일일 것이다.〉 이상, 한국고전번역원. 이가원 역. 열하일기.

3) 연암 박지원의 양반전 중 일부. 신재의 저. 한국치의학사 연구. p.47 참조.

2. 지혜열, 지혜와 치아

지혜와 지식과 다르다

지식은 앎이지만 지혜란 분별력이다. 지혜란 통찰이며 깨달음이다. 지혜란 단지 머리로만 얻을 수 있는 것이 아니다. 지혜란 아픔을 통하여 얻는 것이다. 흔히들 '아픈 만큼 성숙해 진다'라고 말하기도 하는데 틀린 말이 아니다. 지혜가 세월 속에서 아픈 경험을 통해서 얻어지는 것이라는 생각은 치아와 연관된 말 속에도 들어 있다. 사랑니는 우리나라뿐만 아니라 많은 나라에서도 지혜 지(智) 자를 써서 지치(智齒)라고 한다. 여기에는 '사랑니가 나는 시절의 아픔을 경험해야 비로소 지혜가 붙는다'라는 의미가 내포되어 있다. 한의학에서는 사랑니를 진아(眞牙)라고 한다. 글자 그대로를 풀어보면 '진짜 치아'라는 의미가 된다. 사랑니가 나는 시기가 비로소 한 성인으로서 대접받을 수 있는 시기이기 때문에 그런 이름이 붙었을지도 모르겠다.

지혜열(智慧熱)은 젖니가 나올 무렵 생기는 발열

지혜열(智慧熱)이라는 말이 있다. 이는 젖먹이의 젖니가 나올 무렵 발열과 동시에 지혜가 생기는 데서 나온 말을 이른다. 사전적 정의는 태어난 지 반년쯤 지난 유아에게 일어나는 원인 불명의 발열. 지혜가 생기기 시작할 무렵에 발생한다 하여 이렇게 이른다.

의학적으로 분석하면 이 지혜열은 면역반응의 결과이다. 유아는 언뜻 보기에는 매우 연약해 보이지만 사실 생후 1년간은 열이 나는 일은 드물다. 이는 태아일 때 태반을 통하여 모체로부터 면역 성분을 공급받아 그 나름대로 면역력을 갖추고 있기 때문이다. 그런데 생후에는 이 면역인자를 모유를 통해서 공급받기도 하나, 1년 정도가 지나면 대체로 면역력이 약해지고 결과적으로 다양한 병원체에 감염되어 열이 오르는 일이 잦아진다.

면역에 대한 지식이 별로 없었던 시기에는 바로 이 무렵에 이 젖먹이 아이가 옹알이를 시작하는 시기이기도 하여 이 원인불명의 열을 '지혜열'이라고 불렀다. 즉 지혜가 생기는 시기에 나는 열이라는 의미이다. 이를 영어권에서는 치아열(齒牙熱, Teething fever)이라고 한다. 유치가 나기 시작할 무렵에 나는 열이라는 의미이다.

지혜의 치아 또는 사랑니 역시 지혜가 아픈 경험을 통하여 얻어지는 것이라는 것을 말해주고 있다. 지혜란 사랑의 아픔을 아는 자만이 통찰할 수 있는 그 무엇이다. 사랑니란 그런 의미에서 지혜의 치아와 일맥상통한다.

철학(哲學, Philosophy)이란 지혜를 사랑함이다. 그러고 보니 지혜, 사랑이 모두 막니에 있는 것을 보니 제3대구치를 철학자의 치아라고 할 수도 있겠다.

3. 사랑니에 관한 단상 하나

사랑니는 송곳니?

사랑니의 어원에 대해서는 많은 의견이 있다. 그중 하나가 송곳니(錐齒)가 사랑니의 어원이라는 주장이 있다. 고어 〈솔옷〉이 현재의 송곳을 의미하는 단어이며, 이 솔옷이 술옷→사랏→사랑의 순으로 변화했다는 주장이다. 즉 살옷니→사랏니→사랑니라는 도식이다. 분명 어학적으로는 근거가 있는 주장이다. 하지만 현재의 송곳니에 해당하는 송곳니는 왜 사랑니로 불리지는 않는 것일까에 대한 설명을 할 수 없다는 점에서는 설득력이 없다. 물론 사랑니를 사랑과 연관 지어 설명하는 어원적 접근보다는 분명 더 많은 설득력을 얻고 있는 것은 사실이다. 그러나 이미 우리 의식 속에는 사랑니란 사랑(Love)과 너무 가까이에 있다.

사랑니는 부모를 모르는 치아?

일본에서는 사랑니를 오야시라즈(親不知, 부모를 잊은, 부모를 모르는)라고 한다. 지치(智齒)를 오야시라즈라고 부르는 데에 대한 해석으로는 다양한 견해가 있다. 예를 들어 〈부모를 모르는 치아〉라는 의미도 있다. 옛날 사람들은 40세 정도에 사망하는 경우가 허다했다. 그런데 사랑니는 대개 18~24세 정도에 걸쳐 나오는 치아이다. 그래서 "부모가 돌아가시고 난 이후에야 나오는 치아"라고 해서 오야시라즈(親不知, 부모를 잊은, 부모를 모르는)라는 이름이 붙여졌다는 해석이 유력하다. 또 다른 해석으로는 그 나이 정도에 부모 슬하를 떠나 살기 시작하기 때문에 그런 이름이 붙여졌다고 해석하기도 한다.

오야시라즈란 여러 가지 해석이 가능하지만 부모를 돌아볼 수 없을 정도로 고통스러운, 귀찮은, 짜증스러운 등으로도 해석할 수 있다. 그 이유는 다음 이야기를 읽어보면 어느 정도 수긍할지도 모른다.

일본에는 오야시라즈(親不知, 부모를 잊음) 지명이 많다. 그런데 이 지역의 특징은 가파른 절벽 지대나 험난한 지대를 가진다는 점이다. 좀 더 정확하게는 위치에 따라 '오야시라즈(親不知)와 고시라즈(子不知)로 나뉜다. 그러나 이 둘을 총칭해서 통칭 오야시라즈'라고 한다. 이 오야시라즈의 유래는 여러 설이 있다. 일설로는 낭떠러지와 파도가 험해 부모는 아이를, 아이는 부모를 돌아볼 수 없을 정도의 험한 길이라서 이러한 명칭이 붙었다고 한다.

이를 사랑니와 연관시켜보면 오야시라즈란 사랑니가 솟아 올 무렵에 수반되는 '고통스러운 또는 감내하기 힘든'으로 해석할 수도 있다.

사랑니는 지방에 따라서 사렛니, 살강니, 막니(강원), 아옥니(평북), 아음니(평안) 등으로 불린다.

4. 치아에 관한 속담과 관용구

(1) 〈한국 편〉

속담

① 앓던 이가 빠진 것 같다 : 걱정거리가 사라져 시원하다는 표현.

② 이가 없으면 잇몸으로(치망순역지, 齒亡脣亦支)

- 임기응변.
- 불편하지만 그럭저럭 참고 지낼 만 하다는 표현.
- 요긴한 것이 없으면 안 될 것 같지만 없으면 없는 대로 그럭저럭 살아 나갈 수 있음을 이르는 말.

③ 두부 먹다 이 빠진다(두부끽 치혹락, 豆腐喫 齒或落)

- 너무 여유 있게 마음을 놓았다가 실수를 저지르게 된다는 의미.
- 분명하게 처리하는 일에 뜻밖의 실수를 저지를 때 이르는 말. 같은 속담으로 '홍시 먹다 이 빠진다, 방바닥에서 낙상한다' 등의 속담이 있다.

④ 냉수 먹고 이쑤시기 : 허세를 비유하는 말.

⑤ 이 빠진 강아지 언 똥에 덤빈다.

- 능력도 없는 자가 주제넘은 짓을 한다는 말.
- 앞뒤 생각하지 않고 성급하게 일하려는 모양.

⑥ 이 빠진 개 한뎃뒷간 만났다 : 한데는 아무도 없는 곳. 즉 방해꾼 없는 곳의 뒷간 즉, 공교롭게도 좋은 운을 만났음을 이르는 말.

⑦ 이 빠진 사발 : 사발에 이가 빠지면 아무 쓸모없다는 뜻으로, 쓸모없게 된

물건을 비유적으로 이르는 말.

여기서 말하는 '이'는 치아와 다르다. 그러나 어원적으로는 같은 말이어서 넣어 두었다.

⑧ 이 아픈 날 콩밥 한다 : 곤란한 처지에 있는데 더욱 곤란한 일을 당하게 됨을 비유적으로 이르는 말. =이 앓는 놈 빰치기.

⑨ 이 앓는 놈 빰치기 = 이 아픈 날 콩밥 한다.

⑩ 이가 자식보다 낫다 : 이가 있으면 먹고 살아갈 수 있으며 때로는 맛있는 음식도 먹게 된다는 뜻으로, 이의 중요성을 이르는 말.

⑪ 이도 아니 나서 콩밥을 씹는다. 이도 아니 나서 황밤을 먹는다 : 아직 준비가 안 되고 능력도 없으면서 또는 절차를 넘어서 어려운 일을 하려고 달려듦을 비유적으로 이르는 말. 비슷한 속담으로 '이도 안 난 것이 뼈다귀 추렴한다'가 있다.

⑫ 이에 신물이 돈다(난다) : 어떤 것이 극도의 싫증을 느낄 정도로 지긋지긋하다는 말.

⑬ 복어 이 갈 듯 한다 : 복어는 잡아 올리면 '빠드득 빠드득'하는 소리를 낸다. 분하여 이를 가는 모습을 여기에 비유한 속담이다. 즉, 원통한 일을 당하거나 원한을 가지고 이빨을 빠득빠득 갈 때 쓰는 말이다. 참고로 복어는 한자로 진어(嗔魚)라고 하는데 진(嗔)은 '성낼 진'이다.

⑭ 이가 자식보다 낫다 : 늙어서 이가 튼튼해야 음식을 맛있게 먹어 건강을 유지할 수 있다는 말. 같은 속담으로 '자식은 오복에 안 들어도 이는 오복에 든다'는 속담이 있다.

⑮ 애어미는 삼사월에 돌이라도 이빨이 안 들어가서 못 먹는다 : 옛날에는 3, 4월을

춘궁기라 불렀다. 이때는 먹을 것이 떨어져 굶주림의 연속이었다. 특히 산모는 배가 고픈 나머지, 있다면 돌이라도 먹고 싶은데 이가 안 들어가니 못 먹는다는 말. 같은 속담으로 '애어미는 삼사월에 돌이라도 없어서 못 먹는다'가 있다.

⑯ 앵두 같은 입술에 박씨 같은 이빨이다 : 붉은 입술에 하얀 치아로 미인을 이르는 말.

⑰ 배 먹고 이 닦기(담리지미 겸이탁치 啖梨之美 兼以濯齒) : 하나의 이득을 본 뒤에 그것을 이용해서 또 다른 이익을 도모한다는 의미.

⑱ 삶은 호박에 이빨 안 들어 갈 소리 : 터무니없는 소리. 전혀 사리에 맞지 않아 도무지 수긍할 수 없음을 나타내는 말. 이 말을 강조하여 '애호박 삼 년을 삶아도 이빨도 안 들어간다', '여드레 삶은 호박에 이 안 들어갈 소리'라고도 한다. 여드레 삶은 호박에 도래송곳 안 들어갈 소리한다는 속담도 이와 같다.

⑲ 벅수 이빨을 세면 벅수가 된다 : 융통성 없음을 이르는 말. 즉 벅수는 장승의 다른 명칭인데 장승을 만들 때 이빨의 형태나 개수 등은 중요한 것이 아닌데 여기에 집착하여 왈가왈부한다는 말.

⑳ 사자(호랑이) 어금니 같다 : 아주 든든하고 믿음직한 것을 비유적으로 이르는 말. 사용에 따라 '사자(호랑이) 어금니 아끼듯'으로도 쓰인다.

㉑ 송곳니가 방석니가 된다 : 이를 몹시 갈 만큼 원통하다. 즉 뾰족한 송곳니가 납작하게 닳도록 이를 몹시 간다는 뜻으로, 몹시 원통함을 비유적으로 이르는 말.

㉒ 수레 위에서 이를 간다 : 때가 지난 뒤에 원망하고 있다는 말. 즉 떠나가는

수레 위에 실려서 원망하며 이를 간다는 뜻으로, 이미 때가 지난 뒤에 원망하고 있음을 비유적으로 이르는 말.

㉓ 시아버지는 며느리가 빼드렁니에 애꾸라도 예뻐한다 : 며느리 사랑은 시아버지.

㉔ 송곳니를 가진 호랑이는 뿔이 없다 : 모든 것을 다 갖출 수는 없음을 비유적으로 이르는 말.

㉕ 여든에 이가 나나 : 도저히 있을 수 없는 일이다.

㉖ 남이야 전봇대로 이를 쑤시건 말건 : 남의 일에 상관할 필요가 없다.

㉗ 자면서 이를 갈면 가난해진다 : '이를 갈면 가난하게 산다'는 교훈적인 방법을 통하여 이를 가는 습관을 멀리하려 했던 의미로 해석된다.

㉘ 삶은 무에 이 안 들어가는 소리 : '삶은 호박에 이빨 안 들어 갈 소리'와 같은 의미.

㉙ 꼴 같지 않은 말(馬)은 이도 들쳐보지 않는다 : 좋은 말을 판단하기 위해서는 다양한 면모를 살펴보는데 그중에서도 가장 중요한 것이 말의 이빨을 살펴보는 것이다. 그러나 그것도 어지간한 겉모양을 갖추고 있을 때 요긴하다. 즉 더 이상 논할 가치 등이 없을 때 쓰이는 속담이기도 하다.

㉚ 잇새도 어우르지 않는다 : 치아의 위아래가 잘 들어맞지 않음을 의미한다. 일이 잘 되지 않음을 의미한다.

㉛ 내시 이 앓는 소리를 한다 : 혼자 끙끙거리는 소리.

㉜ 입술이 없으면 이가 시리다 : 순망치한(脣亡齒寒).

㉝ 냉수에 이 부러진다 : 하찮은 것 때문에 크게 당황스러운 일을 겪는다는 뜻으로, 도무지 이치에 닿지 않는 어이없는 경우를 비유적으로 이르는 말.

㉞ 이가 칼을 쓰겠다 : 심한 치통을 비유하는 말.

㉟ 날은 좋아 잘 웃는다만 동남풍에 잇속이 그슬린다.

- 의지가 약하고 무슨 일에나 걸핏하면 싱겁게 잘 웃음을 비유적으로 이르는 말.
- 히죽히죽 웃기는 잘하나 아무 일도 못하는 무능한 사람을 두고 하는 말.

㊱ 조개부전 이 맞듯 : 부전조개의 두 짝이 빈틈없이 들어맞는 것과 같다는 뜻으로, 사물이 서로 꼭 들어맞거나 의가 좋은 모양을 비유적으로 이르는 말.

㊲ 아직 이도 나기 전에 갈비를 뜯는다 : '이도 아니 나서 황밤 먹는다'와 같은 의미.

㊳ 양반은 죽을 먹어도 이를 쑤신다 : 양반의 허세를 풍자한 속담.

㊴ 지렁이 어금니 부러질 노릇 : 북한 속담으로 지렁이에게는 어금니가 있을 수 없다는 데서, 아주 터무니없는 짓을 비유적으로 이르는 말이다. '지렁이 어금니 가는 소리'라고도 한다.

㊵ 범의 어금니 : 없어서는 안 될 매우 요긴한 것.

㊶ 옥니박이와 곱슬머리와는 말도하지 말랬다 : 옥니박이는 옥니가 난 사람을 낮잡아 이르는 말이다. 이 두 사람은 성미가 독하고 암기가 많으므로 다투지 말란 속담이다.

㊷ 앞니의 사이가 벌어지면 재물이 샌다.

㊸ 잇새도 어우르지 않는다 : 말 한마디 없음을 비유적으로 이르는 말. 잇새는 이와 이의 사이.

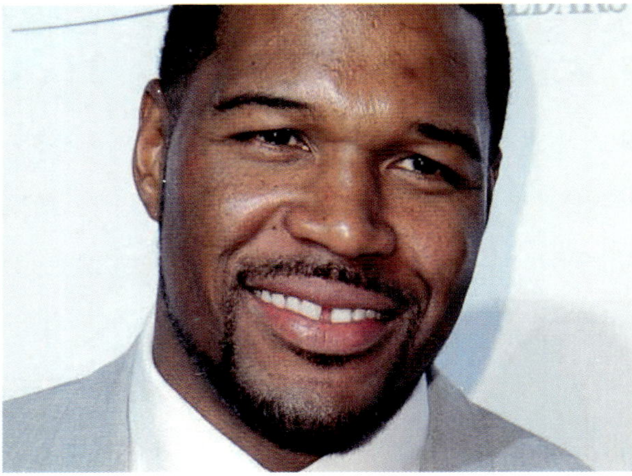

■ 미식축구스타 마이클 스트라한(Michael Strahan)의 벌어진 앞니. 마이클 스트라한은 앞니의 잇새가 벌어진 것을 자신의 트레이드마크로 삼는다. 그는 자신의 벌어진 잇새를 보이고 웃는 얼굴(Gap-Toothed Smile)이 바로 자신이라고 말한다.

이밖에 신재의의 〈한국치의학사 연구〉[4]를 보면 '이 빠진 개 벌통 시 만났다', '이 알이 곤두선다' 등의 속담이 있으나 그 의미가 불명확하다.

관용구

① **이(가) 갈리다** : 몹시 화가 나거나 분을 참지 못하여 독한 마음이 생기다.

② **이가 떨리다** : 참을 수 없이 몹시 분하거나 지긋지긋하다.

③ **이도 안 들어간다** : 씨알도 먹히지 않는다는 의미.

④ **치를 떨다(치가 떨리다)** : 몹시 분한 모양. '이가 떨리다'와 같은 말.

⑤ **암니옴니** : 암니는 앞니가 변해서 된 말이고, 옴니는 어금니를 나타내는

4) 한국치의학사연구. 신재의 저. 도서출판 참윤 퍼블리싱. p.377~378. 2005년.

말이다. '앞니'와 '어금니'가 합해져서 전혀 다른 의미를 가지게 되었다. 즉 '암니옴니'는 앞니나 어금니나 다 같은 치아인데 자질구레하게 앞니니 어금니니 하고 따진다는 뜻이다. 그래서 아주 자질구레한 것 또는 그렇게 자질구레한 일에 대해서까지 좀스럽게 셈하거나 따지는 모양을 가리킨다. '암니옴니', '앞니엄니', '옴니암니' 다 같은 말로 사용되고 있다.

⑥ **어금니가 아픈가 보다** : 상관(上官)이 잔소리를 하다.

⑦ **어금니를 악물다** : 고통이나 분노 따위를 참으려고 이를 악물어 굳은 의지를 나타내다.

⑧ **이빨 깐다** : 재미있는 이야기 또는 무용담을 늘어놓는다. 그것도 아니면 쓸데없는 이야기하다.

⑨ **이빨 세다** : 허풍이나 말솜씨가 유창하다.

(2) 〈고사성어 편〉

① **각자무치(角者無齒)** : 뿔이 있는 자는 이가 없다. 한 사람이 모든 것을 겸할 수 없다. 이 말은 '달릴 수 있는 동물에는 날개가 없다(능주자탈익 能走者奪翼)'와 같은 말이다. 즉 한 사람이 모든 재주나 복을 겸할 수 없다는 뜻으로, 영어 속담 'Heaven doesn't give everybody both luck and talent'와 같은 의미이다.

② **교아절치(咬牙切齒)** : 이를 갈면서 몹시 분해하는 모습.

③ **단순호치(丹脣晧齒)** : 미인의 붉은 입술과 흰 치아=명모호치(明眸晧齒).

④ **불치인류(不齒人類)** : 어떤 사람이 사람 축이나 어떤 기준에 못 드는 경우

를 빗대어 하는 말. 또는 호적(戶籍)이 없음. 이 말은 옛날 나이에 따라 호적부에 기록했기에 생긴 말이다.

⑤ **순망치한(脣亡齒寒)** : 입술이 없으면 이가 시리다. 하나가 망하면 다른 하나도 망하는 경우로, ① 이웃 나라가 가까운 사이의 한쪽이 망하면 다른 한쪽도 온전하기 어려움의 비유. ② 서로 도우며 떨어질 수 없는 밀접한 관계 또는 서로 도움으로써 성립되는 관계의 비유.

〈동의어〉 순치지국(脣齒之國), 순치보거(脣齒輔車)

⑥ **순치보거(脣齒輔車)** : 입술, 치아, 광대뼈, 턱뼈처럼 서로 도와야 역할을 다할 수 있다. 순치지세(脣齒之勢)라고도 한다. 출전은 〈춘추좌씨전(春秋左氏傳)〉

⑦ **영아이치(怜牙俐齒)** : 말솜씨가 매우 좋은 사람.

⑧ **두동치활(頭童齒豁)** : 산에 초목이 없음을 동이라 하고, 활은 이가 빠져서 구멍이 보임을 이른다. 즉 노인을 형용함. 출전은 한유(韓愈)의 〈진학해(進學解)〉

⑨ **망자계치(亡子計齒)** : 죽은 자식 나이 세기 즉, 지나간 쓸데없는 일을 생각하여 애석해 함. 중국에서 유래한 고사성어가 아니라 우리나라에서 만들어진 성어로 보인다.

⑩ **순치지국(脣齒之國)** : 이해관계가 밀접하여 입술과 치아의 관계 같은 나라를 말한다.

⑪ **부족치치하간(不足置齒牙間)** : 이빨 사이에 두기에는 충분하지 못하다는 말로, 입에 올릴 만한 가치가 없는 것을 뜻한다. 출전은 〈사기(史記)〉 숙손통열전(叔孫通列傳)

⑫ **치발불급(齒髮不及)** : 배냇니를 다 갈지 못했을 만큼 아직 어리다.

⑬ **절치액완(切齒扼腕)** : 이를 갈며 팔을 걷어붙이고 벼름. 출전은 〈사기(史記)〉 장의열전(張儀伝)

⑭ **절치부심(切齒腐心)** : 몹시 분하여 이를 갈고 마음을 썩이다. 〈사기(史記)〉 오자서열전(伍子胥列傳)

⑮ **몰치**(没齒)

- 생애(生涯)를 달리 이르는 말.
- (이를 가는 해를 가리키는 말로) 남자(男子) 8세, 여자(女子) 7세를 이르는 말.
- 죽다. 출전은 〈논어(論語)〉 헌문(憲問)편.

⑯ **주순호치(朱脣皓齒)** : 붉은 입술과 하얀 치아라는 뜻으로, 아름다운 여자를 이르는 말. ≒ 단순호치·호치단순.

⑰ **호서(瓠犀)**

- 박의 살과 씨.
- 박속같이 희고 보기 좋게 박힌 아름다운 치아(齒牙)를 이르는 말.

시경 석인사장(碩人四章)에 다음과 같은 시구가 있다.

손은 부드러운 띠풀 싹, 살결은 기름처럼 윤이 나네.
목덜미는 부드럽고, 가지런한 하얀 치아 박씨와 같네.
매미 같은 이마에 나방의 눈썹, 미소 짓는 보조개는 어여쁘고,
초롱초롱한 눈은 곱기만 하구나!
手如柔荑 膚如凝脂(수여유이 부여응지)

領如蝤蠐 齒如瓠犀(영여추제 치여호서)

螓首蛾眉 巧笑倩兮(진수아미 교소천혜)

美目盼兮(미목반혜)

⑱ **조아지사(爪牙之士)** : 발톱이나 어금니 같은 선비라는 뜻으로, 짐승에게 있어 발톱과 어금니가 적으로부터 제 몸을 보호(保護)할 때에 아주 긴요(緊要)하듯이 국가(國家)를 다스리는 데 꼭 필요(必要)하고 중요(重要)한 신하(臣下)를 이르는 말. 출전은 〈시경(詩經)〉

한편, 영어 숙어 중에 'Tooth and nail'이라는 관용구가 있는데 의미는 '필사적으로', '온힘을 다하여' 등의 의미를 가진다.

⑲ **견아상제(犬牙相制)** : 개의 어금니가 서로 맞지 않는 것같이 국경선(國境線)이 볼록 나오고 오목 들어가 서로 견제(牽制)하려는 형세(形勢). 또는 땅이나 영토의 경계가 개의 위아래 이빨이 서로 어긋나는 것처럼 어긋나고 뒤섞여 일직선이 되지 않아서 그것을 지키는데 경제적이지 못하다는 뜻. 견아상착(犬牙相錯)이라고도 한다. 출전은 〈한서(漢書)〉 중산정왕전(中山靖王傳)

⑳ **치아춘색(齒牙春色)** : 활짝 웃는 모습을 형용하는 말. 〈송도구(宋·陶穀) 청이록(淸異錄)〉이다.

㉑ **설존이난치망이강(舌存以軟 齒亡以剛)** : 혀는 부드러워서 살아남으나 치아는 강하여 죽음을 면치 못한다.

㉒ **호치세요(皓齒細腰)** : 흰 치아와 가는 허리라는 뜻으로 아리따운 기녀의 용모를 표현한 말. 당나라의 시인으로 시귀(詩鬼)로 불리던 이하(李賀)의

將進酒(장진주) '皓齒歌 細腰舞, 호치가 세요무-하얀 이를 드러내고 노래 부르며 가는 허리를 놀리며 춤을 춘다'에서 유래.

㉓ **순홍치백(脣紅齒白)** : 입술이 붉고 치아가 흼.

㉔ **불현치아(不縣齒牙)** : 치아에 둘만한 것이 안 된다. 의문의 가치가 없음. 문제가 될 게 없음. 秦(진)나라 2세 황제 때 진승의 반란에 대해 숙손통이 '말할 가치도 없는 것'이라며 황제에게 아부하려고 한 말. 부족치치아간(不足置齒牙間)과 같은 말이다.

㉕ **치망설존(齒亡舌存)** : 치아는 없어져도 혀는 남는다.

부드러움은 강함을 이긴다(柔弱勝剛强)

〈노자〉의 미명편(微明篇)에 나오는 말이다. 노자는 유약의 대표적인 것을 물이라 했다. 상선약수(上善若水), 즉 물은 지고의 선이다. 도(道)는 이 물과 같다. 〈노자〉는 이어 약한 것이 강한 것을 이기고, 부드러운 것이 억센 것을 이긴다. 천하에 이를 모르는 사람이 없지만, 실천할 줄 모른다(弱之勝强 柔之勝剛 天下莫不知 莫能行)고 했다.

〈노자〉가 숙환으로 누워있는 스승 상종(常樅)을 찾았다. 스승을 본 노자는 상종의 쾌유가 힘들 것으로 판단하고 유훈으로 남길만한 가르침을 청했다. 그러자 상종이 입을 벌리면서 물었다.

"내 입안에 혀가 있느냐?"

노자가 "그렇다"라고 대답하자, 스승이 다시 물었다.

"그렇다면 내 치아는 어떠냐?"

늙은 스승 상종의 입안에는 치아는 하나도 남아 있지 않았다.

"하나도 남아 있지 않습니다."

노자가 답했다.

"그대는 그 연고를 알겠느냐?"

스승이 재차 묻자, 노자가 대답했다.

"혀가 남아 있는 것은 그것이 부드럽기 때문입니다. 이가 다 빠지고 없는 것은 그것이 강하기 때문입니다(夫舌之存也 豈非以其柔耶 齒之亡也 豈非以其剛耶)"라고 대답했다. 그러자 상종은 "세상의 모든 일이 이와 같으니, 너에게 더 해 줄 말이 없다"고 했다.

한나라 유향(劉向)이 지은 설원(說苑) 경신편(敬愼篇)에 나오는 내용이다. 여기에는 치망설존(齒亡舌存), 치폐설존(齒弊舌存)이라는 성어도 나온다.

여기서 상종이 말한 것은 부드러운 혀가 강한 치아를 이겼다는 말이 아니다. 단지 혀는 치아보다 유약하지만 강한 치아보다 오래 남아 있다는 말이다. 경신편(敬愼篇)에 실려 있는 의도를 보면 처신을 그렇게 하라는 이야기이다. 그러나 현대인들은 곧잘 두 개념을 대립시켜 이긴 쪽이 누구인가에 초점을 두고 이 대화를 해석하려 한다.

(3) 〈일본 속담 편〉

① **어금니에 옷을 입히지 않고**(奥歯に**衣着**せぬ) : 사실을 확실하게 말하지 않고 얄밉게 말하는 모양. 배려 등이 없이 말을 하는 모양.

② **어금니에 칼**(奥歯に劍) : 적의를 가지고 있으나 겉으로는 드러내지 않는 모양.

③ **어금니에 무엇인가 낀 듯**(奥歯に**物**がはさまったよう) : 털어 놓고 이야기 하지 않아 왠지 거리감이 느껴지는 말투나 별로 탐탁지 않은 듯한 모양.

④ **잘생긴 남편에 빼드렁니 마누라**(**男立派**で嬶**反**歯) : 남편은 잘생긴 미남인데 부인이 못생긴 부부, 밸런스가 맞지 않는.

⑤ **부모의 어금니로 씹는 아이는 다른 사람이 앞니로 깨문다**(**親**の奥歯で噛む**子**は**他人**が**前**歯で噛む) : 부모가 아이를 애지중지하여 혼내지 않으면 결국은 다른 사람에게 크게 혼나는 일이 있다.

⑥ **부모의 정강이를 갉아먹는 아들의 하얀 치아**(**親**の**脛**噛じる**息子**の歯の**白**さ) : 부모슬하에서 독립하지 못하고 있음에도 몸치장 등에 신경을 써 나다니는 일이 많은 경우.

⑦ **감은 이에는 독, 배에는 약**(柿は歯の**毒腹**薬) : 감은 치아에는 나쁘지만 위에는 좋다.

⑧ **무는 말은 끝까지 문다**(噛む**馬**は**終**いまで噛む) : 나쁜 버릇은 좀처럼 버리기가 쉽지 않다.

⑨ **깨물어 쥐어주다**(噛んで**含**める) : 충분히 이해할 수 있도록 설명하다.

⑩ **단단한 치아는 부러지고 부드러운 혀는 부러지지 않는다**(**固**い歯は**折**れても**柑**かい**舌**は**折**れぬ) : 치아는 부러질 수 있으나 부드러운 혀가 부러지는 일은 없다.

⑪ **어금니를 물고 날을 보내다**(**牙**を噛んで**日**を**送**る) : 이를 물고 기회가 오는 것을 기다리다.

⑫ **각자무치**(**角**ある獣に**上**歯なし) : 어금니가 있는 짐승은 뿔이 없다.

⑬ **입술이 없으면 이가 시리다**(**唇亡**びて歯**寒**し) : 순망치한.

⑭ **마른멸치의 이갈이**(ごまめの歯ぎしり) : 힘이 모자라는 사람이 분개하는 모습.

⑮ **치아 사이에 두기에도 부족하다**(歯牙の間に置くに足らず) : 불현치아.

⑯ **사자의 이갈이**(獅子の歯がみ) : 무시무시하게 으르렁거리는 모습.

⑰ **치아를 잃다**(歯を没す) : 죽다.

⑱ **사자는 사람을 물더라도 어금니는 드러내지 않는다**(獅子人を噛むに牙を露さず) : 유능한 사람은 평소에 그 유능함을 과시하지 않는다.

⑲ **치아에 걸다**(歯牙にかく) : 예를 들어 '이러다, 저렇다' 말을 하는 것.

⑳ **쥐의 입에서는 끝내 상아가 없다**(鼠口終に象牙無し) : 쥐 입에서 상아가 나올 리 없다. 어리석은 사람이 훌륭한 일을 하는 것은 불가능하다는 의미.

㉑ **코끼리는 상아 때문에 죽음을 당한다**(象は歯有りて以て其の身を焚る) : 코끼리는 상아 때문에 죽음을 당한다. 〈출전: 논어〉

㉒ **뻐드렁니에게 떡을 보이지 말라**(反歯に餅見せな) : 뻐드렁니는 떡을 먹는데 유리하여 순식간에 먹어치운다는 말.

㉓ **뻐드렁니 수박 먹기**(反っ歯の西瓜食い) : 뻐드렁니는 수박 먹기를 잘 한다.

㉔ **두부로 이를 다친다**(豆腐で歯を痛める) : 두부 먹다 이 다친다.

㉕ **일곱 개 치아를 가진 소는 문 앞에 세워두지 말라**(七歯の牛は門に立たすな) : 소의 아랫니는 8개가 있어야 하는데 드물게 7개만 있는 소는 불길하다는 의미.

㉖ **울면서 씹고 웃으면서 삼킨다**(泣く泣く噛んで笑い笑い呑む) : 말이 엉겅퀴를 잘 먹는 모습. 엉겅퀴에는 가시처럼 까칠까칠한 부분이 있어 먹기가 여간 어려운 것이지만 맛은 있기 때문에 잘 먹는 다는 말.

㉗ **고양이 이빨에 벼룩(猫**の歯に**蚤)** : 있을 수 없는 일.

㉘ **개 이빨에 벼룩(犬**の歯に**蚤)** : 있을 수 없는 일.

㉙ **치아에 옷을 입히지 않다(**歯に**衣着**せぬ) : 솔직하게 생각하는 바를 다소 뻔뻔스럽게 말하는 모양.

㉚ **이 빠진 듯(**歯の抜けたよう) : 갖추어지지 않은 상태.

㉛ **치아 뿌리가 맞지 않는다(**歯の**根**が**合**わない) : 추위나 두려움 등으로 덜덜 떠는 모양.

㉜ **순망설존(**歯**亡**び**舌存**す) : 치아는 없어져도 혀는 남아 있다는 말.

㉝ **치아 없어도 남는 음식 없다(**歯**無**しに**食**残しがない) : 치아가 없는 사람이 식탐은 많다는 말.

㉞ **이 없는 수고(**歯**無**しの**骨**だくみ) : 어울리지 않은 기교가 들어간 모습.

㉟ **치마라안(**歯**魔羅眼)** : 나이가 들면서 치아, 성욕, 눈의 순서로 쇠퇴하는 것을 말한다.

㊱ **봄눈과 이빨 빠진 승냥이는 무섭지 않다(春**の雪と歯抜の**狼**はこわくない) : 봄눈은 내려도 그다지 걱정할 것이 못되고 이빨 빠진 승냥이 역시 무서워 할 것이 못된다는 말.

㊲ **치아를 내다(**歯を**出**す) : 혼내다.

㊳ **이빨을 주면 뿔이 없다(**歯を与えるにその**角**を**欠**く**翼**をつくるにほその**足**を二つにす) : 이빨이 날카로운 것은 뿔이 없고, 날개가 있는 것은 발이 두 개만 있어서 달리는 것이 날쌔지 못하다.

㊴ **벌레 먹은 치아를 만지다(**虫喰歯に**物**さわる) : 약점을 찔리다.

㊵ **치아춘색(**歯**牙春色)** : 유쾌하게 웃는 모양.

㊶ **치아에도 걸지 않다**(歯牙にもかけない) : 문제시하지 않다. 무시하다.

㊷ **하얀 치아를 보이다**(白い歯を見せる) : 웃는 얼굴을 보이다. 마음을 허락하는 모습.

㊸ **이가 뜨는 것 같다**(歯が浮くような) : 경박한 행동을 하여 보기에 민망하다.

㊹ **이가 서지 않다**(歯が立たない) : 딱딱해서 씹을 수 없는 모양 또는 상대가 강해서 대항이 불가능한 모양.

㊺ **이가 간지럽다**(歯がゆい) : 마음먹은 대로 되지 않아 답답하다.

㊻ **치아로 끊는 것이 매끄럽지 않다**(歯切れが悪い) : 말투가 명확하지 못하다.

㊼ **이와 이를 대다**(歯と歯をつかえる) : 깊이 약속을 하다.

㊽ **이를 악물다**(歯を食いしばる) : 이를 악물다.

㊾ **송곳니를 드러내다**(牙をむく) : 적의를 보이다.

상기에 나열한 속담이나 관용어 이외에도 '이에 맞다(歯に合う)-씹을 수 있다', '치근이 들어맞다(歯の根も食い合う)-아주 사이가 좋다', '치근을 울리다(歯の根を鳴らす)-이를 악물고 참고 있는 모습, 또는 화를 내는 모습', '치아를 끊다(歯を切す)-이를 악물다', '잇몸에 내다(歯節へ出す)-입 밖으로 말을 꺼내다' 등이 있다.

(4) 〈서양 속담 편〉

① **Do not show your teeth until you can bite(Irish)** : 물을 수 있을 때까지는 이빨을 드러내지 말라.

② Don't show your teeth if you can't bite(French) : 씹을 수 없는 치아라면 드러내 보이지 말라.

③ Eat coconuts while you have teeth(Singhalese-**스리랑카**) : 코코넛도 치아가 있을 때 먹어라.

④ God gives almonds to one who has no teeth(Spanish) : 신은 치아가 없는 사람에게는 아몬드를 준다.

⑤ He who has teeth has no bread, and he who has bread has no teeth(Italian) : 먹을 수 있는 치아를 가진 사람에게는 빵이 없고, 빵을 먹을 수 있는 사람에게는 이빨이 없다.

⑥ If you had teeth of steel, you could eat iron coconuts(Singhalese) : 만약 당신이 강철로 된 이빨을 가진다면 철로 된 코코넛도 먹을 수 있을 것이다.

⑦ In a hundred years our teeth will no longer hurt(German) : 100년만 지나면 더 이상 우리에게 치통은 없을 것이다. 누구나 죽는다는 의미.

⑧ My teeth are nearer than my kindred(Spanish) : 내 이빨은 내 친척보다 가깝다.

⑨ Some men dig their graves with their teeth(English) : 어떤 사람은 자기 무덤을 자기가 판다.

⑩ To hard bread and a hard nut belong sharper teeth(German) : 이가 있어야 뭐라도 막을 수 있다.

⑪ You can't chew with somebody else's teeth(Yiddish) : 다른 사람 이빨로는 음식을 먹을 수는 없다.

⑫ A dog without teeth will also attack a bone(Yiddish) : 개는 이빨이 없어도 뼈만 보면 물려든다.

⑬ The tooth often bites the tongue, and yet they keep together(Danish) : 이빨은 종종 혀를 물지만 그들은 아직까지도 함께 있다.

⑭ If fortune turns against you, even jelly breaks your tooth(Persian) : 만약 운이 당신에게서 등을 돌리다면 젤리를 먹다가도 이빨이 부러질 것이다.

⑮ The tongue ever turns to the aching tooth(?) : 혀는 아픈 이빨 쪽으로 향하는 법이다.

⑯ For there was never yet philosopher That could endure the toothache patiently(William Shakespeare) : 아직까지 치통을 참아낼 만한 철학자는 없다.

⑰ The man with a toothache thinks everyone happy whose teeth are sound. The poverty-stricken man makes the same mistake about the rich man(George Bernard Shaw) : 치통이 있는 사람은 치아가 건강한 사람은 다 행복할거라고 생각한다. 가난한 사람과 파산한 사람 역시 잘못된 생각을 한다. 부자들은 행복할 거리고.

⑱ Love conquers all things except poverty and a toothache(Mae West) : 사랑은 가난과 치통 외에는 모든 것을 다 극복할 수 있다.

⑲ The teeth are smiling, but is the heart?(Congo) : 이빨이야 웃지만 마음도 그럴까?

⑳ Adam and Eve had many advantages, but the principal one was that they escaped teething(S. L. Clemens) : 아담과 이브는 많은 혜택을 받았다. 그 중에서도 그들은 이갈이를 하지 않아도 되었다.

㉑ Adam ate the apple, and our teeth still ache(Hungarian) : 아담이 사과를 먹어서 아직까지 우리 치아가 시다.

㉒ There are no nuts when one has teeth and there are no teeth when there are nuts(India) : 코코넛이 없으면 그것을 깨물어 먹을 수 있는 치아가 있고, 이빨이 있는 자에게는 먹고 싶어도 코코넛이 없다.

㉓ Even angels have teeth(India) : 아무리 천사라도 이빨은 있다.

㉔ Three things are not to be trusted; a cow's horn, a dog's tooth, and a horse's hoof(English) : 세 가지 믿을 수 없는 것. 소의 뿔과 개의 이빨과 말의 뒷발질이다.

㉕ The teeth of a man serve as a fence(Senegal, Wolof) : 남자에게 이빨은 울타리 같다.

㉖ There are men so philosophical that they can see humor in their own toothaches. But there has never lived a man so philosophical that he could see the toothache in his own humor(H. L. Mencken, American, Writer) : 자신의 치통에서 유머를 말할 수 있는 사람은 있어도 자신의 유머에서 치통을 찾을 수 있는 철학자는 없다.

㉗ Adam ate the apple, and our teeth still ache(Hungarian) : 아담이 먹은 사과 때문에 우리의 이빨이 시리다.

㉘ All do not bite that show their teeth(Dutch) : 물 수 없다면 이를 보이지 말라.

㉙ Dogs have teeth in all countries(Dutch) : 어느 나라건 개는 이빨을 가지고 있다.

㉚ Don't show your teeth if you can't bite(French) : 물수 없는 이빨이라면 드러내지 말라.

㉛ Even a frog would bite if it had teeth(Italian) : 개구리라 할지라도 이빨이 있다면 물려고 달려들 것이다.

㉜ One who digs his grave with his teeth(French) : 어떤 사람은 스스로 자기 무덤을 판다.

㉝ God gave teeth; He will give bread(Lithuanian) : 신은 이빨을 주셨으니 빵도 주실 것이다.

㉞ No one can see into another further than his teeth(Danish) : 아무도 그 사람의 이빨보다 안쪽으로 들어가 볼 수는 없다(열길 물속은 알아도 한 길 사람 속은 알 수 없다).

㉟ One man uses his tongue, another his teeth(Latin) : 어떤 사람은 혀로 살아가고 어떤 사람은 이빨로 살아간다.

㊱ Some have bread who have no teeth left(French) : 어떤 사람은 빵을 가졌지만 어떤 사람은 이빨 없다.

㊲ Teeth placed before the tongue give good advice(Italian) : 이빨은 혀 앞에서 좋은 충고를 한다(감정을 억제하게 하는 이성이라는 의미).

㊳ That miller is honest who has hair on his teeth(German) : 이빨에 털이 난 밀가루 업자는 착하다(이 세상에 착한 사람은 없다).

㊴ The gods send nuts to those who have no teeth(Latin) : 신은 이빨이

없는 사람에게 코코넛과 같이 딱딱한 먹을 것은 준다.

⑩ The smith's dog sleeps at the noise of the hammer, and wakes at the grinding of teeth(Spanish) : 대장간 집개는 망치 소리를 들으면서도 잠을 자지만 이를 가는 소리에는 잠을 깬다.

⑪ The teeth of the puppy are growing, while the old dog is gnawing bones(Danish) : 강아지 이빨은 자라지만 늙은 개는 뼈다귀를 간다.

⑫ The wolf changes his teeth but not his disposition(Spanish) : 늑대는 이빨은 빠질 수 있지만 성품은 버리지 못한다.

⑬ The wolf loses his teeth, but not his inclination(Portuguese, Spanish) : 늑대는 이빨을 잃어도 그 마음은 여전하다.

⑭ Young dogs have sharp teeth(Danish) : 젊은 개는 날카로운 이빨을 가졌다.

⑮ If we practice and eye for an eye and a tooth for a tooth, soon the whole world will be blind and toothless(Mahatma Gandhi) : 만약 우리가 눈에는 눈, 이에는 이를 실천한다면 세계는 장님과 이빨 없는 사람으로 넘쳐날 것이다.

⑯ You can't chew with somebody else's teeth(Yiddish) : 다른 사람의 이빨로는 살아갈 수 없다.

⑰ Parents are the bones on which children cut their teeth(eter Ustinov) : 부모는 아이들이 이를 들이대고 갉아먹는 뼈다귀와 같다.

⑱ If you can't bite, don't show your teeth(Yiddish) : 만약 물 수 없다면 이빨을 드러내지 말라.

㊾ I think, therefore I am is the statement of an intellectual who underrates toothaches(Milan Kundera, 1929, Czech Author, Critic) : "나는 생각한다. 고로 나는 존재한다"고 말한 것은 치통을 과소평가한 지식인의 말에 지나지 않는다.

㊿ When a thief kisses you, count your teeth(Yiddish) : 도둑은 입을 맞추는 순간에도 당신의 이빨의 개수를 세고 있다.

51 When the child cuts its teeth, death is on the watch(Spanish) : 어린 아이에게 이빨이 나는 순간에도 죽음은 그를 지켜보고 있다.

52 She laughs at everything you say. Why? Because she has fine Teeth (Benjamin Franklin, 1706~1790, American Scientist, Publisher, Diplomat) : 그녀가 아름다운 치아를 가지고 있다면 당신이 재미없는 말을 하더라고 이를 보이며 웃을 것이다.

53 I arrived in Hollywood without having my nose fixed, my teeth capped, or my name changed. That is very gratifying to me(arbra Streisand)

- 나는 아름다운 미모와 예쁜 이름 덕에 코나 치아를 손보지도 않고, 이름도 바꾸지 않은 채 할리우드로 왔다. 그래서 나는 내 미모와 내 이름에 감사하고 있다.[5)]

---

5) 할리우드 스타 바브라 스트라이샌드는 미국의 가수 겸 영화배우로, 가수로서는 아카데미 음악상과 배우로서는 여우주연상을 수상했다. 또 그녀는 에이미상 6회, 골든글로브상 11회, 그래미상 10회 수상한 스타이다. 그녀는 할리우드 기준에서 말하는 여성적인 아름다움은 갖추지 않았다. 그러나 자신은 충분히 아름답기 때문에 자신의 외모에 대해서 불만은커녕 감사한다는 의미이다. 그녀는 스스로의 외모와 성품에 대해 〈나는 단순하고 복잡하며, 관대하고 이기적이며, 매력 없고 아름다우며, 게으르고 충

• 늑대는 이빨을 잃어도 그 천성은 잃지 않는다(마스 풀러).

• 남편의 입 냄새를 참고 살라는 것은 여인에게 저주를 내리는 것이다(탈무드).

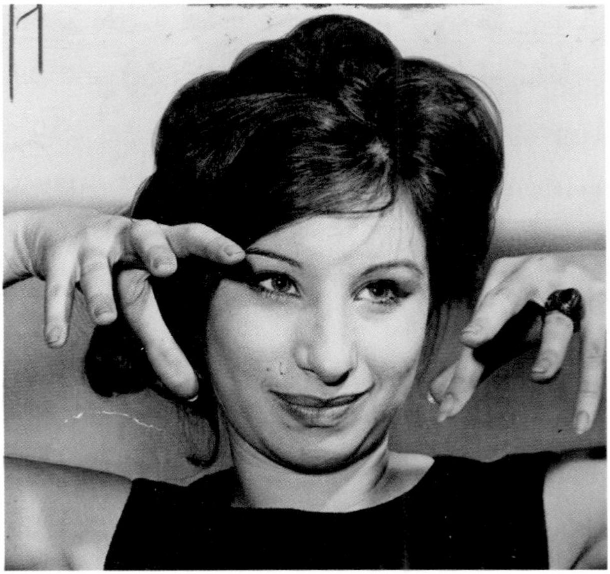

■ 바브라 스트라이샌드(Barbra Streisand, 1962年).

(5) 〈중국 속담 편〉

① **불치우인(不齒于人)** : 사람을 사람으로 여기지 않을 때 사용하는 말. 또는 사람을 얕볼 때 이르는 말이다.

② **진목절치(嗔目切齒)** : 극도로 분노함을 이르는 말이다. 직역하면 눈을 부릅뜨고 이를 갈다는 의미가 된다.

동적이다〉라고 말하고 있다.

③ **척활두동(尺豁头童)** : 머리가 벗겨지고 치아가 얼마 남지 않은 사람을 비유할 때 쓰는 말. 늙고 쇠약해진 사람을 이르는 말.

④ **척협생황(尺颊生香)** : 맛있는 음식을 먹은 후에 치아와 두 볼에서 점차 달콤한 맛을 느낄 수 있음. 즉 말이나 시가 의미가 깊어 돌이켜 음미하는 경우를 말한다.

⑤ **치백순홍(齿白唇红)** : 치아가 희고 입술이 빨간 것을 형용하는 말. 즉, 얼굴이 예쁜 사람을 형용하여 이르는 말. 예전의 성어로서 현재도 널리 쓰이는 말이다.

⑥ **치폐설존(齿敝舌存)** : 치아는 다 빠지고 혀만 남았다는 말. 강하면 쉽게 부러지고, 부드러우면 오래 갈수 있다는 것을 비유하여 이르는 말로 예전의 성어로 현재도 널리 쓰이는 말이다.

⑦ **순치상의(唇齿相依)** : 입술과 치아처럼 서로 지지하고 의거하는 것. 서로의 관계가 밀접하여 의지하는 것을 비유하여 이르는 말.

⑧ **순계치한(唇揭齿寒), 순갈치한(唇竭齿寒), 순망치한(唇亡齿寒)** : 입술이 없으면 치아가 추위를 느낀다. 이득과 해함이 밀접한 관계가 있음을 비유하여 이르는 말이다.

⑨ **타락아치화혈탄(打落牙齿和血吞)** : 다른 사람이 치아를 부러뜨리면 피와 같이 넘겨라. 즉 손해를 보아도 다른 사람에게 알리지 말아야 함을 비유한 것이다. 또한 실패해도 미래를 위하여 참고 이겨내야 한다는 말이다.

⑩ **대발함치(戴发含齿)** : 머리가 있고 치아가 있다. 한 발 물러남을 이르는 말이다.

⑪ **작치천은(嚼齿穿龈)** : 이를 꽉 깨물다 보니 잇몸까지 깨물었다. 뼛속까지

적을 미워함을 이르는 말이다.

⑫ **절치교아(节齿咬牙)** : 이를 갈며 증오함을 이르는 말. 또한 어떠한 감정을 억누르는 것을 비유한다.

⑬ **저어불합(龃龉不合), 저어불입(龃龉不入), 저어난입(龃龉难入)** : 세 가지가 다 비슷한데 아래위 치아가 일치하지 않음을 가리킨다. 뜻이 안 맞고 의견이 일치하지 않음을 비유하여 이르는 말이다

⑭ **마치도증(马齿徒增)** : 말의 이빨 개수를 통해 몇 살인지 알 수 있다. 세월 따라 나이는 먹고 있는데 학업이나 사업에서 성과가 없는 것을 비유한다.

⑮ **상치분신(象齿焚身)** : 코끼리는 귀한 상아를 가지고 있기에 죽임을 당한다. 즉 사람이 재물이 많아지면 화를 당한다.

⑯ **교정작철(咬钉嚼铁)** : 이빨로 쇠못을 깨물어 부스다. 의지가 강함을 이르는 말.

⑰ **이안환안 이아환아(以眼还眼, 以牙还牙)** : 눈에는 눈, 이에는 이.

한편 중국 속담 중에 '만삽십세아락 빈다병단명(滿三十歲牙落 貧多病短命)'이 있다. '서른 살이 되었을 때 차아가 빠지면 가난하고, 병이 많고, 단명한다'라는 말이다.

5. 앞니 빠진 갈가지-동요의 세계

앞니 빠진 갈가지[6]

뒷도랑에 가지마라

붕어새끼 놀란다.

〈편해문 채록. 2001. 5. 8. 경북 문경시 문경읍[7]〉

동요는 내용상 대개 다음과 같이 분류한다.[8]

1. 놀이하며 부르는 노래
2. 놀리며 부르는 노래
3. 바라며 부르는 노래

---

6) 갈가지는 원래 개호주로 사전에는 범의 새끼를 말한다. 그러나 호랑이는 아니고 고양이과의 짐승으로 고양이보다는 훨씬 큰 동물로 생각된다. 1956년 8월 20일 동아일보 유치환의 시,

〈영아는 갈가집니다.
갈가지는 이 안 생긴 새끼호랑이.
앞니가 빠져 없어 영아는 갈가집니다.
이가 없어도 영아 갈가지는 무어든 썩 잘 먹습니다.
갈가지야 갈가지야, 영아 갈가지야,
아나 날 잡아 먹어!
아아나 날 잡아 먹어 봐!〉라는 시와 갈가지는 개호주 라는 설명과 함께 실려 있다.

7) 문화콘텐츠닷컴(문화원형백과 듣는 그림 보는 노래, 전래동요). 2005. 한국콘텐츠진흥원 참조.

8) 상동.

4. 흉내 내며 부르는 노래

5. 익히며 부르는 노래

결치요(缺齒謠)[9]는 놀리는 동요가 아니다

민요학자들이 결치요(缺齒謠)라고 부르는 '**앞**니 빠**진** 갈가지'로 시작하는 동요만큼 우리나라 전국을 아우르는 전래동요는 없다.[10] 일반적으로 '앞니 빠진 갈가지' 동요 자체에는 다른 동요들이 가지는 바람이나 놀이 또는 학습을 위한 동요 등과는 달리 온전히 어린이들이 놀리며 부르는 동요로 간주한다.[11] 위에 소개한 경북 문경의 동요도 길이나 율조에서 보면 그렇게 생각할 수 있다. 하지만 다음 동요를 보자.

앞니 빠진 갈가쥐
우물 밑에 가지마라
붕어새끼 놀랜다
밥 푸는데 가지마라
밥주걱에 맞는다

---

9) 또는 흠치요(欠齒謠)라고도 부른다.

10) 필자가 조사한 바에 따르면 지방에 따라 각기 다른 내용으로 광범위하게 전해오는 노래들은 다음과 같다. 1. 전국 각지에서 전해오는 여러 〈아리랑〉, 2. 동학혁명의 비극을 노래한 〈새야 새야 파랑새야 녹두밭에 앉지 마라〉, 3. 어른들의 동요라 할 수 있는 〈모시적삼 안적삼에 연적 같은 저 젖보소. 많이 보면 병이 나니 담배씨만큼 보고 가소〉, 4. 〈앞니 빠진 갈가지〉 만이 이렇게 광범위하게 구전되는 노래이다.

11) 〈문화콘텐츠닷컴(문화원형백과 듣는 그림 보는 노래, 전래동요). 2005. 한국콘텐츠진흥원〉에서도 그렇게 분류되어 있다.

밥 먹는데 가지마라
밥숟갈에 맞는다
불 때는데 가지마라
부지깽에 맞는다
뒤보는데 가지마라
똥넉갈에 맞는다.[12)]

김소운(金素雲)[13)]이 강원도 홍천에서 채록한 위 동요는 아마 〈앞니 빠진 갈가지〉의 원형 내지는 보존이 가장 잘된 형태라고 생각할 수 있다. 이 동요를 보면 흔히 아이들이 부르는 일반 동요와는 길이부터가 다르다. 또 내용도 어린이가 이야기하는 내용이라기보다는 즉, 어른들의 눈에는 이갈이 하는 아이들의 모습이 귀엽고, 예쁘다고 느껴지는 데서 나온 언어들이라고 생각된다. 이런 면에서 어린이들이 다른 아이를 놀리기 위해서 이 노래를 만들었을 것이라고는 생각되지 않는다. 아마 이 노래를 지은 사람은 어른이 아닐까 싶다.

앞니 빠진 갈가지의 다른 모습들

앞니빠진 노장군
웃니빠진 갈강새
뒷냇가에 가지마라

---

12) 언문조선구전민요집(諺文朝鮮口傳民謠集) 김소운 편저. 동경 제일서방. 1933년 출판. 여기에 수록된 동요. 강원도 洪川에서 채록한 것으로 전해진다.
13) 김소운(金素雲, 1907~1981). 언론 문학인.

가재새끼 놀랜다.

앞니빠진 노장군

웃니빠진 갈강새

앞냇가에 가지마라

붕어새끼 놀랜다.[14]

〈경북 칠곡〉[15]

앞니빠진 갈가지 아무데나 가지마라

앞도랑에 가지마라 피리새끼 놀랜다

뒷도랑에 가지마라 송어새끼 놀랜다

방구(방구: 바위)밑에 가지마라 다람쥐가 놀랜다

헌옷입고 가지마라 씨래미가 놀랜다

까치한테 가지마라 까악까악 숭본다(숭:흉)

돼지우리 가지마라 꾸울꾸울 욕한다

〈경북 봉화〉[16]

앞니빠진 갈가지

뒷니빠진 덕새기

---

14) 한국민요연구. 임동권 저. 도서출판 선명문화사. p.253. 1974년. 채록 지방에 대한 기록은 없다.

15) 칠곡군지편찬위원회가 채록하여 1994년에 발행한 『칠곡군지』

16) 〈문화콘텐츠닷컴 (문화원형백과 듣는 그림 보는 노래/전래동요). 2005.

도랑가에 가지마라

까재새끼 뭐라근다

- 편해문 채록 / 2001. 5. 23.
- 경북 봉화군 봉화읍 포저4리 노인정, 권오순(안동 월곡면 구령, 여, 77세)

〈충북 충주시〉

앞니빠진 갈가지 웃니빠진 갈가지

서울길로 가다가 암탉한테 채여서

쇠똥에 미끄러져 개똥속에 코박고

밥먹는 데 가지마라 밥순갈로 뺨때린다.

밥푸는 데 가지마라 밥주개로 뺨때린다.

똥누는 데 가지마라 밋씻개로 뺨때린다.

* 암탉한테 채여서-다음과 같은 동요도 전해진다. 중중 까까중 서울길에 가지마라. 암탉한테 채일라 수탉한테 채일라.

* 밥주개는 밥주걱을 말한다.

충청북도 충주시 이류면 매현리에서 이 빠진 아이의 모습을 놀리면서 부르는 풍속 유희요.[17]

〈평안북도 삭주지방〉[18]

앞니 빵아 달강숭이

소궁이 앞에 가디 마라.

수탉한데 쪼인다.

---

17) 문화콘텐츠닷컴(문화원형백과 듣는 그림 보는 노래, 전래동요). 2005.

18) 한국민족문화대백과 한국학중앙연구원 지리, 인문지리, 삭주군 편에서.

앞니빠진 갈가지 뒷니빠진 덕새기

우물가에 가지마라 붕어새끼 놀랜다.

통시간에 가지마라 구대기 새끼 놀랜다.[19]

* 덕새기는 덕석의 방언이다. 덕석은 겨울철에 소나 말의 등을 덮어 주는 덮개로 짚으로 짜서 만든다. 〈앞니 빠진 갈가지 뒷니 빠진 덕새기〉에서 뒷니는 앞의 앞니와 대구를 이루게 만드는 일종의 언어유희이다. 한편 무언가 촘촘한 데서 결여된 상태를 〈이가 빠지다〉라는 관용어로 표현하므로 덕석에 구멍이 난 상태를 아우르는 말이기도 하다.
* 통시간은 측간, 즉 화장실을 말한다.

〈충남 아산〉[20]

앞니빠진 남대문

윗니빠진 허궁다리

또랑물로 가지마라.

가재보고 놀랜다.

바닷물로 가지마라.

거북보고 띠리라.

19) 문화콘텐츠닷컴(문화원형백과 듣는 그림 보는 노래, 전래동요). 2005.

20) 한국치의학사 연구. 신재의 저. 도서출판 참윤퍼블리싱. p.386. 2005년.

〈경남 하동지방〉[21)]

앞니빠진 괴양아

뒷니빠진 괴양아

삼년묵은 떡값내라.

넬모래 굿한단다.

앞니빠진 개오지

뒷니빠진 개오지

샘이가에 가지마라.

빈대한테 뺨 맞는다.

〈충남 청양〉[22)]

앞이 빠진 강강수야

우물가에 가지마라.

붕어새끼 놀랜다.

앞이 빠진 노장군

삼년 묵은 떡값내라.

* 앞이-앞니의 오기(誤記)인 듯하다.

---

21) 한국치의학사 연구. 신재의 저. 도서출판 참윤퍼블리싱. p.386. 2005년.

22) 상동.

〈충남 연기〉[23]

앞이 빠진 갈가지
웃이 빠진 갈가지
사울길로 가다가
암탉한테 채여서
쇠똥에 미끄러져서
개똥 속에 코 박고
밥 먹는데 가지마라
밥숟갈로 뺨 때린다
밥 푸는데 가지마라
밥주개로 뺨 때린다
똥 누는데 가지마라
밑씻개로 뺨 때린다

* 앞이, 웃이는 앞니 윗니의 오기(誤記)인 듯하다.

〈충남 예산〉[24]

앞니 빠진 노장군
윗니 빠진 갈강새
뒷냇가에 가지마라
가재새끼 놀랜다

---

23) 상동.

24) 전동(前同).

앞니 빠진 노장군
뒷니빠진 갈강새
앞냇가에 가지마라
붕어새끼 놀랜다.

전래동요는 집단심리학의 한 보기

전래동요는 누가 만들었을까? 분명 그 말을 시작한 사람이 있을 터인데 거슬러 올라가 보면 언제나 거기에는 아무도 없다. 마치 사람은 누가 만들었을까와 유사하다. 할아버지의 할아버지, 그 할아버지의 할아버지 그리고 마지막에 닿는 하나님. 그럼 언제나 기다렸다는 듯이 메아리가 울려온다. 그럼 하나님은? 이런 생각은 누구나 한번쯤은 해봤던 의문이다. 전래동요도 마찬가지이다. 누군가 동요를 처음 만든 사람은 있을 것이나 거슬러 올라가보면 아무도 잡히지 않는 미로의 끝. 그때 문득 융의 인류에 공통된 보편적 성격을 갖는 집단무의식이 떠오른다. 전래동요나 민요를 다루다 보면 집단정신과 맞닿게 되고 그의 집단 심리를 경험한다. 융은 집단무의식이 각 시대의 민족에 특이한 영향을 준다고 보고, 그 배경에 흐르는 신화적 요인을 지적하였다. 여기서도 다시 전래동요는 신과 만난다고 하면 과장된 표현일까? 하지만 이제 더 이상 동요와 민요는 만들어지지 않는다. 동요를 만들어 내기 이전에 오직 디지털화된 동요와 민요만이 내려오고 있다.

광복 직후 혼란과 사회의 무질서함을 노래한 동요가 있다.

다짜고짜 경찰서

오락가락 면사무소

내일모레 배급소

또 나왔네 세무서[25]

- 충남 청양 지방의 동요 -

모든 동요가 다 그렇지는 않지만 이 동요는 사회를 풍자하는 내용을 담고 있다. 하지만 동시에 시대상황을 잘 담아내고 있다.

기타 결치에 관한 항목들

* 구두대개(狗竇大開)구는 개 구(狗)이고, 두는 잘 쓰지 않지만 구멍 두(竇)이다. 직역하면 '개구멍이 크게 열렸다'는 말이다. 즉 앞니 빠진 것을 놀려 웃는 일을 말한다.

25) 한국민요연구. 임동권 저. 도서출판 선명문화사. p.131. 1974년.

▍치과의사들을 위한 속담

지렁이와 용(龍)

특정 집단 사람들에게는 그들에게만 통용되는 언어가 있다. 은어라고 통칭되기도 하고, 속어라고도 지칭되는 이 언어는 역기능도 있지만 순기능 역시 가지고 있다. 이러한 은어가 풍자적인 성격마저 가진다면 유희로서는 금상첨화이다.

치과의사들 사이에 지렁이라는 은어가 있다. 치과의사들이 용(龍)을 그렇게 표현한다. 처음 누가 이렇게 표현했는지는 알 수 없으나 날카로운 해학과 재치가 엿보인다. 알고 보면 지렁이는 한문으로는 지룡(地龍)인데 순우리말처럼 들리는 지렁이로 바뀐 것이다. 백채(白菜)가 배추로 바뀐 것과 같은 예이다. 물론 용을 지렁이로 비유한 최초의 치과의사가 이러한 어원적 기원까지 알고 그런 조어법을 구사했는지 알 수 없지만, 용을 이무기나 구렁이도 아닌 지렁이로 표현한 것은 최고의 개념을 아무런 어색함 없이 최저의 수준으로 끌어내린 지적인 해학이자 재치이다. 게다가 은유 형식까지 갖추었다.

우리말 가운데는 신체를 가리키는 말을 빌려 은유적으로 표현하는 경우가 많다. 예를 들어 '샅샅이'라는 말이 있는데 관용구로서는 '샅샅이 찾다', '샅샅이 파헤치다'라는 표현이 사용된다. '샅샅이 찾다', '샅샅이 파헤치다'는 가랑이 사이까지도 파헤치며 찾아보는 것을 나타낸다. 이때 샅은 가랑이 즉, 두 다리 사이를 의미한다. 샅바나 사타구니 등도 여기서 유래한 말이다. 골목을 나타내는 고샅의 샅도 같은 의미이고, 쇠고기에서 사태는 샅 부위의 고기를 말한다. 이렇게 신체를 나타내는 말을 빌려 어떤 상태나 현상을 나타내는 관용어를 살펴보면 재미있는 표현들이 많다.

암니옴니 옴니암니는 콩칠팔새삼륙

신체 일부를 빌어 관용어를 만드는 말 가운데 치아는 뛰어난 은유 소재이다. '암니옴니'라는 말이 있다. 암니는 앞니가 변해서 된 말이고, 옴니는 어금니를 나타내는 말이다. 어문학자들은 옴니의 옴은 어미를 뜻하는 엄이 변한 말이라고 주장하기도 하는데, 이 '앞니'와 '어금니'가 합해져서 전혀 다른 의미를 가지게 되었다. 즉 '암니옴니'는 앞니나 어금니나 다 같은 치아인데 자질구레하게 앞니니 어금니니 하고 따진다는 뜻이다. 그래서 아주 자질구레한 것 또는 그렇게 자질구레한 일에 대해서까지 좀스럽게 셈하거나 따지는 모양을 가리킨다.

"그렇게 암니옴니 따지지 마세요"라고 하면 자질구레하게 따지지 말고 그냥 넘어가라는 말이다. 치과의사들 입장에서는 앞니냐, 어금니냐를 따지지 말라니 펄쩍 뛸 이야기이지만 아무튼 관용적으로는 그렇게 사용되고 있다. 그래서인지 단어의 사용에 있어서도 그리 정교하지 못하고 '암니옴니', '앞니엄니', '옴니암니' 다 같은 말로 사용되고 있다. 이와 유사한 말로는 '미주알고주알', '콩팔칠팔', '콩칠팔새삼륙', '옴니깜니' 등이 있다. 모두 첩어적으로 중복되거나 유사하게 반복적인 음율 사용으로 강조의 기능까지 겸한 것이 공통적 특징이다.

미주알은 무엇?

미주알고주알 역시 신체 일부를 나타내는 말을 사용해 관용어를 만든다. 이 말은 엄니옴니와 비슷하다. 미주알고주알은 '쓸데없는 것까지 따지다'라는 '암니옴니'의 의미에 추가적으로 여자들의 수다를 표현하거나 불필요한 참견 등을 표현할 때에도 곧잘 사용된다. '미주알'도 신체 일부분을 빌어서 만들어진 말이다. 미주알은 '항문을 이루는 창자의 끝부분'을 말한다. 안에서 보면 창자의 끝, 밖에서 보면 항문이다. 고주알은 어떤 의미를 가지지는 않고 말의 음률을 맞추어 좀 더 부드럽게 또는 어의 전달을 강하게 하기 위해서 사용된 말이다. "세월아 네월아"에서 '네월아'와 같다.

말미잘은 말×구녕

말미잘은 참 재미있는 이름을 가진 바다생물이다. 말미잘을 본 사람은 그 모습을 떠올려보면 알겠지만 원통형 몸통에 입 주위를 둘러싼 촉수들의 모습이다. 선조들은 이를 보고 마치 말의 항문처럼 생겼다고 생각했다. 좀 더 직설적으로 표현하면 말똥구멍이다. 옛사람들은 주변 생물에 이름을 붙일 때는 대개 그 생물의 생김새나 성질을 빗대어 이름을 붙였다. 나팔을 닮은 나팔꽃, 넓적하게 생긴 넙치, 길다란 장어 등이 그렇다. 그렇다고 말미잘을 그대로 말똥구멍이라고 부를 수만은 없었다. 결국은 똥구멍의 다른 표현인 미주알을 가져다 '말미주알'이라고 불렀다. 말미주알이 변하여 말미잘이 된 것이다. 옛사람들은 이렇게 비외(卑猥)하게 들리는 단어의 경우 좀 더 부드럽게 돌려 표현한다거나 완곡한 표현 방법을 사용했다.

기왕 치아 이야기가 나왔으니 어금니에 관한 속담 한 토막. 우리 속담

가운데 '지렁이 어금니 부러질 노릇'이라는 속담이 있다. 또는 '지렁이 어금니 가는 소리'라고도 하는데 엄연히 〈우리말큰사전〉에는 실려 있는 속담이다. 줄여서 '지렁이 어금니'라고 하면 명사형으로 터무니없는 노릇을 말한다. 이는 지렁이에게는 어금니가 있을 수 없다는 데서, 아주 터무니없는 짓을 비유적으로 이르는 말이다.

위 〈치과의사들을 위한 속담〉은 2011년 12월 1일자 치의신보에 실린 글을 수정한 글임.

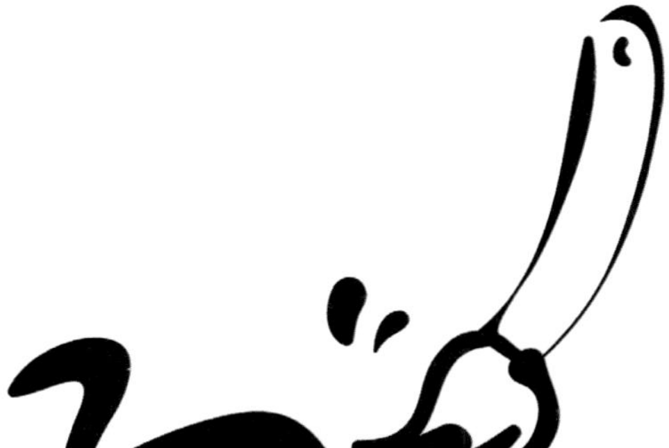

제Ⅱ부 치아와 인간

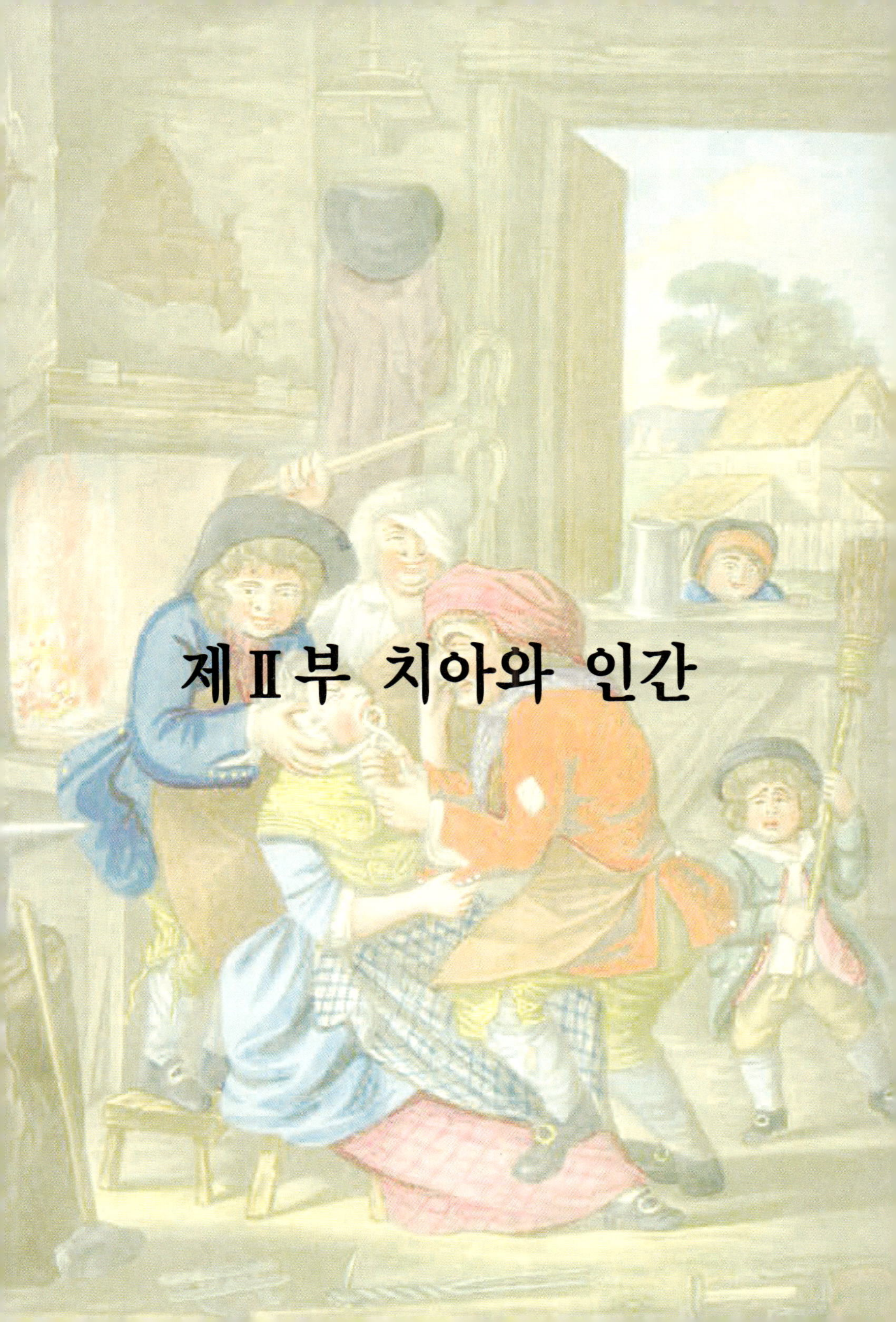

제6장 치아와 인간

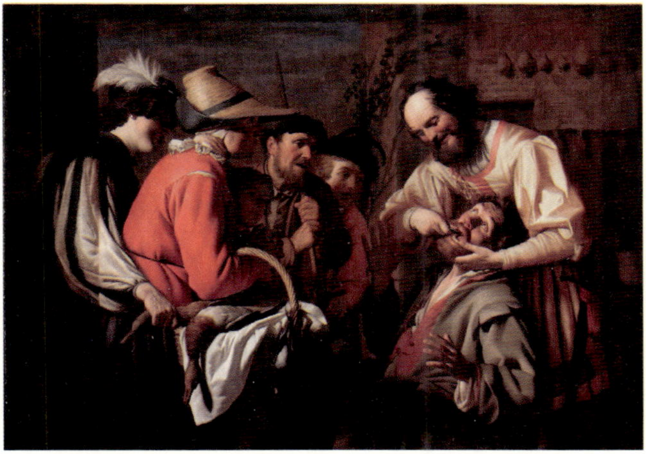

■ 치아를 뽑는 사람(The Tooth Puller). 헤라르트 판 호르스트(Gerard van onthorst) 作. 1628. 루브르박물관.

인체에서 치아가 사람에게 주는 의미는 무엇일까? 물론 저작기능이다. 그리고 좀 더 지엽적인 것들로는 발음 기능 및 심미적 기능 등이 있다. 그러나 치아의 기능은 여기서 그치지 않는다. 치아에는 수많은 이야기들이 녹아 있고 문화와 삶이 있다. 그리고 그 삶 속에 드러난 치아를 통해 개인의 내면을 엿볼 수도 있다. 예컨대 위트와 냉소적인 말로 유명한 조지 버나드 쇼(George Bernard Shaw, 1856~950)는 이렇게 말했다.

〈치통으로 고생하고 있는 사람은 건강한 치아를 가지고 있는 사람이면 행복하다고 생각한다. 가난한 사람도 역시 같은 오해를 한다. 부자들은 모두 행복하다고. The man with a toothache thinks everyone happy whose teeth are sound. The poverty-stricken man makes the same mistake about the rich man. - George Bernard Shaw〉

버나드 쇼의 본의는 다른 곳에 있는 줄 알지만 치통으로 고생하는 사람들은 건강한 치아를 가진 사람이면 다 행복하다고 생각하지는 않는다. 오히려 치통이나 치아가 빠지는 것을 통해 삶의 의미를 성찰한다. 신영복[1]은 〈감옥으로부터의 사색〉에서 치아를 통해 세상을 다음과 같이 바라본다.

계수님께…

치과에 가서 이빨을 뽑으면 뽑은 이빨을 커다란 포르말린 유리병에 넣습니다. 얼마 동안이나 모았을까 두어 됫박은 족히 됨직한 그 많은 이빨들 속에 나의 이빨을 넣고 나면 마음 뒤끝이 답답해집니다.

지난번에는 물론 많이 흔들리는 이빨이기도 했지만, 치과에 가지 않고 실

1) 1968년 7월 통역당 사건으로 무기 징역을 선고 받고 대전, 전주 교도소에서 20년 20일을 복역. 1988년 8월 14일 가석방. 현 성공회대학교 석좌교수.

로 묶어서 내 손으로 뽑았습니다. 뽑은 이빨을 호주머니에 넣고 다니다가 어느 날 운동시간에 15척 담 밖으로 던졌습니다. 일부분의 출소입니다. 어릴 때의 젖니처럼 지붕에 던져서 새가 물고 날아갔다던 이야기보다는 못하지만 시원하기가 포르말린 병에 넣는 것에 비할 바가 아닙니다.

10년도 더 된 이야깁니다만 그때도 치과에 가지 않고 공장에서 젊은 친구와 둘이서 실로 묶어 뽑았습니다. 그러나 그때는 담 곁에 갈 수가 없어서 바깥으로 내보낼 방법이 없었습니다. 궁리 끝에 마침 우리 공장에서 작업하고 있던 풍한방직 여공들의 작업복 주머니에 넣어서 제품과 함께 실려 내보낸 일이 있습니다. 지금 생각하면 매우 미안한 일입니다. 아무리 종이로 예쁘게(?) 쌌다고 하지만 '죄수의 이빨'에 질겁했을 광경을 생각하면 민망스러운 마음 금할 길이 없습니다.

나는 징역 사는 동안 풍치 때문에 참 많은 이빨을 뽑았습니다. 더러는 치과의 그 유리병 속에 넣기도 하고, 더러는 교도소의 땅에 묻기도 하고 또 어떤 것은 담 밖으로 나가기도 했습니다.

생각해 보면 비단 이빨뿐만이 아니라 우리가 살아간다는 것이 곧 우리들의 심신의 일부분을 여기, 저기, 이 사람, 저 사람에게 나누어 묻는 과정이란 생각이 듭니다. 무심한 한마디 말에서부터 피땀 어린 인생의 한 토막에 이르기까지 혹은 친구들의 마음속에 혹은 한 뙈기의 전답(田畓) 속에 혹은 타락한 도시의 골목에 혹은 역사의 너른 광장에…, 저마다 묻으며 살아가는 것이라 느껴집니다.

돌이켜 보면 나의 경우는 나의 많은 부분을 교도소에 묻은 셈이 됩니다. 이것은 흡사 치과의 포르말린병 속에 이빨을 담은 것처럼 답답한 것이기도 합니다.

- 후략 -

1987년 5월 28일 전주에서〉〉

〈신영복의 —감옥으로부터의 사색— 중에서〉[2)]

유폐된 작가의 세계관이 치아를 통한 사색으로 이어져, 손에 잡힐 듯이 그려져 있는 이 산문은 많은 것을 생각하게 해 준다. 한편 고려 말 시인 이색(李穡)은 치통으로 시를 지어 말하기를 다음과 같이 하였다.

2) 감옥으로부터의 사색. 신영복 저. 햇빛출판사. p.107-109. 1988년.

스스로 읊다(自詠, 자영)[3]

근심 고통 밀려든 속에 세월은 흘러가서 / 憂病侵尋歲月闌(우병침심세월란)
광대한 동녘 바람이 봄추위를 겁박하니 / 東風浩蕩㤼春寒(동풍호탕겁춘한)
문밖의 이끼 낀 길에 눈은 다 녹았고 / 雪消門外莓苔路(설소문외매태로)
와상 머리[4] 목숙 쟁반에 태양이 비추누나 / 日照床頭苜蓿盤(일조상두목숙반)
두통도 안 그쳤는데 치통까지 잇따라라 / 頭痛不禁仍齒痛(두통不불금잉치통)
몸 편키는 기필 못 하나 마음은 편안하네 / 身安未必便心安(신안미필편심안)
백출을 태워서 향기를 벽에 흠뻑 쏘이고 / 燒來白朮香熏壁(소래백출향훈벽)
앉아서 당년의 행로난[5]을 손꼽아 세노라 / 坐數當年行路(난좌수당년행로난)

〈목은집(牧隱集) 목은시고 제14권 중에서〉

이 시를 읊은 목은(牧隱) 이색은 포은(圃隱) 정몽주(鄭夢周), 야은(冶隱) 길재(吉再)와 함께 삼은(三隱)으로 일컬어지고 있는 사람 중의 한 사람이다. 이색이 이 시를 통해서 치통이 오히려 마음이 편하다고까지 한 속내는 무엇일까? 그리

3) 번역 및 주해(註解)는 한국고전번역원. 임정기 (역). 2001.에서 인용함.
4) 와상 머리 …… 비추누나 : 빈약(貧弱)한 식생활을 뜻한다. 당(唐)나라 때 설영지(薛令之)가 동궁 시독(東宮侍讀)으로 있을 적에 식생활이 매우 빈약했으므로, 시를 지어 스스로 슬퍼하기를 “아침 해가 둥그렇게 돋아 올라, 선생의 식탁을 비추어 보이네. 쟁반에는 무엇이 있는고? 하니, 난간에서 자란 목숙나물이로세.[朝日上團圓 照見先生盤 盤中何所有 苜蓿長欄干]” 한 데서 온 말이다. 원주(原註).
5) 행로난(行路難) : 악부(樂府) 잡곡가사(雜曲歌辭)의 이름으로, 그 내용은 처세(處世)의 간난(艱難)함을 비유한 것인데, 특히 당(唐)나라 이백(李白), 백거이(白居易) 등의 노래가 유명하다. 원주(原註).

고 또 우연일까. 신영복은 강제로 유폐된 사람이며 뒤의 목은은 스스로를 유폐한 사람이다. 신영복은 그의 글에서 스스로를 죄수라고 말하고 있는 것은 불온한 권력에 대한 조롱 다름 아니지만 아무튼 치아는 많은 사람에게 하나의 회억(回憶)으로 또는 일종의 상징으로 자리 잡고 있다. 이 장에서는 이처럼 치아에 얽힌 이야기들을 다루어 보기로 하자.

1. 김수영의 금니와 존 레논의 어금니

(1) 존 레논의 〈Imagine〉

몽상(夢想) 속 상상(想像)

존 레논의 이매진(Imagine)은 '천국이 없다고 상상해 보라(Imagine there's no heaven)'라는 가사로 시작된다. 그리고 노력한다면 어렵지 않다고 이야기한다. 역설적인 화법일까. 왜 그것을 노력해야 하는지 알 수가 없다. 그는 또 이야기하길, 당신은 나를 몽상가라고 부를지도 모르겠지만 나만 이런 생각을 가진 것이 아니라고 이야기한다. 덧붙여 이야기하길, 언젠가는 당신도 나와 같은 생각을 할 거라고 하며 그러면 세상은 하나가 될 거라고 노래한다.

〈Imagine〉

-John Lennon

Imagine there's no heaven,
It's easy if you try,
No hell below us,
Above us only sky,
Imagine all the people
living for today... (ah ah ah..)

천국이 없다고 상상해보세요.
노력한다면 어렵지 않아요.

머리 위엔 그냥 하늘이 있을 뿐.
생각해보세요,
발아래 지옥도 없다고,
모든 사람들이 오늘만 위해 산다고 말이에요.

Imagine there's no countries,
It isnt hard to do,
Nothing to kill or die for,
No religion too,
Imagine all the people
living life in peace... (you)

나라가 없다고 상상해보세요.
그것도 어렵지 않아요.
죽고 죽이는 일도 없고,
지금 같은 종교도 없겠지요.
모든 인간들이 평화롭게 살아간다고 상상해보세요.
그는 계속해서 노래한다.

You may say I'm a dreamer,
but I'm not the only one,
I hope some day you'll join us,
And the world will live as one.

당신은 나를 몽상가라고 부를지도 모르겠지만
나만 이런 생각을 가진 것이 아니랍니다.
그리고 언젠가는 당신도 나와 같은 생각을 할 거에요.
그러면 세상은 하나가 될 거에요.

Imagine no possession,
I wonder if you can,
No need for greed or hunger,
A brotherhood of man,
Imagine all the people
Sharing all the world... (you)

소유물이 없는 세상을 상상해 보세요.
혹 상상할 수 있을는지요.
탐욕도, 굶주림도 없고 오직 사랑만이 넘쳐요.
생각해보세요, 모든 사람이
같은 꿈을 꾸는 것을.

You may say I'm a dreamer,
but I'm not the only one,
I hope some day you'll join us,
And the world will live as one.

당신은 나를 몽상가라고 부르겠지요.
하지만 나만 이런 생각을 할까요.
언젠가는 당신도.
그러면 세상은 하나가 될 거에요.

2012년 여름, 런던올림픽 폐막식에서도 연주되었던 존 레논의 〈이매진, Imagine〉은 서정적인 가사에 아름다운 멜로디가 어우러진 명곡이다. 뿐만 아니라 메시지 전달도 훌륭하다. 1절에는 종교와 내세에 대한 거부를, 2절에는 국가와 민족주의에 대한 부정을, 3절에는 소유의 부정을 주제로 다루고 있다.

그는 우울한 목소리로, 그러나 진심어린 마음으로 희망을 노래하고 있다. 한없이 자유로운 곳에 있는 사람은 나른한 권태(倦怠)가 섞인 몽환적인 목소리로 평화를 노래할 수 있다. 풍요(豊饒)가 넘쳐흐르는 곳에서 살아본 사람은 멜랑꼴리한 목소리로 소유에 대한 부정을 노래할 수도 있다. 'Imagine no possesions' 라고.

(2) 김수영의 〈달나라의 장난〉6)

상상(想像) 속의 몽상(夢想)

'팽이가 돈다. 팽이가 돈다'로 시작되는 김수영의 〈달나라 장난〉은 오래 보지 못했던 달나라 장난이다. 그 팽이가 돌면서 그를 울린다. 그러나 그는 작은 목

6) 1959년 발표한 시로 팽이가 도는 모습을 보고 〈소리 없이 회색빛으로 도는 것이 오래 보지 못한 달나라 장난 같다〉라고 이야기한다.

소리로 말한다. 나는 결코 울어야 할 사람은 아닌데 라고.

팽이가 돈다.
팽이가 돈다.
팽이 밑바닥에 끈을 돌려 매이니 이상하고
손가락 사이에 끈을 한끝 잡고 방바닥에 내어던지니
소리 없이 회색빛으로 도는 것이
오래 보지 못한 달나라의 장난 같다.
팽이가 돈다.
팽이가 돌면서 나를 울린다.
제트기 벽화 밑의 나보다 더 뚱뚱한 주인 앞에서
나는 결코 울어야 할 사람은 아니며
영원히 나 자신을 고쳐가야 할 운명과 사명에 놓여 있는 이 밤에
나는 한사코 방심조차 하여서는 아니 될 터인데
팽이는 나를 비웃는 듯이 돌고 있다.

- 1959년 발표 〈달나라의 장난〉 일부

김수영의 시에는 우울함보다는 슬픔이 있다. 지식인 김수영은 생존을 위하여 간판에 그림을 그리고, 번역 일을 하면서 한 편으로는 양계장을 운영해야만 했다. 그런 그에게 동료들이 붙인 별명은 노랭이였다. 생활고로 인해 원고료를 받으면 그것을 꼬박꼬박 챙겨갔기 때문이었다. 〈소유물이 없는 세상을 상상해보세요. Imagine no possesions〉라고 노래하는 사람은 우울해도 슬픔은 없다. 그

러나 김수영의 시에는 슬픔이 있다.

(3) 김수영의 치아를 기리며

그러나 시인의 마음은 풍요롭다. 그래서 시인은 극단적으로 자유롭다. 그는 말했다. '김일성 만세!'라고 쓸 수 있는 것이 언론의 자유라고. 그 서슬 퍼런 독재 하에서 그는 그렇게 말했다. 이 표현은 그가 북에서 생활했었다면 '박정희 만세!'라는 말과 다름 아니다. 그래서 시인은 언제나 극단적으로 고통스런 삶의 방식을 택한다.

왜 그랬을까? 시인은 그가 죽기 15일 전에 남긴 유작 시 〈풀〉에서 마지막으로 '날이 흐리고 풀뿌리가 눕는다'라고 노래했다. 사람은 왜 자유를 갈망하면 갈망할수록 깊은 고통의 나락 속으로 빠져들게 되는 것일까? 그리고 왜 사람은 고난이 많으면 많을수록 생(生)에의 의지가 강렬해 지는 것일까? 풀이 눕는다. 날이 흐려서 더 울다가 다시 누웠다. 그러나 바람보다도 더 빨리 울고 바람보다 먼저 일어난다.

> 풀이 눕는다. 비를 몰아오는 동풍에 나부껴 풀은 눕고 드디어 울었다. 날이 흐려서 더 울다가 다시 누웠다. 풀이 눕는다. 바람보다도 더 빨리 눕는다. 바람보다도 더 빨리 울고 바람보다 먼저 일어난다. 날이 흐리고 풀이 눕는다. 발목까지 발밑까지 눕는다. 바람보다 늦게 누워도 바람보다 먼저 일어나고 바람보다 늦게 울어도 바람보다 먼저 웃는다. 날이 흐리고 풀뿌리가 눕는다.

노자(老子)의 상선약수(上善若水)

생각하건대, 시인 김수영은 노자(老子)의 '물'을 '풀'로 비유했다. 우리 눈에 익숙한 김수영의 사진을 보면 문약한 지식인의 모습이 엿보인다. 흑백사진 안으로 보이는 커다란 눈망울과 공허한 표정으로 굳게 다문 입술. 남아 있는 그의 사진들을 보면 이처럼 모두가 하나 같이 굳게 다문 입이다. 커다란 눈망울은 순수함과 연약함을 연상시킨다. 그의 눈에 대비해 입은 왜 그렇게 항상 굳게 맞물려 있을까? 그리고 그는 왜 그렇게 입을 다물고 글로만 세상과 대화하려 했을까?

그가 결혼한 지 몇 달 되지 않아 6.25가 일어났다. 전쟁 후 얼마 지나지 않은 9월, 〈문화공작대〉라는 이름으로 의용군으로 끌려간 그는 한 달 간 군사 훈련을 받았다. 그는 틈만 나면 탈출을 시도했으나 번번이 실패했다. 그러다 기회가 왔다. 유엔군이 평양을 점령하고 난 다음, 유엔군과 인민군의 혼전을 틈타 탈출을 감행했다. 천신만고 끝에 그는 서울 충무로의 집 근처까지 이르렀지만 운명은 언제나 그렇듯이 그의 편이 아니었다. 집을 눈앞에 두고 그는 경찰에 체포당해 거제도 포로수용소로 끌려가고 만다. 가족 중 누구도 이런 그의 소식을 알 길이 없었다. 이때 그의 아내는 임신한 상태였다.

김수영의 상상(想像)의 시작

그러나 포로수용소 역시 의용군 시절과 별반 다르지 않았다. 전쟁포로수용소는 야만과 광기가 가득 찬 지옥과 같은 곳이었다. 그러나 그가 그곳에 수용되어 있다는 사실을 알고 있는 사람은 아무도 없었다. 수용소는 아침이면 이곳저곳에서 시체가 수두룩하게 발견되는 잔인한 죽음의 현장이었다. 그곳에서 김수영은 밤이면 찾아오는 죽음의 공포를 극복할 방법을 찾아야만 했다. 그가 생각해낸

방법은 신체에 고통을 가하는 것이었다. 미쳐버릴 것 같은 정신적 고통을 이겨내기 위해 몸을 괴롭히기로 한 것이다. 그는 마취도 없이 자신의 생니를 흔들어 뽑는 고통으로 죽음의 공포를 견디어 나갔다. 그러나 운명은 그의 삶을 아직은 죽음으로 마무리할 계획은 없었다. 그렇게 죽음과 공포의 공간 속에서 2년이라는 시간이 지나고 난 다음, 그는 기적적으로 서울로 돌아올 수 있었다. 서울로 돌아온 그는 태어났을 아기와 아내를 찾았다. 아이는 아들이라 했다. 그러나 어디에도 아내와 아들은 없었다.

존 레논은 그가 사랑하는 여인 오노 요코와 천국 속에 살고 있으면서 'Imagine there's no heaven!'이라고 달콤한 목소리로 노래 부를 때, 김수영은 '지옥과 같은 나날 속에서', '달나라의 장난'을 꿈꾸었다. 그리고 그는 그 고통의 시간들 속에서 종내 습관처럼 입을 꼭 다문 모습으로 살아가야만 했다. 그래서 우리가 보는 그의 사진은 언제나 입을 꼭 다문 사진들이 된 것이다. 때문에 그를 추억하는 일이란 고통스러운 일이다. 한 시인은 이렇게 그를 추억한다.

〈벌레 먹은 이빨들의 방언〉7)

— 김수영을 추억함. 강희안8)

밤의 포성이 울리자 거제도 야전병원 시절로 돌아간 듯 그는 생니를 뽑기 시작했다. 창틀의 자모가 어긋났는지 비음으로 터진 방언들이 한밤의 촉각을 세우고 있다. 끼룩 끼르륵 귀뚜라미가 바닥에 남기고 간 더듬이들이 여기저

7) 월간 〈현대시〉 2010년 4월호.

8) 강희안(姜熙安), 시인, 1965년 대전에서 출생. 1990년 〈문학사상〉에 신인상으로 등단. 저서로는 시집 〈지나간 슬픔이 강물이라면〉, 〈거미는 몸에 산다〉 등이 있다.

기 나뒹굴고 있다. 이빨을 뽑는 것은 구름의 목자들이 영혼을 이끌고 간 주소지를 기억한다는 것, 계절의 행간이 놓친 소리의 허구를 탐한 탓이다. 잇몸을 빠져나온 덧니 A가 책상 원고지 위에 놓여 있다. 뻥뻥 뚫린 시간만 남았을 뿐 벌레들은 온데간데없다. 그는 우울한 앞니 B, 자존심이 상한 어금니 C, 증오와 원망을 품은 송곳니 D도 뽑은 적 있다. 사랑이 끝난 폐허에서 말은 시작되는 거라고 중얼거린다. 지상의 밤에 구두점을 치는 음악이란 없다.

모자를 뒤집어 쓴 채 발치된 텅 빈 주검이 만져 진다. 바람의 율법에 저당잡힌 일이 한두 번은 아닐 터, 그에게 이빨이란 구름의 무늬나 혀의 빛깔을 닮은 도구가 아니었으므로, 벌레에게 내주고 휘파람을 불어본다. 운명[9]의 허방을 조금씩이나마 딛고 싶어 뽑은 이빨을 들고 그녀에게 간다.

포르말린 냄새에 길든 거제도 포로수용소에서 죽어 나갔던 그가 틀니를 맞춘 날이다.

유약승강강(柔弱勝剛强)[10]

약한 것이 강한 것을 이긴다고 말한 것은 노자이다. 하지만 노자(老子)의 치아와 시인의 치아는 어울리지 않는다. 그의 치아들은 강함 때문에 빠져나간 것이 아니기 때문이다. 그래서 그는 치아가 없는 입으로는 좀처럼 말하려 하지 않았다. 그는 풀잎처럼 몸으로 말하려 했다. 그의 입 다문 사진의 비밀은 여기에

---

9) 베토벤의 제5번 교향곡-원주(原註).

10) 유약승강장은 부드럽고 약한 것이 억세고 강한 것을 이긴다는 말이다. 이는 노자 철학의 중심이다. 노자는 그의 철학에서 도를 근본으로 삼았다. 도가 근본이 될 수 있는 것은 바로 그 본성이 유약(柔弱)하기 때문이다.

있다. 노자의 유약승강강(柔弱勝强剛)은 너무 공허한 울림이다.

초원의 어린 양(羊)은 태어날 때부터 사자의 먹이로 정해졌다. 이는 숙명이다. 도피란 있을 수 없다. 풀잎은 결코 바람을 이기지 못한다. 오직 가까스로 살아남을 뿐이다. 행여 어린 시절을 가까스로 살아남은 양일지라도 양은 영원히 양일뿐이다. 살아남은 양이 사자를 잡아먹을 수 있는 날은 결코 오지 않을 것이다.

시인은 단지 살아남은 양을 위하여 이렇게 노래 불렀을까? 그래야 살아가는 동안 조금이라도 위로받을 수 있으니 그렇게라도 자위해야하는 것일까. 하지만 우리에게 유일한 위로는 '양이 된 자는 사자 된 자를 괴롭히지는 않는다'이다.

김수영의 틀니에 얽힌 에피소드

자연은 늘 우성 종자와 우성 개체에 대해서만 편애한다. 그리고 인간이 만든 왜곡된 자연 속에서 우성은 열성에 대해서 늘 그들이 가진 생명과 자유를 강탈한다. 왜곡된 자연 속에서 그가 남긴 에피소드는 우울함을 넘어 슬픔을 느끼게 한다. 그는 동료의 사지가 절단돼 죽는 아수라장 속에서 다행히도 영어회화 덕으로 미군 외과병원장의 통역이 되어 화를 면할 수 있었고, 그 덕으로 다시 금니[11]를 해 넣을 수 있었다. 이른바 미제 금니였다. 화제의 진원은 바로 그 금니였다.

그는 자신이 한 산문에 쓴 바와 같이 그에게는 편집광적인 면이 있어서 술을

11) 이 내용은 '경향신문 1993년 3월 12일 칼럼 논단 〈문단이면사〉' 중에서 발췌 정리한 부분으로 〈금니〉라는 표현으로 실려 있다. 그러나 전체 내용으로 보면 〈금속제 틀니〉를 말하는 것 같다.

마시기만 하면 속사포같이 말하고, 그것도 성에 차지 않으면 금니를 빼어 술상 위에 올려놓고는 열을 토했다. 그것이 늘 화근이었다. 그는 금니를 물 잔에 넣어 둔다고 생각하면서 술 주전자에 넣는 경우가 허다했고, 그리하여 그와 술을 자주 마신 사람들은 금니가 든 주전자의 술을 마시기 일쑤였다.

(4) 존 레논의 금니와 김수영의 금니

존 레논은 평화를 사랑했고, 예술을 사랑했고, 우수(憂愁)를 사랑했다. 그리고 자유를 사랑했다. 어쩌면 그는 우수(憂愁)를 사랑하기 위해 우울해야만 했다. 그래서 비록 우울했지만 행복했다. 김수영도 평화를 사랑했고, 예술을 사랑했다. 그리고 자유를 사랑했다. '자유에서는 피의 냄새'가 난다는 것을 간파한 시인은 어떤 대가를 치르고서라도 자유를 얻고자 했다.

두 사람의 공통점이라면 자유와 예술을 사랑한 것 말고도, 둘 다 금니를 가지고 있었다는 것이다. 하지만 이런 공통점에도 불구하고 두 사람의 삶은 많이 다를 수밖에 없었다. 당연한 일이다. 그들이 살았던 시간과 공간이 달랐고, 시대의 요구가 달랐다. 존 레논이 전 세계 수많은 사람의 열광 속에서 살다갔다면, 김수영은 세계의 변방이었던 가난한 조국에서 진정한 자유를 갈망하며 죽어갔다.

(5) 한 시인의 추억[12)]

5.16을 보고 광화문 거리에서 김수영은 한 시인과 내기를 했다. 미군들이 곧

---

12) 시인 김규동을 말한다. 1925년생. 시집으로 ≪나비와 광장≫(1955), ≪현대의 신화≫(1958), ≪죽음 속의 영웅≫(1977), ≪생명의 노래≫(1991) 등이 있다.

저 사람들을 진압할 것이라고. 하지만 그것은 그의 순진함을 드러낸 것에 지나지 않는다. 일은 그렇게 되지 않았다.

존재와 말

최서해가
상허에게[13)]
이형이 냉수맛을 알려면
술이 좀 늘어야 할 텐데 하고
안타까와했다.

이상은
폐병 말기의 김유정보고
김형이 꼭 한 달만 술을 끊는다면
병이 깨끗이 나을 텐데 하고 한숨지었다

6.25 전쟁 때
오장환이 서울로 나와
제일 먼저 찾은 건
시인 김광균이었다
숨어 사는 옛 친구에게
그가 내민 것은
탱크가 어쩌고저쩌고 하는 자신의 시집이었다.

---

13) 이태준(李泰俊)을 말한다. 상허(尙虛)는 그의 호이다.

김광균이 한마디 했다
여보게 그건 자네 주머니에 넣어두게
내가 지금 그런 걸 읽을 형편이 못 되네
하고 씁쓸히 웃었다

5.16 군사반란 때
까만 색안경을 끼고
시청 앞에 선 박정희 장군을 두고
김수영과 나는 내기를 걸었다

수영은 미8군이 곧 나와
저 사람들을 진압할 것이라 장담하고
나는 미군은 나오지 않을 것이다 라고 점을 쳤다.
지는 사람이 술을 사기로 했으나
내기에 진 수영이 종내 술은 사지 않고
박정희만 무서워하다가
먼저 가버렸다.

사라진 시간 속에서
고개를 치켜드는 건
언제나
가냘픈 존재의 떨림이다.

- 시인 김규동 자전 에세이 〈나는 시인이다〉 중에서

존 레논의 우울한 즐거움

존 레논이 일본 은행가의 딸 오노 요코와 침대 위에서 전위 예술을 즐기며 세상을 만끽하고 있을 때[14] 김수영은 박정희를 무서워하다가 47세의 나이로 먼저 가버렸다. 존 레논은 침대에 누워 오직 자신의 여인인 오노 요코를 위해 감미로운 목소리와 멜로디로 〈Love is feeling, Feeling is love〉라고 노래했지만, 김수영은 사랑하는 아내를 잃고 이렇게 말했다.

> "모든 전위문학은 불온하다. 그리고 모든 살아 있는 문화는 본질적으로 불온한 것이다. 그것은 두말할 것도 없이 문화의 본질이 꿈을 추구하는 것이고 불가능을 추구하는 것이기 때문이다"[15]라고.

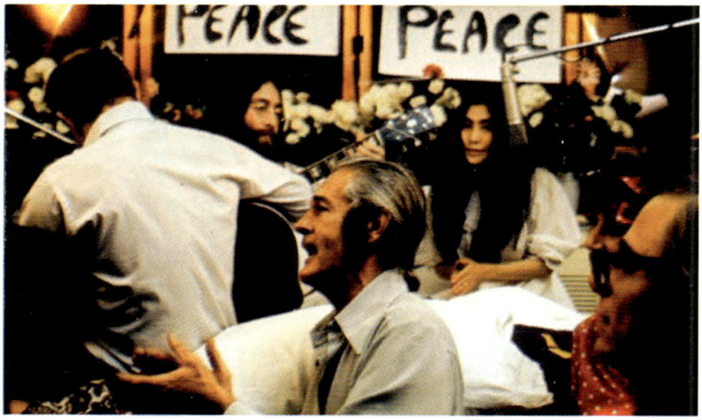

■ 베드인의 모습. 〈우리에게 평화를 "Give Peace a Chance"〉을 레코딩하는 존 레논과 오노요코 부부. (1969년). 위키피디아에서 인용. 퍼블릭도메인.

---

14) 엄격히 말하면 침대 시위는 김수영 사후이다. 1969년에는 암스테르담의 호텔에서 평화운동으로 7일간 '베드인(Bed-in)'을 벌였다. '베드인'이란 항의의 한 방법으로 길거리 같은 데에 침대를 꺼내놓고 거기에 누워 시위하는 방법을 말한다.

15) 김수영, 「실험적인 문학과 정치적 자유」, 『김수영 산문』 민음사. p.159. 1981.

존 레논은 그의 생각에 걸맞게 무척이나 행복한 아티스트이다. 존 레논은 평화를 사랑했고, 예술을 사랑했고, 그리고 우수(憂愁)를 사랑했다. 그러나 그는 평화와 자유를 노래했으나 〈자유가 아닌 것〉이 무엇인지 잘 알지 못했고, 우수(憂愁)를 사랑하기 위해 우울해야만 했다. 그래서 비록 우울했지만 언제나 행복했다. 존 레논의 〈Imagine〉은 이런 모습들이 잘 반영되어 있다.

존 레논은 장밋빛 세계 속에서 살면서 우울한 목소리로 자유를 노래했고, 김수영은 슬픈 운명 속에서 자유를 열망하며 살다 갔다. 그들이 가고 난 다음 2011년 11월, 존 레논의 벌레 먹은 치아가 경매에 나왔고, 캐나다의 한 치과의사에게 31,500달러에 낙찰되었다. 그러나 김수영의 덜걱거리던 금니는 누군가가 생활고로부터 자유로워지기 위해 또 다른 누군가의 손에 의해 어디선가 녹았을 것이다.

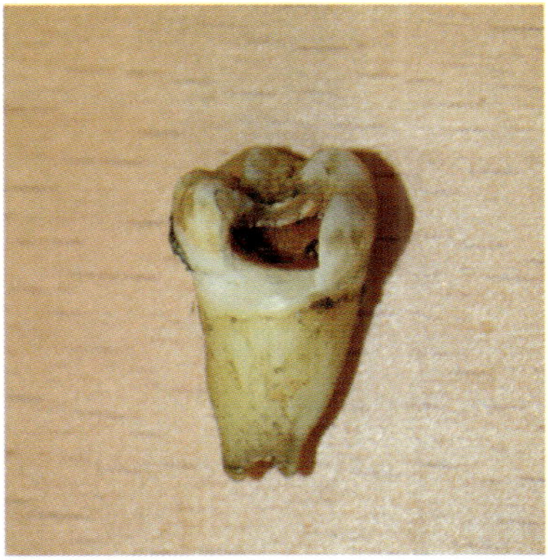

■ 경매에 나온 존 레논의 치아.

풀은 언제나 풀일 수밖에 없다

어차피 존 레논이 존재했던 곳 지구 반대편에 있는 인간에게 자유는 불가능한 것이다. 그러나 '자유란 그것을 얻는 것이 불가능하다는 것을 알면서도 추구하는 것'이다. 김수영은 그렇게 생각했다. 그의 사후 반세기의 시간이 지난 뒤 오늘날, 런던의 반대편에 서식하고 있는 호모 사피엔스는 이제 자유가 무엇인지조차도 알지 못하고 있다. 그들에게 자유는 녹여진 김수영의 금니처럼 그렇게 기억 속에서 사라질 것이다. 그렇게 자유는 서서히 그들의 일상 속에서 자취를 감추어 갈 것이다.

> "풀이 눕는다. 비를 몰아오는 동풍에 나부껴 풀은 눕고 드디어 울었다. 날이 흐려서 더 울다가 다시 누웠다. 풀이 눕는다. 바람보다도 더 빨리 눕는다. 바람보다도 더 빨리 울고 바람보다 먼저 일어난다. 날이 흐리고 풀이 눕는다. 발목까지 발밑까지 눕는다. 바람보다 늦게 누워도 바람보다 먼저 일어나고 바람보다 늦게 울어도 바람보다 먼저 웃는다. 날이 흐리고 풀뿌리가 눕는다."

2. 전모발치(全母拔齒)와 다산(茶山)의 치아

(1) 전모발치(全母拔齒)

이것은 우리나라의 한 전(前) 대통령과 그 어머니의 치아에 얽힌 일화이다. 지극히 이해하기 어렵고, 기이한 이야기일 수도 있는 일화(逸話)이다. 맹모단기(孟母斷機)나 맹모삼천(孟母三遷)을 능가하는 전모발치(全母拔齒)에 관한 이 일화는 치아에 관한 이야기일 뿐만 아니라 극히 한국적인 내용이다. 이 이야기는 〈황강에서 북악까지〉[16]라는 책에 잘 나와 있다. 그 내용을 정리하면 대략 다음과 같다.

〈전모발치 사건이 일어난 것은 1938년 이른 봄이었다. 당시 기환은 3살, 두환은 돌을 겨우 넘긴 때로 두환의 어머니 전모(全母)인 광산김씨(光山金氏)가 기거하던 마을은 외진 곳으로 일 년 내내 지나가는 길손 하나 보기 드문 마을이었다. 그곳에 어느 날 한 스님이 찾아와 전모를 보고는 혼잣말처럼 '귀한 아들을 거느릴 상(相)인데 아무래도 앞니가 흉치(凶齒)로다. 그 뻐드렁니가 화를 품고 있으니, 적어도 뻗어나는 운을 가로막을 치상(齒相)이로구나'라고 말했다고 한다. 평소 자신에게 뻐드렁니가 있다는 것을 알고 있었던 그녀는 한 스님의 중얼거리는 소리를 듣고 슬그머니 혀를 내밀어 보았다. 분명 앞니가 조금 튀어나와 있었다. 모두 세 개였다. 그녀는 스님을 다시 찾아가 결

16) 천금성 저. 동서문화사 간. 인간 전두환 창조와 초극의 길 〈황강에서 북악까지〉의 표지. 1981년 간 p.55~61에서.

연한 의지로 "하찮은 몸의 어떤 부분이 깎여져 나간다 하더라도 자식을 훌륭히 키워내는 일이라면 무엇이든 할 수 있으니 그 방법을 알려 달라"고 말했다. 스님은 주저하는 듯하더니 마침내 "귀인을 낳을 상(相)인데 그 앞니가 문제"라고 말했다. 그 말을 들은 그녀는 속으로 '내 아픔으로 자식의 액을 때울 수만 있다면 무엇인들 못하겠는가'하고는 어떻게든 앞니를 뽑아내야겠다고 생각했다.

우여곡절 끝에 광산김씨는 어떻게 하면 뻐드렁니를 뽑을 수 있을까 생각하다가 문득 광 안의 베틀이 눈에 들어왔다. 그녀는 배를 짤 때 허리를 받쳐주는 넓은 띠를 끌러내 마당으로 나와 처마를 떠받치고 있는 통나무 기둥으로 가서 베틀에서 끌러낸 굵은 띠로 자신의 허리를 단단히 동여맸다. 그리고는 얼싸안듯 기둥을 부둥켜안은 광산김씨는 있는 힘을 대해 윗니를 들이받으며 생니를 뽑았다. 생니를 뽑아낸 광산김씨는 눈앞이 희뿌옇게 흐려지는 것을 느끼며 곧 정신을 잃었고, 그 후 그녀가 건강을 되찾기까지 두 달 반 동안 앓아누웠다고 한다.〉

위의 글은 창작은 아닌 것 같다. 왜냐하면 당시 사회분위기로 보아 이렇게 무모하고 무지한 이야기를 창작해낼 필요가 없기 때문이다. 만약 창작이라면 오히려 좀 더 현실적이고 아름다운 내용을 도입하여 이야기를 전개해 나가는 것이 더 설득력 있기 때문이기도 하다.

또 다른 근거는 전모의 행동이 전혀 근거 없지 않기 때문이다. 〈치아와 민속〉에서도 다루었지만 치아에 관한 민간 속설 가운데 뻐드렁니는 아들이나 남편에게 좋지 않다는 속설이 있다. 이는 원래 중국 관상학에서 유래한 것이기도 하지만 동서양을 관통하는 인류 보편적인 것이기도 하다. 예를 들어 서양의 속설에는 '임산부가 임신 중에 치통을 느끼면 사내아이를 낳는다'라는 민간신앙이 있다. 이것은 프로이트가 〈꿈의 해석〉에서 치아자극 꿈이 자위행위를 의미한다고 말한 것과 관련이 있다. 치아와 남성성기(사내아이)와의 관련된 내용은 바로 남성의 경우, 사춘기 시절 자위행위에서 느낀 쾌감이 치아자극 꿈의 원동력이라는 점이다. 또 전형적인 치아자극 꿈의 흔한 변형, 즉 다른 사람들이 꿈꾸는 다른 사람의 치아를 뽑거나 이와 유사한 행동을 하는 것은 대부분 거세행위를 의미한다.[17] 단순화하면 결국 치아는 남성을 상징하고, 동양적인 해석으로는 여자의 뻐드렁니는 남편이나 아들에게 해롭다는 결론을 갖게 된다.

당시의 치아 상식의 양극성

전모발치 당시 치아에 대한 우리나라의 상식을 엿볼 수 있는 신문기사 내용이 있어 인용한다. 동아일보 1935년 7월 1일자에 실린 내용이다.

〈산지렁이를 잡아다가 아래위로 조금씩 잘라 창자를 끄집어낸다. 준비해둔 흑사탕을 같은 분량으로 섞어 기름 종위 위에 얹어 뺨에 대고 있으면 치통이 낫는다. 이 방법으로 치통이 사라지는 것은 열을 제하기 때문이다.〉

그렇다면 당시 우리나라의 치의학 수준이 위 기사들처럼 터무니없을 만큼 원시적인 수준이었을까? 조사한 바에 의하면 전혀 그렇지 않다는 점이다. 같은 해와 다음 해에 실린 치과치료 등에 관한 기사를 조사해본 결과, 치통의 정확한 원인과 치료 방법뿐만 아니라 현대 치의학과도 전혀 배치되지 않는다.

17) 꿈의 해석. 지그문트 프로이트 저. 안병웅 역. 풀빛. p.211~212. 2006.

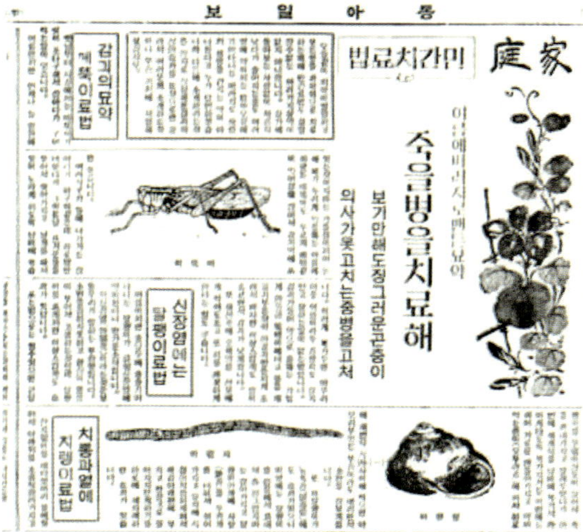

동아일보

家庭

미간치료법

죽을병을치료해

보기만해도징그러운곤충이 의사가못고치는중병을고쳐

감기의묘약 메뚝이료법

신장염에는 달팽이료법

치통과열에 지렁이료법

■ 동아일보 1935년 7월 1일자 기사 내용. 산지렁이의 창자를 이용하여 치통을 없애는 방법을 소개하고 있다.

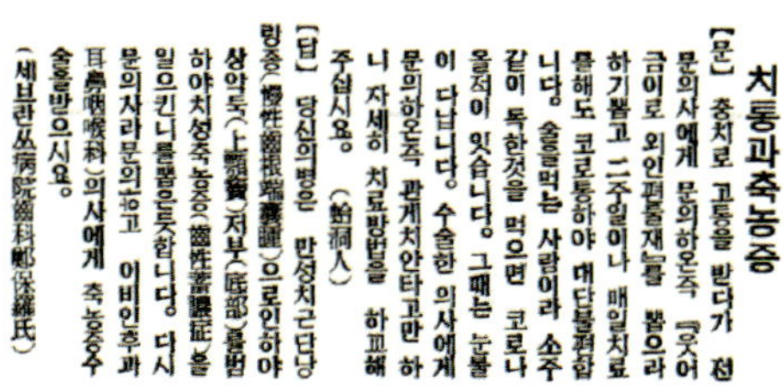

치통과축농증

【문】 충치로 고통을 받다가 전문의사에게 문의하온즉 「웃어금이로 외인편줄재」를 뽑으라하기뽑고 二주일이나 매일치료를해도 코로통하야 대단불편합니다。 술을먹는 사람이라 소주같이 독한것을 먹으면 코로나올적이 잇습니다。 그때는 눈물이 다납니다。 수술한 의사에게 문의하온즉 관계치안타고만 하니 자세히 치료방법을 하교해주십시요。 (鉛洞人)

【답】 당신의병은 만성치근단낭량종(慢性齒根端囊腫)으로인하야 상악두(上顎竇)저부(底部)를범하야치성축농증(齒性蓄膿症)을 일으킨니를뽑은듯합니다。 다시 문의자라문의하고 이비인후과(耳鼻咽喉科)의사에게 축농증수술을받으시요。 (세브란쓰病院齒科鄭保羅氏)

■ 1936년 8월 1일 동아일보 기사. 기사 내용을 보면 치아로 인한 축농증에 대하여 현대치의학과 별반 다름없는 정보를 갖고 있다.

(2) 다산(茶山)의 치아

다산의 저작물

다산은 정치·경제·역사·지리·문학·철학·의학·교육학·군사학·자연과학 등 여러 분야에 걸쳐 무려 500권이 넘는 방대한 양의 저술을 남겼다. 다산은 한자(漢字)가 생겨난 이래 가장 많은 저술을 한 사람이라고도 한다. 그런데 그 저술들이 하나같이 쉬이 이해하거나 다룰 수 있는 저작물들이 아니니다. 예컨대 그의 중용(中庸) 강의만 보더라도 우리 같은 범인들은 평생토록 중용만 공부해도 그를 뛰어넘기 어려운 경지의 저술이다. 한시의 경우, 그가 남긴 한시(漢詩)만도 2,500여 수가 넘는다. 다작이 다 좋은 것은 아니지만 이백이 남긴 시가 1,000여 수이고, 두보가 남긴 시가 1,400여 편 정도이다.

① 다산의 생각들

> 작은 산이 큰 산을 가림은
> 멀고 가까움이 같지 않기 때문이네.
> 小山蔽大山 遠近地不同(소산폐대산, 원근지부동)

이는 다산이 7살 때 지었다고 하는 오언시이다. 전해져 오는 그의 시 중에 가장 어린 나이에 지은 시이다. 비록 짧은 시이긴 하지만 사물을 바라보는 다산의 시각이 잘 드러나 있다. 우연일까? 아니면 그의 혜안과 천재성의 한 보기일까? 후일 그는 〈근시론(近視論)〉을 통해 이렇게 말했다.

〈근시(近視)와 원시(遠視)에 대한 종래의 견해는 "가까이 보지 못하는 것은 양(陽)의 부족 때문이다" 또는 "가까이 보지 못하는 것은 수(水)의 부족 때문이며 멀리 보지 못하는 것은 화(火)의 부족 때문이다"라 하여 음양오행설로 설명하는 것이었다. 다산은 이를 비판하여 "근시, 원시는 다만 눈동자가 볼록한가, 평평한가에 달려 있는 바, 평평하면 시선의 초점이 가깝기 때문에 근시

가 된다"라고 해 사람이 늙으면 눈동자가 평평해져서 초점이 멀어져 원시(遠視)가 된다고 했다.〉

- 의학집(醫學集)〉 권6, 근시론(近視論)

第七集醫學集第六卷[18)]

近視論

李明之曰. 不能近視者. 陽不足也. 不能遠視者. 陰不足也. 王海藏曰. 不能近視者. 無水也. 不能遠視者. 無火也. 劉宗厚曰. 陰氣內明. 故利於近. 陽氣內暗. 故利於遠. 張介缺曰. 不能近視者. 陰不足也. 不能遠視者. 陽不足也.

出陰陽二字. 丁子以下缺說來說去. 則其所辨難畢竟囫圇. 不切事情. 目之近視 `遠視. 唯係瞳丸之平突. 平則視心會於遠. 故遠視. 突則視心會於近. 故短視. 如靉靆之平者. 文字離目稍遠. 方得利視. 其突者. 利於逼視. 稍遠則炫晃而不可視矣. 少年血氣方銳. 瞳丸突然. 故利於近. 老人血氣消縮. 瞳丸平漫. 故反欲令物離目稍遠. 此皆目前顯著之理. 干陰陽何事而若彼其紛紛哉. 人有短視者. 見其瞳. 皆尖凸異常.

② 백성을 노래함

이미 7세 때 외부의 대상에서 근원을 생각하고, 성인이 되어서는 몸 안의 변화로 일어나는 근원 시에 대한 명확한 해답을 설파한 것은 무연(無緣)이라하기

---

18) 다산이 1798년에 저술한 것으로 보이는 의령(醫零) 속에 나오는 내용이다. 의령은 다산의 서학(西學)의 영향이 가장 잘 나타난 분야이다. 다산은 근시론에서 보듯이 서양 의학을 수용하여 체계화하고 있다. 이하 다산의 글은 고전번역원의 임정기(任正基, 1951~)의 역을 참고 번역 및 전재(轉載)했다.

에 너무 절묘하다. 비록 그가 일찍이 받아들인 서양의 학문을 통해서이긴 하지만….

이 무연(無緣)의 절묘함만큼이나 다산처럼 파란만장한 삶을 보낸 사람이 있을까? 백성을 바라보는 시선에도, 학문의 철저함도, 평생 그를 둘러싸고 벌어진 종교적 문제에도 그리고 사랑에도 그가 걸어야만 했던 길은 범인(凡人)들과는 그 격이 다르다.

백성을 바라보는 그의 시선에는 분노와 측은(惻隱)이 들어 있다. 다산은 조선 천지에 털끝하나도 부패하지 않은 것이 없다고 생각했다. 그가 남긴 시 애절양(哀絶陽)을 보면 다산이 겪은 마음의 고통이 그대로 전해온다.

〈애절양/哀絶陽〉

생식기를 잘라버린 슬픔을 노래함

갈밭마을 젊은 아낙 그칠 줄 모르는 통곡소리
관문을 향해 울부짖고 하늘에 호소하네
전쟁에 나간 지아비가 돌아오지 않는 일은 있다지만
사내가 자신의 음경을 자른 건 들어본 일이 없다네
시아버지 상중에 아기는 배냇물도 마르지 않았는데
할아버지 아들 손자 삼대가 다 군적에 실렸구나
관에 가서 아무리 호소해도 문지기는 호랑이요
관리는 으르렁대며 마굿간 소 몰아가니
칼을 갈아 방에 들자 자리에는 피가 가득하니

스스로 한탄하길 아이 낳은 죄로구나
무슨 죄가 있어서 이런 형벌을 당하는가
옛날의 거세 풍속도 슬픈 일인데
자식 낳고 또 낳음은 하늘이 정한 이치기에
하늘 닮아 아들 되고 땅 닮아 딸이 되지
짐승도 그럴 적엔 그도 서럽다 할 것인데
대대로 살아갈 백성들이야 말을 해 뭣하리요
권세가들은 평생토록 풍류만 즐기면서
낟알 한 톨 비단 한 조각도 내지 않는데
다 같은 백성 인데 왜 그다지도 후함과 박함이 다른지
객창에서 시경 한 구절만 외울 뿐이네

蘆田少婦哭聲長(노전소부곡성장)
哭向懸門呼穹蒼(곡향현문호궁창)
夫征不復尙可有(부정부복상가유)
自古未聞男絶陽(자고미문남절양)
舅喪已縞兒未澡(구상기호아미조)
三代名簽在軍保(삼대명첨재군보)
薄言往愬虎守閽(박언왕소호수혼)
里正咆哮牛去皁(이정포효우거조)
磨刀入房血滿席(마도입방혈만석)
自恨生兒遭窘厄(자한생아조군액)

蠶室淫刑豈有辜(잠실음형기유고)

閩囝去勢良亦慽(민건거세량역척)

生生之理天所予(생생지리천소여)

乾道成男坤道女(건도성남건도녀)

騸馬豶豕猶云悲(선마분시유운비)

況乃生民恩繼序(황내생민은계서)

豪家終歲奏管弦(호가종세진관현)

粒米寸帛無所捐(입미정백무소연)

均吾赤子何厚薄(균오적자하후박)

客窓重誦鳲鳩篇(객창중송시구편)

동서고금에 보기 드문 사건이라고 여겨지는 절양(絶陽) 사건을 읊은 애절양(哀絶陽)은 시문집에도 실려 있지만 목민심서(牧民心書)에도 실려 있다. 다산은 당시 일을 기록하며 목민심서에 이렇게 적고 있다.

〈이것은 가경(嘉慶) 계해년(1803) 가을, 내가 강진에 있을 때 지은 시이다. 갈밭 마을에 사는 한 백성이 아이를 낳은 지 사흘 만에 군적(軍保)에 등록되고, 말단관리가 소를 빼앗아가니 그 사람이 칼을 뽑아 자기의 생식기를 자르면서 '내가 이것 때문에 더할 나위없는 고통을 당한다'라고 말했다. 그 아내가 생식기를 관가에 가지고 가니 피가 아직 뚝뚝 떨어지는데 울며 하소연했으나 문지기가 막아 버렸다. 내가 듣고 이 시를 지었다.〉

유배지에서 다산이 할 수 있는 일이라곤 아무것도 없었다. 그의 주변에서는 아직도 그를 죽음으로 몰아넣고자 힐난하는 무리가 있었다. 당연히 사람들은 다산과 연관되는 것을 꺼려하며 피하는 것이 일상인 나날이었다.

다산의 목민심서

그러나 그는 외유내강의 인간이었다. 그는 고뇌 속에서 그의 업적 중 가장 뛰어나다고 할만한 〈목민심서〉를 집필했다. 베트남의 영웅 호치민도 평생 동안 머리맡에 두고 수불석권(手不釋卷)했다는 목민심서이다. 다음은 목민심서(牧民心書)의 서(序) 일부이다. 서(序)에서는 집필동기를 밝히고 있다.

〈작금의 수령이란 자들은 이익을 추구하는 것에만 급급해서 어떻게 목민해야 할 것인가는 모르고 이 때문에 백성들은 곤궁하고 병들어 줄지어 쓰러져 구렁을 메우는 데도 목민관들은 고운 옷과 맛있는 음식으로 자기만 살찌고 있으니 이 어찌 슬픈 일이 아니겠는가.〉

③ 늙음과 치아를 노래함

치아가 흔들리기 시작하다

동양의 많은 시인들은 대개 늙어감을 노래할 때, 눈이 어두워지고, 백발이 되고, 치아가 빠지는 비유로 노래하곤 했다. 다산 역시 머리가 쇠어가고, 치아가 빠지는 상황을 들어 자신의 처지를 노래하고 있다.

그의 시 중에 치아에 관한 언급이 처음 나오는 것은 다산시문집 제4권에서이다.[19] 이 시는 다산의 나이 39세 무렵인 1800년으로 보인다.

19) 한국학중앙연구원 간행. 역자 양홍렬(梁鴻烈, 1934~2008)의 해석을 실었다.

새로 소내에서 돌아와 윤무구에게 보이다 / 新自苕川還簡尹无咎(신자소천환간윤무구)[20]

- 전략 -

생선구이 반찬이니 이가 약해도 근심할 일 없어
일부러 취하려고 진창되게 마시고서
기고만장 토한 기염 무지개가 될 무렵에
풍진 세상 내리보고 죽은 고목들 다 치워버리면
방황하는 물건 없이 다 제자리 잡으련만

- 전략 -

鱠炙不愁衰齒齾(회적불수쇠치알)
取醉直至酣如泥(취취직지감여니)
吐談萬丈成虹蜺(토염만장성홍예)
下燭坌埃廓菑翳(하촉분애곽치예)
群物得所無棲棲(군물득소무서서)

이 시에서는 치아를 늙음이나 무력감으로 비유하지는 않았다. 단지 '생선구이 반찬이면 쇠약한 이라도 근심할 것 없네'라고 한 것으로 보아 치아가 좋지 않은 상태에 있음을 말하고 있다. 당시 나이 39세이다. 옛 사람들의 기준으로 보면 이 정도 나이에 치아에 문제가 생기기 시작하는 것은 보통인 것으로 보인다. 다

20) 소내는 고향인 양주의 두물머리를 말한다.

산이 이 시를 지은 것은 잠시 벼슬을 그만 두고 고향으로 돌아왔을 때 지은 것으로 보인다. 이후 그를 감싸주던 정조가 승하하고 그를 둘러싼 세력들을 제거하려는 신유사옥(1801)이 일어난다.[21)]

유배지에서 치통을 앓다

그 후 정약용의 18년간 유배생활이 시작된다. 그의 시 가운데 치아에 대한 언급은 이전의 시보다 약 8년 뒤에 지은 것으로 보이는데 그의 인생 역전만큼이나 변한 치아의 모습이다. 다음 시는 강진에서 유배 생활하던 중의 시 일부이다.

군보가 술을 들고 찾아주다 / 群甫攜酒相過(군보휴주상과)[22)]

배 곯고 병 앓으며 산골에 있노라니
길손들이 때때로 와서 고독을 위로한다네
더더구나 쇠한 몸에 치아까지 병이 나서
벌레가 다 파먹은 마른 나무 같음에랴
울부짖다가 신음하다가 딸국질에 구역질에

21) 신유사옥 1801년(純祖 元年 辛酉) 노론(老論) 벽파(僻派)를 중심으로 한 무리들이 남인(南人) 의 천주교신봉(天主教信奉)을 구실삼아 일으킨 사건이다. 이때 셋째 형 약종(若鍾)은 서소문 밖 네거리에서 참수되고 둘째 형 약전(若銓)은 전라도 신지도(薪智島)로 유배되고 다산도 경상도로 유배되었다.

22) 〈다산시문집〉 제5권 1808년 저작으로 보인다. 그의 나이 46세이다. 몸은 비록 늙어가지만 강진에서 유배생활이 비교적 안정되어가던 시기이다.

대낮에도 이불 끼고 방구석에 엎뎠는데

- 후략 -

薖軸寥閒在磵谷(과축료한재간곡)

山客時來慰幽獨(산객시래위류독)

況逢衰朽病牙齒(화봉쇠후병아치)

蟲侵蝕如槁木(충침식여고목)

噭嚎呻吟噦嘔啞(교호신음홰구아)

深房抱衾晝伏(침장포금장주복)

- 후략 -

양평 두물머리로 돌아와서

다산의 치아에 대한 언급은 20년이 지난 다음에 다시 보인다. 그는 40세에 유배를 떠나 18년이란 세월이 흐르고 고향 경기도 양평 두물머리로 돌아왔다. 그의 나이 58세가 되던 해이다. 이후 비교적 안정기를 보내는데 그는 67세에 다음과 같은 시를 남겼다.

범석호가 병중에 지은 시 십이 수를 차운하여 송옹에게 보이다[次韻范石湖病中十二首簡示淞翁][23]

- 전략 -

---

23) 〈다산시문집〉 제6권 국역 〈다산시문집〉 03 원서명 與猶堂全書 67세인 1828년(純祖 28, 戊子)에 지었다. 역자 한학자 임정기(任正基, 1951~).

나의 쇠함을 어찌 다시 말하랴 / 吾衰復何說(오쇠부하설)
여름에도 휘장을 걷지 못한다오 / 朱夏未褰幃(주하미건위)
약한 자식은 이제 귀밑털이 하얗고 / 弱子今霜鬢(약자금상빈)
증손이 벌써 색동옷을 입었네 / 曾孫已綵衣(증손이채의)
눈이 있으나 글자를 쓰기 어렵고 / 有眸艱作字(유모간작자)
이는 없어도 고기는 씹을 만한데 / 無齒可剸肥(무치가단비)
늙은 나무가 비록 살아 있는들 / 老樹雖然活(노수수연활)
꽃과 새싹을 어찌 빛나게 터뜨리랴 / 荑華豈放輝(제화기방휘)

- 이하 생략 -

시(詩) 송파수작(松坡酬酢) 중에서

이 시를 지은 때는 그의 나이 67세, 이미 이순을 훨씬 지난 종심(從心)이 가까운 나이이다. 이 한시에서는 '증손', '색동옷', '꽃' 등의 시어(詩語)로 알 수 있듯 심리적으로 안정된 상태로 보인다. 그러나 늙음은 피할 수 없는 것이라, 여름인데도 휘장을 걷지 못한다고 할 정도이다. 그리고 머리는 하얗게 세었고, 치아는 없다고 말하고 있다. 이 중에 '치아가 없다고 고기를 씹을 수 있지만'이라고 말하는 대목이 돋보인다. 하지만 고기는 고기이되 '전비(剸肥)'는 얇게 썬 고기를 말하니, 치아가 없는 그를 위해 그렇게 준비했다는 걸 알 수 있다.

④ 뛰어넘을 수 없는 자가 뛰어넘을 수 없는 사람-다산의 스승 이벽

스승을 기다리며

다산에게는 죽기 전에 반드시 정리해야 할 일이 하나 있었다. 그것은 다름 아닌 신(神)과 그의 스승이자 벗 이벽(李檗)과의 관계이다.

다산에게는 많은 호(號)가 있다. 다산(茶山), 균암(筠菴), 자하도인(紫霞道人), 열초(洌樵), 여유당(與猶堂) 등으로 알려져 있다. 그러나 이 호들은 그가 스스로 붙인 호가 아니다. 그가 60세가 넘은 나이에 스스로 붙인 호는 사암(俟菴)이라는 호이다.[24] 사암(俟菴)이란 '암(菴)을 기다린다'는 말이다. 암(菴)이란 누구를 말함일까. 이벽(李檗)이다. 이벽(李檗)의 호는 광암(曠菴)이다. 이벽은 31세에 요절했지만 정약용으로서도 감히 범접할 수 없는 사람이었다. 뿐만 아니라 그의 형 〈자산어보〉를 저술한 정약종은 흑산도에 들어간 후 광암(曠菴)의 한 글자를 채용하여 호를 손암(巽菴)이라 했다. 손(巽)이란 들어간다(入)는 의미이다. 그 역시 광암에 대한 자신의 마음을 호로서 표현한 것이라 생각된다.

사암에 대한 다산의 존경심은 그의 저서 곳곳에 보인다. 다산은 강진에 유배돼 있을 때 중용강의(中庸講義)를 보충하면서 누군가에게 가르침을 받고 싶을 때면 말하기를 '만약 여기에 광암(曠菴)이 있다면 그 출중한 덕행과 해박함에 있어서 어찌 나와 비교가 되랴. 그 비교됨이 확연한데 한 사람(다산)은 살아 있고, 한 사람(曠菴)은 죽었으니 탄식한들 무엇 하겠는가. 책을 어루만지며 흐르는 눈물 금할 수 없구나'[25]하고 그를 그리워했다.

---

24) 본명은 약용(若鏞)이고, 자는 미용(美庸)이며 또 송보(頌甫)라고도 한다. 호는 사암(俟菴)이고, 당호(堂號)는 여유당(與猶堂)이니 '주저하기를 겨울에 내를 건너듯 하고 조심하기를 사방 이웃을 두려워하듯 한다'는 뜻을 취한 것이다(자찬 묘지명(自撰墓誌銘) 집중본(集中本) 가운데서 인용).

25) 중용강의보(中庸講義補) 서문 중에 언급된 내용이다. '使曠菴而尙存. 其進德博學. 豈余比哉. 合觀新舊. 其必犂然. 一存一亡. 何嗟及矣. 不禁撫卷而流涕也'. 이는 1814년 다산의 나이 53세에 쓴 글이다.

뿐만 아니라 다산은 자신이 쓴 자찬 묘지명(墓誌銘)에서 '자신은 이벽(李檗)을 추종했고, 자기 형 정약전(1758~1816)도 일찍부터 이벽(李檗)을 추종했다'고 적고 있다.

그런데 다산이 이렇게까지 추종해마지 않던 이벽(李檗)은 누구일까? 일반인에게 이벽은 다소 생소한 이름이다. 31세라는 젊은 나이에 요절한 이벽은 다산보다 8살 위였다. 당시 그는 어린 나이임에도 '정치(情致)한 논리와 장하(長河) 같은 웅변은 당시의 성균관 대사성을 지낸 대학자인 이가환도 그를 당해내지 못할 정도였다고 한다.'[26]. 이런 이벽의 인도로 정약용은 1784년을 수표교에 있는 이벽의 집에서 세례를 받았다. 정약용의 세례명은 요한이고, 이벽의 세례명 또한 세례 요한이다. 다산은 이벽을 일컬어 '선계의 학이 인간 세상에 내려오니, 신령한 그 풍채가 흔연한 나타나네. 그 빛 하얗기가 눈과 같으니, 닭과 오리들이 시기하였네'라고 노래했다.[27]

---

26) 성요셉출판사. 〈황사영백서〉, 김영수 역. p.134~135.

27) 〈다산시문집〉 제1권 벗 이덕조에 대한 만사[友人李德操輓詞] 중 일부 〈仙鶴下人間 軒然見風神 羽翮皎如雪 鷄鶩生嫌嗔〉. 여기서 이덕조는 이벽의 이름이며 다산은 그의 저서 중에서 그를 벗이라고 부르고 있다. 그러나 이벽은 또 다른 의미에서 다산이 겪은 모든 수난을 가져다준 인물이었다. 이벽은 다산의 큰 형 정약현의 처남으로 한국 천주교의 시작은 그에게서 비롯되었다. 이벽의 영향으로 다산의 형들도 세례를 받았고, 그의 누이는 이승훈에게 시집을 갔다. 이승훈은 한국 최초의 세례인으로 이벽의 권유로 북경에 가서 세례를 받고 온 사람이다. 한편 큰형 약현의 사위는 백서로 유명한 순교자 황사영이다. 그의 둘째 형은 정약전이다. 천주교에 입교한 후 신유사옥 때 흑산도로 유배되었고, 유배지에서 생을 마쳤다. 흑산도로 유배된 약전과의 형제애는 각별했다. 셋째 형은 정약종이다. 정약종은 1801년 신유박해 때 서소문 밖에서 순교했다. 그의 큰 아들 정철상은 아버지가 순교한 날 체포되어 4월 2일 역시 순교했다. 둘째 아들은 상재상서를 지은 정하상이다. 1839년 기해박해(己亥迫害) 때 가족과 함

광암(曠菴) 이벽에 대한 마음을 담아 그는 묘지명에 사암(俟菴)으로 쓰이기를 원했다. 사암이란 호는 그가 벗이자 스승인 광암 이벽에게 보낸 그의 영원한 마음이다. 그러나 시절이 시절이니 신에 대한 그의 마음은 어느 곳에도 나타낼 수가 없는 현실이다.[28)]

⑤ 치아가 없는 즐거움을 노래함

나이듦의 즐거움을 노래하다

다산 나이 70세(七十而從心所欲不踰矩, 칠십이종심소욕불유구)가 되자 드디어 마음대로 행해도 어긋남이 없는 나이가 되었다. 이는 자유인임을 의미한다. 사람은 나이가 70세가 넘으면 육체가 쇠해짐이 즐거움으로 화한다. 그는 '노인의 한 가지 쾌사에 관한 시 여섯 수를 백향산의 시체를 본받아 짓다(老人一快事六首效香山體, 노인일쾌사육수효향산체)[29)]'로 제(題)한 6수의 시를 읊는데 이 시들은 나이를 먹는 즐거움을 노래하고 있다. 그 노인의 즐거운 일 여섯 가지란 '머리가 빠지는 것', '치아가 없는 것', '눈이 어두워지는 것', '귀가 어두워지는 것', '붓 가는 대로 쓰는 것', '하수(下手)와 바둑을 두는 것'을 말한다. 일견 아직 나이가 젊은 사람들에겐 반어법으로 들릴 수 있는 위의 여섯 가지 즐거움이란

께 체포되어 서소문 밖 형장(刑場)에서 어머니(정약용의 형수)와 누이 정혜(정약용의 조카)와 함께 처형되었다. 그러나 다산은 살아남았다. 그러나 만약 다산이 진심으로 배교를 했다면 그 집안을 풍비박산 내고 그를 고통으로 몰아넣은 장본인인 이벽을 죽을 때까지 존경할 수 있었을까? 여기에 다산의 말로는 표현할 수 없는 '병든 치아(病牙齒)'의 고통을 넘어선 깊은 고통이 들어 있다.

28) 당시에도 그를 의심하는 눈들이 그를 노려보고 있었다. 그가 죽은 지 3년 후인 1839년 그의 조카인 정하상(丁夏祥)과 정혜 그리고 그의 형수가 사형을 당하는 형국이다.

29) 백향산이란 당의 시인으로 양귀비와 당현종의 사랑을 노래한 장한몽(長恨夢)의 백거이(白居易)를 말한다.

반어법이 아니라 기실 직설법이다.

다음은 〈다산시문집〉 제6권 중 노인의 한 가지 쾌사에 관한 시 여섯 수를 백향산의 시체를 본받아 짓다(老人一快事六首效香山體, 노인일쾌사육수효향산체) 중에서 첫 번째이다.30)

노인의 한 가지 쾌사에 관한 시 여섯 수를 백향산의 시체를 본받아 짓다[老人一快事六首效香山體]

늙은이의 한 가지 유쾌한 일은 / 老人一快事(노인일쾌사)
민둥머리가 참으로 유독 좋아라 / 髮鬜良獨喜(발간양독희)
머리털은 본디 군더더기이건만 / 髮也本贅疣(발야본췌우)
처치하는 데 각각 법도가 달라 / 處置各殊軌(처치각수궤)
예문 없는 자들은 땋아 늘이고 / 無文者皆辮(무문자계변)
귀찮게 여긴 자들은 깎아 버리는데 / 除累者多薙(제루자다치)
상투와 총각이 조금 낫기는 하나 / 髻丱計差長(계관계차장)
폐단이 또한 수다하게 생기었고 / 弊端亦紛起(폐단역분기)
높다랗게 어지러이 머리를 꾸미어라 / 巃嵷副編次(농종부편차)
쪽 짓고 비녀 꽂고 비단으로 싸도다 / 雜沓笄總縰(잡답계총쇄)
망건은 머리의 재액이거니와 / 網巾頭之厄(망건두지액)
고관은 어이 그리 비난을 받는고 호원(胡元)의 관이다. / 罟冠何觸訾(고관하촉자)

30) 두 번째 〈치아가 없는 즐거움〉은 제7장 〈치아와 나이〉 편에 있다.

이제는 머리털이 하나도 없으니 / 今髮既全無(금방기전무)
모든 병폐가 어디에 의탁하리오 / 衆瘼將焉倚(중막장언의)
감고 빗질하는 수고로움이 없고 / 既無櫛沐勞(기무즐목로)
백발의 부끄러움 또한 면하여라 / 亦免衰白恥(역면쇠백치)
빛나는 두개골은 박통같이 희고 / 光顱皓如瓠(광로호여호)
둥근 두상이 모난 발에 어울리는데 / 員蓋應方趾(원개응방지)
널따란 북쪽 창 아래 누웠노라면 / 浩蕩北窓穴(호탕북창혈)
솔바람 불어라 머릿골이 시원하구려 / 松風洒腦髓(송풍쇄뇌수)
말총으로 짠 때묻은 망건일랑 / 塵垢馬尾巾(진구마미건)
꼭꼭 접어 상자 속에 버려 두나니 / 摺疊委箱裏(접첩위상리)
평생을 풍습에 얽매이던 사람이 / 平生拘曲人(평생구곡인)
이제야 쾌활한 선비 되었네그려 / 乃今爲快士(내금위쾌사)

이 시를 지은 것은 다산의 나이 71세이다.

⑥ 사랑을 노래함

다산 정약용은 1836년 2월 22일에 75세로 운명했다. 이날은 마침 결혼 60주년이 되는 날(回婚日)이다. 다산은 15세 때인 1776년 2월 22일, 한 살 연상인 16세의 풍산홍씨와 결혼했다. 그는 임종 3일 전 유작 시인 '회근시(回巹詩)'를 남겼다. 회근이란 회혼(回婚)을 말한다. 그는 유작 시에서 아내와 가족에 대한 사랑, 신에 대한 감사를 노래했다. 처음을 다산의 첫 한시를 소개했으니 마지막도 그의 유작 시로 맺는다.

회근시(回巹詩)

육십년 세월 잠간 사이 흘러가
복숭아나무 봄빛은 신혼 때와 같구나.
살아서 이별이나 죽어서 이별은 늙음을 재촉하지만
슬픔은 짧고 기쁨은 길었으니 주의 은혜에 감사하네.
이 밤 목란사 소리 더욱 다정하고[31)]
지난 유배시절 님의 치마폭에 쓴 먹 흔적 여전한데,[32)]
헤어졌다 다시 만난 우리 부부가
한 쌍의 표주박을 자손에게 남겨 주노라.

六十風輪轉眼飜(육십풍륜전안번), 穠桃春色似新婚(농도춘색사신춘)
生離死別催人老(생리사변최인로), 戚短歡長感主恩(척단환장감주은)
此夜蘭詞聲更好(차야란사성경호), 舊時霞帔墨猶痕(구시하피묵유흔)

---

31) 란사는 목란사를 말한다. 젊었을 때 어느 날 밤 다산은 아내에게 목란사라는 시를 들려준 적이 있다. 그것을 회상하며 읊은 내용이다. 목란사는 악부시집에 수록되어 있는 북조시대의 민간 서사시이다.

32) 유배생활 18년 동안 부부는 한 번도 만나지 못했다. 유배생활을 시작한지 6년, 결혼 30년 즈음하여 부인은 몸이 아팠다. 몸이 아픔은 사람은 죽음을 연상한다. 고향에 있던 부인은 시집올 때 입고 온 분홍색 치마가 비록 세월이 흘러 빛이 바랬지만 이것을 남편의 유배지 강진으로 보낸다. 다산은 이 치마(하피 霞帔)를 받고 부인의 은근한 사랑의 표시임을 안다. 다산은 헌 치마를 소중히 사용하기 위해 자신이 저술한 책의 장정으로 쓰고 남은 것으로 두 아들에게 경계의 글을 적고, 딸에게 '매조도'를 그려 주었다. 이것이 그 유명한 하피첩이다. 위의 시에서 〈님의 치마폭에 쓴 먹 흔적〉은 이 하피첩을 말하고 있다.

剖而復合眞吾象(배이복합진오상), 留取雙瓢付子孫(류취쌍표부자손)

이 시를 지은 때는 2월 하순이니 바야흐로 초봄이다. 복숭아꽃이 피어나려는 것을 보니 신혼 때가 떠오른 것이다. 돌이켜보니 아내와의 만남에 60년의 세월이 지났다. 그 세월 가운데 18년 유배생활 동안 단 한 번도 부인과 만나지 못하고 헤어져 지내는 생이별을 해야만 했다. 그 뿐인가. 또 어떤 자식과는 또 어떤 형제들은 죽음을 맞이해 이별해야만 했다. 다산은 늙어가는 동안 이렇게 숫한 이별을 겪어 왔다. 그러나 슬픔은 짧고 기쁨은 길었으니 이 모두 주님의 은혜이다.

신앙은 그를 가장 힘들게 했던 부분이다. 어느 면에서는 그를 만들어준 일부분이기도 하다. 그의 유작 시에는 이 사랑과 신앙의 일면이 보인다. 주은(主恩)이라는 단어이다. 학자들은 이를 임금의 은혜라 해석하지만 그렇게 보고 싶지 않다. 다산은 한국 천주교의 중심에 서 있는 사람이었다.

대의(大義)를 위해 자신을 굽히다

전모발치의 한 사람은 일신의 영달을 위하여 수많은 사람을 죽이고 구차한 영달을 얻었으며, 한 사람은 대의를 위하여 일시적으로는 신의를 죽여야만 했다. 그러나 그 괴로움을 안고서 평생 죄인이 되어 살면서 마침내 대의를 이루었다. 하지만 영달한 자는 살아서는 자신 혼자 즐거운 듯 했으나 사실은 그게 무슨 즐거움일까. 그러니 이는 살아서도 그렇지 못함만 못하고 죽어서도 그러지 못함만 못하다. 그러나 많은 사람들은 이것을 알지 못할 뿐만 아니라 그는 세상을 향해 무시로 종주먹을 쥐어흔드니 안타까울 따름이다.

한편 대의를 이룬 자는 살아서는 신의를 지키지 못하는 죄를 지어 괴로움에서 번민했으나 대의를 이루어 수많은 사람을 살림이랴. 그러니 그에게 신의를 지키지 못한 광암조차도 그를 위하여 기도를 할지니 어찌 죽은 다음 위로 받지 못하겠는가.

묵자(墨子)의 말처럼 '비록 한 사람을 죽여, 천하가 이롭다 할지라도 사람을 죽이지 말라'는 가르침을 감히 이루지는 못할 지라도 본디 애써야 할 바이다. 그러나 한 사람은 자신 한 사람의 영달을 위해 수많은 사람을 죽음과 고통으로 몰아넣었다. 하지만 또 선달(先達)께서 말하길 '자기를 죽여 천하가 보전됐다면 자기를 죽인 것은 천하를 이롭게 한 것이라고 말할 수 있다'라고 했으니, 오히려 다산은 누구를 해함도 없이 오직 자신 한 사람의 목숨을 살려 천하를 이롭게 하였음인데 어찌 누가 이를 탓할 수 있겠는가.

일신의 영달을 위하여 안하무인하고 오만불손하여 급기야는 수많은 사람을 해한 자. 그런 자를 다산 선생과 나란히 예로 든 것조차 송구스러울 따름이다.

3. 부처님의 치아

▪ 불아사리(佛牙舍利, Tooth Relic) : 사진(寫眞)과 문헌(文獻)을 통해 본 치아형태학적모순성(齒牙形態學的 矛盾性)

상아탑(象牙塔)

잘 알려진 말이지만 상아탑(象牙塔)은 속세를 떠나 오로지 학문이나 예술에만 잠기는 경지나 대학(大學)을 비유적으로 이르는 말이다. 상아는 잘 알다시피 코끼리의 엄니다. 그 상아가 이런 의미를 갖게 된 것은 순백의 빛깔에서 유래한다.[33)]

치아탑이라는 말이 있다. 상아탑과는 달리 치아탑이라는 말은 그다지 익숙한 말은 아니다. 그러나 불교에서는 도학이 높은 스님이나 선사의 치아를 안에 넣고 쌓은 탑을 말한다. 치아탑 중에는 석가모니의 치아를 모신 불아탑을 비롯해 여러 치아탑이 있으며, 불교뿐만 아니라 유교에서도 학덕(學德)이 높은 선비의 치아를 봉안한 치아탑이 있다. 무가(武家) 역시 마찬가지이다. 일본의 치아탑들도 잘 알려져 있다.

---

33) 상아탑(Ivory Tower)은 1869년 프랑스어(tour d'ivoire)에서 유래된 말로, 현실과 거리가 먼 정신적 행동의 장소라는 개념으로, 유럽 대학들이 상아탑이라 부르기 시작했다. 이 말을 처음 쓴 사람은 19세기 프랑스 비평가 생트 뵈브(Charles Sainte Beuve)로 예술지상주의, 낭만주의를 비판하면서 사용했던 용어이다. 구약성경 아가서 7장 4절 '너의 목은 상아로 만든 탑 같고, Your neck like a tower of ivory'라는 구절에서 원용했다.

유체(遺體)에 대한 애착으로서 사리

그렇다면 왜 치아가 이렇게 숭배의 대상이 되고 있는 것일까. 물론 그 심리의 저변에는 인간의 몸, 즉 유체(遺體)에 대한 애착(愛着, Attachment)[34]이 자리하고 있음은 두말 할 필요가 없다. 동시에 일종의 성물숭배(聖物崇拜)이다. 아무튼 인간의 애착은 종교적인 숭배의 저변을 이루고, 이 경우 치아는 그 좋은 대상이 된다. 우선 불교나 유교에서 치아를 탑 안에 넣어 봉양하는 것은 치아의 특성인 견고성과 밀접한 관계가 있는데 치아의 굳기는 사리와 거의 유사하다고 한다. 따라서 치아는 사리처럼 취급되는 경우가 많기 때문일 것이다.

한편 부처님의 사리(舍利)를 진신사리(眞身舍利)라고 하는데, 이는 부처님의 몸에서 나온 사리를 의미한다. 이 진신사리는 신체 부위에 따라 불지(佛指)사리, 정골(頂骨)사리, 불아(佛牙)사리 등으로 분류하기도 한다. 각각 부처님의 손가락, 정수리뼈의 사리, 부처님의 치아가 사리화되었음을 말한다.

전(傳)에 의거하면 석가모니의 다비를 한 후 전신이 다 화(化)해서 세립(細粒)의 사리가 나왔다. 오직 그 부분 중에서 아치가 손상되지 아니해서 불아사리라 칭한다. 전해오는 이야기에 의하면 부처님의 치아사리는 양과가 있었다고 한다. 이 치아사리 중 한 과는 스리랑카로, 한 과는 중국으로 오게 되었다고 한다.[35] 이 불아사리에 대한 언급은 불경에서 시작되었다. 대반열반경(大般涅槃經, Mahaparinibbana Sutta)에는 석가모니 입멸 후 사리를 서로 차지하기 위하여

34) 영국의 아동정신분석학자 J.M.볼비가 정의한 용어로, 사랑하는 대상과 관계를 유지하려는 행동을 뜻하는 정신분석학적 용어이다.

35) 佛牙舍利(Tooth Relic)-文獻을 통해 본 齒牙形態學的 접근 Tooth Relic-The Approach of the Buddha's Dental Morphologic Aspect through the Legend the Record. 저자명 신덕재. 대한치과의사학회지 제24권 제1호 통권26호 p.15~22. 2005. 12.

여러 부족들이 다투었던 과정과 분배 과정이 상세하게 기술되어 있다.[36]

세계 각지에 건립된 불아탑들

석가모니의 치아사리를 모신 탑을 불아탑이라고 한다. 현재 불아탑은 세계 각지에 수 십 군데가 있는데, 그 중에서도 유명한 곳이 중국 산서성 응현(山西省 应县)에 있는 불궁사 석가탑(佛宫寺释迦塔), 베이징 서부에 있는 영광사(靈光寺), 스리랑카의 수도 콜롬보 인근에 있는 불치사(佛齒寺)이다. 이외에도 일본의 불치사와 싱가포르의 불아사도 유명하며, 내몽고 적봉 안정사(内蒙古赤峰静安寺) 불아사리탑, 대만의 카오슝 불광산(高雄佛光山佛陀纪念馆玉佛殿), 티베트의 한 사찰(西藏囊极拉斋寺) 등이 있다. 물론 불교국가였던 우리나라에도 몇 곳의 불치를 모신 사찰이 있는 것으로 알려져 있다.

그렇다면 실제로 불아사리는 어떤 모습을 갖추고 있으며 2,700년 가까운 시간 동안 어떻게 전해져 오게 되었을까. 이에 대해 간단하게 살펴보기로 하자.

사진으로 보는 불아의 특징

1. 산서성 응현(山西省 应县)에 있는 불궁사 석가탑(佛宫寺释迦塔)

불궁사 석가탑(佛宫寺释迦塔)은 1056년에 세워진 현존하는 세계에서 가장 오래된 목조탑이다. 높이는 67.31m이다. 이곳에는 두 과(顆)의 부처님 진신치아사리가 보존되어 있다고 전해진다. 참고로 645년 신라시대에 세워진 황룡사 9

---

36) 대반열반경(大般涅槃經)은 여러 판본이 전한다. 현재까지는 세 종류의 판본이 전하는 것으로 알려졌는데, 불아에 대해서는 한 본에서만 내용이 전한다.

층 목탑 역시 이와 유사한 구조라고 여겨진다. 높이는 80m 정도였다고 한다.

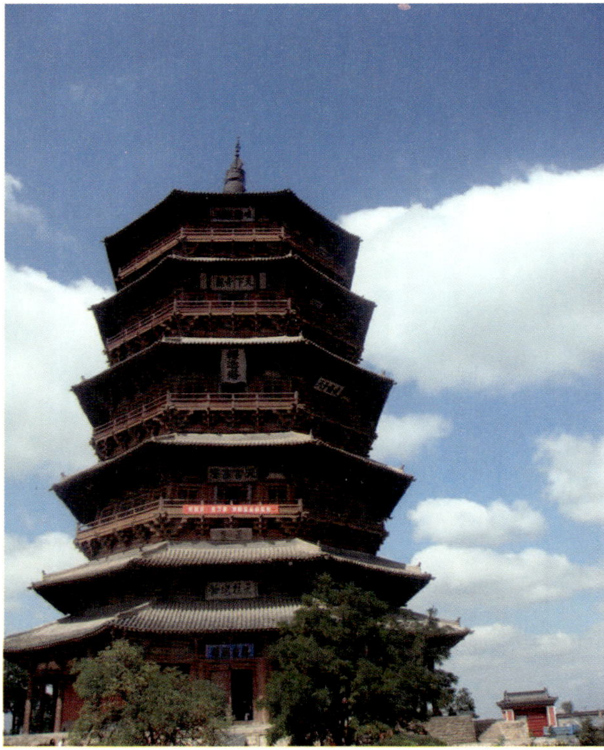

■ 중국 산서성 응현(山西省 应县)에 있는 불궁사 석가탑(佛宫寺释迦塔) 6층 목탑이다. 못을 사용하지 않고 건축된 것이 특징이다.

불궁사 석가탑이 옛날부터 불아사리로 유명한 곳은 아니다. 여기서 불아사리가 발견된 것은 1966년 문화대혁명 시기이다. 당시 문화재 파괴가 빈번하게 일어나던 시기로 이곳에서도 문화재 파괴가 일어났다. 이때 석가탑 3층에 있던 불상도 파괴된 채 있었는데, 우연히 한 관람객이 넘어진 불상 아래서 불아사리가 담겨 있는 은으로 된 상자를 발견해 세상에 빛을 보게 되었다. 불궁사의 불아사리는 현재 알려진 불아사리 가운데 가장 뚜렷한 형태와 빛깔을 보이고 있는 점이 특징이다.

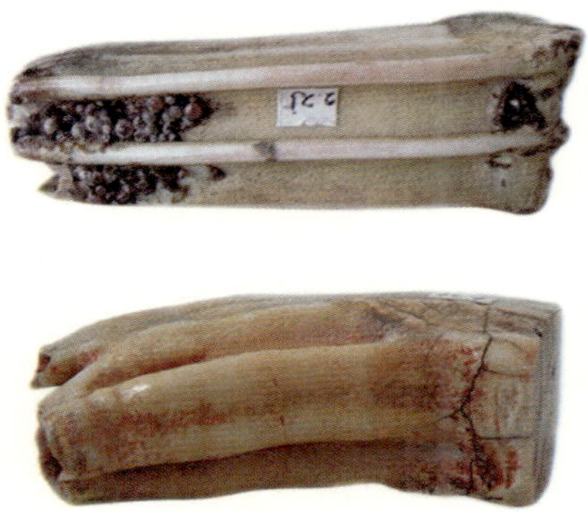

■ 응현 불궁사의 불아사리(佛宮寺釋迦塔佛牙舍利).

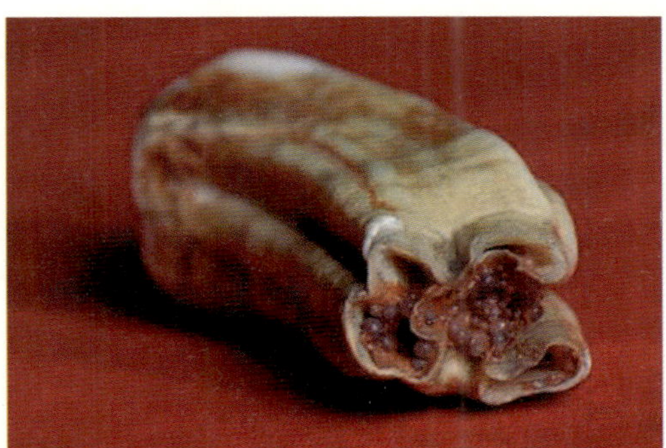

■ 응현 불궁사 석가탑의 불아사리(佛宮寺釋迦塔佛牙舍利)를 아래에서 찍은 모습이다. 4개의 치근관(齒根管/pulp canal)이 뚜렷하게 보인다.

2. 베이징 서부에 있는 영광사(靈光寺)의 불아

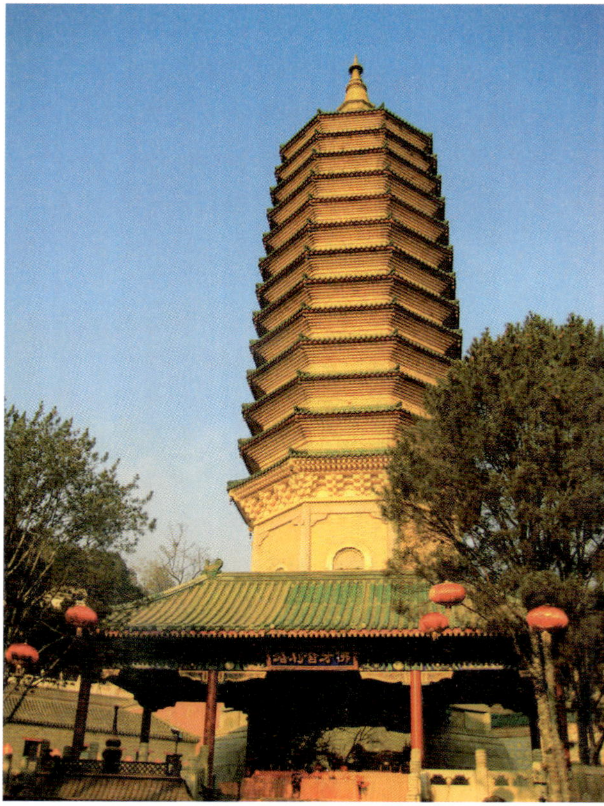

■ 중국 영광사의 불아사리탑. 전탑(塼塔) 양식이다. 이전에 있었던 초선탑(招仙塔)을 복원하여 1964년 새롭게 건설된 8각 13층으로 높이는 약 51m이다. 이전의 탑과 형식이나 규모면에서는 거의 유사하다. 그러나 발견된 불아사리를 봉헌하는 의미에서 탑 이름이 불아사리탑으로 바뀌었다.

현재 불아사리로 중국에서 가장 널리 알려진 곳은 베이징 서부에 있는 영광사(靈光寺)이다. 불아사리탑이 있는 영광사는 중국의 수도인 베이징(北京) 스징산구(石景山區)에 있는데 영광사는 스징산구에 있는 8곳의 사찰을 가리키는 팔대처(八大處) 중 한 곳이다. 영광사 역시 산서성 응현의 불궁사와 마찬가지로 오래 전부터 알려진 곳이 아니다. 영광사의 불아사리가 알려진 것은 1900년이다. 당시 영광사에는 요(遼, 916~1125)나라 때 건설된 초선탑(招仙塔)[37]이라는 8각 13층탑이 있었는데 1900년 팔국연합군에게 파괴되었다. 그런데 이 기반부에서 〈석가모니불령아사리(釋迦牟尼佛靈牙舍利), 천회7년 4월 23일(1129년)〉이라고 쓰인 불아사리함을 발견했고, 이로써 유명해지게 되었다.

영광사의 불아사리는 그 명성만큼이나 파란만장한 이력을 가지고 있다. 영광사 측 주장에 의하면 원래 영광사의 불아사리는 석가모니 입멸 후 4과가 나왔는데 그 중 한 과라고 한다. 전해지는 이야기에 의하면,[38] 4과 중 1과는 도리천(忉利天)으로 가고, 1과는 바다 속 용왕이 모셔가고, 또 1과는 인도 칼링카국(지금의 인도 오리사주)에 있다가 전란을 피해 스리랑카에 전해서 지금의 캔디 불치사에 모셔지게 되었다. 그리고 나머지 1과가 중국으로 오게 되었다는 것이다. 불아사리는 간다라(지금의 파키스탄 북부)를 거쳐 우전국(于闐國, 지금의 중국 신장)으로 갔다가 이곳을 찾은 당의 법헌(法獻, 423~497)[39]스님이 이를 모셔다

---

37) 중국의 사서인 요사(遼史)에는 다음과 같은 기록이 남아있다. 〈도종 7년 불골을 초선부도(招仙浮图-불아사리탑의 전신인 초선탑을 말한다)에 두었다.〉 도종 7년은 1071년이다. 요사(辽史)는 원대에 쓰인 사서이다.

38) 영광사의 홍보물 등의 주장이기도 하나, 중국 측의 여러 문헌에도 전해 오는 내용이기도 하다.

39) 역사서에 의하면 법헌은 당시 당에서 그다지 알려지지 않은 승려였다. 그러나 당시

가 당시 중국의 수도였던 남경(南京)에 모시게 되었다고 한다.[40] 그 후 전란과 정치적 격변으로 이 사리는 다시 장안(長安), 낙양으로 옮겨졌고, 오대십국(五代十國) 때 연경(燕京; 지금의 베이징)으로 전해졌다. 당시 중국의 북방을 통치하고 있던 요(遼) 왕조는 이 불아사리를 영광사의 초선탑에 모시게 된 것이다.[41] 그 후 불아사리는 한동안 사람들에게서 잊혔으나 앞에서 언급한 1900년의 사건으로 세상 사람들 앞에 다시 나타나게 되었다. 사리탑이 완공되기 전 불아사리는 미얀마 정부의 요청에 따라 잠시 미얀마로 옮겨져 미얀마 신도들의 열렬한 환영을 받고, 다시 중국으로 돌아오기도 했다.[42] 초선탑 옆에 새로 세워진 〈불아사리탑〉 안에 보존하기에 이르렀다.

1964년 6월 25일 중국 불교협회는 영광사에서 부처님 치아사리 개안식이 성대하게 치러진 이래, 이 치아사리는 매년 음력 8월 1~15일까지 보름간 외부에 공개된다. 이 시기에는 수많은 사람이 찾아와 향을 피우며 소원을 빈다고 한다. 영광사는 이 불아사리로 현재는 세계 불교인들의 성지로 추앙받고 있다.

황제가 꿈속에서 불아에 대한 꿈을 꾸고 법헌에 대해서 알게 되었다고 전해진다.

40) 〈양 고승전〉에 따르면 그 치아는 원래 우다나국(우전국, 于闐國; 현 타클라마칸(Taklamakan) 사막의 남서쪽이다)에 보존돼 있었는데 서역으로 흘러갔던 것을 남조 고승 법헌(424~498)이 가져와 영명 7년에 정림사(현 남경 부근)에 보관했다는 기록이 있다. 그러나 이 불아사리가 요사(遼史)에서 언급하는 불아사리인지 아닌지는 확인할 수 없었다.

41) 佛牙舍利(Tooth Relic)-文獻을 통해 본 齒牙形態學的 접근(Tooth Relic-The Approach of the Buddha's Dental Morphologic Aspect through the Legend the Record). 신덕재 저. 대한치과의사학회지 제24권 제1호 통권26호(2005. 12) p.15~22에서 발췌 정리.

42) 현재 미얀마 양곤의 쉐다콘 파고다(Shwedagon pagoda)에는 당시 중국에서 온 불아사리의 모조사리가 모셔져 있다.

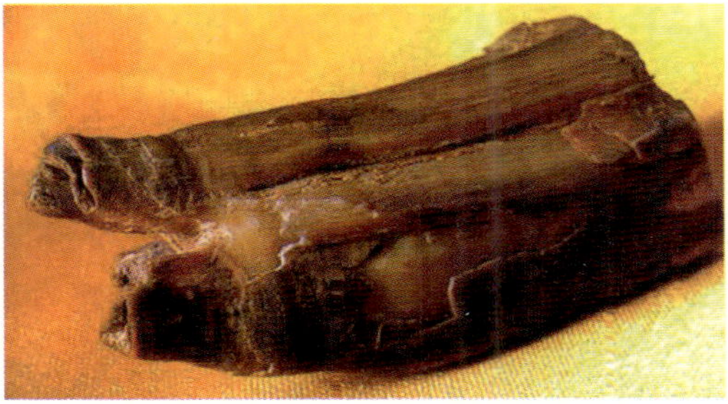

■ 북경 영광사의 불아사리. 앞의 산서성 응현의 불아에서 보이는 치근관이 뚜렷하게 보인다. 또 치관부가 길고 치근부가 짧은 것이 불아의 특징이기도 하다.

3. 중국 산동성 문상 보상사(山东省汶上宝相寺)의 불아사리

산동성 문상현 보상사에 봉헌되어 있는 불아사리는 가장 최근에 발견된 것 중 하나이다.[43]

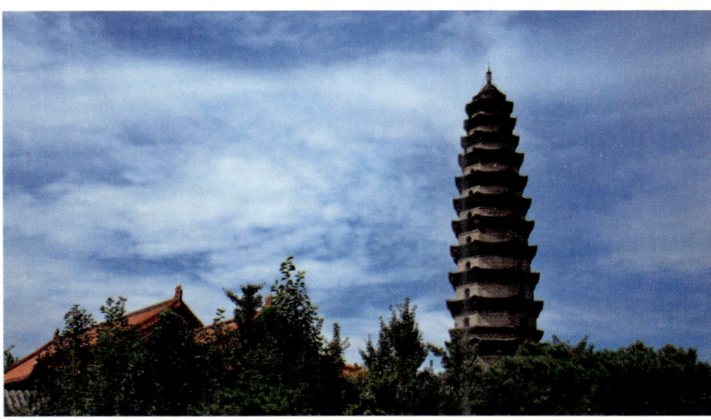

■ 산동성 보상사 태자보령탑(宝相寺太子灵踪塔)/山东汶上佛牙舍利塔.

---

43) 가장 최근에 발견되는 것 중 하나라는 말은 현재도 많은 불아들을 봉헌하고 있다고 주장하는 곳이 많이 있다는 의미이다.

보상사는 당나라 때 건설된 보상사 경내에 위치한 태자령종탑(太子靈踪塔)[44]은 8각 13층 누각식 건축물로 높이는 45.5m이다. 탑은 황색 유리(琉璃)를 구워 만들어 금빛이 감돈다. 그래서 〈황금탑〉 아르는 아름다운 별칭이 붙어 있는 아름다운 탑이다. 앞의 영광사의 불아사리탑이나 응현의 목조탑과는 다른 아름다움을 가진 탑으로 이 탑에서 불아사리가 발견된 것은 1994년 3월이다.

당시 탑을 수리하는 도중 탑 기저부에서 비밀 통로가 있음을 발견했다. 통로 안으로 들어간 조사단은 1,000년 동안 열린 흔적이 없는 통로를 따라 들어가니 궁실(宮室)이 나타났다. 궁실의 남서쪽 벽에는 궁실을 만든 년도가 북송(北宋) 정화(政和) 2년(서기 1112년)임을 알 수 있는 글씨가 보였다. 궁실의 크기는 남북 1.47, 동서 1.43, 높이 4.2m로 한 가운데는 우물이 있었고, 움푹 팬 벽에는 돌로 된 상자 하나가 파란 벽돌을 쌓아 만든 미륵좌(彌勒座) 위에 안치되어 있었다. 돌 상자 뒤에는 석고로 만든 시인상과 미륵불상이 있었다. 돌 상자를 열어보니 안에는 금·은으로 된 관이 있었고, 관은 비단 조각으로 덮여 있었던 듯 쪼가리가 일부분 남아 있었다. 그 안의 은상자에서는 부처님의 치아사리 한 과(顆)와 사리 수 백 개, 칠보병, 여의보주 등 141개의 보물들이 쏟아져 나왔다. 882년 만에 다시 사람들 앞에 모습을 드러낸 순간이었다.

---

44) 여기서 태자(太子)는 중인도 왕국의 태자로서 싯탈타(悉達多), 즉 석가모니를 의미한다고 한다. 또 영적(靈跡)은 영골(靈骨)의 종적, 즉 석가의 몸의 흔적을 뜻한다. 탑의 이름은 처음 탑이 건립되었을 당시부터 붙여진 이름이다.

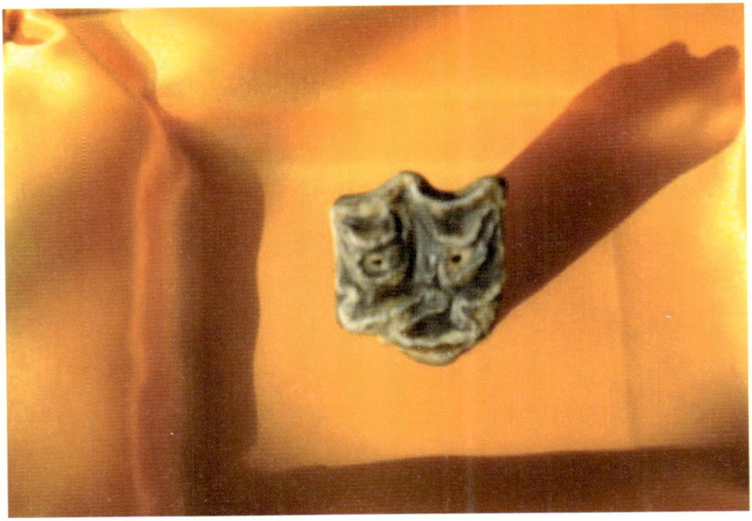

■ 보상사의 비밀 궁실에서 882년 만에 햇빛을 보게 된 불아사리를 교합면에서 본 사진.

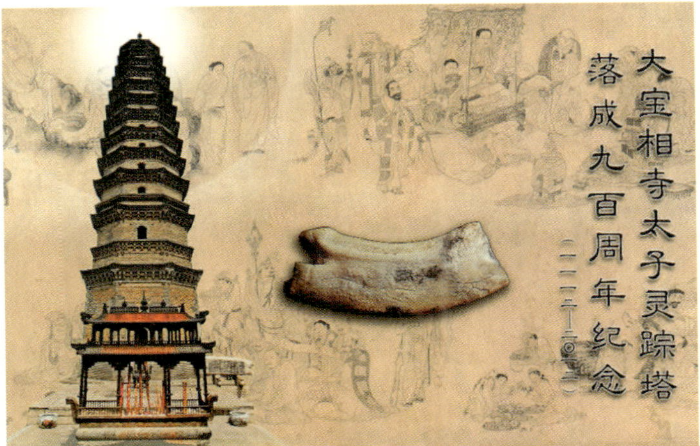

■ 보상사의 불아사리 홍보물.

영광사의 불아사리나 응현의 석가탑의 불아사리에 대해서 사람들은 일단 1,000년이나 되는 목조건축물 또는 13층의 화려하고 아름다운 전탑(塼塔)에서 압도당한다. 그리고 그 안에 모셔진 진신사리란 불교신자가 아니더라도 기회가 온다면 꼭 한 번쯤은 보고 싶어진다. 그러니 불교신자인들 오죽하겠는가. 수많은 나라의 지도자들이 공식·비공식적으로 들르고, 내빈들의 발길이 끊이지 않는다. 또 이를 참배하려는 세계 각지 사람들이 행렬을 이루며 모여든다.

4. 스리랑카 불치사의 불아

스리랑카의 캔디에 있는 이 불치사(佛齒寺, Temple of the Tooth)는 스리랑카의 가장 신성한 불교 사원 중 하나이다. 중국의 여러 불아들이 근래에 들어서 명성을 얻게 되었지만 스리랑카의 불치는 예전부터 널리 알려진 탓에 세계적으로 명성이 높다. 이 불치사(佛齒寺)는 우리나라에서부터 순례를 가는 신도가 있을 정도로 유명하다. 스리랑카 불치사(佛齒寺)의 석가모니 치아사리는 서기 362년 인도 남부 칼링가왕국에서 가지고 온 것이라고 한다. 당시 스리랑카의 공주 단타(Prince Dantha)는 불치를 그녀의 머릿속에 숨겨서 스리랑카로 가져왔다고 한다.[45] 당시 상황은 법현(法顯)[46]의 불국기(佛國記)에도 기록되어 있다.[47] 석

45) 이 기록은 〈연대기〉라는 책자 속에 잘 묘사되어 있다. 책의 내용은 4세기부터 1815년까지 스리랑카 군주들에 대한 기록이 주를 이루고 있다. 즉 19세기에 기록된 내용이다. 이 책은 2부로 이루어져 있는데 〈第1部-4世紀のガウタマ・シッダールタの遺物(歯)のスリランカへの到来. パラクラマバフ王の時代〉를 2부는 영국침략 이후의 스리랑카 역사이다. 일본어판 위키피디아 〈クーラバムサ〉 참조. 한편 공주의 이름 〈단타〉는 치아(齒牙)를 이르는 산크리스트어이다.

46) 법현(法顯, 337~422 추정), 앞에서 나온 법헌과는 다른 스님이다. 최초로 구법을 하여

가모니 입적 후 근 1,000년의 시간이 지나고 난 다음이다. 스리랑카의 불치는 이후 왕위 계승의 상징이 되었으며, 스리랑카 인들의 확고한 신앙대상으로 자리 잡았다. 이후 왕도가 바뀔 때마다 불아도 이동되어 현재는 캔디의 불치사에 봉납되어 있다. 불치는 석가의 성유물임과 동시에 숭배됨과 강한 힘을 가지는 것의 상징으로 신처럼 받들어지고 있다. 지금도 매년 여름 11일 동안 페라헤라(불치) 축제가 열린다. 유네스코에서는 1988년에 "성스러운 도시 캔디(Sacred City of Kandy, 스리랑카)"라는 이름으로 이 일대를 세계문화유산으로 지정했다.

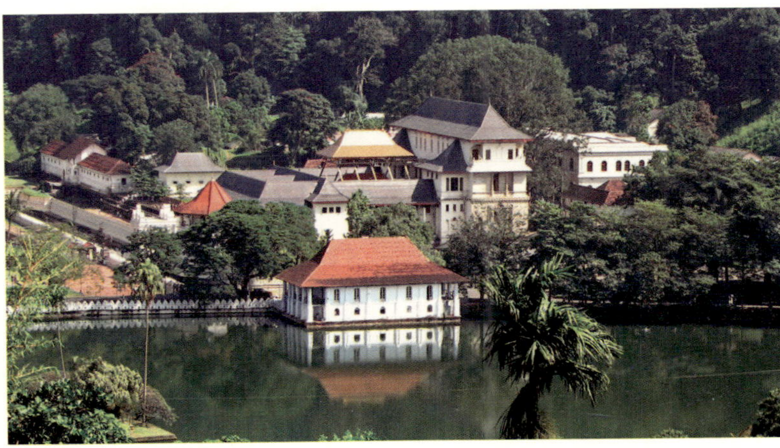

■ 스리랑카의 불아사(The Temple of the Tooth in Kandy) 전경.

인도를 방문한 고승이다. 법현은 스리랑카에 불치가 도착했을 무렵인 A.D.410~412년 사이 중국의 법현(法顯)스님이 스리랑카를 방문했다고 한다.

47) 일본어판 위키피디아 〈ダラダー・マーリガーワ寺院〉에서.

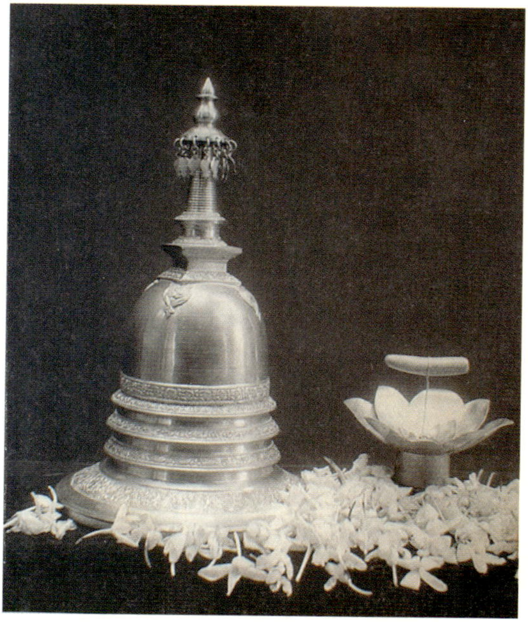

■ The tooth relic-Kandy Temple f the Tooth. 치아 형태에서 알 수 있듯 구치부가 아니라는 것을 알 수 있다. 현재 캔디의 불아사리는 촬영이 금지되어 있다. 게다가 전시되어 있는 불아사리는 상아로 만든 복제 모형이다. 이것마저 촬영 금지이다. 위 사진은 그 이전 1900년대 초반에 찍은 불아사의 불아사리를 공개한 사진이다.

5. 싱가포르의 불아사(佛牙寺)

싱가포르의 불아사는 불아사리와 관련 있는 절 중에 가장 최근에 세워진 사찰이다. 이 사찰은 싱가포르의 고층 건물을 배경으로 들어선 동양식 6층 건축물로, 현대와 고대가 교묘하게 어우러진 모습을 보여주고 있다. 하지만 앞에서 다룬 사찰들과 비교하면 그다지 유서 깊은 사찰이라고 할 수는 없다.

불아는 4층에 모셔져 있으며 하루 3차례 일반에게 공개된다. 불아사의 홍보책자에는 불아사가 불아는 1980년 미얀마의 미야우(Mrauk-U)에서 불탑을 정비하면서 여러 보물과 함께 발견되었다고 전한다. 당시 이 사실은 널리 알려지지 않았지만 우여곡절 끝에 다수의 유물 및 불아사리를 봉납하기 위해 2002년 마침내 싱가포르에 불아사를 건립하게 되었다고 한다.

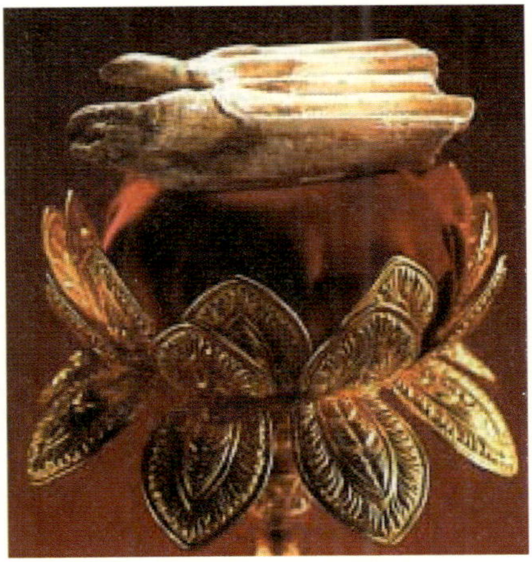

■ 싱가포르 불아사의 불아.

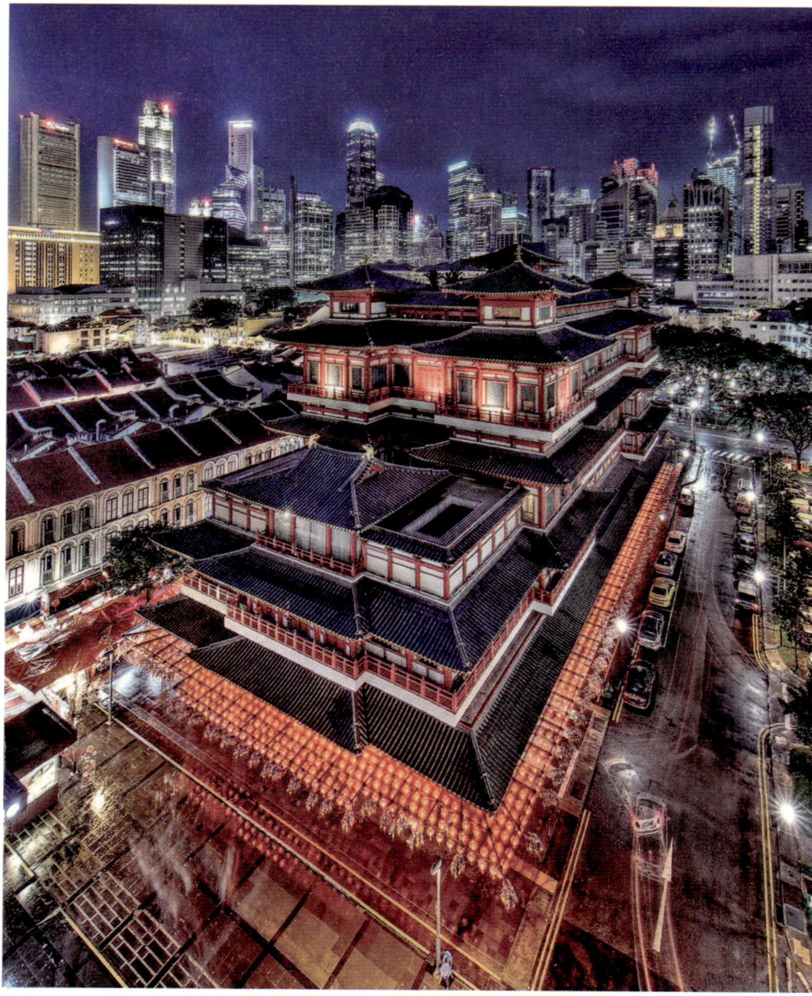

■ 사람들은 부처님의 치아사리에는 어떤 영적인 힘이 있다고 생각하는 것일까. 사진은 싱가포르의 차이나타운 템플스트리트 있는 불아사(佛牙寺)의 야경이다. 1980년대에 발견된 불치를 모시기 위하여 사람들은 수천억 원의 자금을 들여 불아사를 건립했다.

6. 일본의 불치사

일본 역시 불교 국가이다. 그러니 불아사리가 전해지지 않을 리가 없다. 그러나 기록에 남은 일본의 불아사리는 다수 전하지만 유명한 것으로는 싱가포르처럼 근래(1985년)에 들어서 세워진 사찰이 있다.

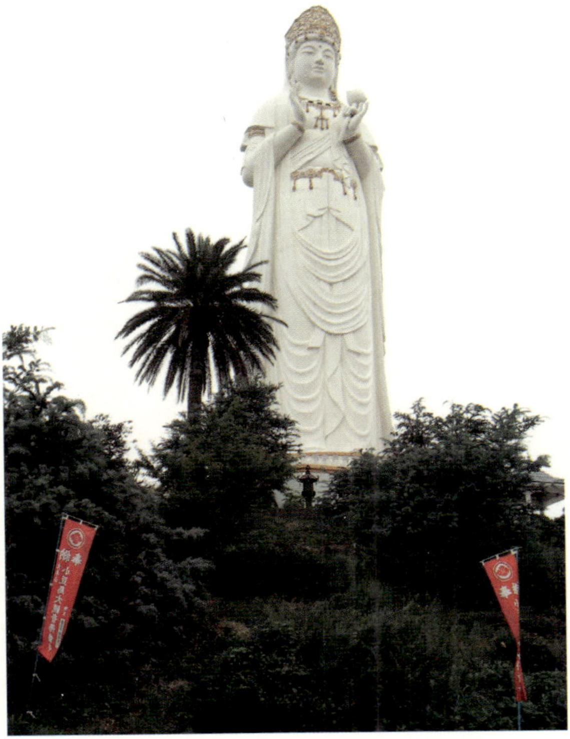

■ 소두도대관음불치사(小豆島大観音佛歯寺)는 카가와현(香川県)에 위치한다.

여기에 봉납되어 있는 불치는 스리랑카의 불치사에서 보내온 불치를 모시기

위하여 1995년 대관음상이 세워졌다. 관음상의 높이는 약 55m이다. 관음상 안에는 다시 관음상을 비롯해 약 1만 위(位)의 불상들이 있다. 안에 설치되어 있는 엘리베이터를 오르면 불치를 모셔놓은 부처님 치아사리 방(仏歯の間)에 이른다. 일설에 의하면 스리랑카 캔디의 불아사의 불치를 나누어서 보냈다고도 하는데 확인할 길은 없다.

7. 우리나라의 불아사리

불교 국가였던 우리나라에도 석가모니의 불아사리가 있다. 여러 문헌에 의하면 전남 승주군의 정혜사(定慧寺)[48], 태백산의 정암사(淨巖寺), 강원도 고성의 건봉사(乾鳳寺), 전북 완주군의 안심사(安心寺)[49], 대구광역시 동구의 동화사(桐華寺), 천안시 광덕면(廣德面) 광덕산 남쪽 기슭에 있는 마곡사의 말사인 광덕사(廣德寺)[50] 등이 있다. 또 전남 광양시의 법왕사(法王寺-玉龍寺址)에도 도선(道詵)국사가 절을 짓고 불아사리를 봉헌했다는 이야기가 전해진다. 이처럼 우리나라에도 많은 불아사리가 전해져 오고 있다.[51]

---

48) 〈신증동국여지승람〉 제40권.

49) 자장(慈藏)율사가 창건했다고 전해진다.

50) 광덕사는 652년(진덕여왕 6) 자장(慈藏)이 당나라에서 가져온 불치(佛齒) 1과와 사리 10과를 봉안했다고 한다.

51) 자장율사가 가져온 불아사리의 개수에 대해서는 알려진 바가 없다. 삼국유사 제3권 탑상 제4 전후소장사리(三國遺事 卷第三塔像 第四前後所將舍利)에 실린 내용은 다음과 같다. 〈선덕왕(善德王) 시대인 정관(貞觀) 17년 계묘(서기 643)에 자장법사(慈藏法師)가 부처의 머리뼈와 어금니, 부처의 사리 100개와 부처가 입던 붉은 비단에 금색 점이 있는 가사 한 벌을 가져왔다. 그 사리를 셋으로 나누어 하나는 황룡사(皇龍寺) 탑에 두고, 하나는 태화사(太和寺) 탑에 두고, 하나는 가사와 함께 통도사(通度寺)의

불아에 대한 기록은 사서(史書)인 삼국유사에 자세히 기록되어 있다. 〈삼국유사〉 기록에 의하면 자장(慈藏)율사가 643년[52]년 당나라 오대산에서 문수보살(文殊菩薩)에게 받아서 가지고 온 것이 최초의 기록이다. 이후 851년(문성왕 13) 견당사(遣唐使) 원홍(元弘)이 당나라에서 부처의 어금니를 가져왔다고 하며, 1119년(예종 14)에는 입공사(入貢使) 정극영(鄭克永)·이지미(李之美) 등이 불아를 가지고 와 내전에 봉안했다는 기록이 나온다. 뿐만 아니라 이보다 앞서 신라의 의상(義湘)이 도당(渡唐) 당시 도선(道宣)으로 하여금 천제(天帝)로부터 빌려오게 하였다는 불아는 그 뒤 고려의 사절이 송나라로 건너가 뇌물을 주고 몰래 가져와서 십원전(十員殿) 왼쪽 소전(小殿)에 봉안하였다고 한다. 이로 인해 예종이 크게 기뻐했다는 기록이 있다. 이때의 불아는 여러 겹의 함에 싸서 보관되었고, 도난당하는 불상사가 있었으나 다시 회수되어 십원전의 중정(中庭)에 불아전(佛牙殿)을 새로 지어 보관하는 등 그 치성이 대단했다.[53]

계단(戒壇; 승려가 계를 받는 단이다)에 두었다. 그리고 그 나머지는 어디에 있는지 알 수 없다. 통도사 계단에 두 층이 있는데, 위층 가운데에 돌 뚜껑을 모셔두었는데 마치 가마솥을 엎어놓은 모양 같았다.〉 善德王代貞觀十七年癸卯 慈藏法師所將佛頭骨佛牙佛舍利百粒佛所著緋羅金點袈裟一領 其舍利分爲三 一分在皇龍塔 一分在太和塔 一分幷袈裟在通度寺戒壇 其餘未詳所在 壇有二級 上級之中 安石蓋如覆鑊. 그러나 중국측과 불경의 기록에 의하면 석가모니의 불아사리는 2과만 존재한다고 하므로 만약 자장율사가 가져온 치아사리가 불아사리라면 1과를 넘을 수 없다.

52) 자장율사는 636년 중국의 오대산에서 문수보살을 만나고 643년 귀국했다. 삼국유사 3권(三國遺事 卷第三 塔像 第四)의 내용에 따르면, 그 후 당나라 대중(大中) 5년 신미(서기 851)에 당나라로 사신으로 갔던 원홍(元弘)이 가져온 부처의 어금니와 송나라의 선화(宣和) 원년 기묘(서기 1119)에 중국에 있던 정극영(鄭克永)과 이지미(李之美) 등이 가지고 온 부처의 어금니 등이 있다.

53) 新羅時代塔 舍利莊嚴에 對하여. 저자명 장충식. 백산학보 21(1976. 12.) p.31~57.

이 중 가장 널리 알려진 것으로는 강원도 고성군에 있는 금강산 건봉사(乾鳳寺)의 불아사리가 있다. 이 불아사리는 부처님의 치아사리인 만큼 자장(慈藏)율사가 당나라 오대산에서 문수보살(文殊菩薩)에게 받을 때부터 우여곡절이 많은 치아사리인데, 여기에는 우리나라의 역사도 담겨져 있다. 이 불아사리는 우선 사람에게서 받은 것이 아니라 문수보살의 화신에게서 받은 것부터가 색다르다. 이후 자장율사는 고국으로 돌아와 이 불아사리를 양산 통도사에 봉안했다가 그 후 셋으로 나눠 황룡사탑, 태화사탑, 통도사의 계단(戒壇; 계를 수여하는 단)에 두었다. 그러나 임진왜란 시 왜군이 통도사의 불사리를 탈취해 갔다고 한다.[54] 그 후 1605년(선조 38) 유정(惟政)이 일본에서 되찾아와 건봉사에 봉안했다고 한다.[55] 그 이후도 이 불아사리는 현대에 들어서도 사연이 끊이지 않았다.[56]

한편 석가탑(釋迦塔)은 석가모니의 치아, 머리털, 사리 따위를 모신 탑을 말하는데 우리나라에는 경주의 불국사, 보은의 법주사, 양산의 통도사, 평창의 월정사, 칠곡의 송림사 등에 있다. 전라북도 완주군 안심사(安心寺)에도 부처님의

---

54) 일설에 의하면(박경식 단국대학교 인문과학부 교수의 주장)그 이전에 이미 통도사의 불아는 다른 곳으로 옮겨졌다고 한다. 박경식 교수가 동문선(東文選)의 내용을 통하여 말하는 바에 의하면 〈1379년 당시 통도사 주지였던 송월대사(松月大使)가 통도사에 간직해왔던 사리를 들고 개성에 이르러 평리(評理) 이득분을 만나 저간의 사정을 전했다. 1377년 4월에 왜구가 침입하여 사리를 탈취하려 하매 이를 꺼내어 피한 적이 있었다. 이후 5월 15일에 다시 왜구가 들어와 사리를 훔치려해 개성으로 모시고 왔다는 사실을 고했다〉는 내용이 나온다. 동문선은 성격상 사서(史書)가 아니지만 아무튼 이런 기록이 있는 것으로 보아 통도사의 불아사리는 이미 다른 곳으로 옮겨졌을 가능성이 있다. 필자는 이 내용에 대해서는 동문선에서 찾아보았으나 확인하지는 못함.

55) 한국민족문화대백과, 한국학중앙연구원 표제어 건봉사(乾鳳寺) 중에서.

56) 1986년 불아사리가 도굴당한 사건이 일어나기도 했었다. 당시 도굴범들은 도굴 후 〈사리를 제 자리에 가져다 놓으라는 꿈〉에 시달렸다고 신문은 보도하기도 했다.

치아사리 1과가 모셔져 있다고 전해진다. 그러고 보면 부처님의 치아는 40개라는 전설은 적게 표현한 느낌이다.

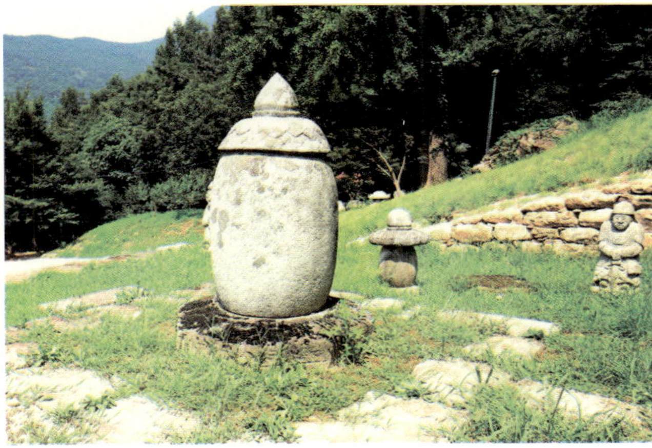

■ 전북 완주군 안심사의 불아사리를 모신 사리탑 계단(戒壇). 보물 제1434호. 비교적 근래(1759년)에 세워진 불아사리탑이다.

8. 기타 불아사리의 사례들

이상에서 중국, 일본, 스리랑카, 싱가포르, 그리고 우리나라에 산재하는 불아사리에 대해서 살펴보았다. 이 나라들은 한 때 불교국가로서 불교문화를 꽃피운 나라들이다. 위의 나라 외에도 인도, 버마, 태국에도 역시 불아탑이나 불아를 봉납하고 있는 사찰이 수를 헤아릴 수 없을 정도이다. 뿐만 아니다. 현재에도 불아는 끊임없이 발견(?)되고 있다고 해도 과언이 아니다. 다시 여기서 몇 가지 사례를 들어보자.

사례1. 미국의 Bodhi Light International[57]에서 소장하고 있는 불아사리

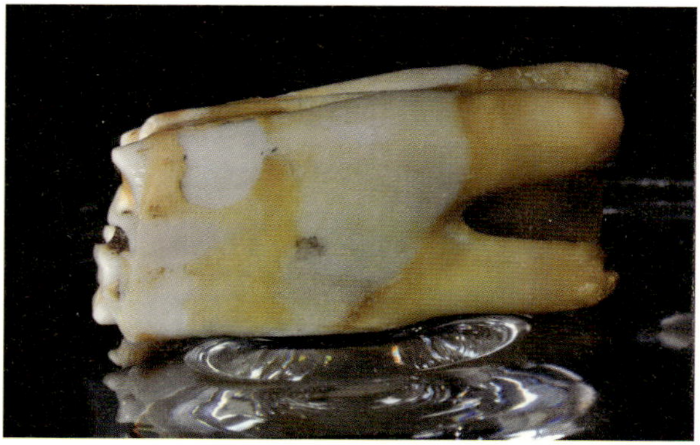

■ 미국의 Bodhi Light International에서 소장하고 있는 불아. 크기는 약 5cm이다. 사찰의 주장에 의하면 불아사리가 이렇게 커진 것은 신도들의 숭배 때문이라고 한다.

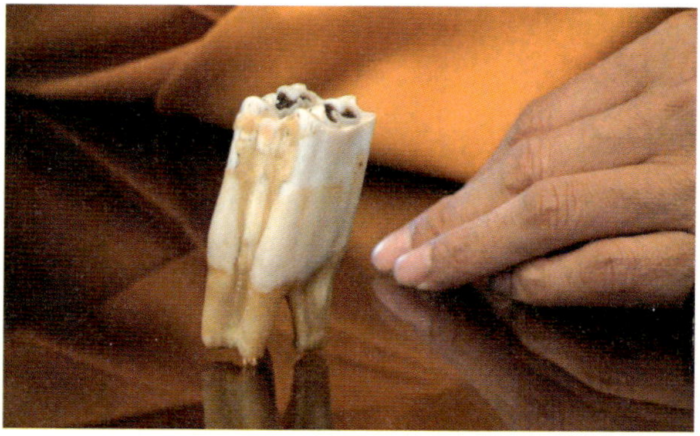

■ 치아의 상대적 크기를 알 수 있는 사진. 손가락 길이보다 약간 짧다는 것을 알 수 있다. 이빨의 치관 부위의 법랑질과 치근 부위의 세멘트질(cementum, 白亜質)의 분리가 뚜렷하게 보인다.

---

57) 사진은 2013년 3월 31일 노산사(Lu Mountain Temple, 미국 로스엔젤리스 소재)에서 전시되었을 때 촬영된 사진이다.

사례2. 산동성 연주 광륭지궁에서 나온 불아(兖州兴隆地宫出土的佛牙)

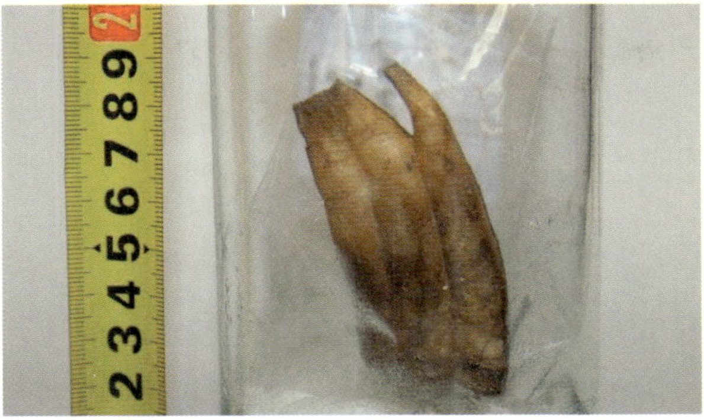

■ 산동성 연주 광륭지궁에서 나온 불아(兖州兴隆地宫出土的佛牙)-길이가 약 7cm에 이른다.

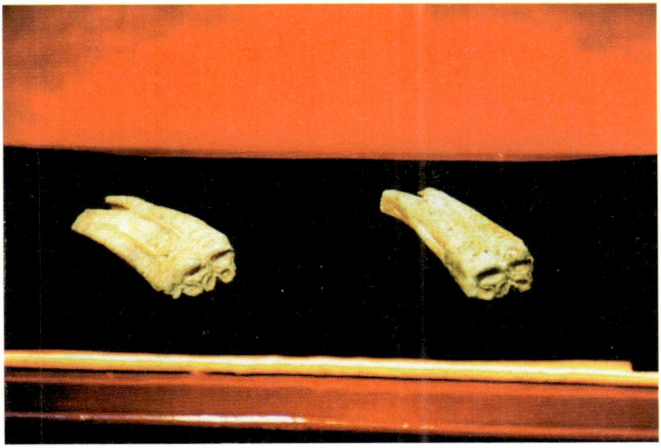

■ 산동성 연주 광륭지궁에서 나온 불아(兖州兴隆地宫出土的佛牙)의 교합면 측면 사진.

광릉지궁의 탑은 광릉탑이라고 한다. 13층으로 높이는 54m이다. 탑이 세워진 사찰은 이미 없어지고 탑만 남은 상태이다. 이 탑은 수나라 602년에 세워졌다. 한 번 중건(重建)이 있었는데 북송시대인 1063년에 세워졌다. 규모나 역사면에서 앞에서 다룬 북경의 영광사나 산서성 응현의 불궁사에 비해 오히려 압도하는 탑이라고 할 수 있다. 이곳에서 나온 불아는 2008년에 탑을 정비하는 과정에서 발굴되었다. 당시에 나온 보물들은 응현의 불궁사나 다른 사찰의 보물에 비할 수 없는 진귀한 불교 유물들이 대량으로 나왔다.

사례3. 안휘성 자복사(资福寺)의 탑지(塔址)에서 나온 불아사리

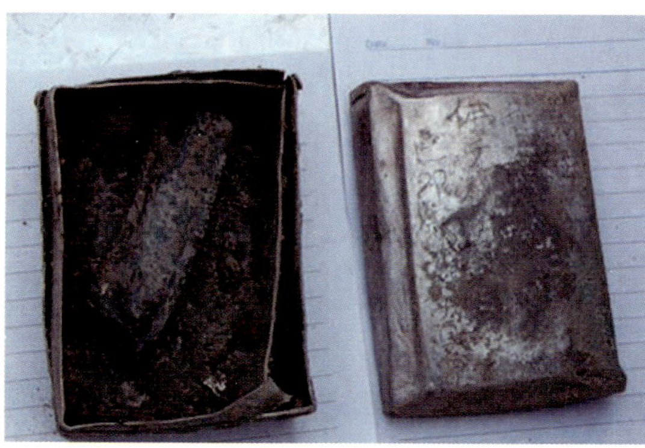

■ 자복사 탑지에서 출토된 불아사리와 은함(资福寺塔遗址出土的舍利银函).

2012年3月18日， 安徽省安庆市岳西县温泉镇资福村群众在寻找资福寺塔遗址过程中，意外发现佛骨佛牙舍利，以及铁佛像，铜钱等器物.

据悉，此次出土器物，有金函一个，上面可清晰看到“葬舍利金函”五个字. 银函一个, 上面可清晰看到"佛牙佛骨舍利, 己卯岁次季夏置"字样. 铁佛像3个, 铜器一个. 古币数枚, 上有"太平通宝"字样. (太平通宝古币为公元976~公元984铸, 为宋代第一种年号钱)碎银器及其它物品若干.

문헌으로 보는 불아의 형태적인 특징

이상으로 현재 전해지고 있는 불아에 대해서 몇 가지 사례를 살펴보았다. 사례를 종합해본 결과 치아형태학적으로는 모두가 유사한 형태를 가지고 있음을 알 수 있었다. 거의 모든 불아사리의 특징은 앞에서 보아왔듯이 크기가 5~8㎝[58] 정도이고, 치관부위가 길고, 치근부위가 짧은 것이 특징이다. 이런 경우 치의학적으로는 치수강이 치근단 쪽으로 확장하여 긴 치수강을 이루고 있으며, 짧은 치근이 특징인 치아로 우상치(Taurodontism)와 같은 특징을 가진다. 그러나 사진에서 살펴본 불아의 특징은 인간의 우상치의 범위를 넘어선 형태를 가진다.

한편 전술한 불아의 형태들은 당나라의 고승 현장의 견해와도 어느 정도 일치한다. 대당서역기(大唐西域記)[59]에는 불아에 대해서 많은 언급이 있는데, 현장 남긴 대당서역기와 다른 서적[60]에는 다음과 같은 다양한 기록이 나온다.

---

58) 후술하지만 길이가 30㎝에 이르는 불아도 있다.

59) 1,300여 년 전 인도와 서역을 17년간 섭렵하며 불치(佛齒)를 직접 보고, 쓴 현장법사의 대당서역기를 통해 부처님의 치아를 간접적으로나마 대할 수 있다면 다소나마 우리의 우둔함을 덜 수 있게 될 것이다. 대당서역기는 12권으로 된 110개국의 옛 인도, 서역의 지기(志記)인 동시에 사기(史記)이다. 부처님 치아에 관한 사항이 여덟 곳이나 나와 지금의 우리에게 부처님의 참모습을 엿볼 수 있다.

60) ①~⑧까지는 대당서역기에 전하는 내용이고, 그 아래는 주에 따른다.

① 불아는 그 길이가 1촌[61]이 넘고, 넓이는 8~9푼 정도이고, 색은 황백색이며 맑은 빛이 난다. 〈雜色炫燿金石難名又有佛牙其長寸餘廣八九分色黃白質光淨又有佛掃箒迦奢草作也長餘二尺圍可七寸其把以雜寶飾之凡〉(券一 縛喝國[62])

② 불아의 길이는 1촌 반이고, 색은 황백색이다. 혹 제를 지내는 날에는 빛을 발하기도 한다. 〈三百餘人其窣堵波中有佛牙長可寸半其色黃白或至齋日時放光明昔訖利多種之滅佛法也僧徒解散各隨利居有一沙門遊諸〉

③ 불아의 길이는 1촌 반이며, 특히 색깔이 아침과 저녁으로 바뀐다. 〈數千餘戶精舍寶函中有佛牙長餘寸半殊光異色朝變夕改遠近相趨士庶咸集式修瞻仰日百千衆監守者繁其諠雜權立重稅宣〉(券五 羯鞠鞠圖國[63])

④ 萬餘里靜夜遙望見彼國佛牙窣堵波上寶珠光明離然如明炬之懸燭也自此西南大林中行千二百餘里至恭御陀國東印度境 : 불아탑 위의 보배구슬은 멀리서도 횃불처럼 밝았다. 불아 자체에 대한 특성을 말한 것은 아니지만 불아탑이 있다는 것을 말하고 있다.

⑤ 可師濟濟如也王宮側有佛牙精舍高數百尺瑩以珠珍飾之奇寶精舍上建表柱置鉢曇摩羅加大寶寶光赫奕聯暉照曜晝夜遠望 : 불아정사는 높이가 수백 척이고, 보배들로 장식했다. 이 문장에서도 역시 다른 불아탑이 있음을 말하고 있다. 이외에도 많은 불아탑이나 사찰이 있음을 기록하고 있다. 뿐만 아

61) 1리(釐)로 삼았다. 그리고 10리를 1분(分), 10분(分)을 1촌(寸), 10촌을 1척(尺), 10척을 1장(丈)으로 정했다. 척도에는 다양한 기준이 있어 정확한 판단은 어려우나 중국의 고대 척도법에 따라 1촌을 약 3㎝로 보기로 했다.

62) 1권, 발크국, 지금의 Baikh.

63) 5권, 카냐쿠브라국, 지금의 Kanauj Kanoj.

니라 석가모니의 유치에 대한 기록도 나온다.

⑥ 사찰 안에는 석가의 나이가 어렸을 때의 유치가 있다. 그 길이는 1촌 정도 이다. 〈伽藍內, 有釋迦菩薩 , 弱齡, 乳齒, 長餘一寸(卷一迦畢試國[64])〉 뿐만 아니라 다른 깨달음을 얻은 고승의 치아사리에 대한 내용도 언급하고 있다.

⑦ 승려의 사찰 중에는 부처님의 치아와 오래 전에 홀로 깨달음을 얻은 승려(독각, 獨覺)의 전치(前齒)도 있다. 길이는 약 5촌 남짓하며, 폭은 4촌이 조금 되지 못한다. 〈僧伽藍中, 有佛齒, 及, 劫初時獨覺齒, 長五寸餘, 廣減四寸.(券一 梵衍那國[65])〉

상기 기록 이외에 다음과 같은 기록들이 있다.

⑧ 불아정사 옆에는 작은 정사가 있고 여러 보물들로 장식되어 있다. 그 안에는 금불상이 모셔져 있다. 〈佛牙精舍側有小精舍亦以衆寶而爲瑩飾中有金佛像此國先王等身而鑄肉髻則貴寶飾焉其後有盜伺欲竊取而重門周檻衞守〉

⑨ 승가라국에 가니 왕궁 옆에는 불아정사가 있고 많은 보물로 장식되어 있다. 〈之僧伽羅國也王宮側有佛牙精舍飾以衆寶暉光赫奕累世相承敬禮不衰今國王阿烈苦柰兒鎖里人也崇祀外道不敬佛法暴虐〉

⑩ 단내에는 사리 3과 보랏빛 금함에는 불아 한과가 있다. 크기는 1촌이며 폭은 팔푼이다. 황색으로 항시 빛을 발하고 있다. 〈壇內遺舍利三顆紫金函供佛牙一. 長一寸廣八分. 黃色常明〉[66]

---

64) 1권, 카피시국, Kabul 북동쪽.

65) 1권, 바미안국.

66) 석가방지(釋迦方志)-7세기 중엽 당나라의 학승 도선이 편찬한 서적.

⑪ 또 그 성에서 동남으로 10여 리 떨어진 곳에는 탑이 있는데 그 안에는 불아가 있다. 불아의 크기는 1촌 반이다. 색은 황색으로 많은 이적을 보였다. 이런 까닭에 성스러운 거처(성거)이다. 〈又其城東南十餘里有窣堵波. 中有佛牙長可寸半. 其色黃白彼多聖跡. 故是聖居〉[67]

⑫ 남인도국에서 사신을 파견하여 벽지승의 불아를 보내왔다. 〈南天竺國遣使貢辟支佛牙〉[68] 여기서 벽지불(辟支佛)은 대당서역기의 독각승(獨覺僧)과 같이 석가모니의 가르침 없이 혼자 깨달음에 이른 사람을 지칭한다. 따라서 석가모니의 치아사리 만이 아니라 다른 사람의 치아사리도 있음을 여기서도 알 수 있다.

⑬ 글씨를 베껴 쓰는 사람 열 명에게 주어 베끼게 했다. 불아가 있는데 길이가 1촌은 됨직하고 색은 흰 눈과 같다. 이것은 북인도의 람파국에서 여기까지 온 것이다. 〈給書手十人供給寫之. 有佛牙長可寸餘光白如雪. 自濫波至此〉[69]

⑭ 불아 한 과를 스승에게 몸소 건네며 말하기를 이 상자에는 불아가 있는데, 폭은 1촌이고, 길이는 3촌이니 남쪽으로 가지고 가면 크게 좋은 일이 있을 법하다. 스승께서 즐거이 받으시기를 마치 부처님의 몸을 받으신 것처럼 여겼다. 〈一枚手授先師曰此函有佛牙方一寸長三寸可將還南方廣作利益先師歡喜頂受如覩佛身〉[70] 현재까지 조사한 바로는 가장 큰 불아이다. 길이가 10

---

67) 대방광불화엄경수소연의초(大方廣佛華嚴經隨疏演義鈔)-당(唐)의 징관(澄觀)이 화엄경을 풀이한 화엄경소(華嚴經疏)를 다시 상세히 풀이하여 저술한 책이다. 80권으로 구성되었다.

68) 佛祖統紀(No. 2035 志磐撰).

69) 續高僧傳(No. 2060 道宣撰).

㎝에 이를 뿐만 아니라 넓이도 3㎝에 이른다.[71]

⑮ 또 남쪽으로 가 긍가사(殑伽寺)에 이르니 불아가 있는데 그 길이는 일촌 반이요, 색깔이 변화무궁하다. 보석 상자에 이를 담아 놓았는데 멀고 가까운 곳에서부터 이를 보러 오는 자가 하루에 수백, 수천 명에 이르렀다. 〈行坐迹又南臨殑伽寺有佛牙長寸半光色變改寶函盛之遠近瞻者日有百千〉[72]

⑯ 또 북천축국(자란다라)에 하나의 절이 있는데 이름이 다마사바나(Tamasavana)다. 부처님이 살아 계실 때 여기에 와서 설법을 하여 사람과 하늘을 널리 제도(濟度)하신 곳이다. 이 절의 동쪽 시냇가 곁에 하나의 탑이 있는데 부처님의 머리털과 손톱을 이 탑 안에 보관하고 있다. 여기에는 3백여 명이나 되는 스님들이 있는 것을 보았다. 이 절에는 부처님의 치아와 뼈와 사리 등을 보관하고 있다.[73]

혜초의 기록으로 보아도 불아는 당시에 북천축국에도 있음을 보여주고 있다. 대당서역기의 기록들과 마찬가지로 혜초 이전의 고승인 법헌(424~498)의 기록으로는 두 과의 불아사리 가운데 하나는 스리랑카로, 하나는 자신이 중국으로 가지고 왔다는 대목과 상충되는 대목이다.

이상에서 현장의 대당서역기의 기록을 중심으로 여러 문헌을 살펴보면 다음

70) 법원주림(法苑珠林)-당(唐) 고종(高宗, 666~668) 당나라의 학승 도세가 편찬한 일종의 불교 백과사전이다.

71) 한편 조사한 바로는 불아 소유자의 주장에 의하면 현재 이보다 더 큰 불아도 있으나 신빙성이 희박하여 다루지 않았다.

72) 법원주림(法苑珠林).

73) 혜초(慧超, 704~787) 왕오천축국전(往五天竺國傳)의 북축천국에 대한 기술 중에서.

과 같은 사실을 유추할 수 있다.

1. 이미 현장이 살았던 시대 즉, 604~664년에도 불아는 하나 만이 아니었다. 즉 현장의 기록을 보면 현장은 한 곳에서만 불아를 보았던 것이 아니다. 박갈국(縛喝國), 범연나국(梵衍那國), 가필시국(迦畢試國), 갈국국도국(褐鞠鞠圖國), 승가라국(僧伽羅國)[74] 등 각각 다른 지역에서 불아를 보고, 그 때 보았던 불아에 대한 기록을 남긴 것이다. 즉 아함경이나 대반열반경에서 말하는 불아의 숫자를 이미 넘어섰다는 점이다. 뿐만 아니라 당시에도 오늘날처럼 수많은 불아가 있었던 것을 전하고 있다.
2. 불아와 유사한 다른 고승들의 치아사리가 있음을 전하고 있다. 즉 스스로 깨달음을 얻은 독각승의 치아사리를 언급하고 있다는 점이며, 그 형태에 대해서 별도로 말하지 않은 점으로 보아 그 크기가 석가모니의 치아사리와 유사하다는 것을 유추할 수 있다. 즉 사실여부는 차치하더라도 석가모니의 치아뿐만 아니라 다른 깨달음을 얻은 자의 치아 역시 그 형태가 유사하다고 해석할 수 있다.

기타 불아의 형태에 관한 서술

앞의 현장의 대당서역기에서 보았듯 불아사리는 인도와 그 주변국에서 일종의 신앙의 대상이 되어 있었다. 따라서 불교가 전파된 지역에는 거의 반드시라고 해도 좋을 정도로 불아사리를 봉납한 탑이나 사찰이 세워졌다. 현장이 인도를 여행하고 돌아온 뒤 얼마 지나지 않아 중국에도 이 바람이 불었다. 중국사서

74) 현재의 스리랑카이다.

의 기록을 보면 당 헌종(805-820) 때 당나라의 거유였던 한유(韓愈, 768년~824년)는 간영불골표(諫迎佛骨表)를 올려 불골, 즉 서가모니의 사리에 대한 폐단을 지적하고 있다.[75)]

당시 많은 사원들에서는 미신적인 심리를 만족시키기 위해 이런 가짜 불골(佛骨)이나 가짜 사리(舍利)를 만들어 냈다. 그런데 헌종은 석가모니의 뼈가 있다는 말을 믿고 신하 30명을 특별히 법문사에 보내어 성대한 의식을 치르고 그 불골을 장안으로 가져오기로 했고, 조정의 왕공 대신들도 그 불골을 첨앙(瞻仰)하는 기회를 얻으려고 무진장 애를 썼다.[76)] 이때 장안에는 불골사리를 보기 위해 백 만이 넘는 군중들이 몰려들기도 했다고 전해진다.

불골 불아사리에 대한 신앙적 열기와 폐단은 그 후 수백 년을 두고도 변함이 없었다. 후당명종(867~933) 때는 황제까지 속이는 가짜 불아 사건이 일어나기도 했다. 당시 황제에게 전해진 가짜 불아는 10여 개로 크기는 성인 주먹만 하고 색깔은 황색이었다고 전해진다. 그러나 당시 불아를 판단하는 기준 또한 다소 의외이다. 불아는 어느 것으로도 깰 수가 없기 때문에 큰 쇠망치로 두들겨 깨지면 불아가 아니라는 방법으로 판단했던 것이다. 아무튼 이 방법으로 황제에게 진상된 불아 10여 개는 모두 가짜로 판명났다.

---

75) 況其身死已久, 枯朽之骨, 凶穢之餘, 豈宜以入宮禁.

76) 중국 상하오천년사1. 2. 풍국초 저. 이원길 역. 신원문화사. 2005.

불아사리와 형태적 유사성을 보이는 많은 이빨들

• 사리의 과학적 분석

그렇다면 사리는 무엇일까? 고승들의 생전 수행의 결과물이라는 견해는 스님들에겐 아이러니하게도 참으로 부담스러운 것일 수도 있다. 또 아예 어떤 사전에는 사리를 '참된 수행의 결과로 생겨나는 구슬모양의 유골'77)이라고 정의하기도 했으니, 경우에 따라서는 스님들은 입적(入寂) 전에 무거운 짐을 하나 안고 열반에 드시는 셈이다. 또 과학적으로 보면 사리는 담석의 일종으로 식물성 단백질이 둥글게 뭉친 것이라는 견해부터 정액의 축적물의 변형이라는 다소 엉뚱한 견해가 있다.

그러나 인하대학교 임형빈 교수의 연구에 의하면 사리 성분은 일반적으로 뼈 성분과 비슷했으며, 프로트악티늄, 리튬, 티타늄 등이 들어 있는 것이 큰 특징이다. 그의 연구 분석에 따르면 사리의 굳기, 즉 경도는 1만 5,000파운드의 압력에서 부서져 1만 2,000파운드에서 부서지는 강철보다도 단단하다고 한다.78)

그 중에서도 불가사의한 점(?)은 용융점이 1,600℃를 넘는 프로트악티늄과 티타늄은 고온에서 녹는 물질이라 발견될 수 있지만, 용융점이 186℃인 리튬은 저온에서도 녹아버리므로 다른 원소와 결합되지 않는 상태에서는 발견되지 않아

---

77) 한국학중앙연구원에서 발행한 〈한국민족문화대백과〉 표제어 〈사리(舍利)〉 항목.

78) 물론 경도는 강철보다 강하기는 하지만 모든 물리적 성질이 강철보다 강하다는 것을 의미하지는 않는다. 강철은 연성(軟性)이라는 성질을 가지고 있기 때문에 오히려 강도가 높은 사리보다 부서짐에 강하다. 즉 변형이 되고 부서지지 않는다. 그러나 사리는 이에 비해 단단하기는 하지만 변형이 어려워 일정한 파괴력 이상에서는 강철보다 쉽게 부서진다는 말이다.

야 한다는 점이다. 특히 일반적으로 방사선원소를 상온에서 만드는 것이 불가능하다고 알려졌는데도 방사성원소인 프로트악티늄(Pa) 등이 검출됐다는 것은 매우 놀라운 일이라고 한다.[79)]

그러나 앞에서 다룬 불아사리나 치아사리는 분명 위에서 말한 사리와는 성격이 다르다. 즉 앞에서 논한 불아사리들은 한결같이 화장(火葬)을 하지 않은 유형들이다.

한편, 진신사리를 신체 부위에 따라 불지사리, 정골사리, 불아사리 등으로 분류하기도 한다. 즉 불아사리란 부처님의 치아가 사리화되었음을 말한다. 전(傳)에 의거하면 석가모니의 다비를 한 후, 전신이 화(化)해서 세립(細粒)의 사리가 나왔다. 오직 그 부분에서 아치가 손상되지 아니해서 '불아사리'라고 칭한다. 전해오는 이야기에 의하면, 부처님의 치아사리는 양과가 있었다고 한다. 이 치아사리 중 한 과는 스리랑카로, 한 과는 중국으로 오게 되었다고 한다.[80)]

---

79) 사리는 고승의 수행 결과와는 아무런 결과가 없는 것으로 보인다. 방증으로는 일반 여성에게서도 사리가 얻어지는 일도 빈번하기 때문이다. 필자는 여러 정황들로 살펴보아 사리는 스님들의 다비를 거행할 때 땅 속에 포함되어 있는 다양한 물질들과 뼈 성분의 상호 작용으로 인해 생성된다고 생각한다. 여기서 뼈의 일정 성분은 일종의 촉매이다. 이런 현상의 방증으로는 본차이나라는 도자기도 떠올릴 수 있을 것이다. 본차이나는 뼛가루와 장석, 고령토를 높은 온도에서 처리해 얻는다. 필자의 이런 주장을 뒷받침하는 것으로는 반려동물을 화장 처리할 때 외부에서 일정한 물질을 첨가함으로써 사리와 같은 물질을 손쉽게 얻을 수 있다는 점이다. 이것은 현재 상용화되어 있다. 아무튼 여기서는 사리의 형성에 다루려는 것이 목적이 아니므로 이 부분에 대해서는 필자의 다른 졸고(拙稿) 〈사리(舍利)의 과학〉을 참고하기 바란다.

80) 佛牙舍利(Tooth Relic)-文獻을 통해 본 齒牙形態學的 접근, Tooth Relic-The Approach of the Buddha's Dental Morphologic Aspect through the Legend the Record. 신덕재 저. 대한치과의사학회지 제24권 제1호 통권26호 p.15~22. (2005. 12).

이 불아사리에 대한 언급은 불경에서 시작되었다. 대반열반경(大般涅槃經, Mahaparinibbana Sutta)에 의하면 석가모니 입멸 후 사리에 대한 여러 부족들의 다툼과 분배 과정이 상세하게 기술되어 있다.[81)]

그 많은 치아사리는 어디서 오는 것일까

그렇다면 그 많은 불아사리는 과연 어디서 오는 것이며, 무엇을 의미하는 것일까? 이 점에 대해서 두 가지 결론을 내릴 수 있다.

첫 번째 결론은 지금까지 다룬 불아사리에 대해서 한 가지 간과한 것이 있다는 점이다. 그것은 다름 아닌 사리(舍利)의 정의에서 오늘날의 정의와 과거의 정의가 일치하고 있지 않다는 점이다. 즉, 오늘날의 정의에서 보면 사리는 다비(荼毘) 이후에 얻어진다. 그러나 앞에서 말했듯이 사리(舍利)는 원래 유골 또는 유체를 의미하는 산스크리트어 사리라(śarīra शरीर)의 음사이다. 즉, 불사리는 부처님의 몸을 말하고, 불아사리는 부처님의 치아를 말한다. 따라서 불아사리란 다비식을 한 다음에 얻어진 것일 수도 있지만 생존해 계실 때 빠진 치아일 수도 있다는 말이다.

대당서역기의 석마모니의 유치에 대한 언급이 좋은 예이다. 따라서 이처럼 숫자가 많이 전해지는 것은 생존해 계실 때 얻어진 불아들이라고 주장할 수 있다. 그러나 이는 초기의 불경과 또 고승들이 남긴 기록들과는 상충한다. 따라서 이 결론은 모순이다.

두 번째 결론은 불아란 다름 아닌 동물의 이빨이다. 이하에서 몇 가지 예를

81) 대반열반경(大般涅槃經)은 여러 판본이 전한다. 현재까지는 세 종류의 판본이 전하는 것으로 알려졌는데 불아에 대해서는 한 본에서만 내용이 전한다.

들어보기로 하자. 예컨대 인도인은 코끼리를 영물로 여기고 이를 숭상한다. 그래서 이런 사고가 불아와 연결되었을 수도 있다. 그러나 코끼리뿐만 아니라 다른 동물, 즉 말이나 들소 등의 이빨, 심지어 오래 전에 생존했던 포유동물의 이빨 화석도 포함된다.

① 코끼리의 이빨

코끼리의 이빨은 인간에게 매우 많은 상징을 가지고 있다. 상아(象牙)는 좋은 예이긴 하지만 코끼리 이빨이 가지는 상징 전부를 나타내지는 못한다. 모든 포유류 가운데 코끼리는 평생 동안 이빨을 가는 유일한 동물 중의 하나이다.[82] 예를 들어 사람은 유치와 영구치로 한 번만 이를 교환하나, 코끼리는 죽을 때까지 다섯 번이나 이를 갈 수가 있다.[83]

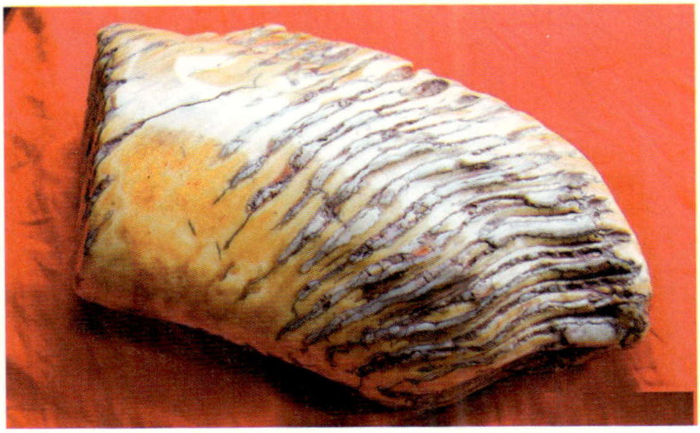

■ 중국 불교의 성산(聖山) 중의 하나인 사천성 아미산의 불아(峨眉山万年寺三宝之古佛牙). 길이 30cm, 폭 12cm이다. 이는 명백하게 코끼리의 이빨임을 알 수 있다.

---

82) 캥거루를 비롯한 유대류 역시 다생치성이다.

83) 이 부분에 대해서는 필자의 다른 졸고(拙稿) 〈치아연대기(齒牙年代記)〉에서 다루었으므로 참조하기 바란다.

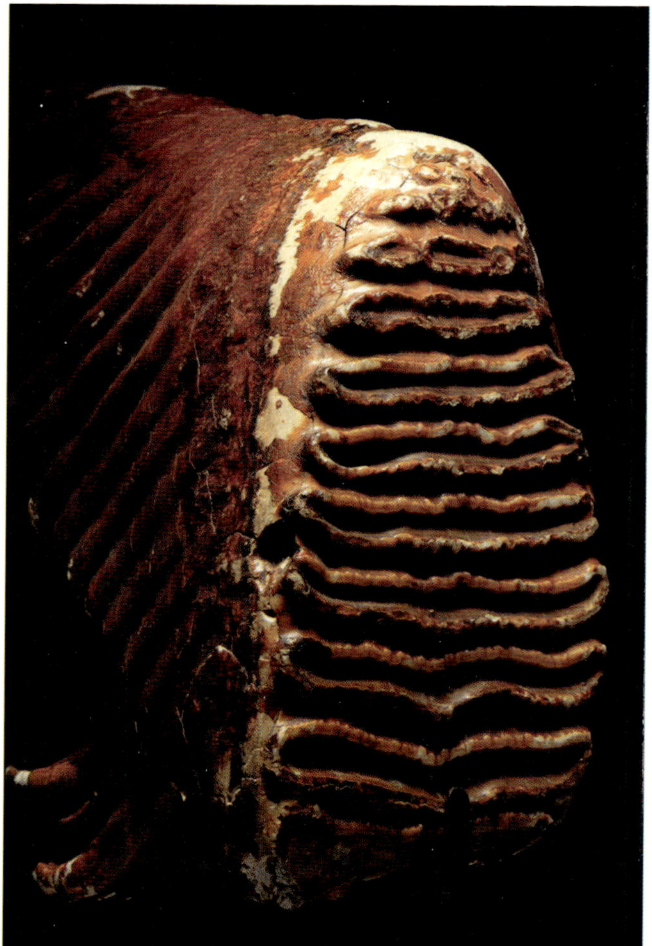

■ 코끼리의 어금니 사진. 위의 불아 사진과는 다른 종(種)의 코끼리로 촬영각이 달라 비교가 용이하지 않으나 어느 정도는 유추할 수 있다.

② 말이나 들소 등의 이빨

말의 이빨 역시 매우 독특한 개성을 가진다. 그 중에 하나가 말의 이빨 개수에 관해서는 동서양을 막론하고 논쟁의 대상이 되었다. 말의 이빨 개수를 정확하게 알게 된 것은 근대 이후의 일이다.[84)]

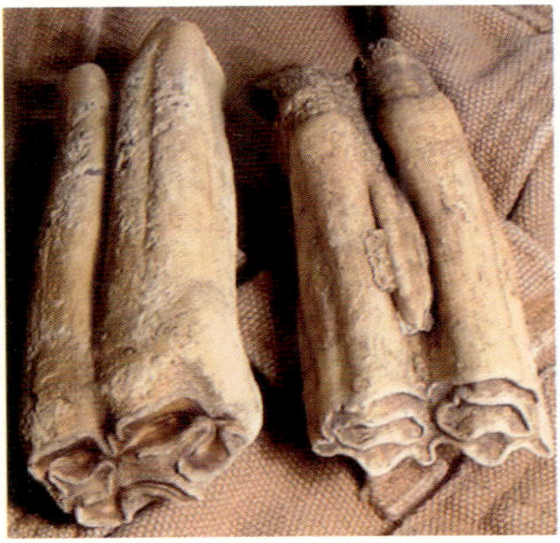

■ 왼쪽부터 말과 들소의 이빨. 형태학적으로 앞의 사진들에서 다룬 대부분의 불아와 아주 유사함을 알 수 있다.

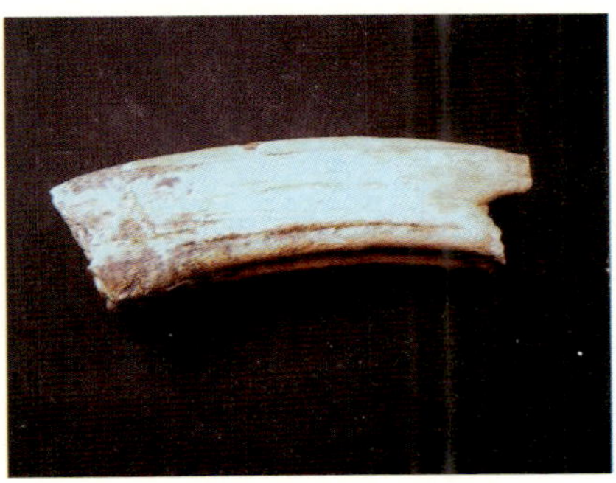

■ 말의 이빨. 보상사의 불아와 형태적으로 유사함을 알 수 있다.

84) 이 부분에 대해서는 필자의 다른 졸고(拙稿) 〈치아연대기(齒牙年代記)〉에서 다루었으므로 참조하기 바란다.

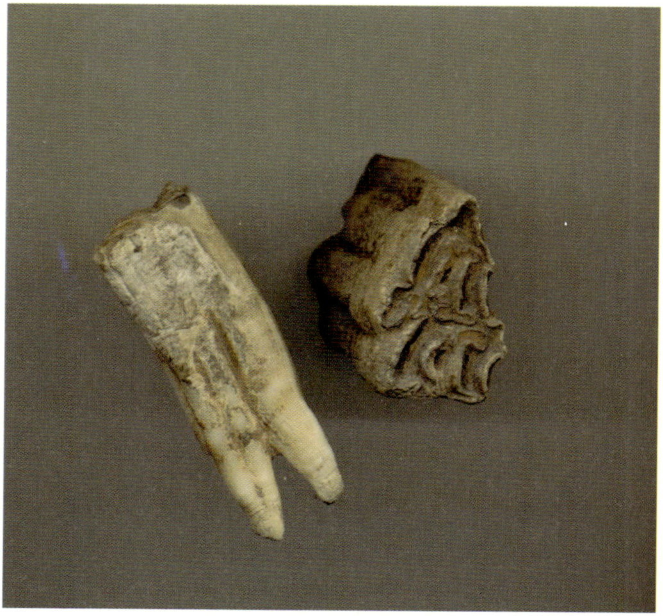

■ 사진 왼쪽은 말의 이빨, 오른쪽은 불명. 미국의 Bodhi Light International에서 소장하고 있는 불아와 형태적으로 유사함을 알 수 있다.

③ 포유동물의 이빨 화석

한의학에서 보면 용치(龍齒)라는 한약재가 있다. 이는 문화적인 의미에서 보면 갑골문자로 유명한 갑골(甲骨)과 유사한 한약재이다. 즉 갑골이 거북이 등껍질과 다른 동물의 뼈로, 여기에 새겨진 글자들이 갑골문자이다. 갑골문자가 처음 발견된 것은 갑골을 한약재로 사용하는 것에서 시작된다. 용치는 한약재로 쓰이는 포유동물의 이빨화석을 말한다. 때로는 공룡의 이빨화석도 용치라고 한다. 사전을 찾아보면 용치는 천만년 정도 이전의 포유동물 화석이라고 설명되어 있다.

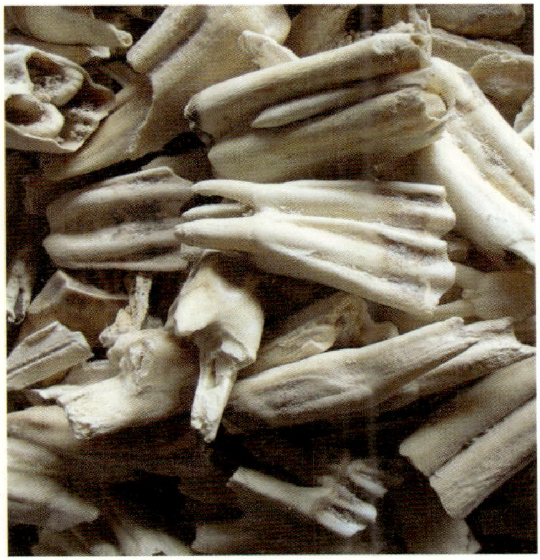

■ 용치(龍齒). 사진은 중국 한의학에서 말하는 용치이다. 한약 재료로 쓰인다. 공룡의 화석이나 화석화되어가는 큰 포유동물의 이빨이다. 색깔이 흰 것만이 불아와 다르다. 이를 백룡치(白龍齒)라고 한다. 그러나 불아와 같은 색을 띠는 용치도 많이 있다.

중국건강교육위생국에서 발행한 책자를 보면 용치에 대해 다음과 같은 설명이 곁들여 있다.

〈용치는 구치와 견치로 나눌 수 있다.[85] 냄새가 없으며 아무런 맛도 없다. 용치는 한약재로 사용할 때는 신경안정제로 쓰인다. 예를 들어 용치를 사용하는 용법으로는 용치 9g에 석창포(石菖蒲) 6g을 섞어서 쓴다.〉

---

85) 龙齿可分犬齿和臼齿，大小不等;犬齿呈圆锥形，先端略弯而尖 ; 臼齿呈圆柱形或方柱形亦稍弯曲，一端较细,有深浅不同的棱沟. 青龙牙为暗棕绿色，上有黄棕色条纹. 白龙牙为白色，无花纹,有棕色斑点，有的尚存珐琅质. 质坚硬，难砸碎，断面凹凸不平，微具吸湿性. 无臭,无味.

이 용치에 대해서 처음으로 언급한 한의학서는 신농본초경(神農本草經)[86]이라고 한다.

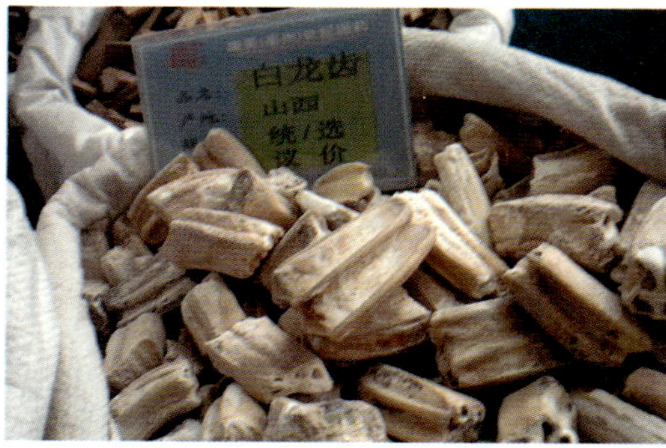

■ 용치의 한 종류인 산서성에서 나온 백룡치를 약재로 파는 장면.

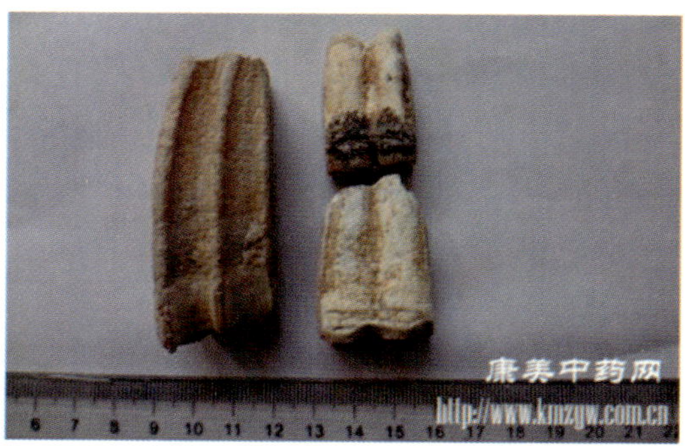

■ 크기를 알 수 있는 용치. 문헌에서 보는 불아의 크기와 유사하다.

86) 중국의 후한(後漢)에서 삼국시대 사이에 성립된 본초서(本草書)이다. 이후 양(梁)나라의 학자 도홍경(陶弘景)이 6세기 초에 교정(校訂)하여 《신농본초경》 3권으로 하고, 다시 주를 가하여 《신농본초경집주》 7권을 저술했다. 두산백과 참조.

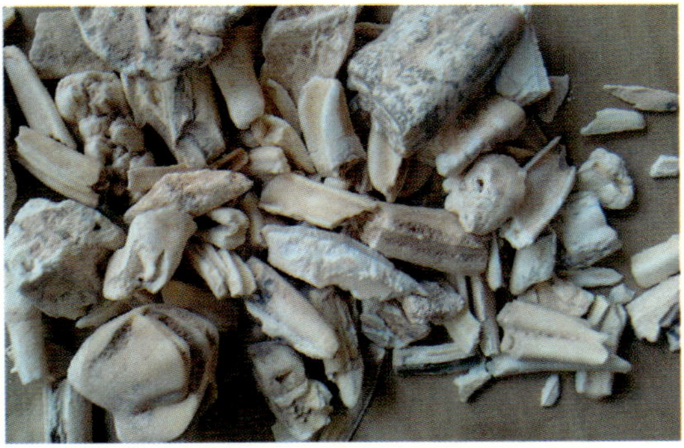

■ 판매를 위해 내놓은 백룡치. 주로 중국 중남부에서 산출된다. 사진은 영하(宁夏)산이다. 2012년 산출.

④ 기타 근원이 불분명한 이빨들

사실 동물이 다양한 만큼 그들이 가지는 이빨 역시 다양하다. 말과 유사한 동물로는 소, 양, 낙타 사슴, 순록 등 그 종을 헤아리기 어려울 정도이다. 아래 이빨들 역시 이들 동물 가운데 하나로 보인다.

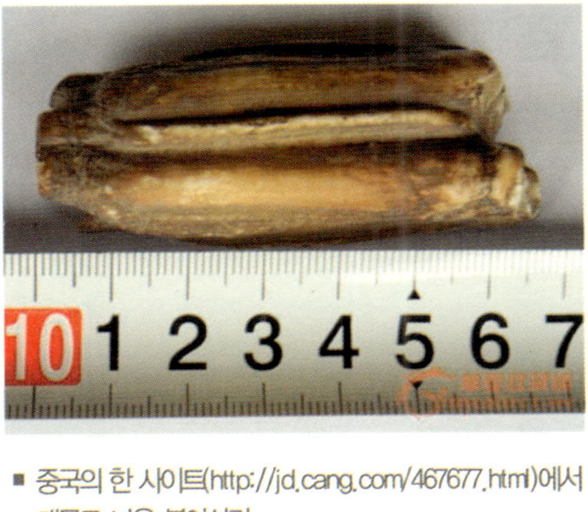

■ 중국의 한 사이트(http://jd.cang.com/467677.html)에서 매물로 나온 불아사리.

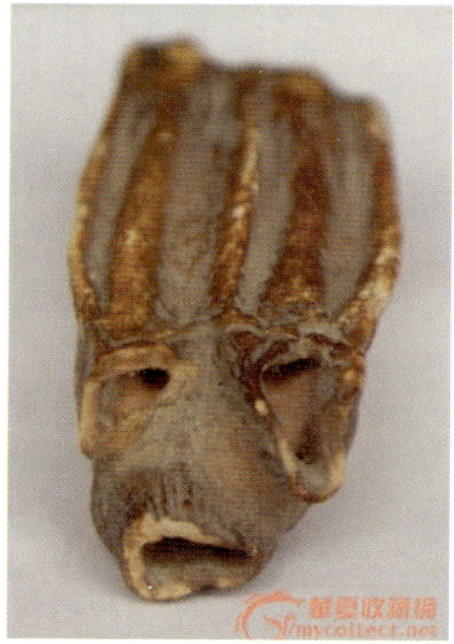

■ 매물로 나온 불아사리의 치근단 부위 사진. 세 개의 근관공이 뚜렷하게 보인다.

이상으로 몇 가지 실례를 통해 불아와 유사한 동물들의 이빨을 예로 들어보았다.

맺음말

사람들은 자신이 흠모하는 사람의 물건에 애착하는 경향이 있다. 물론 그 결과가 현저하게 상이하지만 이는 정신분석학적으로 페티시즘의 일종이라고 볼 수 있다. 인간인 치아탑을 쌓은 이유는 두 가지이다. 첫째 사람들은 비범한 인물을 추앙하고 기리고자 한다는 점이며, 두 번째 영원한 것을 원하기 때문이다. 그러나 인간의 육체란 영원한 것이 아니다. 그래서 사람들은 오랫동안 사라지지 않는 물건을 통해 대리만족을 얻으려 한다. 특히 그 대상이 추앙하는 인물의 안경이나 만년필 등 신변잡화라면 더욱 그렇다. 왜냐하면 그와 함께 생활했다는 의미가 곁들여지기 때문이다. 모차르트의 만년필이 물질적으로는 어떤 가치를 가지고 있겠는가. 그러나 인간들은 '모차르트의 만년필'이라는 점만으로도 깊은 애착을 느낀다. 그런데 인간의 편벽스러움은 이쯤해서 멈추려 들지 않는다. 한때 잠시 모차르트가 머물렀던 숙소에서 누군가 장식품으로 만들어 놓은, 길이가 50㎝되는 모차르트 시대의 만년필 하나를 발견하고는 이것이 모차르트 만년필이라고 열광하는 것이다.

그의 생활용품에서도 그러한데, 그의 몸 일부분 중 오랜 시간을 같이 할 수 있는 것이라면 어떻겠는가? 치아는 이를 만족하게 하는 좋은 대상이다. 즉 기리고자 하는 위인의 치아. 치아란 인간의 경조직 가운데서 가장 경도가 크다. 불아는 경배의 대상을 넘어 언제부터인가 기원의 대상이 되었다는 의미이다. 즉 그 추앙의 정도가 종교성을 띠어 일종의 기원 대상이 되어 어떤 힘까지 발휘하기를 기대하는 것이다.

앞에서 말한 것처럼 불아사리는 오직 두 과만이 전하는 것으로 알려져 있다. 그런데 왜 이렇게 많은 불아사리가 현존하고 있는 것일까에 대해 생각하는 것은 지극히 당연한 일이다. 물론 종교적인 성물에 대해서 과학적인 잣대를 들이대는 것은 어떤 면에서는 현명한 일이 아닐 수 있다. 어떤 사람들은 불아가 숫자적으로 증식을 하거나 성장을 한다고 주장하기도 한다. 이러한 이유 때문에 어떤 사람들은 더욱더 열광한다. 하지만 때로 믿음이 더 지고지순해지기 위해서는 그것이 합리적이고 이성적이어야 할 필요성이 있다.

새삼 '종교가 없는 과학은 불완전하며, 과학이 없는 종교는 맹목적이다'[87]라는 말이 떠오른다. 한때는 과학이 종교의 자리를 위협한다고 생각했지만, 이제

87) 아인슈타인(Albert Einstein)의 말이다.

는 올바른 믿음을 위해서는 과학이 필요한 세상이 되지는 않았을까? 사족이지만 불아의 모순성에도 불구하고 석가모니와 선사들이 걸었던 깨달음의 길을 흠모한다. 오히려 선사들의 대부분은 불아에 연연하지 않았음을 알고, 더욱 그들이 걸었던 구도의 길을 흠모한다.

지리산 쌍계사에 가면 부휴선사(浮休禪師, 1543~1615)의 치아탑이 있다. 부휴선사의 열반송(涅槃頌)을 소개하며 이 글을 마무리하고자 한다.

칠십여 년을 꿈과 같은 바다에서 노니다가
오늘 아침 이 몸 벗고 근원으로 돌아가네.
애시 아무것도 없는데
어찌 보리[88] 생사가 따로 있으리.

七十餘年遊幻海(칠십여년유환해)
今朝脫却返初源(금조탈각반초원)
廓然空寂本無物(곽연공적본무물)
何有菩提生死根(하유보리생사근)

그런데 무엇 때문이었을까? 선사는 스스로 아무 것도 남길 것이 없다고 하였으나 사람들은 부휴선사의 치아를 남겨놓았다. 그래도 평범한 인간의 치아와 차별성을 두기 위해 크고 우람해 보이는 우마(牛馬)의 이빨을 가져다 놓고 선사의 치아라고 하지 않았으니 그것만으로 그친 것이 다행이면 다행이랄까.

---

88) 깨달음.

치아에 대한 단상

치아와 분노

1. 절치부심(切齒腐心)

第18대 대통령 선거 전의 일이다. 한 신문을 보니 '박00 후보 지난 5년 동안 절치부심(切齒腐心) 공부. 이제는 자랑할 시기. 새누리당 김00 총괄선대본부장은 박00 대선 후보가 'TV 토론에 소극적'이라는 지적을 의식한 듯, 박 후보가 '토론 강자(强者)'임을 강조하고 나섰다'라는 기사가 눈에 띄었다. 절치부심이라는 말이 여기에 가당키나 한가 싶어 한동안 실소를 금치 못했다.

예컨대, 분노를 나타내는 말에 치아가 포함되는 경우가 많다. 이는 비단 우리나라뿐만 아니라 세계 각국에 공통되는 현상으로, 인간이 분노를 느낄 때 표출되는 방식이 거의 비슷하기 때문이다. 그 원형이 될 만한 표현이 '이를 갈다'이다. 이 표현에 대해서 중국에서는 절치(切齒)로 '이를 끊다'라고 표현하며 일본에서는 '이를 물다' 또는 중국과 마찬가지로 '이를 끊다'라고 표현한다. 영어로는 'Gnash one's Teeth'라는 단어를 사용하는데, '분하게 여기다'라는 의미가 된다. 모두 치아를 포함하여 '분하다'는 관용구를 만든다.

한자성구 중에 절치부심(切齒腐心), 절치액완(切齒扼腕)이라는 말이 있다. 직역하면 '이가 끊어지고 마음이 썩다', '이를 끊고 팔을 걷어붙이며 벼르다'라는 의미이다. 여기서 절치(切齒)란 이를 가는 것을 의미한다. 사실 '절(切)'이란 한자어에는 '갈다'라는 의미가 없고, 단지 우리나라 언어에 적합한 말로 의역해서 사용한 것이라고 볼 수 있다. 사실은 절치부심(切齒腐心)의 절(切)은 '부러뜨리다'로, '갈다'보다 더 원초적이다.

더 원초적인 것을 보여주는 일화를 절치부심(切齒腐心)의 고사를 통해서 보면 쉬이 납득이 갈만하다. 출전은 사마천의 사기 자객(刺客)열전이다.

중원대륙을 최초로 통일한 국가는 진(秦)나라이다. 그리고 최초로 황제라는 칭호를 사용한 이가 바로 진나라의 시황제이다. 춘추전국시대의 막을 내리게 하고, 중국을 통일했으나 시황제는 잔혹무도하기가 이를 데 없어 그 아들 대를 넘기지 못하고 멸망했다. 잔혹한 황제의 목숨을 노리는 적들은 수도 없이 많았다. 연(燕)나라 태자 단(丹)도 그 무리 중 한 사람이다. 태자 단(丹)은 어릴 적 진시황과 친한 사이였다. 진시황이 진나라의 태자로 책봉되었을 때 진나라는 이웃 조나라에 비해 아직 미약한 나라였다. 당시 진시황은 태자 정(政)으로 불렸다. 이 태자 정(政)이 조나라로 볼모로 붙들려와 있었는데 이때 연(燕)나라 태자 단(丹)이 그를 동생처럼 돌봐주었다. 그런데 시대는 춘추전국시대, 세월이 흘러 이제는 태자 단(丹)이 진나라의 볼모로 가야하는 처지가 되었다. 진나라에 간 태자 단(丹)은 기대와는 달리 진나라에서 태자 정(政)에게 가혹한 처우를 받았다. 그는 이때부터 태자 정(政)을 암살하고야 말겠다는 계획을 세웠다. 그 후 태자 단(丹)은 연나라로 돌아오고 난 다음 자객을 물색했다. 당시 자객 중에 형가(荊軻)라는 자객에 대한 명성이 자자했다. 그러나 단(丹)은 그를 만나보고 명성만 못하다고 판단해 전광(田光)이라는 자객을 구했다. 전광 역시 뛰어난 자객임에는 틀림없었다.

그런데 인간의 운명이란 참으로 아이러니한 것. 단(丹)이 계획을 말하자 모든 면에서 형가가 자신보다 더 뛰어나다는 것을 알고 있었던 전광은 태자 단(丹)에게 형가를 추천했다. 그리고 전광은 형가에게 태자 단(丹)의 계획을 말하고 기밀을 지키기 위해 스스로 목숨을 끊었다. 그의 자살은 기밀 유지만이 목적이 아니라 형가에게 일의 중대함을 느끼게 하기 위한 것이기도 했다. 한편으로는 이 일이 누설되면 일족뿐만 아니라 그와 일면식이라도 있는 사람은 모두 처참하게 살육당할 것을 알고 있기 때문이기도 했다.

전광이 그렇게까지 하자 태자 단은 형가를 만나지 않을 수 없었다. 태자 단이 형가를 만나자 형가는 스스로를 평가하면서 자신은 전광보다 나은 점이 하나도 없다고 하면서 머리를 조아리며 사양했다. 그러자 태자 단 역시 머리를 조아리며 자신의 부탁을 들어줄 것을 말하자 형가는 마침내 진시황을 암살할 것을 결심했다.

이때 연나라에는 진나라의 장군 번어기(樊於期)가 망명객으로 있었다. 그는 진시황의 폭정을 비판하다가 미움을 사 연나라로 도망가 있었다.

형가는 곧 번어기를 찾아가 말했다.

"번장군의 부모와 형제 그리고 자식들은 하나도 빼놓지 않고 모두 진시황에게 죽음을 당했습니다. 그러고도 모자라 진시황은 날로 횡포해져가는 상황입니다."

형가의 말이 채 끝나기도 전에 번어기가 두 뺨에 눈물을 주르르 흘리며 말했다.

"차마 그 일을 생각하면 가슴이 미어지나 아무리 생각해봐도 어찌할 방법이 없으니 안타까울 뿐이오."

그러자 형가가 이를 놓치지 않고 말했다.

“듣자하니 진나라에서 번장군의 목에 금 일천 근과 일만 가호의 고을을 내걸고 있다 합니다. 바라건대 우리가 번장군의 목을 얻어 진시황에게 바치면 진시황은 반드시 기뻐 저를 만날 것입니다. 이때 제가 왼손으로는 진시황의 옷깃을 잡고, 오른손으로 그의 가슴을 찌른다면 장군의 불구대천의 원수도 갚고, 우리 연나라의 모욕도 씻을 수 있을 것입니다.”

이 말을 들은 번어기는 형가의 능력을 믿고 있었던 터라,

“이는 내가 밤낮으로 절치부심(切齒腐心)하고 있던 터이오”라고 말하고 스스로 목을 쳐 죽었다. 형가는 곧 번어기의 목을 베어 들고 진나라로 향했다.

운명과 그에 대항하려는 인간의 결연한 의지에 대해 다시 한 번 생각하게 하는 처연하고 비장한 고사이다.

절치부심(切齒腐心)을 사전에서 찾아보면 ‘몹시 분하여 이를 갈며 마음을 썩임’이라고 정의되어 있다. 그러나 위의 번어기의 고사에서 보듯이 절치부심이란 단어 안에는 분함만이 내재되어 있는 것이 아니다. 번어기가 느끼듯이 도저히 항거할 수 없는 거대한 힘에 대하여 억울해도 어쩔 수 없이 분노를 삭일 수밖에 없는 상황을 설명하고 있다.

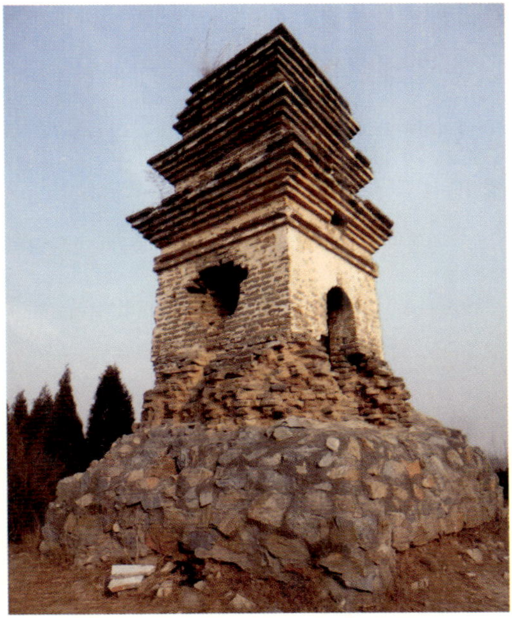

■ 번어기의 죽음을 기리는 혈산좌령탑(血山座灵塔). 하북성 바오딩시에 있다. 번어기가 죽은 후 이 산이 피로 물들었다고 하여 여기에 탑을 세우고 그를 위로했으며, 그 후 사람들이 이 산을 혈산(血山)이라 불렀다.

2. 이를 갈다

이 처연한 절치부심(切齒腐心)에 비해 우리나라의 '이를 갈다'의 분함에는 애교가 어려 있다고 할 정도이다. 예를 들어 우리나라 속담 가운데 '송곳니가 방석니가 된다'라는 말이 있다. 방석니란 잘 쓰이지는 않지만 엄연히 표준어인데, 방석니란 단어의 어감에서 연상되듯이 닳은 상태의 치아를 의미하며, 정확하게는 제1소구치를 말한다. 우선 송곳은 뾰족하고, 방석은 넓고, 펑퍼짐한 것을 연상시킨다. 이를 치아에 적용한 것을 보면 그 조어 방법의 자연스러움에 옛사람들의 순수한 사고가 오히려 기교를 중시하는 현대인들의 조어 방법보다도 우수한 것 같다. 이 속담의 의미는 뾰족한 송곳니가 납작하게 닳도록 이를 몹시 간다는 뜻으로, 몹시 원통함을 비유적으로 이르는 말이다.

그런데 '이를 갈다'는 이런 의미를 가지지만 '이가 갈리다' 또는 '치를 떨다'라는 표현도 재미있다. 우선 '이를 갈다'는 분하게 여겨 복수를 다짐하는 의미가 함축되어 있는 것이 특징이다. 그런데 '이가 갈리다'는 '그때 일만 생각하면 이가 갈린다'처럼 과거 경험에 대한 분함의 표현이다. '이를 갈다'는 다양한 정보가 포함되어 있다. 우선 과거에 대한 현재의 감정이다. 그리고 미래에 '어떻게 할 것 인가'하는 의지가 들어 있다. 즉 이 표현에는 과거와 현재 그리고 화자의 미래에 대한 감정이 포함되어 있다. 또 재미있는 것은 '치를 떨다'는 한자어와 순우리말이 혼용되어 있는데 '이를 갈다'와 거의 같은 의미이다.

한편 '이를 악물다'라는 표현은 '이를 갈다'보다 좀 더 행위에 중점을 둔 표현으로 "많은 노력을 하다"라는 의미가 된다. '이를 악물다'는 이를 깨물다, 이를 물다, 이를 사리물다 등의 표현으로도 쓰이는데 '힘에 겨운 곤란이나 난관을 헤쳐 나가려고 비상한 결심을 하다' 또는 '매우 어렵거나 힘든 상황을 애써 견디거나 꾹 참다'라는 의미가 함축되어 있다. 이 역시 영어나 중국어, 일본어에도 같은 표현이 있다. 영어로는 'Clench[set, grit] one's teeth'라고 표현하며 의미는 우리나라와 같다. 어떤 행위가 상이한 문화권에서도 같은 의미로 통용되는 것으로 추찰하건대, 이를 악무는 행위는 결국 생물학적으로 판단할 수 있을 것이다. 즉 사람이라는 동물은 뭔가를 결

심하거나 독한 마음을 먹을 때 치아를 굳게 물게 된다는 특징이다. 이를 악무는 표현을 일본에서는 직역해도 똑같은 표현되는 '하오가미시메루(歯を噛み締める)'라고 한다.

'강한 의지를 표현할 때 인간은 생물학적인 특징으로 이를 악문다'는 것은 최근 치과학에서 리서치한 결과들이 증명하고 있다. 즉 이를 악물거나 이를 가는 행위는 운동 시 힘을 발산하는 효과를 가진다. 특히 근력을 요하는 운동에서는 치아를 지키기 위해 많은 노력을 기울인다.

위에서 보듯 이를 갈다, 이를 악물다 등의 표현은 행위자의 강한 의지가 내재되어 있다. 그러나 이를 갈더라도 행위자의 의지가 전혀 없는 경우가 있는데 이것이 바로 이갈이(Bruxism)이다. 이갈이는 주로 밤에 잠을 자는 동안 하는데 원인에 대한 의견이 다양하다. 심리적으로는 불안과 스트레스가 이갈이와 관련이 있다고 본다. 연구에 따르면 이를 가는 사람은 일반적으로 이를 갈지 않는 사람보다 더 많은 일상의 스트레스를 경험한다고 한다. 또 약물 복용, 유전적 소인, 중추신경계 장애 등이 이갈이의 원인 요소로 여겨지고 있으나 이러한 원인에 의한 이갈이는 매우 드문 편이다.

위에 덧붙여서 한국의 사설시조에서 보면 우리의 이갈림은 다소 인간적이다.

물운천지에 살기가 좋아서 내가 살러 왔더니
사절치기 강냉이만 먹다가 어금니가 덜컥 빠졌네.
영월평창이 제 아무리 좋아도 딸 주지 말아요.
강냉이밥 사절치기에 생니가 박박 갈려요.

사절치기란 옥수수 한 알을 네 개로 만들어 강냉이밥을 지었다고 해서 나온 말이다. 옥수수 한 알을 네 개로 나누어 먹어야 했던 시절이 있었을까마는 그만큼 궁핍했던 시절이 있었다. 고생고생 생고생도 이만한 고생이란 없다. 그래서 '생니가 박박 갈린다'라고 표현하고 있다.

절치부심(切齒腐心)의 처연한 고사를 남기고 죽은 번어기의 죽음에도 형가의 암살 계획은 수포로 돌아갔다. 형가는 진시황의 목전에서 사지가 찢어지고 결국 천하는 진시황에게 돌아갔다. 진시황의 폭정에 항거하다 멸문지화를 당하고 자신도 처연한 죽음을 택한 번어기의 고사나, 그리 멀지 않은 과거에 독재 권력에 항거하다 죽어나간 우리 이웃들의 삶 속에는 절치부심하는 마음이 들어 있다. 역사의 아이러니인가? 박근혜 후보의 절치부심하는 기사가 나간 뒤 며칠 후, 한 신문에 다음과 같은 기사가 실렸다.

〈장준하 선생 사인규명 공동조사위원회는 5일 오전 경기 파주시 탄현면 장준하 공원 내 묘역에서 故 장준하 선생의 사인을 밝히기 위한 개묘 행사를 가졌다. 그런데 유골이지만 고(故) 장준하 선생이 **이를 악물고** 있는 모습이 마음을 아프게 한다.〉

이제는 이(齒)를 부러뜨리고 이(齒)를 가는 아픔으로 억울하고 분한 마음을 달래던 사람들의 사연도 세월이 지나면서 작은 이야깃거리에 지나지 않게 돼버렸다. 게다가 이런 절치부심의 마음도 흉포한 권력 앞에서는 무력할 수밖에 없다는 것을 번어기의 고사를 통해서 돌아보니 마음이 쓸쓸할 뿐이다. 어찌 이것뿐이겠는가. 폭정의 최대 수혜자인 한 사람은 한갓 TV 토론을 위해 절치부심했다고 하니 주객(主客)이 전도(顚倒)되어도 이만저만한 일이 아닌 것 같다.

제7장 치아와 나이

조선 초기의 문신 서거정(徐居正, 1420~1488년)의 시 중에는 다음과 같은 두 편의 시가 있다.[1)]

나는 이미 십 년 동안 고질을 안고 살거니
어찌 일찍이 만사를 입에 올린 적 있던가
듣건대 유여가 지금 이를 부러뜨렸다 하니
이웃집 누가 북 던질 줄을 알았단 말인가.[2)]

十年吾已抱沈痾(십년오이포침아)
萬事何曾掛頰牙(만사하증괘협아)

---

1) 한국고전번역원. 임정기 (역). 2006에서 참조. 〈聞許掌令患齒. 以鐵如意碎去. 戲贈 허장령(許掌令)이 치통(齒痛)을 앓다가 철여의(鐵如意)로 부수어 빼버렸다는 말을 듣고 장난삼아 주다〉라는 부제가 붙어 있다.

2) 원주-유여(幼輿)는 진(晉)나라 때 문신(文臣) 사곤(謝鯤)의 자인데, 그의 이웃집 고씨(高氏)의 딸이 미색(美色)이 있었으므로, 그가 일찍이 그 처녀를 건드렸다가 그 처녀가 북을 던져서 그의 이빨 두 개를 부러뜨렸던 고사에서 온 말이다.

聞說幼輿今折齒(문설유여금절치)
鄰家何物解投梭(인가하물해투사)

젊은 시절엔 치아가 칼날보다 더 예리하여
단단한 걸 씹어 삼켜도 소화를 잘 시켰지만
이제는 틈 생기고 빠지는 걸 부끄러워 마소
나도 또한 창려같이 치아가 흔들린다네.[3)]

少日齒牙利勝刀(소일치아리승도)
嚼呑堅硬也能消(작탄견경야능소)
如今豁落君休恥(여금활락군휴치)
我似昌黎亦動搖(아사창려역동요)

위 시에서 보듯이 사람은 나이가 들면 누구나 치아로 고생하게 된다. 그래서 '젊은 시절에는 칼날보다 예리했건만'이라고 노래한다. 나이가 들면 몸의 변화는 여러 가지로 나타난다. 그 중에서 치아의 변화는 노(老)뿐만이 아니라 쇠(衰), 즉 나약해짐을 의미한다. 그래서 치아는 곧 나이를 의미한다. 치아가 나이를 의미하는 말 가운데 연치(年齒)라는 말이 있다. 예전에는 '나이'라는 말에 대한 높임말로 곧잘 쓰이던 말이다. 연령(年齡)의 나이 령(齡) 자를 보면 의미요소인 치

3) 원주-창려(昌黎)는 창려 백(昌黎伯)에 봉해진 한유(韓愈)를 지칭한 것으로, 한유의 제십이랑문(祭十二郎文)에 "나는 나이 사십도 되기 전에 시력은 흐릿하고, 머리털은 희끗희끗하고, 치아는 흔들린다(吾年未四十 而視茫茫 而髮蒼蒼 而齒牙動搖)"라고 한 데서 온 말이다.

(齒) 자가 들어 있다. 우측의 령(令) 자는 발음요소이다. 치(齒) 자 하나만으로도 '이 치'라고도 하지만 '늘어설 치' 또는 '나이 치'라고도 읽는다. 또 치(齒) 자가 들어간 단어로는 오늘날은 잘 쓰이지 않지만 치장(齒長)과 상치(尙齒)라는 단어가 있다. 치장(齒長)은 '노인'이라는 의미로 쓰이며, 상치(尙齒)는 '나이 많이 먹은 사람을 위하는 일' 또는 '노인을 존경하는 일'을 의미한다.

치아가 나이나 연령을 의미하는 단어로 사용된 데는 이유가 있다. 치아의 변화는 나무의 나이테처럼 인체 변화 중에서 객관적이고 동시에 뚜렷한 증표를 형성하기 때문이다. 나이를 나타내는 말에는 치아뿐만이 아니다. 머리카락 역시 나이를 나타내는 말로 빈번하게 사용된다. 또 이러한 연장선에서 머리카락은 사회적 나이를 나타내는 도구로 사용되기도 했다. 예를 들어 더벅머리는 총각, 머리를 딴 것은 아동, 상투를 틀어 올린 것은 결혼했다는 의미이다. 한문에서 치년(齒年), 서발(序髮)은 나이의 다른 이름이기도 하다. 사자성어 가운데 두동치활(頭童齒豁)은 머리가 벗겨지고, 이가 빠진 늙은 나이를 의미하는데 여기서도 치아와 머리가 나이를 대신한다. 활(豁)이라는 문자는 치아가 빠진 맨 잇몸을 나타낸다.

이 장에서는 선인들의 삶과 글 속에서 비친 치아와 나이의 관계를 살펴보기로 하자.

1. 한유의 낙치사(落齒詞)

치아나 머리카락이 나이를 나타내는 단어이긴 하지만 머리카락은 치아와 달리 은유적이다. 그 차이는 노화 현상 차이에서 기인한다. 예를 들어 검은 머리가 하얗게 변하는 현상은 서서히 그리고 오랫동안 진행된다. 그러나 치아의 노화란 치아를 사용할 수 없게 됨, 즉 치아의 탈락을 의미한다. 다른 말로 표현하면 머리카락이 하얗게 되는 것은 늙어가고 있다는 현상을 의미하지만 치아가 빠졌다는 것은 늙음의 결과이기 때문이다. 사람에게 시력이나 머리카락처럼 변하기는 해도 그나마 육체에 붙어 있는 것들에 비해 육체에서 아예 떨어져 나가는 치아는 다르다. 그것은 단적으로 말하면 생존력 상실을 의미한다. 그래서 치아가 빠지게 되는 변화는 '젊음도 지나는구나'라는 서글픔을 넘어선 또 다른 무엇인가를 느끼게 하는 변화이다. 또 다른 무엇 가운데 하나는 '죽음'이다. 그래서 옛사람은 이것을 시로 써서 자신을 달래곤 했다.

낙치(落齒)

한유(韓愈, 768~824)

작년에는 어금니가 하나 빠지더니 / 去年落一牙(거년낙일아)
올해는 앞니가 하나 빠지는구나. / 今年落一齒(금년낙일치)
어느새 예닐곱 개가 빠졌는데 / 俄然落六七(아연낙육칠)
빠지는 게 멈추기는커녕 / 落勢殊未已(낙세수미이)
남아 있는 것들마저도 흔들거린다. / 餘存皆動搖(여존개동요)

그러다 다 빠지고 난 다음에야 멈추겠지. / 盡落應始止(진락응시지)

생각해보건데 처음엔 하나가 빠질 때만해도 / 憶初落一時(억초낙일시)

부끄러운 생각이 들곤 하였는데 / 但念豁可恥(단념활가치)

서너개의 치아가 빠지고 보니 / 及至落二三(급지낙이삼)

비로소 쇠약함이란 죽음에 가까워지는 것이니 / 始憂衰即死(시우쇠즉사)

하나하나가 치아가 빠질 때면 / 每一將落時(매일장낙시)

두려움이 내 몸에 감돈다. / 懍懍恆在己(름름긍재기)

\- 후략 -

한유(韓愈, 768~824)는 당송팔대가 중 한 사람으로 퇴고(推敲)라는 고사로 잘 알려진 만당(晩唐)의 시인이자 사상가이다. 그런 그도 치아가 빠지는 자신의 모습을 바라보면서 우수와 불안에 깃든 어조로 이렇게 읊고 있다. 한유는 치주질환을 앓았던 것으로 보인다. 한유가 이 시를 지을 때는 겨우 36세였다고 한다. 예전에 어른들이 말씀하시길, 50세이면 노인이라는 말이 빈말은 아닌 것 같다.

사람의 노화 가운데 치아의 노화는 다른 노화에 비해서 충격이 강렬하다. 곧 늙어서 치아가 빠지는 것은 늙어 가는 서글픔을 가장 절실하게 느끼게 하는 노화이다. 변해가는 자신의 서글픈 모습을 한유는 이렇게 글로써나마 달랬다.

2. 두보의 춘망(春望)

치아에 비해 머리카락의 노화로 나타나는 변화는 앞에서 말한 것처럼 직설적이지 않다. 치아가 단어로 나이를 나타내는 경우가 많지만, 머리카락은 문장으로써 늙음을 나타내는 경우가 많다.

머리는 벌써 실처럼 희어지고 치아는 흔들리는데
등잔불 향은 다하고 밤은 깊어만 가누나.

髮已成絲齒半搖(발이성사치반요)
燈殘香燼夜迢迢(등잔향신야초초)

위 시는 다른 장에서도 언급되는 육유(陸游)의 청우(聽雨)라는 시의 일부이다. 육유는 자신의 늙어가는 것을 흰 머리와 치아의 노화로 표현했다. '등불의 향도 다하고 밤이 깊어가는 것' 역시 앞 연의 반복으로도 해석할 수 있다.

춘망(春望)

두보(杜甫, 712~770)

나라는 망하였으나 산과 강은 남아 있고
성 안에 찾아온 봄, 풀과 나무만이 무성하구나.
시절을 느껴보니 꽃이 나의 눈물을 뿌리게 하고
이별하였음을 슬퍼하니 새가 나의 마음을 놀라게 하누나.

봉화가 연이어 삼 개월을 이으니
집에서 오는 편지는 만금보다 비싸구나.
흰 머리를 긁으니 또 짧아지고
어리석은 욕심이지만 비녀를 꽂지 못하겠네.

國破山河在(국파산하재)
城春草木深(성춘초목심)
感時花濺淚(감시화천루)
恨別鳥驚心(한별조경심)
烽火連三月(봉화연삼월)
家書抵萬金(가서저만금)
白頭搔更短(백두소갱단)
渾欲不勝簪(혼욕불승잠)

명불허전이라는 말이 있다. 젊었을 때는 이백을 흠모했으나 나이가 드니 두보의 시를 읽으면서 이 말을 통감한다. 두보의 춘망(春望)이라는 오언율시는 누구나가 한 번쯤은 읽어봤음직한 한시(漢詩)이다.

첫 구는 후세에 많은 사람들이 모방한 구절이다. 고려 말 시인 길재(吉再)의 '산천은 의구하되 인걸은 간데없다' 또는 이은상 시에 홍난파가 곡을 쓴 가곡 〈옛 동산에 올라〉 가운데 첫 구절 '내 놀던 옛 동산에 오늘 와 다시 서니 산천 의구란 말 옛 시인의 허사로고' 역시 두보에서 출발한 표현이라고 할 수 있다. 이 시는 두보가 45세 때(757년) 지은 시이다.

여기서 첫 구, '나라는 망했어도 산하(山河)는 여전하다'라는 표현에서 '나라'는 자신의 '몸'이요, '산천'은 자신의 '마음'이라고도 해석될 수 있으니 대시인의 표현에 경의를 표할 뿐이다.

다만 후세 사람들이 이 시를 '우국(憂國)과 애수(哀愁)'라는 키워드로만 해석하곤 했으나 난센스다. 후술하는 시인 육유(陸游)에 대한 부분에서도 말하겠지만 우국(憂國)이란 권력자들이 만들어낸 허상일 뿐이다.

흰 머리를 긁으니 또 짧아지고 / 白頭搔更短(백두소갱단)
(남은 머리를) 다 모아도 비녀를 꽂지 못하겠네. / 渾欲不勝簪(혼욕불승잠)

위 시에서 보듯이 머리란 나이를 의미한다. 그것도 머리는 시적(詩的)인 나이를 표현하는 데 적격이다. 齒髮新(치발신)이라는 말이 있다. 치아와 모발이 새롭다. 즉 나이가 젊다는 뜻이다. 이 역시 두보의 시 가운데 나오는 구절이다.

치아가 빠지는 것은 노화를 가장 적나라하게 보여주는 인체의 변화이다. 그리고 이 적나라한 변화에 대해서 옛사람들은 궁극적으로는 이 변화를 수용하는 자세를 보인다. 그러나 머리카락의 변화에 대해서는 다소 우수에 깃든 모습을 띠기도 하고, 때로는 이에 대해 반항적인 모습을 보이기도 한다. 검은 머리가 하얗게 되는 것은 젊음에 대한 상대개념으로 파악되는 것이고, 치아의 탈락은 생명에 대한 상대개념으로 파악되는 것이라 생각할 수가 있다. 그래서 치아가 빠지는 꿈은 누군가가 죽는다는 것을 상징하는 것으로 이어지는 것이다.

3. 정약용의 늙음의 즐거움

머리가 쇠는 것은 늙음을 의미하며 그 늙음이 쌓이고 쌓여 죽음에 이른다. 늙음이 쌓이고 쌓인 끝에 오는 치아 탈락은 늙음을 의미하는 것이 아니라 삶의 너머를 의미한다. 사람은 늙음에는 반항적일 수 있으나 죽음에는 결코 반항적일 수 없다. 모든 인간의 불가항력적인 숙명. 늙기는 더디게 늙는다 하더라도 죽음은 거스를 수 없는 자연의 섭리이다.

몇몇 혁명가나 냉철한 사상가와는 달리 대부분의 인간은 죽음 앞에서 종교적이 된다. 한유는 냉철하고 두보는 감성적이다. 한유의 사상이 이성적이고 냉철함이 특징이라면, 두보의 사상은 애수적이며 회고적이다. 다산은 한유와 두보의 중간적인 성품을 가졌다. 한유의 유학이 이성적이고 냉철함에 치우쳐 있다면 다산은 종교적이다. 다산은 오히려 한유보다 한 세대 이전의 문호인 백낙천에 가깝다. 그래서 그는 백낙천의 시를 읽고 다음과 같은 시를 지었다.

송파수작(松坡酬酢) 2

정약용(丁若鏞, 1762~1836)

늙은이의 한 가지 유쾌한 일은 / 老人一快事(노인일쾌사)
치아 없는 게 또한 그 다음이라 / 齒豁抑其次(치활억기차)
절반만 빠지면 참으로 고통스럽고 / 半落誠可苦(발락성가고)
완전히 없어야 마음이 편안하네. / 全空乃得意(전공내득의)
한창 움직여 흔들릴 적에는 / 方其動搖時(방기동요시)

가시로 찌른 듯 매우 시고 아파서 / 酸痛劇芒刺(산통극망자)
침 놓고 뜸질해도 끝내 효험은 없고, / 鍼灸意無靈(침구의무령)
쑤시다가는 때로 눈물이 났었는데 / 鑽鑿時出淚(찬착시출루)
이제는 걱정거리 전혀 없어 / 如今百不憂(여금백불우)
밤새도록 잠을 편안히 잔다네. / 穩帖終宵睡(온첩종소수)
다만 가시와 뼈만 제거하면은 / 但去鯁與骨(단거경여골)
어육도 꺼릴 것 없이 잘 먹는데 / 魚肉無攸忌(어육무유기)
잘게 썬 것만 삼킬 뿐 아니라, / 不唯呑細聶(불유탄세섭)
큰 고깃점도 능란히 삼키거니와 / 兼能吸大胾(겸능흡대자)
위아래 잇몸 이미 굳은 지 오래라 / 兩齶久已堅(양악구이견)
제법 고기를 부드럽게 끊을 수 있으니 / 頗能截柔膩(파능절유니)
그리하여 치아가 없는 것 때문에 / 不以無齒故(불이무치고)
쓸쓸히 먹고픈 걸 끊지 않는다오. / 悄然絶所嗜(초연절소기)
다만 턱이 위아래로 크게 움직여 / 山雷乃兩動(산뢰내양동)
씹는 모양이 약간 부끄러울 뿐일세. / 嗑嗑差可愧(합합차가괴)
이제부터는 사람의 질병 이름이 / 自今人病名(자금인병명)
사백 네 가지가 다 안 되리니 / 不滿四百四(불만사백사)
유쾌하도다 의서 가운데에서 / 快哉醫書中(쾌재의서중)
치통이란 글자는 빼 버려야겠네. / 句去齒痛字(구거치통자)

위 시는 앞에서도 일부 소개한 시로 송파수작이라는 제호(題號)가 붙은 연시(聯詩) 가운데 하나이다. 송파수작이란 '소나무 언덕에서 서로에게 술을 권하며'

라는 정도의 풀이가 될 것이다. 다산은 이 시를 짓기에 앞서 '노인의 한 가지 즐거운 일에 관한 시 여섯 수를 백향산(白香山)의 시체를 본받아 짓다(老人一快事六首效香山體)'라고 부연하고 있다. 향산(白香山)이란 당의 백거이(白居易, 772~846)를 말한다.

정약용은 한유와 달리 종교와 가깝다. 그는 일찍이 천주교의 영향을 강하게 받은 사람이다. 한유는 문장가이기 이전에 불교를 배척하고 중국에 유교를 확립시킨 사상가로서 유명하다. 그는 사상분야에서 유가의 사상을 존중하고 도교·불교를 배격하였으며, 송대 이후 성리학의 선구자가 되었다. 그러나 다산은 장자(莊子)의 생사관을 수용한다.

'하늘은 인간에게 죽음을 주어 편안히 쉬게 한다'라고 말한 것은 장자이다. 정약용에게도 이러한 장자의 사상이 흐르고 있다. 정약용은 인간의 늙음의 너머를 수용한다.

4. 김창흡과 윤후의 늙음이 미학

치아의 탈락은 인간의 오욕 가운데 하나를 잃게 만든다. 자신의 선택이 아닌 세월의 무게에 의해. 그러나 정약용은 오욕으로부터 자유로워지고자 노래한다. 그래서 선비 김창흡은 치아가 빠지고 난 다음에야 비로소 늙음의 미학을 발견한다.[4)]

내 나이 예순여섯 살이 되던 해, 갑자기 앞니 하나가 빠졌다. 그러자 입술도 일그러지고, 말도 새고, 얼굴까지도 한쪽으로 삐뚤어진 것 같았다. 거울에 얼굴을 비춰보니 놀랍게도 딴 사람을 보는 것 같아 눈물이 나려 한다.

그렇게 한참을 바라보았다. 그리고 다시 곰곰이 생각해 보니, 사람이 이 세상에 태어나고부터 늙은이가 되는 동안에 참으로 많은 일이 있다는 것을 알게 되었다. 사람이 태어났다가 갓난아이로 죽으면 이도 나보지 못한 채 죽게 되고, 예닐곱 살에 죽으면 젖니도 갈지 못한 채 죽고 마는 것이다. 그러나 여덟 살을 지나 육칠십 살까지 살면 새 이가 난 뒤이고, 다시 팔구십 살이 되면 이가 또 새로 난다고 한다. 그런데 내가 살아온 나이를 따져보니, 거의 4분의 3을 산 셈이다. 새 이가 난 뒤로 벌써 환갑이 지났으니, 일찍 빠졌다고 한탄할 수만은 없을 것 같다.

- 중략 -

나는 어릴 때부터 책읽기를 좋아했다. 그런데도 아직까지 입에 올리지 못한 책이 수두룩하다. 이제부터라도 아침저녁으로 시골 풍경을 바라보면서 책이나

---

4) 낙치설(落齒說)의 일부이다. 김창흡(金昌翕)은 자(字)가 자익(子益), 호(號)가 삼연(三淵), 시호(諡號)는 문강(文康)이다. 1653년(효종 4)~1722년(경종 2).

홍얼거리는 것으로 말년을 보내려 했다. 그리하여 캄캄한 밤에 촛불로 길을 비추듯, 인간의 근본에서 벗어나지 않기를 바랐던 것이다.

이렇게 마음먹고 책을 펴서 읽기 시작했다. 그러자 이가 빠진 입술 사이로 흘러나오는 소리가 마치 깨진 종소리 같고, 빠르고 느림이 부드럽지 못하고, 맑고 탁한 소리는 조화를 잃었다. 처음에는 낭랑한 목소리를 내보려고 안간힘을 써 보았으나 끝내 소리가 말려 들어가고 말았다. 이에 결국 처량해지고 내 덕성은 더욱 게을러져 갔다. 결국 인간의 근본을 찾으려 했던 최초의 마음을 그대로 유지할 수 없다는 것을 알게 되었다. 이것이 이가 빠지고 난 뒤 나의 마음을 가장 슬프게 하는 것이다.

- 중략 -

그런데 지금 갑자기 얼굴이 일그러지고 볼품없는 모습으로 사람들 앞에 나타나면 모두들 놀라고 또 내 처지를 슬퍼할 것이니, 내 아무리 잠시나마 내가 늙었음을 잊으려고 한들 될 수 있는 일이겠는가? 이제부터라도 나는 노인으로서 분수를 지켜야겠다.

옛날 성인들의 예법에 사람이 예순 살이 되면 지팡이를 짚고 다니며, 군대의 일에 종사하지 않으며, 새삼스레 학문과 친하지 말아야 한다고 했다. 나는 일찍이 〈예기〉를 읽었으나 여기에 대한 이론에는 동의하지 않고 함부로 일을 저지르곤 했는데, 지금 생각하니 그동안 먹었던 마음이 잘못되었음을 깨달았다. 조용히 들어앉아서 만 년을 맞이해야 겠다. 빠진 이가 나의 어리석은 마음을 깨닫게 해준 것이다.

옛날 성리학의 창시자인 주자도 눈이 어두워진 것이 계기가 되어 마음과 성품을 기르는 데 전념하게 되었다. 그렇게 되자 더 일찍이 눈이 어두워지지 않았음을 한탄했다. 아마 그것이 바로 이가 빠진 나의 심정일 듯하다. 모양이 일그러졌으니 조용히 들어앉아 분수를 지켜야 하고, 말소리가 새니 함부로 떠들지 말아야 하며, 고기를 씹기 어려우니 부드러운 음식을 먹어야 하며, 글 읽는 소리가 낭랑하지 못하니 그냥 속으로나 읽어야겠다.

조용히 들어앉아 있으면 정신이 안정되고, 말을 함부로 하지 않으면 실수가 적을 것이며, 부드러운 음식만 먹으면 복을 온전히 가질 것이다. 그리고 마음속으로 글을 읽으면 조용한 가운데 인생의 도를 찾을 수 있을 터이니, 그것의 편리함이 또한 많지 않은가? 그러나 늙음을 잊고 함부로 행동하는 자는 경망한 자이고, 늙음을 한탄하며 슬퍼하는 자는 속된 사람이다. 경망하지도 않고 속되지도 않으려면 늙음을 편히 여겨야 하는데, 늙음을 편히 여긴다는 것은 마음 내키는 대로 휴식한다는 뜻이다. 그리하여 담담한 마음으로 세상을 살다가 미련 없이 죽음을 맞이해야 할 것이다. 그리고 눈으로 보는 감각의 세계에서 초탈하여 죽음을 염두에 두지 않는 것이 곧 인생을 즐겁게 사는 일일 것이다.

치아가 탈락하는 것은 늙음을 의미하지만, 지성으로 하여금 성숙을 가져오게 한다. 그래서 윤휴(尹鑴)는 이렇게 말했다.[5]

옛사람들은 치아가 빠지고 머리에는 흰 머리털이 듬성듬성할 때에 이르면 이미 도덕이 성립되어 온갖 사변이 눈앞에 교접하더라도 마음에 동요가 없었다. 그런데 지금 우리들은 비난과 칭찬이 생각을 두렵게 하고, 영예와 치욕이 마음에 얽히며, 군자소인(君子小人)의 구별과 시비호오(是非好惡)의 실정을 마음속에 분명히 알지 못하고 있으니, 어찌 슬프고 부끄러운 일이 아니겠는가.

5) 윤휴(尹鑴)-1617년(광해군 9)~1680년(숙종 6). 조선 후기 문신·학자. 호는 백호(白湖)·하헌(夏軒). 위 글의 출전은 백호전서(白湖全書) 중에서.

5. 치아와 나이 듦의 미학

치발지년(齒髮之年)-소학(小學)을 배우다

주희(朱熹)는 제갈량(諸葛亮)의 입을 빌어 소학(小學)에서 이렇게 말했다.

"나이는 시간과 함께 달려가고, 뜻은 세월과 더불어 사라져 간다. 드디어 말라 떨어진 뒤에 궁한 집 속에서 슬피 탄식한들 어찌 되돌릴 수 있으랴. 〈年如時馳(년여시치), 意與歲去(의여세거), 遂成枯落(수성고락), 悲歎窮廬(비탄궁로), 將復何及也(장부하급야)〉"

주희의 말인지 아니면 제갈량의 말인지 정확하게는 알 수 없지만 짧은 말임에도 많은 것을 생각하게 하는 잠언(箴言)이다.

만약 누군가가 위에서 언급한 한시에서 문학적 운율은 뒤로 하고 흉내를 내본다면 年如時馳(년여시치)의 시(時) 대신 치(齒)를 〈수성고락(遂成枯落)〉의 고(枯) 대신 발(髮)을 써넣을 것이다. 그래서 '나이는 치아와 같이 변해가고 뜻은 세월과 함께 멀어져간다. 드디어 머리카락이 성글어진 뒤에 궁한 집 속에서 슬피 탄식한들 어찌 되돌릴 수 있으랴'라고 해봄직도 하다.

소학(小學)은 초년(齠年)이 되면 배우는 교과서이다. 초년(齠年)이란 영구치가 나기 시작하는 나이를 이르며 7, 8세를 말한다. 여기서 한자 초(齠)는 이를 갈다, 영구치가 나다, 이를 갈 나이 등의 뜻을 가진 한자이다. 또 초령(髫齡)이라고도 하는데, 어린아이가 머리를 늘어뜨리는 때라는 뜻으로, 어린 나이 또는 그러한 때를 이르는 말이다. 이 무렵이 약간 지나면 치발부장(齒髮不長) 또는 치발불급(齒髮不及)이라고 하는데 직역하면 '치아와 머리가 아직 길지 않다'라는 뜻이 되나, '젖니를 다 갈지 못하고 머리는 다박머리'라는 뜻으로, 아직 나이가 어림을 이르는 말이다. 이 무렵의 나이를 치발지년(齒髮之年)이라고도 한다.

지학(志學)과 약관(弱冠). 파과(破瓜)—시경을 배우기 시작하면서 사랑니가 나는 아픔을 느끼다

지학이 지나면 소학(小學)을 마무리하고 사서삼경을 공부한다. 사서삼경 중에서는 으뜸이 시경이다. 시경의 첫 편은 관저(關雎)이다. 관저는 남녀의 농밀한 사랑이야기이다. 그것도 자칫 외설적이고, 자극적으로 전해질 수 있는 남녀의 사랑이야기이다.

군자의 좋은 배필, 아리따운 고운 아가씨 그리네.
구욱구욱 물수리는 황하 섬 속에서 우는데,
군자의 좋은 배필, 아리따운 고운 아가씨 그리네.
올망졸망 마름풀을 이리저리 헤치며 뜯노라니,
아리따운 고운 아가씨, 자나깨나 그리웁네,

그리어도 얻지 못해 자나깨나 생각하니,
그리움은 가이 없어 밤새 이리 뒤척 저리 뒤척.
올망졸망 마름풀을 여기저기 가려 뜯노라니,
아리따운 고운 아가씨와 금슬 즐기고 싶네.
올망졸망 마름풀을 여기저기 뜯노라니,
아리따운 고운 아가씨와 종을 치고 북을 치며 즐기고 싶네.

窈窕淑女君子好逑(요조숙녀군자호구)

關關雎鳩 在河之洲(관관저구 재하지주)

窈窕淑女 君子好逑(요조숙녀 군자호구)

參差荇菜 左右流之(참치행채 좌우류지)

窈窕淑女 寤寐求之(요조숙녀 오매구지)

求之不得 寤寐思服(구지불득 오매사복)

悠哉悠哉 輾轉反側(유재유재 전전반측)

參差荇菜 左右采之(참치행채 좌우채지)

窈窕淑女 琴瑟友之(요조숙녀 금슬우지)

參差荇菜 左右芼之(참치행채 좌우모지)

窈窕淑女 鐘鼓樂之(요조숙녀 종고락지)

3연 2행의 채(采)와 4연 2행의 모(芼) 속에는 은유와 상징으로 남녀의 성을 표현하고 있다. 소년들은 시경의 첫 시, 관저가 무슨 이야기인 줄도 모른 채 지학의 나이를 넘어서지만 몸은 관저를 이미 이해하고 있다.

이 무렵 사람은 세상에는 지혜만이 전부가 아니라는 것을 알게 된다. 어떤 사람은 지혜와 더불어 오는 것은 사랑이라고 생각한다. 아니면 사랑과 더불어 지혜가 오든. 지치(智齒)와 사랑니, 그래서 사람들은 그렇게 이름을 붙였는지도 모른다. 바야흐로 사랑의 시간이 다가온다. 약관의 사람에게 사랑은 지혜를 는 이성(理性)에서 오지 않고 오감을 통해 몸의 감성에서 시작된다. 사랑니가 돋아나는 아픔처럼.

여러 동의서(東醫書)에서 보듯이 '여자가 21세가 되면 신기가 다른 기운과 같아지므로 진아(眞牙; 사랑니)가 나고 성장이 극에 달한다. 남자는 24세가 되면 신기가 화평(和平)하여 온몸에 고루 차므로 진아(眞牙; 사랑니)가 나고 성장이 극에 달한다'라고 말한 시기가 바로 이 무렵이다.

이립(而立)-사람은 상처를 얻고 난 다음에야 뜻을 세운다

사람은 사랑니가 나는 아픔을 알고서야 지혜가 조금 생긴다. 그리고 이 나이가 되어서야 비로소 소학(小學)의 경계(警戒)를 조금은 알게 된다.

나이는 시간과 함께 달려가고, 뜻은 세월과 더불어 사라져 간다. 드디어 말라 떨어진 뒤에 궁한 집 속에서 슬피 탄식한들 어찌 되돌릴 수 있으랴. 그러나 뜻을 세우기도 전에 사랑니의 아픔이 잊히기도 전에 이미 가을이 오는 소리가 들린다(已秋聲). 그래서 일찍이 해좌(海左)[6] 선생은 말했다.

사람이 나고 늙으면 쇠약해 지는 것이야 누가 이를 모르겠는가. 나는 아직 서른(而立)도 되지 않았기에 마땅히 몸은 장성하고, 눈과 귀는 밝고, 머리카락은 윤기가 넘친다. 그런데 어찌하여 이쪽저쪽 치아들은 까닭 없이 흔들리다가 올해는 세 개가 빠지니 내년에는 또 얼마나 빠질 것인가.

- 중략 -

내 몸도 종내는 쇠할 것이니 슬퍼할 바가 아니로다. 단지 원하는 것은 마음만은 도를 바라보는 것이 말이 달리는 것처럼 장건하기를 바랄 뿐이로다.[7]

6) 해좌(海左) 정범조(丁範祖, 1723~1801), 조선후기 여, 정조시대 문인.

7) 〈해좌선생문집〉 2권 중에서 〈낙치(落齒)〉 일부.

〈海左先生文集卷之二 詩〈落齒〉

人生老卽衰. 此理誰不知. 我年未三十. 政當充壯時. 耳目宜開明. 毛髮宜華滋. 如何左右齒. 無故便動離. 今年落三箇. 來歲從可推. 我本羸削容. 自此益不支. 頰輔動搖陷. 口唇承載欹. 攬鏡實自羞. 對人作何儀. 旣老衰則可. 方壯遽已衰. 置之勿復念. 念此非曠夷. 不見春山花. 千萼開滿枝. 今朝一萼虧. 明朝一萼虧. 畢竟同凋謝. 何論速與遲. 我身終必衰. 早衰非所悲. 但願心力壯. 望道如馬馳〉

사랑에 미혹되어 괴로워하고 있을 때 일월(日月)은 그를 기다려주지 않는다(日月逝矣歲不我延/일월거의세불아연). 그리하여 사랑의 시간, 연못가의 봄풀은 아직 꿈에서 깨지도 못하였는데 계단 앞의 오동잎은 이미 가을 소리를 전한다(未覺池塘春草夢/미각지당춘추몽, 階前梧葉已秋聲/계전오엽이추성).

불혹(不惑)-흔들림 없는 것은 치아가 아니라……

〈사랑〉은 '지학(志學)-약관(弱冠)-이립(而立)'의 도도한 학문에의 의지를 끊어놓으며 훌쩍 그를 늙음으로 데려다 놓는다. 비로소 그는 세상사에 혹함이 없으나 아직은 천명(知天命, 지천명)을 모른다. 그래서 사람들은 아직도 젊음을 잊지 못하고 노래를 부른다.

"나는 조개 속처럼 희고 아름다웠던 서른 두 개의 치아를 가진 풍류미소년이었네. 웃으면서 이야기할 때면 객과 친구들이 앉은 자리에서도 단연 빛을 발했지. 그렇기에 차가운 술이나 얼음 물 따위 단숨에 들이켜고, 돼지족발이며 닭다리 정도는 쉽게 씹었네. …… 그러나 어느덧 눈 한번 깜빡하고 거울을 보니 치아는 금방이라도 빠지려는 듯 흔들거리고 추한 모습이 되고 말았구나. …… 어디 그뿐이랴, 발음조차 제대로 하지 못하고 입술은 혀를 미니 씹는 것마저도 쉬운 일이 아니니로다.8)

〈我齒三十有二箇. 編貝璨璨如新磋. 是時風流美少年. 語笑輝映賓朋坐. 凍酒氷茶快吸乾. 豚蹄雞脚紛嚼破. 鳳山雪梨沁髓香. 薊州核桃過拳大. 兩頰板橋馬蹄聲. 須臾只見空瓶臥. 舊遊如夢思惘然. 邇來此味輸阿那. 鏡中醜態式日生. 齦縫肉銷棲黃唾. 往歲微眚起關中. 左輔右輔相遷播. 已搖將搖煞有分. 欲落未落尤無奈. 皮綴根離僅綿連. 呼顚吸仆隨箕簸. 槎枒觸物痛入心. 雖有珍糜同啖莝. 江淮鐵閘罥舟船. 一芥動費千夫拖. 刺耳千錐猶畏讒. 當頂一針應警惰. 飯熱無雷亦震驚. 飲冷非夷能立懦. 唇推舌咀百辛艱. 餾香厭聞長腰糯. 持粱刺肥計已違. 自分骨相宜窮餓. 人蔘粟糜瓊玉膏. 元戎謬惠憐僚佐. 縮口操心細細呷. 新婦似惜粧脂涴. 曰風曰虫藥不靈. 下策只餘陳艾磨. 文字聱牙不成音. 旬月久廢歌吟課. 捧腮今效西子顰. 揚喉昔寡南荊和. 美人瓠犀磕瓜子. 噴殼霏霏紅滿座. 苦憶當年玉版刀. 所向無堅不摧挫. 說謊之祟諺有云. 半生綺言知罪過.〉

치아는 빠져 나가고 이제 지천명의 나이를 목전에 두면서 사람들은 늙음을 한탄하기 시작한다. 그러나 아직은 그 뜻을 모른다. 시경(詩經)의 첫 편에, 관저가 실린 까닭을.

---

8) 조수삼(趙秀三, 1762~1849). '병치행(病齒行)'이란 시에서 자신의 조개처럼 희고 단단하던 32개의 이가 흔들리고, 빠진 자신의 모습을 슬프게 노래하고 있다. 재미있는 것은 그는 젊은 날의 방탕을 뒤늦게라도 후회하고, 학문의 길로 들어섰는지 83세라는 나이에 진사(進士)시에 합격한 만학도 중의 만학도였다.

지천명(知天命)-잠시 천명을 잊고 슬픔에 빠지다

불혹(不惑)은 지나간 젊음을 잊지 못하고 되풀이 하여 기억하고 음미한다. 지천명을 지나면 사람은 과거를 돌아보는 것보다 남아 있는 날들에 대해 생각하는 시간이 많아진다. 그래서 사람들은 노래한다.

치아는 빠지고 머리털은 성겨지고 / 齒牙零落鬢毛疎(치아령락빈모소)
세상에 거한지도 오십년을 넘었으니 / 生世居然五十餘(생세거연오십여)
모르겠네 내년 삼백예순날 / 不識明年三百日(불식명년삼백일)
이 한 몸 좋을는지, 어찌될는지. / 此身休咎又何如(차신휴구우하여)[9)]

그러나 지천명의 나이가 되어도 완전하게 과거를 잊을 수는 없다. 아직은 이따금씩 현재를 생각하면 과거가 떠오른다.

사내로 태어나 이룬 것 없이 머리만 하얘지고,
치아마저 빠지려 하니 참으로 애석하네,

- 중략 -

---

9) 상촌선생집 제20권 시(詩)○칠언절구(七言絶句) 중에서 〈새 월력 뒤에다 쓰다(書新曆後)〉 상촌 신흠(申欽, 1566~1628), 조선 중기의 문신, 문과에 급제하고 예조판서, 우의정·좌의정·영의정을 지냄. 작품으로는 상촌집(象村集), 야언(夜言), 낙민루기(樂民樓記) 등이 있음.

오늘날은 주리고 궁하여 길가로 쫓겨 다닌다네.
만년에 말석이라도 젊은 그대에게 의탁하려했으나
얼굴을 대해서는 마음을 주다가 안보면 비웃네.
많은 사람들에게 감사의 인사를 전하니
좋고 싫음을 다투지 않으니 의심하지 말게나.[10]

牙齒欲落眞可惜(아치욕락진가석)
男兒生無所成頭皓白(남아생무소성두호백)

- 중략 -

今日飢寒趨路傍(금일기한추로방)
晩將末契托年少(만장말계탁년소)
當面輸心背面笑(당면수심배면소)
寄謝悠悠世上兒(기사유유세상아)
不爭好惡莫相疑(불쟁호오막상의)

10) 막의행(莫疑行): 두보(杜甫)의 〈막상의행(莫相疑行)〉이란 시의 준말이다. 12구로 구성된 이 시 맨 끝부분 세 글자를 따서 제목으로 삼았다. 두보가 50세가 넘어 성도(成都)에 살면서 태수였던 엄무(嚴武)의 도움으로 살아가고 있었다. 이 시는 엄무가 죽고 30여 세의 곽영예(郭英乂)가 부임한 뒤, 그의 핍박을 받다가 결국 그곳을 떠나면서 경박한 그들을 경계하며 지은 시이다.

이순(耳順)–비로소 관저를 이해하다

카잔차키스는 〈희랍인 조르바〉를 앞세워 말한다.

"사물을 제대로 보고 생각하려면 나남 없이 나이가 먹어 분별이 좀 생기고 이빨이 빠져야 합니다. 참 신기한 일입니다. 신기해도 예사로이 신기한 일이 아닙니다."[11]

사람은 이순에 이르러 이빨이 좀 빠져야 분별이 생긴다. 조르바의 말만이 아니라, 앞에서 말한 선인(先人) 역시 같은 말을 한 적이 있다. '사람이 나이를 먹어 치아가 빠지려 하고 흰 머리털만 듬성듬성해질 무렵이 되면 도덕이 갖추어져 사변이 눈앞에 교접하더라도 마음에 동요가 일어나지 않는다'라고. 그래서 다산(茶山)이 노래하기를,

이제는 민둥머리에 치아도 다 빠져 버리고
마음 하나만 그대로 죽지 않은 때로세.
성품 졸렬해 스스로 끝내 굶주림 감수하고
재주는 높아 항상 속인을 위해 슬퍼한다오.
어려운 고생 두루 겪어 사는 게 즐겁지 않고
존망의 기틀 한데 모여 꿈만 더디려 하도다.
그대의 시 손에 들고 어찌 차마 읽을쏜가.
온 산 나무에 바람 불어 가지가 멎지를 않네.[12]

---

11) 니코스 카잔차키스의 『그리스인 조르바』 중에서 나오는 내용.

至今頭禿齒仍虧(지금두독치잉휴)
一肚依然不入時(일두의연불입시)
性拙自甘終世餓(성졸자감종세아)
才高常爲俗人悲(재고사위속인비)
備經艱苦生靡樂(비경간고생미락)
齊集存亡夢欲遲(제집존망몽욕지)
手把君詩那忍讀(수파군시나인독)
滿山風樹不停枝(만산풍수부정지)

또 다산(茶山)이 노래하기를,

치아와 머리털 어느새 이미 쇠하여 / 齒髮倏已衰(치발숙이쇠)
흐르는 세월 따라 늙어만 가서 / 暮色隨流暉(모색수류휘)
실낱 같은 생명만 붙어 있을 뿐이니 / 喘息如爛絲(천식여란사)
머지않아 아침 이슬 마르듯 하리라. / 幾何朝露晞(기하조로희)

이 나이가 되었을 때 소년은 이제야 비로소 공자(孔子)가 '관저'가 음란하지 않고 아름답다고 말한 이야기가 이해된다. 하지만 어찌 늙음만으로 관저가 음란하지 않고 아름답다는 것을 알 수 있겠는가. 짧은 시간이라도 가볍게 여기지 않

12) 다산시문집 제7권 시(詩)-우세화시집(又細和詩集) 차운을 이미 다했으나 회포를 다 풀지 못해 또 이 시를 써서 잇다(次韻旣盡 懷不能已 又書此足之) 중 일부.

고 배워온 사람은 오동잎 지는 소리가 들릴 때면 비로소 알게 된다. 공자가 평하기를 '관저는 즐거우나 음란하지 않고, 슬프면서도 마음을 상하게 하지 않고, 악사가 연주하는 흐트러짐이 아름다워 귀에 넘치는 것'을. 관저를 시경의 맨 앞에 놓아둔 까닭을.

인간은 마음에 오만함이 사라질 때 비로소 마음의 동요가 사라진다. 그리고 그 오만함이 사라지는 계기는 정신적인 성찰이 아니라 육체적인 쇠락이다. 이순(耳順)이란 육체(肉體)가 순(順)해짐을 이야기한다. 사람은 나이가 들면 육신이 쇠락하고, 육신이 쇠락하면 비로소 알게 되는 것들이 있다.

주자(朱子)는 나이가 들어 눈이 희미해지고 치아가 여의치 않을 때 이를 기뻐하며, '나이가 들어 눈이 희미해지니 나를 돌아볼 수 있는 시간이 많아졌구나. 내가 이렇게 나이가 들지 않았다면 어떻게 이 기쁨을 알 수 있었으랴'라고 하며 기뻐했다고 한다. 일찍이 주자는 늙어 눈이 어두워진 것이 계기가 되어 마음과 성품을 기르는 데 전념하게 되었다. 그렇게 되자 더 일찍이 눈이 어두워지지 않았음을 한탄했던 주자였다.

마지막으로 이 단원 첫머리 소학의 내용에 대귀(對句)를 만들어보기 위해 주자(朱子)의 권학문(勸學文)의 일부를 싣는다.

해와 달은 가고 세월은 나를 기다려 주지 않으니
아! 늙었구나. 이것이 누구의 허물이겠는가?
젊음은 늙기 쉽고 배움은 이루기 어려우니
짧은 시간이라도 가볍게 여기지 말라.
못가의 봄풀은 아직 꿈에서 깨지도 못하였는데

계단 앞 오동잎은 벌써 가을 소리를 전하는구나.

日月逝矣歲不我延(일월서의세불아연)

嗚呼老矣是誰之愆(오호로의시수지건)

少年易老學難成(소년이로학난성)

一寸光陰不可輕(일촌광음불가경)

未覺池塘春草夢(미각지당춘추몽)

階前梧葉已秋聲(계전오엽기추성)

백낙천의 치아

백낙천하면 당송팔대가 중 한사람으로서 당나라 중기시대의 시인이다. 그의 대표작 중 장한가(長恨歌)는 황제 현종과 양귀비의 슬픈 사랑을 노래한 것으로 중국역사에서 무수한 사람들이 애창하는 노래가 되었다. 이 장한가는 자신의 아내에 대한 사랑을 양귀비와 현종의 비련(悲戀)에 빗대어 노래한 장시이다. 백낙천은 37세에 처음 결혼했으니 당시 문화로 생각하면 만혼 중의 만혼인 셈이다. 그런 만큼 백낙천의 아내에 대한 사랑은 지극해 그 심정을 노래한 많은 시가 있다.

이 시는 '아내에게'라는 부제가 있는 백낙천의 시 가운데 첫 두 구이다.[13)]

살아서는 한 방에서 사랑하고 生爲同室親(생위동실친)
죽어서는 한 무덤에 묻히리라. 死爲同穴塵(사위동혈진)

13) 국역 〈다산시문집〉. 민족문화추진회. 1994년. 역자 임정기(任正基, 1951~)의 역을 그대로 원용함. 주도 그대로 원용함. 백향산은 백거이를 말한다.

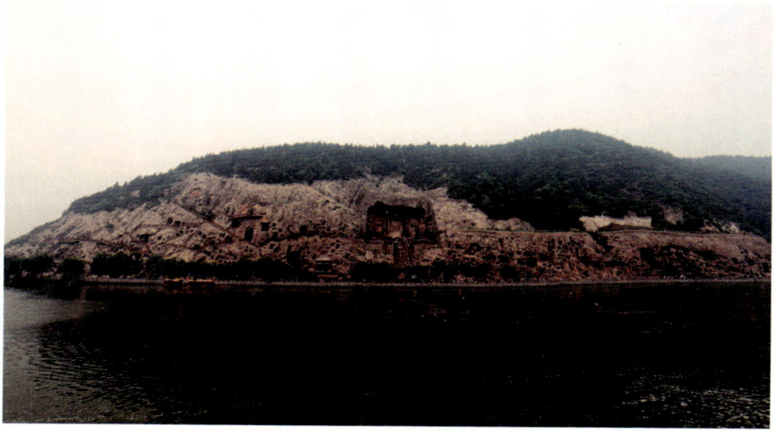

■ 백거이(772-846)는 두보, 이백과 함께 唐을 대표하는 3대 시인으로 차와 술과 거문고를 즐겼다. 백거이의 무덤에서 바라본 용문석굴의 전경.

이 노래는 상당히 긴 노래인데 처음 두 구에서 보듯이 사랑 노래이다. 해로동혈(偕老同穴)이라는 사자성구를 연상시키는 이 말은 원래 시경에서 나온 말인데 오히려 백낙천의 시로 더 유명해졌다. 백낙천이 민중들에게 사랑을 받았던 것은 다름 아닌 인간의 감정을 고답적으로 표현하지 않고, 있는 그대로 평이한 방식으로 표현한 데 있다. 연리지(連理枝), 비익조(比翼鳥)의 사랑도 그의 시에서 시작되었다. 그는 만년에 가까워서도 창작 의욕은 왕성했는데 치락사(齒落辭)는 당 개성 2년(837년)에 쓴 칠언고시이다. 치락사는 '치아 탈락을 읊음' 정도로 이해할 수 있겠다. 이 시를 쓴 것은 그의 나이 66세 때이다.

아래는 치락사의 일부분이다.

치락사(齒落辭)

백거이(白居易)

나에겐 두 개의 치아가 남아 있어

이로 하여금 고기와 채소를 먹을 수 있었다.

나는 치아를 위하여 잔을 기울여 양치를 하니

나의 피부가 윤택해지고

내 혈액과 골수가 활기를 지녀왔다.

어릴 때부터 늙기에 이르도록 이렇게 애를 썼는데,

잇몸마저 없는 것은 아니나

너희 둘은 어찌하여 혼자도 아니고 둘이서 함께 나를 버리고 가는가.

너는 비록 정이 없지만 나는 어찌 정이 없을 수 있겠는가(齒雖無情 吾豈無情)

이렇게 내 몸이 늙어 치아와 이별하게 되니 눈물만이 흐르는구나.

비록 나는 늙었어도 내일이 있지만 한 번 떠난 너는 다시 돌아오지 않으리니.

- 이하 생략 -

그는 이 시를 읊음에 즈음하여 다음과 같이 덧붙이고 있다. 개성 2년(開成二年), 내 나이 예순 여섯, 몸이 쇠약해지고 늙은이의 풍모가 역력하다. 그런데다가 두 개의 치아가 빠지니 분연히 마음이 한탄스러워 이에 〈齒落辭〉를 지어 나를 위로할 뿐이로다.

백거이가 누구인가. 호방하기로는 이백에 버금가고, 학문이 깊기로는 한유를 능가하며, 시심이 깊기로는 두보와 나란한 호걸이 아니던가. 그러니 자는 낙천이고, 호는 취음선생이며 향산거사이다. 그런 그도 치아가 빠지자 이렇게 슬픈 시를 읊었다.

시인 백거이는 젊은 시절부터 학문에 조예가 깊었지만 대단히 거만했다. 태어난 지 6개월이 채 지나기도 전에 문자를 터득했고, 어린 시절부터 이미 천재라는 소리를 듣고 자란 그였다. 하지만 그는 살아 있는 동안 끊임없이 진리를 구하여 전국 곳곳의 유명한 학자들을 찾아다니며 가르침을 갈망했다. 그러나 그는 3~4일이 채 지나기도 전에 짐을 싸서 그곳을 떠나버리곤 했다. 그들로부터 배울 것이 없다는 것이 그 이유였다. 하지만 그는 작은 것으로부터 깨달음을 얻었다.

항주태수(杭州太守)로 머물러 있을 때의 일이다. 그는 항주에 머무르자 얼마 지나지 않아 과원사라는 사찰에 머물고 있는 조과선사를 찾아갔다.[14)] 조과선사는 당시 유명한 도승으로 백거이가 항주에 부임하기 이전부터 명성을 듣고 있었던 선승이었다. 조과선사는 청명한 날이면 경내에 있는 노송 위에 올라가 좌선을 하곤 했는데 백낙천이 찾아간 날도 나무 위에서 좌선을 하고 있는 중이었다. 조과선사가 노송 위에서 좌선하는 모습을 본 백낙천이 물었다.

"선사께서 거처하시는 곳이 너무 위험한 곳이 아닙니까?"

---

14) 조과라는 말은 새집, 즉 나무 위에 지어진 새집이라는 의미로 선사는 나무 위에서 좌선을 행하는 기이한 선승이었다. 백거이가 선승이 나무 위에서 좌선하는 것을 보고 위험하지 않느냐고 한 질문은 무의미하게 보이는 기행을 질타하는 일종의 야유 섞인 질문이었다.

이 말을 들은 선사가 대답했다.

“내가 앉아 있는 이곳보다 자사가 서 있는 땅 위가 더 위험하다는 생각은 해보지 않았는가?”

명리와 이해가 엇갈리는 속세가 더 위험한 곳이라는 것을 은연중에 알려준 것이었다. 당대 최고의 학자와 최고의 고승의 대화는 조용하면서 칼날처럼 예리했다. 백거이는 노승의 말이 무엇을 의미하는지 알아들었다. 백거이는 이에 다시 물었다.

“어떻게 수행을 해야 참다운 삶을 살아갈 수 있습니까?”

“악을 짓지 말고 선을 행하라.”

“그런 것쯤이야 세 살짜리 아이도 압니다.”

선사가 말했다.

“세 살 먹은 아이도 쉽게 알 수 있으나 백 살 먹은 노인도 행하기 어려운 일이니라.”

백거이는 노선사의 말에 크게 깨달은 바가 있어 불교에 귀의했다. 진리란 멀리 있는 것이 아니다.

백거이는 신분이 낮은 관리 집안에서 태어나 29세에 과거에 급제하여 벼슬길에 올랐다. 그의 면학에 대한 열정은 지금까지도 인구에 회자된다. 백거이는 입이 헐 정도로 옛 성현의 글을 낭송하였으며, 팔 뒤꿈치에 굳은살이 박일 정도로 시문을 짓고 썼다는 것이다. 태어난 지 6개월부터 문자를 깨우치고, 10세 때는 시재로 세상을 놀라게 한 천재 시인 백거이도 이렇게 피눈물 나는 노력을 했던 것이다.

나이가 들면 자신과 세상과의 이별의 조짐이 주변에서 하나씩 일어나기 시작한다. 인간에게 세월은 무엇을 가져다주는 것일까? 세월은 대시인의 감정 깊은 곳에서 이 세상과의 이별을 준비하고 있음을 느끼게 한다. 지금까지는 오직 구리거울(銅鏡)을 통해 희미하게 밖에 볼 수 없었던 치아가 홀연히 자신의 손바닥에 놓여 두 눈으로 바라보게 되는 순간. 백거이는 60년 가까이 함께 동고동락을 해온 치아가 이제 자신을 떠나간다고 생각에 이별의 의미를 새삼 느낀 것이다. 그리고 깊은 슬픔을 느꼈다. 이 시가 주는 호소력은 오늘날보다 치아가 나이의 상징이 되었던 옛 사람들에게 더 강했을 것이다. 그리고 오늘날에도 이 시를 읽고 잠시나마 우수에 잠기는 사람들 대부분은 최소한 반백의 사람들이 아닐까 싶다.

사람들에게 만남보다는 이별이 많아지는 시간들이 이어지면 자못 작은 것들이 아름답게 느껴지는가 보다. 흔들리는 이를 빼러온 어린아이의 조그만 앞니가 그렇게 예뻐 보일 수가 없다. 이별의 시간보다 만남의 시간이 많은 사람에게도 작은 것이 아름답게 느껴지는 세상이면 좋으련만.

마지막으로 그의 시 한 편을 더 소개한다. 〈와우각상지쟁(蝸牛角上之爭)[15)]〉으로 유명한 시이다.

---

15) 와우각상지쟁(蝸牛角上之爭)은 〈장자(莊子)〉의 칙양(則陽) 편에 나온다. 달팽이에게는 뿔처럼 생긴 두 개의 뿔이 있는데 왼쪽 뿔에 사는 촉씨(觸氏)와 오른쪽 뿔에 사는 만씨(蠻氏) 두 부족이 영토 다툼을 벌여 큰 재난을 입었다는 우화이다. 우리가 살아가는 세상은 우주 안의 조그만 지구, 그 안의 극히 일부분이다. 촉씨와 만씨가 죽기 살기로 싸움을 벌인 것도 알고 보면 달팽이 뿔 위에서 벌이는 일에 지나지 않는다.

대주(對酒)-술잔을 대하며[16]

달팽이 뿔처럼 좁은 세상에서 무엇을 다투는가.
전광석화처럼 짧은 삶.
부유하면 부유한 대로 가난하면 가난한 대로,
입 벌려 웃지 않는 이 어리석은 자.

蝸牛角上爭何事(와우각상쟁하사)
石火光中寄此身(석화광중기차신)
隨富隨貧且歡樂(수부수빈차환락)
不開口笑是痴人(불개구소시치인)

치낙사(齒落辭) 전문

嗟嗟乎雙齒, 自吾有之爾, 俾爾嚼肉咀蔬, 銜杯漱水; 豐吾膚革, 滋吾血髓; 從幼逮老, 勤亦至矣.

幸有輔車, 非無斷齶.

胡然舍我, 一旦雙落.

齒雖無情, 吾豈無情.

老與齒別, 齒隨涕零.

我老日來, 爾去不回.

嗟嗟乎雙齒, 孰謂而來哉, 孰謂而去哉?

---

16) 호가 취음선생(醉吟先生)이니 만큼 백거이는 '대주'라는 제목으로 모두 5수의 시를 남겼는데, 위 작품은 제2수이다.

齒不能言，請以意宣.

為口中之物，忽乎六十余年.

昔君之壯也，血剛齒堅；今君之老矣，血衰齒寒.

輔車斷齶，日削月朘.

上參差而下䮘䯲，曾何足以少安.

嘻，君其聽哉：女長辭姥，臣老辭主.

發衰辭頭，葉枯辭樹.

物無細大，功成者去.

君何嗟嗟，獨不聞諸道經：我身非我有也，蓋天地之委形；君何嗟嗟，又不聞諸佛說：是身如浮雲，須臾變滅.

由是而言，君何有焉？

所宜委百骸而順萬化，胡為乎嗟嗟於一牙一齒之間.

吾應曰：吾過矣，爾之言然.

[참고자료]

다음은 나이가 들어 치아가 빠지게 되자 이를 슬퍼하며 노래한 우리나라의 가사(歌辭) 작품이다. 본 장에서 다룬 한문 문학과는 다른 한글 작품인 만큼 정서상 쉽게 다가오는 부분이 있어 참고 자료로 싣는다.

〈낙치가〉

신축십월 십구일에 암니한개 써러지내
대경[1]하야 만져보니 난대읍난 홍문일세

다시박자 경영하니 붓터잇기 만무하다
하릴읍셔 던져두니 셥셥하기 층양[2]읍다

긴담한편 문어진듯 보물쳔금 견실한 듯
졸연낙치 고이하다 범슈공명 하여볼가

유곤풍유 읍건만은 뉘집여자 투사한가
말소래 빗나가고 음식먹기 맹낭하다

두부겨란 상찬이요 살문김치 맛읍도다
거울내여 빗쳐보니 내모양이 한심하다

윗입셜은 우여들고 아래턱이 올나간다
무졍하다 내낙치[3]여 동생도사 하재더니

나난제넌 육십오요 너는제넌 오십칠의
무산곡졀 총급하여 이리밧비 하직인고

됴화옹[4]의 재촉인가 염나왕[5]의 긔별인가
낙치불낙 하넌말이 무졍지착 하지말소

쳔황지황[6] 조파후의 죵시지이 마련하니
음소양장 한셔되고 일왕월내 쥬아되며

화개엽낙 츈츄되고 하로한달 한해되여
이지러진 틈사이의 희매야지 덧읍도다

그사이의 쵸로인생 웃지나셔 웃지자라
박던눈이 침침하고 박던귀가 멍멍하며

검던머리 희여지고 곳던허리 굽어가니
삼왕인들 웃지하며 맹분인들 웃지하나

우산낙죠 체읍하니 졔경공이 우숩도다
옹문금 슬픈소내 맹상군[7]이 우숩도다

불로초을 못구하니 진시황제[8] 우숩도다
승로반[9]의 션인장은 한무졔[10]가 우숩도다

영웅호결 실데업고 부귀공명 헷거시라
어제일이 젼생이요 내일일이 후생이라

백연삼만 육천일도 불과하로 고낙이라
공자도척 구진애넌두공부[11]의 격언일세

촉누편을 일고보면 만고달관 장쥬로다
황하지슈 천상내하니 가면다시 못오너니

오십칠년 상슈타가 셥셥키도 괴이차너나
셥셥하다 말을하면 백천년도 셥셥하니

셥셥잇자 그만두고 혼혼일면 하여보소
팔진미을 불어말고 메물밥을 실타마소

먹어노면 그만이니 쳔하만사 일반이라
쳔산녹슈 의구하나 홍안백발 잠간일셰

이팔 춘 소년덜은 내모양을 웃지말소
우리도 한창시의 호도잣도 강경갓고

질긴거시 더좃터니 오낙날치 뉘알손야
내탓시며 나쁜인가 인간공도 웃지하나

쥬인옹이 어이업셔 부지일소 내낙치야
우숩기넌 그러하나 가련하기 무삼이고

묘년일신 천지간의 부경모혈 타고나셔
무론남녀 귀천하고 치아마치 한가지나

치여호셔 장강이넌 쳔고일색 유명하고
편치대셩 공자님은도학죠죵[12] 되읍시고

셔쳔셔역 셕대불은 이한개을 존봉하고
북해셜셜져츙신은 소중낭[13]의 이도되고

삼년불견 져효자은 고자고의 이도되고
학영져화 대문장은 한문공의 이도되고

식육부귀 사십년은 쵀승상의 이도되니
웃던이넌 팔자죠와 지금까지 유명하고

교득채근 무삼일노 향죠대의 이가되여
웅장육을 씹어보나 계셜향을 물러보나

정치못한 잡곡밥의 돌짜밀기 다상하고
치아통이 무엇신고 집희라기 졔격일셰

양치질도 틈이업셔 웃지져리 누러간오
솜방망이 쓸넌기름 죄업시 포락하네

실한바람 쇠아들고 죄업시 목을매네
직게갓튼 엄지가락 생이빼라 달녀드내

불어지며 부셔지며 젼체쌔기 어렵도다
이런이넌 긔박하여 평생고생 가련하다

도모지 너나내나 셰상나지 아니하엿스면
누가 우슈운이 가련하니 말할손야

낙치을 들고안져 마음도 셥셥하고
산창이 적적한데 무료가 특심하여

여일조로 긔록하니 말이 된지만지
보넌이의 우숨거리로다.

1) 대경(大驚) : 크게 놀람.
2) 층양(測量) : 헤아림.
3) 낙치(落齒) : 빠진 이.
4) 됴화옹(造化翁) : 조물주.
5) 염나왕(閻羅王) : 불교에서, 죽은 이의 영혼을 다스리고, 생전의 행동을 심판하여 상벌을 주는 염라국의 임금. 야마(夜摩). 염마(閻魔). 염마대왕.
6) 천황지황(天皇地皇) : 중국 고대 전설에 나오는 최초의 세 임금인 천·지·인의 삼황(三皇) 중 천황과 지황.
7) 맹상군(孟嘗君) : 전국시대(戰國時代) 제나라의 정승.
8) 진시황제(秦始皇帝) : 중국 진(秦)나라의 시황제. 중국 최초의 중앙집권적 통일제국인 진(秦)나라를 건설한 전제군주.
9) 승로반(承露盤) : 한나라 무제(武帝)가 건장궁(建章宮)에 이슬을 받기 위해 구리로 인간의 형상을 만들어 놓은 그릇. 이 잔으로 받은 이슬을 마시면 신선이 된다고 함.
10) 한무제(漢武帝) : 중국 전한(前漢)의 제7대 황제(159~87 B.C.). 흉노를 격파하고, 장건 등을 서역에 파견해 동서 교통의 길을 열었음. 중앙 집권화에 힘쓰고, 유학을 국학으로 삼았음(재위 141~87 B.C.). 묘호(廟號)는 세종(世宗).
11) 두공부(杜工部) : 당나라의 시인 두보(杜甫)를 말함. 자(字)는 자미(子美). 개원(開元) 후기에 과거 시험에 응했으나 여러 번 떨어진 뒤에 전국 각지를 두루 돌아다니기도 했다. 장안으로 돌아와 살 때에 안록산에 의해 도성이 함락되자 봉상(鳳翔)으로 피난했는데, 그곳에서 숙종(肅宗)을 만나 좌습유(左拾遺)가 되었으

나, 오래 되지 않아서 벼슬을 그만두고 성도(成都)로 이사하여 완화계(浣花溪) 곁에 초당(草堂)을 짓고 살았다. 검남절도사(劍南節度史) 엄무(嚴武)의 막하(幕下)에서 참모(參謀)로 있을 때 엄무(嚴武)가 검교공부원외랑(檢校工部員外郎)으로 표전(表箋)을 올려 이후 두공부(杜工部)라 부르게 되었음. 그의 시에는 쇠망해 가는 조국의 사회적 모습이 많이 투영되어 있어서 '시사(詩史)'라고 불리기도 하며, 고시(古詩)와 율시(律詩)에 특장을 보이고 풍격(風格)이 매우 다양함.

12) 도학조종(道學祖宗) : 도학 즉, 유학의 시조. 조종은 원래 임금의 시조와 중흥의 조(祖)라는 뜻에서 온 말로, 당대 이전의 역대 임금을 통틀어 이르는 말.

13) 소중낭(蘇中郎) : 한나라 소무(蘇武)를 말함. 자(字)는 자경(子卿)임. 한나라 초에 중랑장(中郎將)이 되어 흉노에 사신으로 갔을 때, 선우가 그를 항복시키려 했으나 한나라에 대한 충성을 바꾸지 않아 19년간 온갖 고초를 겪었음. 기러기의 발에 자신의 처지를 담은 편지를 매어 날려 보냈는데, 이 기러기가 한나라 도성에서 잡힘으로 인해서 19년 만에 돌아올 수 있었음.

- 해제 -

낙치(나이가 들어 이가 빠짐)를 보며 이제는 쓸모없는 노인이 되어버린 자신의 모습을 한탄하고, 인생무상과 세월의 덧없음을 푸념하듯 노래한 가사다. 해학과 풍자 요소가 있어 즐거움을 더해주는 작품이다.

이상 해제, 원본, 주석 등

역대가사문학전집(歷代歌辭文學全集) 제22권, p.402~405, 임기중(林基中) 편, 여강출판사(驪江出版社), 1999년(재판 발행) 1120번 발췌.

제8장 진료실에서

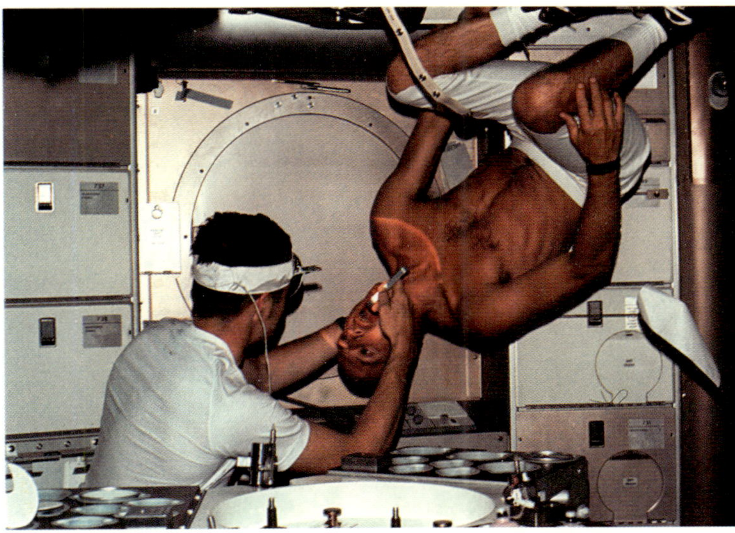

■ 나사의 우주 진료실. 치과치료는 치료 중에도 다양한 돌발변수가 일어날 수 있다. 의료진의 자세와 몸의 움직임은 물론, 환자의 구강의 움직임 및 입의 움직임도 그 변수를 증폭시키는 요소이다. 이 돌발변수를 파악하는 것은 다른 분야에서도 널리 이용될 수 있다. 위 사진은 이런 변수를 파악하고 분석하기 위해 우주공간에서 치과치료를 시행해보고 있는 모습이다. 1973년. 사진 출처 위키피디아.

어느 날 점잖아 보이는 중년 여인이 진료실로 들어왔다. 그녀의 옷차림으로 보아 정숙해 보였으며 교양도 갖춘 듯한 인상이었다. 의자에 앉을 때까지 그녀는 무언가 망설이는 듯한 눈치였는데 입을 들여다보니 이유를 알 것 같았다. 나이와 옷차림 그리고 풍기는 외모로는 전혀 상상하기 어려웠는데 입안의 상태는 엉망으로 치아라곤 거의 남아 있지 않았다. 더군다나 그 여자의 입에서 나온 말이 나를 순간적으로 당황하게 했다.

"어느 날 옥수수가 훌훌 빠져버리더라고요."

중년 여인은 다소곳한 목소리로 그렇게 말했다.

옥수수나 강냉이는 치아를 말하는 은어이다. 때로는 호박씨라고 표현하는 사람들도 있다. 치과의사 입장에서 이 말을 들으면 좀 천박한 느낌이 드는데 이는 치과의사에게만 국한되지 않을 것이다. 교양 있어 보이는, 그것도 여자의 입에서 그런 말이 나오다니 의외였다. 아니나 다를까. 며칠 후 비오는 날 오후, 그날은 대기실에 다른 환자가 없었는데 그 여자는 자신의 남편과 함께 치과를 찾아왔다. 치료 약속을 어기고 한동안 나타나지 않은 그녀였다. 남편의 치아도 엉망이었다. 남편의 치료를 마치고 진료차트를 기록하여 대기실로 나갔는데, 얌전하고 교양 있어 보이는 그 중년 여인은 대기실 소파에 덩그러니 누워서 TV를 보고 있었다. 그러더니 내가 진료실에서 나오는 것을 보곤 자신도 겸연쩍었던지 슬그머니 일어나 인사를 했다.

근무하는 치과에는 일주일에 한 번씩 정신병원에서 의뢰한 환자들이 외진을 나온다. 어느 날 한 환자가 임플란트를 하고 싶다고 상담받기를 원했다. 환자의 X-ray 사진에는 사랑니 네 개를 포함하여 32개의 아주 건강한 치아가 눈에 들어왔다. 차트를 다시 살펴보니 상담을 원하는 환자는 그 외진 환자 중 한 사람이다. 피식 웃으며 차트를 내려놓으니 환자는 어느새 원장실로 들어서고 있었다.

"제 앞니를 임플란트로 해주세요."

상담실로 들어서 자리에 앉자마자 환자는 하얀 이를 드러내곤 씩 웃어 보이더니 대뜸 그렇게 말했다.

"그런데 말이죠, 환자분께서는 임플란트를 하실 필요가 없어요."

그렇게 말을 꺼내긴 했으나 환자는 이미 임플란트를 해야겠다는 확고한 의지를 드러내 보인다.

'모든 치아가 튼튼하니 임플란트를 할 필요가 없다'고 설명하는 쪽과 '그래도 임플란트를 하겠다'는 기이한 대화가 계속된다.

"그리고 임플란트는 오00으로 해주세요."

그는 이미 하는 것으로 결정한 쪽으로 대화를 몰고 간다. 말이 조금 빗나가지만 여기서도 광고의 폐해는 나타난다. 임플란트 종류를 TV에서 광고하는 나라는 우리나라 밖에 없을 것이다. 여러모로 치과의사의 설 자리가 좁아진다. 아니나 다를까.

"탤런트 000의 앞니가 보기 좋더라고요."

환자의 대답에 난처했다. '이걸 어떻게 설명해야 하나'하고 속으로 생각하는 순간이었다.

"그런데 임플란트 안에 도청기가 들어가 있으면 절대 안 돼요!"

말할 틈도 주지 않고 자신이 하고 싶은 이야기를 쏟아놓는다.

"아뿔사!"

전해들은 이야기가 본인에게도 일어날 줄이야. 치과계에서 전해지는 이야기가 있다. 한 대학병원에서 근무하는 교수에게 30대 여성이 임플란트 식립을 의

뢰했는데 상담 중 그녀는 극히 상식적이었으며 모든 치료계획을 이해하고 받아들이는 듯했다. 그런데 막상 상담을 다 마치고 그 환자는 완곡한 목소리로 이렇게 말했다.

"임플란트는 절대로 도청기가 없는 임플란트로 해주셔야 해요!"

'임플란트와 도청기'라는 단어의 엉뚱한 조합을 들은 그 교수는 뭔가 이상한 느낌이 들어 얼른 차트에 눈을 돌리고서야 뭔가를 알았다. 그리고 곧바로 이렇게 말했다고 한다.

"죄송합니다만, 아직 현재까지 치과 기술로는 도청기가 없는 임플란트를 만들 수가 없어서…."

그런데 그녀가 몹시 실망한 듯 한동안 고개를 숙이고 있더니 침울한 목소리로 이렇게 말했다.

"그렇죠. 아직까지는 도청기가 없는 임플란트를 만들 수는 없죠?"

임플란트를 할 수 없다는 것을 알게 된 환자의 침울한 모습에 결국 그 교수는 연민의 정을 느꼈다. 그래서 그는 그녀에게 용기를 줘야겠다는 마음으로 '새로운 기술로 도청기가 작동하지 않게는 할 수 있다'고 말했다. 그녀는 결국 도청기가 작동하지 않는 임플란트를 시술받고 대 만족하여 퇴원했다고 한다.

"그런데 아직까지 도청기가 없는…."

그 교수의 처방에 따라 그렇게 말했다. 그러나 말이 채 끝나기도 전에,

"그럼 별 수 없죠. 그걸로라도 해주세요!"

치과진료실에는 상상할 수 없는 일들이 가끔 일어나곤 한다. 이 장에서는 진료실에서 느끼는 일상과 진료실 밖에서 느끼는 일상이 교차하는 모습들을 다루기로 하자.

1. 육유의 사랑

가장 많은 시를 남긴 시인

〈치통유감(齒痛有感)〉

육유(陸游, 南宋, 1125~1210)

눈은 어두워지고 머리카락은 성기어져 가는데
치아마저 빠지려하니 슬프기 그지없네.
나이가 들면서 인간사를 조금씩 알아가
맛있기로 이름난 배를 삶아 먹는 것도 다 이유가 있다네.

眼暗頭童負聖時(안암두동부성시)
齒牙欲脫更堪悲(치아욕탈경감비)
暮年漸解人間事(모년점해인간사)
蒸食哀梨亦自奇(증식애리역자기)

위 시는 남송(南宋)의 대표적 시인인 육유의 시로 〈치통유감(齒痛有感)〉이라는 제목이 붙어 있다. 여기서 애리증식(哀梨蒸食)이란 '맛있기로 유명한 애씨네 집 배를 삶아 먹는다'는 뜻으로, 좋고 나쁨을 분별할 줄 모르는 어리석음을 비유하는 성어이다. 그런데 치아가 없어 배조차도 삶아 먹어야 하는 자신의 입장을 들어, 배를 삶아 먹는 것은 치아가 없기 때문이니 나름 그 이유가 있음을 읊고 있다. 대시인들은 이처럼 살아가면서 곧잘 치아(齒牙)를 소재로 해 자신의 이야기를 한다. 남송(南宋)의 대표적 시인인 육유 역시 마찬가지이다. 육유는 약 50년간에 걸쳐 1만 수(首)에 달하는 시를 남겨 중국 시사 상(詩史上) 최다작의 시인으로 꼽히는데, 한유, 백낙천과 함께 치아에 대한 여러 편의 시를 남긴 것으로도 잘 알려져 있다.[1)]

중국인이 가장 좋아하는 사랑의 노래 차두봉(釵頭鳳)

그런 육유이지만 개인적으로는 시대와의 불화로 인해 몇 번씩이나 관직을 강등당하거나 귀양살이를 해야만 했다. 동시에 그는 그런 불우한 나날들 속에서 한 여인과의 애틋한 사랑을 후세에 전하고 있다. 육유의 사랑 노래가 바로 그 유명한 〈차두봉(釵頭鳳)〉이다.

차두봉(釵頭鳳)

〈육유〉

그대 예쁜 손으로 권하던 황등주
성 안에는 봄빛이 가득하고 버드나무 가지 늘어졌건만
봄바람은 즐거움을 시샘하고 정은 야박해져
쓰라린 마음 안고 몇 년을 헤어져 찾았던가.

---

1) 육유는 젊었을 때부터 치아가 좋지 않아 고생했다고 한다. 그래서 사람들은 〈이백은 말술(두주(斗酒)로 시 백 편을 지었고, 육유는 치통으로 천 줄의 시를 썼다(李白斗酒詩百篇, 陸遊齒痛詩千行))〉라는 말이 나올 정도이다. 그의 치아에 관한 시는 약 150편이 있는 것으로 전한다.

애석ㅎ다. 애석ㅎ다. 애석ㅎ다.

紅酥手黃藤酒(홍수수황등주)

滿城春色宮牆柳(만성춘색궁장류)

東風惡歡情薄(동풍악환정박)

一懷愁緒幾年離索(일회수서기년리색)

錯 錯 錯(착 착 착).

이별의 애석함. 착(錯)! 착(錯)! 착(錯)!

이 시의 소재는 사랑하는 사람과의 이별이다. 육유에게는 사랑하는 사람이 있었다. 사촌 동생인 당완(唐琬)이라는 처녀였다. 당시 풍습으로는 사촌 간의 결혼이 흔한 일로 그들이 결혼한 것은 육유의 나이 20세 되던 해였다. 그런데 육유의 어머니는 당완을 마음에 들어 하지 않고 아들에게 이혼을 강요한다. 당시의 유교적 문화에서는 부모의 뜻을 거스를 수 없어 그들은 서로 사랑하지만 이혼을 하게 된다.

이별 후의 재회 막(莫)! 막(莫)! 막(莫)!

얼마나 시간이 지났을까? 두 사람의 아픈 사연에도 아랑곳없이 세월은 변함없이 흘렀다. 마음을 잡지 못한 육유는 몇 번이나 과거시험에 실패하고 객지를 떠돌았다. 그가 고향 소흥(紹興)에 다시 돌아온 것은 늦게나마 과거시험에 합격해 말단 관리가 되었을 때였다. 어느덧 10년이라는 세월이 흐른 뒤였다. 고향은 여전히 아름다웠다. 갓 피어오른 버들가지가 실바람에 살랑거리고 꽃향기가 5

월의 하늘로 피어올랐다. 소흥에는 우적사라는 큰 절의 남쪽에 심원(沈園)이라는 정원이 있는데 육유가 심원에서 우연히 당완과 마주쳤다. 육유는 먼발치에서도 바로 그녀가 당완이라는 것을 알아보았다. 얼마나 그리워했던 사람인가. 육유는 당완이 결혼했다는 사실을 알고 있었지만 한시도 잊은 적이 없었다. 그러나 이미 다른 사람의 아내. 육유는 미어지는 가슴만 쓸어내릴 뿐 어찌할 도리가 없었다. 그날 이후, 육유의 눈앞에는 당완과 재냈던 행복한 신혼시절이 떠올라 견딜 수 없어 이 마음을 시로 읊었다. 바로 이 시가 〈차두봉〉이다. 차두봉이란 봉황비녀를 꽂은 머리로 의역하면 '그대의 돌아선 뒷모습' 정도이지 싶다. 사람에 따라서는 〈채두봉〉이라고도 한다. 그토록 사랑하고 그리워하던 여인을 먼발치에서 본 시인 육유는 시의 두 번째 연에서 이렇게 노래한다.

눈물은 흔적만 남긴 채 비단손수건이 붉고
복숭아꽃 진 연못은 조용하기 그지없네.
옛 맹세는 여전하건만 비단편지는 부치지 못하니
막막하고 막막하고 막막할 뿐.

淚痕紅浥鮫綃透(루흔홍읍교초투)
桃花落閑池閣(도화낙한지각)
山盟雖在錦書難託(산맹수재금서난탁)
莫 莫 莫(막 막 막)

어려워라 어려워라 어려워라 難! 難! 難!

한편, 당원 역시 먼발치에서 육유를 봤을 때, 그가 바로 옛 남편 육유라는 것을 바로 알아보았다. 그녀 역시 육유에 대한 그리움으로 가슴 한 켠을 도려낸 듯 아렸다. 그러나 할 수 있는 일이란 아무 것도 없었다. 옛사랑으로 인해 오직 가슴 속으로 병이 깊어갈 뿐이었다. 육유의 시를 전해 읽은 당완 역시 자신의 마음을 담은 시를 지었다.

채두봉 2

〈당완〉

세상이 야박하여 인심도 사나워서
황혼에 뿌린 빗방울에 꽃잎이 떨어지네.
밤새 흘린 눈물 흔적 새벽바람에 말리고
내 마음 호소하려 난간에 기대어보건만
어려워라 어려워라 어려워라.

그대와 나 머무는 곳 다르니 지금은 그 옛날이 아니어
오랫동안 병든 영혼 날이 갈수록 적적하기만 한데
멀리서 들려오는 나발소리 난간에 부는 밤바람 차갑고
누군가 그 사연 물어볼까 눈물 삼키며 웃음 짓는다.
속여야지, 속여야지, 내 마음까지 속여내야지.

世情薄人情惡(세정박인정악)

雨送黃昏花易落(우송황혼화이락)

曉風乾涙痕殘(효풍건루흔잔)

欲箋心事獨語斜闌(욕전심사독어사난)

難 難 難(난 난 난)

人成各今非昨(인성각금비작)

病魂曾似秋千索(병혼증사추천색)

角聲寒夜闌珊(각성한야난산)

怕人尋問咽涙妝歡(파인심문인루장환)

瞞 瞞 瞞(만 만 만)

비록 헤어졌지만 서로를 잊지 못하고 그 마음을 확인하고자 하는 두 사람의 사랑. 당완은 마치 육유의 사랑 확인을 기다리기라도 했듯이 편지를 주고받은 다음 시름시름 앓다가 곧 죽고 말았다. 여전히 자신을 사랑하고 있다는 육유의 마음을 알게 됨이 어쩌면 그녀를 더욱 병들게 한 것이리라. 당완이 죽었다는 소식을 들은 육유는 절망에 빠진 나날을 보낸다.

다시 심원(沈園)에서

그래도 변함없이 시간은 흘러간다. 어느덧 40년이라는 세월이 흘렀다. 육유는 여전히 당완을 잊지 못하고 그리워한다. 그러던 어느 날, 육유는 미칠 듯한 그리움에 고향 소홍으로 돌아와 심원을 찾는다. 그의 나이 이미 일흔 다섯. 그녀의 모습을 마지막으로 보았던 심원. 그곳에 가면 다시 한 번 그녀의 모습을 볼 수 있을 것만 같았다. 그러나 그녀는 이미 세상을 떠나고 난 다음이었다. 육유는 시를 지어 그녀를 그리워할 수밖에 없었다.

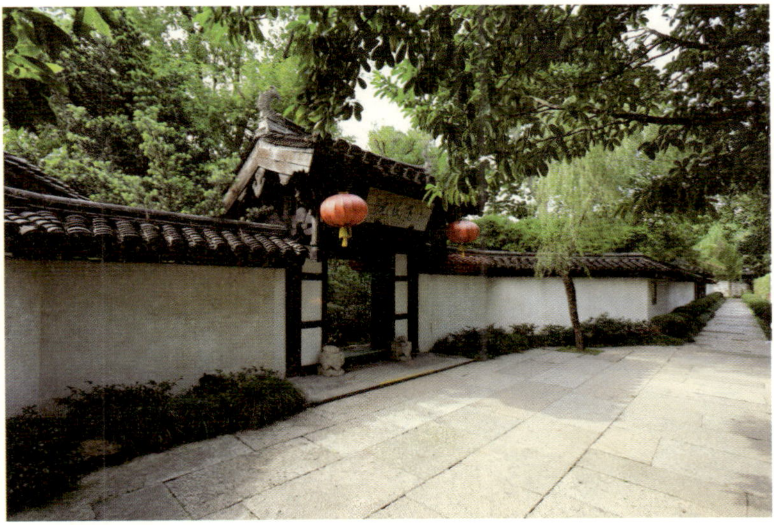

■ 육유와 당완이 재회한 심원(沈園) 입구 현판에는 심씨원(沈氏園)이라 적혀 있다.

심원(沈園)에서

석양의 성 위에 화각소리 애처로운데
심원은 다 그 옛날의 모습 아니로구다.
다리 아래 푸른 봄 물빛에 마음 아파오니
예전 기러기 그림자 비춰 날아온 곳이구나.

꿈이 깨어지고 향기 사라진 지 사십 년
심원은 버들도 늙어 버들 솜도 이젠 날리지 않는구나.
이 몸도 곧 회계산의 한 줌 흙이 되련마는
남은 자취 찾아보니 한 줄기 눈물만이 흘러내린다.

城上斜陽畫角哀(성상사양화각쇠)
沈園非復舊池台(심원비부구지대)
傷心橋下春波綠(상심교하춘파록)
曾是驚鴻照影來(증시경홍조영래)

夢斷香消四十年(몽단향소사십년)
沈園柳老不吹綿(심원유로불취면)
此身行作稽山土(차신행작계산토)
猶吊遺蹤一泫然(유조유종일현연)

위 시 〈심원〉은 경원(慶元) 5년(1199) 봄, 75세의 육유가 고향 산음(山陰)에서 44년 전 죽은 전처 당완을 애도하며 지은 시라고 전해진다.

요즘 사람들도 이런 사랑을 할까? 아니 이런 사랑이 있다는 것을 알기나 할까? 이제 사랑마저도 과학적으로 분석해 전두엽의 의식 기능이나 호르몬 분비 결과로 나타나는 현상의 하나라고 정의되는 시절이다. 심원은 오늘날 저장성(浙江省) 사오싱시(紹興市)에 소재한다. 이곳 담장에는 육유와 당완의 시가 새겨져 있다.

마지막으로 육유의 시 가운데 가장 널리 알려진 시 한 수를 소개하면서 글을 맺고자 한다. 나이가 들어감을 치아가 흔들거리고 머리칼이 희어지는 것으로 나타낸 시이다.

청우(聽雨) 빗소리를 들으며

머리는 벌써 실처럼 희어지고 치아는 흔들리는데
등잔불 향은 다하고 밤은 깊어만 간다.
은하수 물로도 가슴의 한을 씻어내지 못하건만
처마에서 떨어지는 빗방울 소리에 마음을 달래네.

髮已成絲齒半搖(발이성사치반요)
燈殘香燼夜迢迢(등잔향신야초초)
天河不洗胸中恨(천하불세흉중한)
却賴檐頭雨滴消(각뢰첨두우적소)

청우(聽雨)는 우국의 분위기와 서정 시인으로서의 풍모가 충분히 드러난 시라는 평을 받는다.

은하수 물로도 씻어 내리지 못하는 가슴의 한은 잊지 못한 연인에 대한 사랑의 마음이 아닐까.

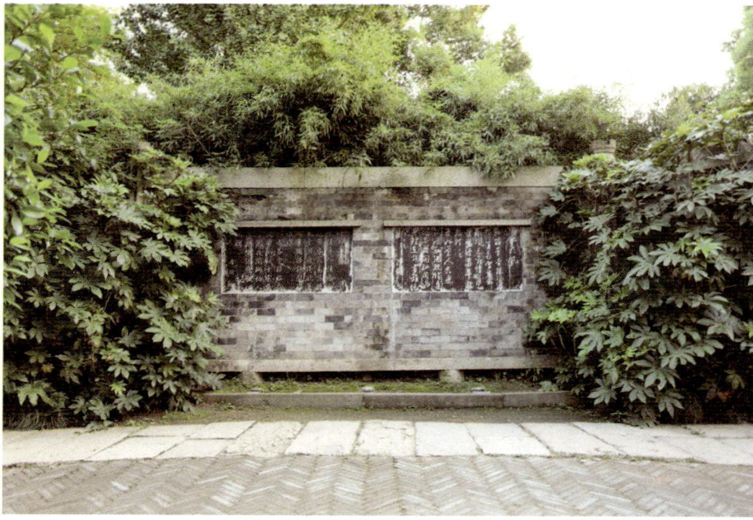

■ 심원의 담장에 새겨진 육유와 당완의 시, 채두봉. 두 사람의 사랑이야기는 현대 중국인들에게도 널리 애송되고 있다.

2. 틀니 소고(小考)

틀니를 의치(義齒)라고 부르는 것은 한국과 일본이다. 중국에서는 가아(假牙)라고 부른다. 뜻을 풀어보자면 의치(義齒)나 가아(假牙) 모두 임시 치아 또는 거짓 치아 정도로 해석된다. 한편 우리가 생각하는 것과는 달리 의(義)에는 '인공적인 것'이라는 의미가 있다. 의수(義手), 의족(義足), 의안(義眼) 등이 바로 그것이다. 이 의(義) 자는 진짜는 아니나 그렇다고 가짜도 아닌 어떤 것을 의미하는 한자이다. 또 이 의(義) 자는 동사로서는 〈해넣다〉라는 의미가 있는데 〈의치(義齒)〉는 아마 여기서 유래된 듯하다.

현재 알려진 틀니 가운데 가장 오래된 것으로 여겨지는 것은 기원전 2,500년 전의 것으로 추정되는 고대 이집트의 유적에서 발견된 틀니이다. 이 틀니는 현대 우리들이 접하는 틀니와는 사뭇 다르다. 치아를 철사로 얽어맨 정도의 일종의 스플린트(splint; 치아의 흔들림 등을 방지하고 치료할 목적으로 인접한 건강한 치아에 묶는 치료법)로 저작 기능보다는 심미적 기능을 중시한 것으로 추정되고 있다. 한편 동양에서는 회양목을 입안의 형태에 맞추어 파고, 앞부분에는 곱돌을 갈아 치아를 만들어 넣는 방식으로 틀니를 만들기도 했다. 그러니 여간 불편한 것이 아니었을 테지만 심미적인 면에서는 그 능력을 충분히 발휘했다. 기원전 400년경의 페니키아 유적에서 발견된 틀니도 비슷한 기능을 가지고 있었다.

문화인류학적 관점에서 조사한 결과에 의하면, 인간이 최초로 틀니를 사용하게 된 것은 바로 이 이유 때문이다. 즉 치아의 주 기능인 저작을 위해서가 아니라 심미적인 용모를 위해서이다. 이 심미적인 것에의 반응은 자신의 필요보다는 타인과의 관계 설정을 먼저 했다는 것이다.

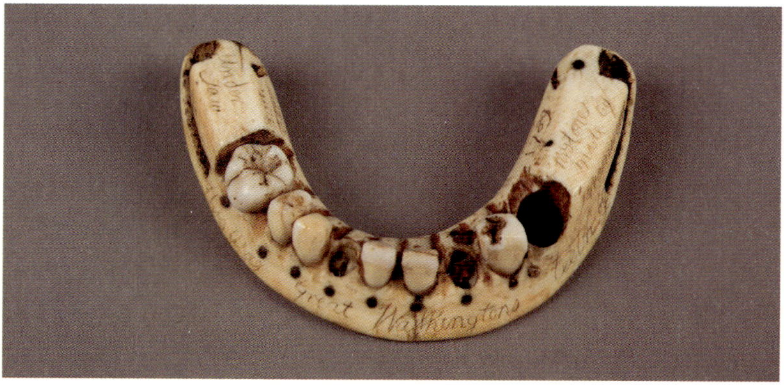

■ 미국의 초대 대통령 조지 워싱턴의 틀니. 틀니로도 잘 알려진 조지 워싱턴은 20대부터 치아를 잃기 시작했다. 그는 생전 여러 개의 틀니를 가지고 있었다. 그는 그와 가깝게 지냈던 치과의사 존 그린우드가 만들어 준 틀니와 함께 묻혔다고 전한다.

틀니를 이런 문화인류학적인 접근으로 바라볼 수도 있겠지만 깊은 가슴 속 이야기로 풀어낼 수도 있을 것이다. 그 이야기는 누구에게도 그 마음을 그대로 전할 수 없으나 누구라도 가질 수 있는, 그리고 누구라도 경험했을 수 있는 이야기들로 이루어져 있다. 그 이야기는 어느 누군가에게 아픔이 된다. 그리고 그 아픔은 다소 의외의 방법으로 유전되기도 한다. 그 유전은 몸을 통해서가 아니라 가슴을 통해서 이루어진다. 그리고 후세에 전해진 유전자는 가슴 언저리 어디선가 오래도록 맴돌다가 어느 날 홀연히 발현하여 회한(悔恨)이 되어 폭포처럼 쏟아진다.

여기 한 수필가의 글이 있다.

〈틀니〉

어머니와 나, 이렇게 단 둘만의 자리가 되자 어머니는 오래 망설여온 듯한 표정으로 말을 꺼냈다.

"아범아, 거 건환이 친구인 치과의사 ***가 있잖니? 하도 이가 아파 가서 알아 봤더니 한 30만 원 든다더구나."

마주한 어머니의 얼굴에서 이 한 마디가 얼마나 어렵게 나왔는지 대번에 알 수 있었다.

참으로 어머니와 마주한 자리, 늦은 나이에 밖에 나가 공부라고 한답시고 객지생활을 하다가 돌아왔던, 그 옛날 내가 소년이었을 적처럼 마주한 자리였다.

건환이는 이민을 간 동생이다. 늘 우리 집에 놀러오던 동생의 친구가 치과의사가 되었다. 어머니는 몇 년 전부터 이 동생 친구네 치과에 다니셨다. 그런데 오래된 틀니가 어머니 말대로 하면 '고장이 난 것'이다. 그래 다시 해 넣는데 그런 돈이 든다는 것이다. 밖에 나가 모르고 지내는 동안 어머니는 틀니 때문에 고생을 하신 것이 분명했다. 그래 자식이 돌아온 지 몇 달 만에 기회를 보아오다 넌지시 말을 꺼내신 것이다.

"제가 해드릴게요." 우선 이렇게 답했다. 좀처럼 자식 앞에서 돈 얘기는 안 꺼내는 어머니다. 그런데 어찌 대답이라도 시원스레 안 해드릴 수가 있겠는가.

- 중략 -

어머니는 조금 부끄럼 타는 기색으로 안도의 숨을 내쉬고 나서, 어느 한 개만 갈 수가 없어 아래 틀니 전부를 새로 해야 한다는 설명을 덧붙이셨다. 그게 목돈이 된다는 사연이다.

이게 지금부터 만 10년 전이다. 아마 지금 틀니를 하자면 한 3백 만 원쯤 들지 않겠나 싶다.

어머니는 내 말 한 마디를 믿고 기다리고 또 기다리셨을 것이다. 그러나 그 뒤로는 다시 틀니값을 꺼내지 아니하셨다.(나 몰래 얼마나 내 눈치를 살피셨을까.) 시원스러운 내 대답과는 달리, 나는 이 목돈을 선뜻 해드리지 못했다. 원고를 써서 목돈이 되면 드리려고 적금 통장까지 따로 만들었지만 끝내 해드리지 못했다. 다달이 조금씩 월급에서 떼어드리는 생활비 외에 따로 목돈 30만원을 마련하기가 그때엔 그렇게도 힘들었을까?

그때 어머니는 만 여든이셨다. 이상하게도 어머니가 가신 지 3년 뒤에 아버지도 같은 나이 여든으로 가셨다. 만일 어머니가 좀 더 사셨다면 아버지도 좀 더 사셨을 것이다.

어머니는 병상에 눕지도 않고 나다니시다가 어느 날 아침 잠든 듯이 누워 가셨다. 그렇게 갑작스레 가신 것을, 어머니의 틀니 때문인지도 모른다. 제대로 잡수시지 못해 기진하여 가신 것으로 밖에는 달리 풀이가 안 된다.

문상객들은 내게 호상이라고 위로의 말을 한마디씩 던졌으나, 그러나 약속을 못 지킨 죄책감으로 속이 몹시 쓰렸다.

해가 바뀌고 바뀌어 어머니가 가신 지 10년이 된다. 10년이 되는데도 아직 30만 원의 가슴앓이는 가슴 구석에 남아 때때로 도진다.

어머니가 돌아가시기 한 달 전쯤이다. 큰아이가 유학을 떠나게 되어 동네 중국집에 모시고 가서 탕수육을 시켜놓고 가족 송별회를 연 적이 있다. 그때 어머니가 탕수육을 오물오물 씹어 넘기는 것을 보고 조금 안심이 되어 그런대로 얼마쯤은 더 버틸 수 있으리라 여겼던 것이다.

지금 돌이켜 생각할 때마다 빚이라도 내어 바로 해드렸어야 옳았을 것이라고 소용없는 후회를 되씹지만 예나 지금이나 월급쟁이 생활을 벗어나지 못하는 처지로서는 만 10년 전 그 돈이 그리 가벼운 액수는 아니었나 싶다.

이제사 내가 이따금씩 치통을 앓으면서, 그때 들뜬 틀니 때문에 제대로 식사를 못하신 어머니를 생각하면 가슴 안쪽이 흥건히 젖어드는 걸 주체 못한다. '그게 정말 수월찮은 액수였나'

"… 언젠가 비 오는 날 어스름에 버스를 타고 지나다 보니 역촌동 네거리 약국 추녀 안에 자네 어머님이 혼자서 계시지 않겠나… 그래 왜 아들네 집이 지척인데 안 가시고 저기서 비를 피하고 계시나 생각했었지…."

동생 친구가 아닌 내 친구가 이 한 마디를 무심코 내게 들려주었을 때 전기에 감전되듯 가슴이 빠개지는 아픔을 느끼고 되돌아서 울고 말았다.

어머니는 아마 치통 때문에 내 집으로 오시다가 비를 만나 약국으로 피하셨으리라. 어느 아들네 집으로 갈까 망설이셨으리라. 아니면 돈 30만원 이야기를 독촉하러 나섰다가 차마 발길이 안 떨어져 약국 추녀 밑에서 망설이셨으리라.

비 오는 날 저녁 어머니가 집에 오신 기억이 없다. 그러니 그냥 발길을 되돌리신 것이 확실하다. 크지도 아니한 키에 조심조심 내딛는 발걸음이 얼마나 무거웠으랴. 어느 날 아들이 '어머니 이것 가지고 치과에 가셔요.' 하고 돈뭉치를 내놓기만 기다리다. 끝내 그 소리를 못 듣고 가버리신 어머니.

- 중략 -

비 오는 날이면 나는 치통을 몹시 앓는다. 뒤늦게 깨닫는 늦둥이의 효, 불효에 대한 문제만이 아니다. 세상을 살아온 내 나름의 삶의 방식에 대해, 새삼 어떤 회의가 깊어져, 빗속에서 두리번거리듯 하는 것이다. 비 오는 날이면 쑤시는 어금니 턱에 왼쪽 손을 올려 떠받치고, 어디 가까운 곳에 치과가 없는가 두리번거린다. 이런 꿈을 깨고 나면 내 나이를 짚어보게 된다.

비 오는 날이면 치통을 앓고 싶어진다.

- 유경환[2)]

이 세상 많은 사람들에게는 그것이 꼭 틀니는 아니어도 유경환 님과 같은 틀니가 있을 것이다.

내가 근무하는 근무실 책꽂이 한쪽에는 틀니가 한 쌍 놓여있다. 어머니의 틀니이다.

나는 어머니의 틀니를 볼 때마다 말할 수 없는 슬픔에 휩싸이곤 한다. 만학(晩學)의 내가 치과의사가 되기 전 어머니는 읍내에 나가셔 틀니를 하셨다. 그 틀니는 그분과 함께 고락을 함께 했을 유품 이상의 의미를 가진다. 나는 가끔 그 틀니를 들여다본다. 그러면 틀니를 하러 치과를 오가셨을 적의 어머니의 마음이 내 마음 위에 오버랩 된다. 어머니가 느끼셨을 늙어감과 작아짐에 대한 쓸쓸함이 어우러진 수 만 가지 이야기들이 나에게 전해져 온다.

---

2) 유경환, 시인 겸 아동문학가. 2007년 작고. 윗글은 작고한 유경환 님의 수필 〈틀니〉의 일부분이다.

어머니는 임종하실 때에도 틀니를 빼는 것을 허락하지 않으셨다. 그러니 그 틀니가 어머니와 고락을 함께 한 유품으로만 생각하는 것은 나의 감정을 나타내주지 못하는 것 같다. 나는 지금도 가만히 그 틀니를 손에 들고 바라다본다. 그렇게 평생을 바라보아도 그 안에 담긴 수많은 이야기들은 영원히 끝이 없을 것이다. 우주가 다 사라져버린 이후라 할지라도…

우리는 틀니를 그저 틀니로만 생각하는 습관에 너무 익숙해져 있다. 하지만 어디 틀니뿐이겠는가.

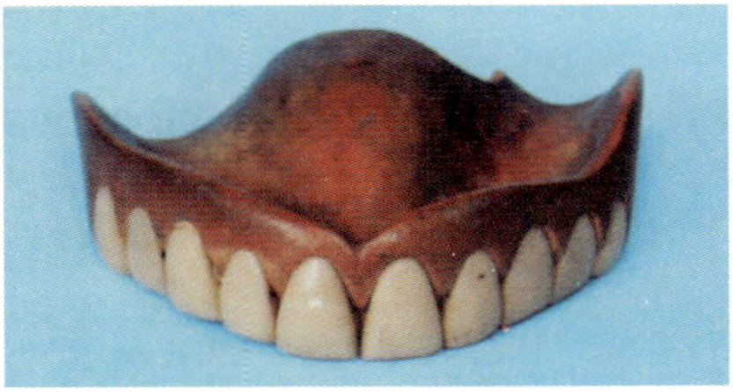

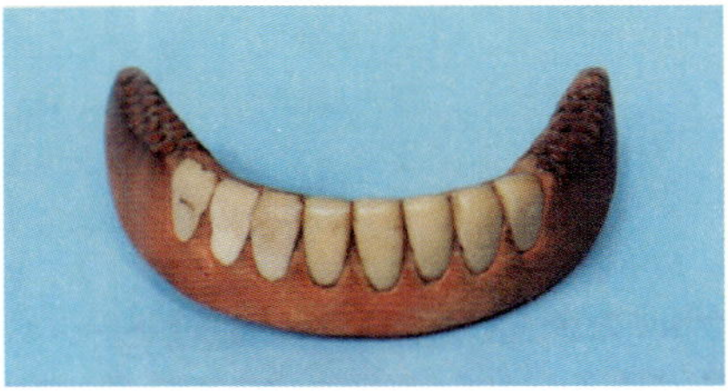

■ 목제 틀니. 카나가와현(神奈川県) 치과의사회 〈치아박물관〉 제공.

3. 판치생모(板齒生毛)

판치(板齒)는 떡니를 말한다

기실 치과의사들은 별로 사용하는 말이 아니지만 판치(板齒)란 떡니를 말한다. 떡니. 역시 치과의사들도 잘 모르는 말이다. 떡니는 '너분니'를 말한다. 이쯤 되면 점입가경이다. '너분'이라는 말은 '넓다'라는 형용사의 옛 말투이다. 떡니를 국어사전에서 찾아보면 '앞니의 가운데에 있는, 위아래 두 개씩의 넓적한 이'라고 실려 있다. 너분니와 떡니의 공통분모가 여기서 발견된다. 경우에 따라서는 문치(門齒) 또는 대문(大門)니라고도 하는데 그 의미를 연상해보면 쉽게 짐작이 간다. 그러니 '판치생모(板齒生毛)'란 앞니에서 털이 난다라는 말이다. 과연 이 말은 무슨 말일까. 나름대로 이 성어에 대한 의미를 한번 추측해보시기 바란다.

화두(話頭), 공안(公案), 선문답(禪問答)

불교에는 공안(公案)이라는 것이 있다. 공안에는 많은 뜻이 있지만 그 뜻 가운데 한 가지는 '진리를 깨우치기 위해 연구하고 추구하는 문제'라는 의미도 있다. 요즘 곧잘 우리가 쓰는 불교 용어 가운데 '화두(話頭)'라는 용어가 있는데 이는 넓은 의미에서는 '공안'과 유사한 용어이다.

선불교(禪佛敎)에서는 깨달음을 중시한다. 공안은 깨달음의 단초를 제공한다. 그 깨달음의 단초가 바로 화두이다. 깨달음은 문자를 통한 학문 정진만으로는 이를 수 없다. 공안의 출발은 염화미소(拈華微笑)라는 말에서 시작한다. 염화미소는 염화시중(拈華示衆)이라고도 한다. 염화미소는 직역하면 '꽃을 잡고 미소 짓다'이고, 염화시중은 '꽃을 잡아 대중들에게 보이다'이다.

범왕(梵王)이 석가에게 설법을 청하며 연꽃을 바치자, 석가가 연꽃을 들어 대중들에게 보였다. 사람들은 다들 의아하게 생각하고 좌우를 둘러보는데 오직 한 사람, 가섭(迦葉) 만이 참뜻을 깨닫고 혼자 조용히 미소를 지었다. 이에 석가는 가섭에게 불교의 진리를 전해 주었다. 이심전심, 이것이 바로 염화미소의 고사이다. 알듯 말듯 참으로 오묘한 세계이다.

불교에서 염화미소(拈華微笑), 이심전심(以心傳心), 불립문자(不立文字), 교외별전(教外別傳), 심심상인(心心相印)은 다 같은 범주의 용어이다. 말하지 않고도 마음을 통하여 깨달음을 얻게 된다는 뜻으로, 선 수행의 근거와 방향을 제시하는 중요한 화두이다.

선문답(禪問答)은 화두나 공안과는 약간 다르다.

조주선사(趙州禪師, 778~897)의 〈끽다거(喫茶去)〉는 널리 알려진 선문답이다. 조주선사는 후당기의 고승이다.

차나 한 잔 들고 가게나! 끽다거(喫茶去)

조주선사가 자신의 거처를 찾아 막 도착한 스님에게 물었다.

"그대는 여기에 와 본 적이 있는가?"

그 스님이 말했다.

"와 본 적이 없습니다."

그러자 조주선사가 말했다.

"그래? 그러면 차 한 잔 들고 가게나(喫茶去)."

조주선사는 다른 스님에게 똑같이 물었다.

그러자 그 스님이 말했다.

"아니오, 와 본 적이 있습니다."

그러자 조주선사가 말했다.

"그래? 그러면 그대도 차 한 잔 들게나(喫茶去)."

곁에서 이야기를 들었던 원주스님이 그들이 돌아간 뒤 이를 의아해하며 조주선사에게 여쭈었다.

"어째서 선사께서는 와 본 적 있는 사람에게도 차를 권하고, 와 본 적 없는 사람에게도 똑같이 차를 권하신 겁니까?"

그러자 조주선사는 "원주야"라고 부르더니 원주가 대답하자,

"원주, 자네도 차나 한 잔 들게나(喫茶去)."

원주는 그때서야 깨달음을 얻었다.

선문답이란 이처럼 미묘한 울림이 있는 대화이다. 조주선사와 원주스님은 중국 당대의 최고 선사들이다. 과연 조주선사는 무엇을 말하려 했고, 원주스님은 무엇을 깨달았을까?

조주선사는 화두를 제시하는 선사로 유명하다. '뜰 앞의 잣나무(庭前柏樹子)'라는 공안은 불교사상 가장 널리 알려진 공안 중 하나이다. 어느 수행승이 조주선사에게 "무엇이 달마대사가 서쪽에서 온 뜻입니까(如何是祖師西來意)?"하고 묻자, 조주선사는 "뜰 앞의 잣나무니라"라고 대답했던 선문답은 이후 수많은 수행자들에게 화두가 되어온 말이다.

공안은 '깨침'을 위한 의문인데 대개 공안은 주조선사의 예처럼 문답이 특징이다. 조주선사의 공안 가운데 판치생모(板齒生毛)라는 고준한 공안이 있다.

어느 날 제자 중에 한 스님이 조주(趙州)스님에게 물었다.

"불교의 참뜻이 무엇입니까?"

조주스님이 대답했다.

"앞 이빨에 난 털이니라(판치생모, 板齒生毛)."

산 넘어 산

도무지 감이 오지 않는 화두이다. 그러나 고승들은 그 수행을 통해 깨우침을 얻고 깨우침을 통해 그 의미에 도달한다. 전강(田岡)스님[3]은 오로지 이 화두에 평생을 용맹정진해 온 고승이었다. 전강스님의 수행하는 모습은 언어로는 다 형용할 수가 없을 정도였다고 한다. 한번 수행을 시작하면 코와 입으로 핏덩어리가 흘러나오기도 했으며, 때로는 머리가 터져 삭발조차 할 수 없을 정도였다고 하니 우리 같은 범인들로서는 그 정도가 짐작이 가지 않는다. 그중에서도 백일 동안 잠을 자지 않고 수행한 일화는 유명하다. 범인들로는 고수의 수행 경지도 감히 흉내도 낼 수 없는 일인데, 그들이 얻은 깨달음에 대해서는 어찌하겠는가. 판치생모를 통하여 전강스님이 깨달음을 얻은 것은 우리의 상상을 초월한다.

전강스님께서 판치생모의 화두를 통해 도달한 진리는, 즉 〈판치생모〉의 낙처(落處)는 〈수염 없는 늙은 원숭이가 나무를 거꾸로 올라간다〉이다. 산 너머 산이다.

산 넘어 산. 전강스님께서는 그 진리에 도달하는 모습을 다음과 같이 비유를 들어 설명했다.

---

3) 1898~1975. 승려. 본관은 동래(東萊). 성은 정씨(鄭氏), 법명은 전강(田岡), 전라남도 곡성 출신. 경허와 만공스님의 맥을 잇는 한국 선종의 큰스님이다. 1913년 유기행상을 하던 중 한 스님을 만나 해인사에서 출가. 출가 이후 피나는 용맹정진과 수행하던 중 도반이었던 한 사미승의 갑작스런 죽음을 통하여 1921년 23세에 대오견성했다고 전해진다. 이후 33세에 통도사 조실(祖室). 근·현대 한국 선종의 대표적인 선지식으로 추앙받는 스님이다. 조실이란 절에서 가장 큰 스님을 부르는 용어이다.

"늙은 쥐가 쇠뿔 속에 밀고 들어가듯 뽀드득 뽀드뜩 마음으로 조이며 들어가기를, 한 7일 내지 2·7일 또 3·7일이면 홀연히 칠통은 타파되고, 언어도(言語道)가 끊어지며[4], 심행처(心行處)가 멸하여[5], 본지풍광(本地風光)이 환하게 드러나게 된다. 조주(趙州)스님이 이래서 〈판치생모(板齒生毛)〉라 했구나 하고 무릎을 탁 치면서 불조(佛祖)[6]를 잡아 거꾸러뜨리는 때가 바로 이때이니라."

그런데 정작 화두는 조사의 마음에 있지, 조사의 말에 있지 않으니 이 또한 미궁(迷宮)이다. 말 그대로 묘처부전(妙處不傳)이다. 알 것 같다면 오만이요, 모를 것 같다면 헛생을 산 듯싶기도 하다. 그러고 보니 뭔가 전해져오는 듯한 느낌은 있다. 진리란 바로 그렇게 '탁'하고 잡아채야 한다.

수많은 당나귀 새끼들!

마지막으로 공안도, 화두도, 선문답도 아닌 불가(佛家)의 전언(傳言) 한 마디로 글을 마칠까 한다.

서당선사(西堂禪師, 735~814) 선사는 마조도일(馬祖道一, 709~788)의 불법을 이은 고승이다. 하루는 서당선사가 스승 마조의 심부름으로 혜충국사(慧忠國師, ?~775)에게 편지를 전하러 갔다. 길을 가다가 황제의 사신을 만났는데 길을 같이 하게 되었다. 아니나 다를까. 당시 사신은 천사(天使)라고 불렸을 만큼 이만저만 오만한 게 아니었다. 서당선사는 마음이 내키지 않았으나 동행할 수밖에 없었다. 그런데 잠시 길을 쉬는 시간이 되자 사신은 선사에게 함께 공양을 하자

---

4) 언어로서 나타낼 수 있는 것을 넘어선 곳.

5) 〈마음마저 머무르는 곳이 사라지며〉라는 정도의 의미.

6) 석가모니(釋迦牟尼) 또는 불가의 고승들.

고 말했다. 마지못해 선사는 염불하는데 마침 그때 당나귀가 '히힝'하고 울었다. 그러자 사신이 서당선사를 희롱할 요량으로 말했다.

"예끼, 이놈의 중놈이!"

서당선사가 바라보니 사신은 재미있다는 듯이 낄낄거리며 나귀에게 손가락질을 하고 있었다. 그러자 서당선사가 황제의 사신을 보며 말했다.

"이놈의 당나귀 새끼가!"

시절이 하수상하니 세상에는 작은 힘을 믿고 사람을 우습게 보는 당나귀 새끼가 허다하다.

참고

위에서 말한 전강스님의 〈판치생모〉의 화두로 깨달음을 설명하는 내용의 전후는 다음과 같다. 이하는 전강스님의 생전 어록에서 발췌한 것이다.

> 여래(如來)란 무슨 말인가?
> 여여래래(如如來來)란 말이다.
> 이렇게 왔다는 말이다.
> 과거에도, 현재에도, 미래에도 이러하다는 말이다.
>
> 이러하다는 말은 변함이 없다는 말이다.
> 그러기에 부처님을 여래(如來)라고 부른다.
>
> 우주가 생기기 그 이전부터 한 물건[一物]이 있는데
> 그것을 이름하여 자성(自性)이니, 구시인(舊時人)이니,

무위진인(無爲眞人)이니, 무저선(無低船)이니, 격외인(格外人)이니 등 갖가지 이름으로 부르는 것이다.

옛날 중국 당나라 때 조주(趙州)라는 스님이 계셨는데
고불화현(古佛化現)이라 칭송받았다.
그는 눈을 뜨면 안광(眼光)이 사천하(四天下)를 비추는 스님이었다.

그러면 불교의 참뜻을 물었는데
어째서 "판치 이빨에 털이 났다"하는고?
참선에 뜻이 있는 사람들은 이러한 화두를 들고 정진할 때에
불교의 참뜻을 물었는데 '판치생모(板齒生毛)'란 말이
무슨 뜻인지 알아차려야 한다.

불조(佛祖)는 언제나 직설(直說)을 한다.
그러나 이 직설을 알아차리지 못하면
의심을 하지 않을래야 않을 수 없다.

우주의 대진리를 터득하는 것이 인간으로서 해야 할
가장 중요한 일임을 분명히 알아야 한다.

조주 스님이 "판치생모"라 말하기 이전에
무슨 생각이 있어서 "판치생모"라 하였는고?

이 한마디에 척! 깨치면 그 순간
부처의 경지로 일초직입여래지(一超直入如來地)[7]하고

이 육신의 속박에서 벗어나 부처와 조사(祖師)를 잡아 거꾸러뜨리는 것이다.

그러나 깨치지 못한다면 의심을 하지 않으려야 않을 도리가 없다.
모르면서 의심마저 하지 않으면 이것이야말로 큰 병이다.

판때기 이빨에 털이 났다니 이 무슨 뜻인고?
간절히 의심을 일으키면
온갖 생멸심(生滅心)과 분별심(分別心)이 여홍로일점설(如紅爐一點雪)[8]이라,
불 속에 떨어진 눈송이같이 사라져 버린다.

다시 말하자면 천만 가지 번뇌 망상이
용광로에 한 점 눈이 떨어진 것처럼 다 녹아 버린다는 말이다.

"판치생모(板齒生毛)"를 들 때에 마음을 잡도리하되
이미 지나간 일은 지나갔으니 잊어버리고,
앞으로 다가오지 않은 일은 아직 오지 않았으니 생각하지 말아야 한다.

이렇게 앞과 뒤가 딱! 끊어지면 마음이 텅 비게 된다.

그러나 공(空)한 것 또한 일으키지 말라.
지키지 않는다는 생각도 잊어버리고
잊어버린다는 그 생각마저도 벗어나라.

---

7) 단번에 여래의 머무는 곳으로 치고 들어가는 것을 의미.
8) 나고 드는 마음과 판단하려는 마음이 큰 화로에 떨어지는 작은 눈송이 하나처럼 사라진다는 의미.

그리하여 벗어난다는 그 생각도 두지 말라.
다만 "판치생모"가 무엇인고? 하는 의심만 계속하게 되면
머지않아 화두(話頭)가 명백(明白)하게 들리면서
환하게 자기 본래의 영광이 나타난다.

평생에 보지도 듣지도 못했던 영광(靈光)이 환하게 드러나니
온몸이 허공에 뜬 것처럼 가볍고 깨끗해진다.

그러나 이 상태를 깨친 줄로 착각하기 쉬우니
그때에 씽긋이 미소(微笑)할 뿐 계속하여 공부를 하되
"이러한 것도 있구나" 짐작하고 입을 봉해라.
그때부터 가도 의정(疑情)[9]이 가고, 와도 의정(疑情)이 오고,
밥을 먹고 옷을 입어도 그대로 온 우주가
의정(疑情) 한 덩어리로 되어야 한다.

바람소리, 새소리, 물소리 등 우주 전체가 그냥
의정 한 덩어리로 되어갈 때가
"생사(生死)" 이 두 글자를 떼어 놓고 용맹정진(勇猛精進)으로 공부하는 때라,
한 시간 두 시간 내지 네댓 시간을 앉아 있어도
시간가는 줄을 모르고 화두는 흩어지지 않고
타성일편(打成一片)[10]이 되느니 이때가 바로 좋은 시절이다.

---

9) 믿지 못해 이상하게 여기는 마음이나 생각 등을 말한다.
10) 한 덩어리로 이루어짐.

얼굴도 청백(淸白)해지고 자득기묘(自得其妙)라,
도(道)에 들어가는 맛을 스스로 알게 된다.
그러나 그때가 마침 좋은 시절이기는 하나
알았다는 생각을 하고 함부로 말을 하거나
미친 짓을 하면 도리어 공부에 큰 마장(魔障)이 온다.

그때에 식심(識心)이 맑아져서 무슨 말이 터져 나오려고 해도 참고,
밥 먹는 것도 잠자는 것도 잊어버리고 오직 화두만을 밀고 들어가되
처음으로 공부를 배우는 것처럼 화두를 간절히 참구하라.

늙은 쥐가 쇠뿔 속에 밀고 들어가듯이
뽀드득 뽀드뜩 마음으로 조이며 들어가기를
한 7일 내지 2·7일 또 3·7일이면 홀연히 칠통은 타파되고
언어도(言語道)가 끊어지며 심행처(心行處)가 멸하여
본지풍광(本地風光)이 환하게 드러나게 된다.

조주(趙州)스님이 이래서 "판치생모(板齒生毛)"라 했구나 하고
무릎을 탁 치면서 불조(佛祖)를 잡아 거꾸러뜨리는 때가 바로 이때이니라.

아무리 확철대오(確徹大悟)했더라도
무식한 사람에게는 절대로 말하지 말고
눈 밝은 본분종사(本分宗師)인 선지식(善知識)을 친견하고
탁마(琢磨)를 게을리 하지 말아야 한다.

4. 눈에는 눈, 이에는 이

자물쇠는 정직한 사람을 위해서 존재한다

모든 사물뿐만 아니라 인간에게도 표리(表裏)가 있듯이 말에도 표리가 있다. 또 때로는 그 말의 진의도 파악하지 못한 채 곧잘 사용하기도 한다. 속담이나 격언 가운데 그런 말이 많다.

'자물쇠는 정직한 사람을 위해서 존재한다.'

이 말은 탈무드에 나오는 격언이다. 탈무드는 지혜의 서로서 오랜 역사적 생활 체험을 통하여 이루어진 인생에 대한 교훈이나 경계 따위를 간결하게 표현한 짧은 글이 많다. 처음 이 말을 대할 때 우리는 '자물쇠가 정직한 사람을 위하여 필요하다고?'하며 고개를 갸우뚱거리는 사람이 있을 것이다. 그래서 탈무드는 다음과 같이 그 이유를 계속해서 설명하고 있다.

사람들은 집을 비울 때 왜 자물쇠로 잠그는 것일까? 이것은 정직한 사람이 안으로 들어가지 않게 하기 위해서다. 왜냐하면 만일 나쁜 사람이 그 집에 들어가 물건을 훔치려고 한다면 문이 잠겼든 그렇지 않든 집 안으로 들어갈 것이기 때문이다. 하지만 문이 열려 있다면 정직한 사람이라도 들어가고 싶은 유혹이 한번쯤 생길지도 모른다. 그러므로 집을 비울 때나 차에서 내릴 때 자물쇠를 잠그는 것은 정직한 사람에게 못된 유혹이 생기지 않도록 하기 위해서다. 우리는 사람을 유혹해서는 안 된다. 그러기 위해서는 문을 꼭 잠글 필요가 있다.

이에는 이는 극한(極限)값

우리는 이 짧은 글을 읽고 잠시나마 생각에 잠길 필요가 있다. 사람들마다 이

금언에 나름의 이유를 가지고 고개를 끄덕일 것이다. 그리고 이 격언에 수긍하든 아니든 나름대로의 교훈을 얻을 것이다. 우리는 이 격언을 통해서 '용서'라는 교훈을 얻을 수도 있다. 모든 인간은 언제라도 실수를 저지를 수 있다고.

우리가 그 말의 진의를 오해하는 말 가운데 가장 흔한 말이 '눈에는 눈, 이에는 이'라는 말이다. 이 말은 성서에서 나온 말이지만 원래 함무라비 법전에서 나온 말이다. 이에 관해서는 다음과 같다. "어떤 사람이 다른 사람의 이를 부러뜨렸다면 그의 이도 부러뜨릴 것이다." 현대적 사고방식에 입각해보면 참 가혹하다고 여겨지는 형벌이다. 사람들은 흔히 이 법조문에 대해서 '보복주의적 형법'이라 하고 잔인하다고 평가한다.

그러나 나는 그 법은 결코 잔인하지 않다고 생각하고 싶다. 이렇게 말하면 사람들은 고개를 갸우뚱거릴 것이다. 그런 사람에게 "이 법조문이 의미하는 것이 '최소한'이 아니라 '최대한'이라고 해석하면 어떨까?"라고 질문하고 싶다. 즉 '이를 부러뜨린 자에게는 이를 부러뜨리라!' 라는 내용을 '이를 부러뜨린 자에게는 이만 부러뜨리라!'라는 해석이다. 즉 '이를 부러뜨린 것을 가지고 이에 대해 살상까지 범해서는 안 된다'는 보복의 극한값을 의미한다. 가령 어떤 아이가 잘못하여 남의 집 유리창을 깨뜨렸을 때 유리창 값에 상응하는 것으로 갚으라는 것이지, 집 한 채를 물어내라는 식의 요구를 할 수 없다는 것이다.

이 법전에는 '이발사가 귀를 자르면 그 손을 자르라'는 조항이 있다. 아마 가위로 자르던 시대가 아니고 칼날 같은 것으로 머리를 자르던 시절이라 머리를 자르던 중 귀를 자르는 일도 있었을 것이다. 그런 일이 만약 권력을 가진 자에게 일어났을 경우 권력자는 분하여 그 이발사의 목을 자르려 들 것이다. 그러나 이 법률로 인해 이발사는 목숨을 부지할 수 있었을 것이다.

법이란 사회질서를 유지하기 위해 존재한다. 따라서 그 사회를 유지하기 위해서 가능한 한 합리성을 가져야 한다. 보복주의적 법률로 함무라비 법전을 해석하면 많은 모순이 산재한다. 그러나 이 법률이 의미하는 것이 보복의 한계를 설정한 것이라면, 이 법률이 당시 사회체제를 유지하는 데도 훨씬 전자의 해석보다도 부합하게 여겨진다.

그러나 용서할 수 있다면 용서하라!

함무라비 법전에는 의사의 과실에 대해서 다음과 같은 말이 나온다.

"의사가 환자를 치료하다가 그 사람을 죽게 했다면 그 의사의 손은 잘릴 것이다."

죽음을 초래했으나 '이에는 이, 눈에는 눈'의 동해보복(同害報服; 같은 내용으로 갚는 보복, 즉 죽음에는 죽음을)이 미치지 않는 것은 고의성이 참작되기 때문이리라. 그렇다고 해도 현대 의료인에게는 터무니없는 형법이다. 그러나 당시의 문화적 분위기로 보아 이 법조문은 오히려 의사들의 신변을 보장하는 법조문으로 파악할 수 있을 것이다. 왜냐하면 아무리 잘못해도 팔이 잘리는 정도 이상의 형벌은 면할 수 있었을 테니까 말이다. 이것은 잔인한 것이 아니다. 오히려 지금으로부터 약 4,000년 전 인간에게는 다수의 이성보다도 소수의 무력이 횡횡하던 전제주의 시대인 것을 생각해 보면 의사의 신분 보장을 이보다 철저하게 할 수 있는 방법은 없었을 것이다.

마지막으로 사람들은 함무라비 법전의 '이에는 이, 눈에는 눈'만을 기억하지, 그 법전 안의 다음 문구를 기억하려 하지 않는다. "그러나 용서할 수 있다면 용서하는 것만 한 것은 없다."

5. 말의 이빨[馬齒]

경험주의자 베이컨의 실수

마치(馬齒)라는 단어에는 많은 이야기가 들어 있다. 그 정확한 유래에 대해서는 알 수 없으나 '쓸데없이 헛먹은 나이라는 의미'가 있다. 여기서 비롯된 말이 상대방에게 '자기(自己)의 나이'를 낮추어서 일컫는 말이 되기도 한다. 이를 마령(馬齡)이라고도 한다.

다른 한 가지는 글자 그대로 〈말의 이빨〉이라는 의미이다. 그런데 〈말의 이빨〉에도 역시 재미있는 에피소드가 들어 있다. 고대 그리스 사람들은 말의 이빨이 몇 개인지에 대해 몇 날 며칠을 토론했다고 한다. 이들은 직접 말의 이빨을 세어보는 대신 토론하면 정답을 얻으리라고 생각했다. 베이컨은 이를 두고 이렇게 풍자했다.

"말의 이빨 수는 인류가 존재하는 한, 옛날에도 그랬고, 지금도 그렇거니와 미래에도 말의 이빨이 몇 개인지는 영원히 풀리지 않는 수수께끼이다. 이것은 신만이 알 수 있는 영원한 불가사의이며 인간의 한계이다."

베이컨은 말의 입을 벌려보고 개수만 헤아리면 될 것이라고 생각했다. 그래서 경험주의자인 베이컨은 이 문제를 해결하기 위해 탁상 위에서 토론을 벌이는 사람들에 대한 풍자로 위와 같이 말했다. 그러나 사실 알고 보면 베이컨의 풍자에는 문제가 있다. 말의 이빨 개수는 말의 입을 벌린 다음 세어보고 난 뒤 "말의 이빨은 몇 개다"라고 결론내릴 수 있는 성질이 아니기 때문이다.

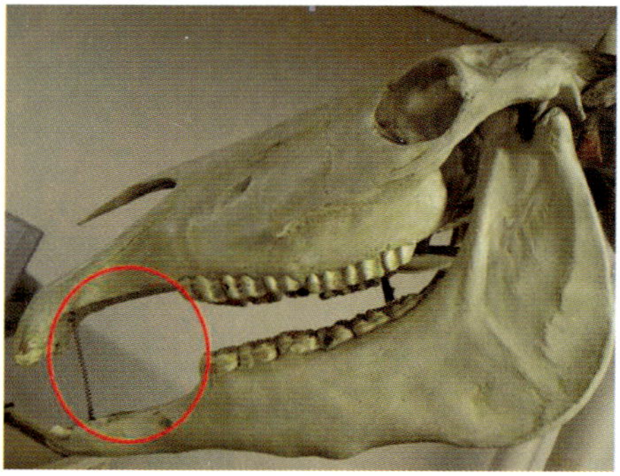

■ 말의 이빨, 원 안에 송곳니 부분이 보이지 않는 암말이다.

우선 결론부터 이야기하면 수말은 이빨의 개수가 40개이고, 암말은 거의 36개이나 드물게는 종류에 따라 40개인 경우도 있다. 여기서도 변수가 생긴다. 즉 암말과 수말의 이빨의 개수 차이에다 암말이라 하더라도 개수에서 차이가 있을 수 있다는 변수이다. 그런데 변수는 말의 나이에 따라 몇 곱절 더 복잡해진다.

정확한 말의 이빨 수

말의 수명은 약 25년으로 3~18세까지가 번식연한이다. 경주마로서 최고 실력을 발휘하는 것은 대략 4세 무렵이다. 어떤 의미에서 말은 이때가 절정기이다. 그러니 말에게서 이 나이를 알아낼 수 있는 지식이 인간에게는 가장 절실하다. 이때 말은 유치가 탈락하고 영구치가 자리하는 나이로, 그 복잡함이란 최고 난이도의 수학문제와 유사하다. 아무튼 말의 유치 개수는 24개이고, 유치가 탈락하는 중에도 전혀 다른 곳에서는 영구치가 나오기 때문에 시기를 전후한 이빨의 개수로 말의 연령을 판단하는 것은 거의 불가능에 가깝다.

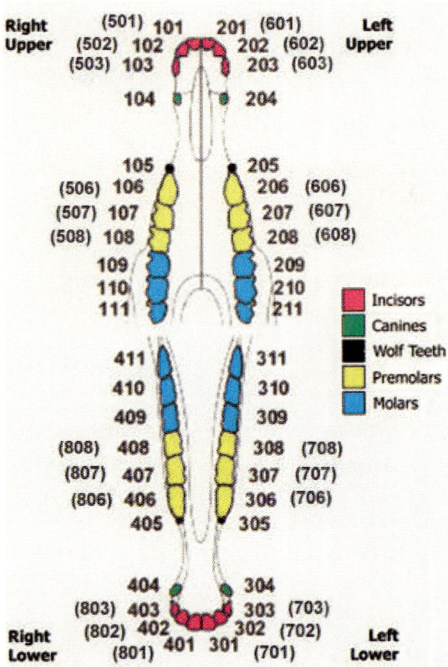

■ 말의 치식.

조금 더 자세하게 알아보자. 망아지는 대개 이가 없이 태어나지만, 곧바로 위아래에 2개씩 앞니가 난다. 태어난 지 4개월이 되면 위아래에 앞니가 4개씩이 되고, 1년이 되면 어금니 쪽에서 영구치가 나기 시작한다. 2세 반이 되면 앞니 쪽의 유치가 탈락하고 영구치로 대체된다. 이갈이는 대개 4세 6개월 정도에 끝나고 태어난 지 8년이 되어 아래 앞니의 거친 표면이 닳아 매끈해지면 늙은 말 축에 속한다.

제법 혼란스럽다. 그런데 여기서 혼란을 가중시키는 것은 대부분의 암말은 송곳니가 나지 않는다는 점이다. 생각지 않던 곳에서 진화의 흔적과 양상을 엿

볼 수 있어 흥미롭다.[11)]

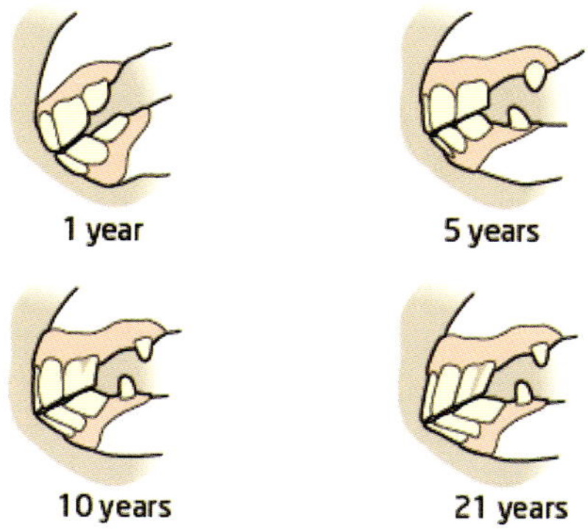

■ 마령(馬齡)에 따른 마치(馬齒)의 탈락과 맹출.

이런 형국이니 베이컨의 주장대로 말을 잡아와서 입을 열고 그 숫자를 세어 보아도 서로 주장이 다를 수밖에 없는 일이다. 그러니 고대 그리스인이 말의 이빨 수에 대해 토론한 것은 당연한 일이다.

말의 이빨의 특징

한편 말은 하루에 많을 때는 16시간을 저작한다. 풀의 에너지 효율이 낮기

---

11) 이 흥미로운 사실은 송곳니의 기능이 음식의 저작 기능이 아니라 공격 기능을 갖는다는 설명이기도 하다. 또 말의 송곳니 유무와 더불어 흥미로운 사실 하나는 수말은 포유류 가운데 특이하게도 유일하게 젖꼭지가 없는 동물이라는 점이다. 그래서 옛날 몽고인들은 인간보다 말을 진정한 수컷으로 간주하기도 했지만 어쨌든 진화의 양상이 무척 흥미롭게 느껴지는 부분들이다.

때문에 가능한 한 소화율을 최대로 만들기 위한 조치로 반추를 하기 때문이다. 그 결과 영구치가 나면 곧이어 영구치가 닳아 사라지기 시작한다. 생후 7년이 되면 제1영구치의 마모가 일어나고, 8년이 되면 제2영구치의 마모가 나타난다. 이때 비로소 이빨로 말의 나이를 구분하는 것이 얼마간은 가능해진다.

말은 인간에게 필요한 동물이었기 때문에 말의 나이를 아는 것은 인간에게 중요했다. 인간이 말의 나이를 판단하는 기준은 말의 이빨이었다.

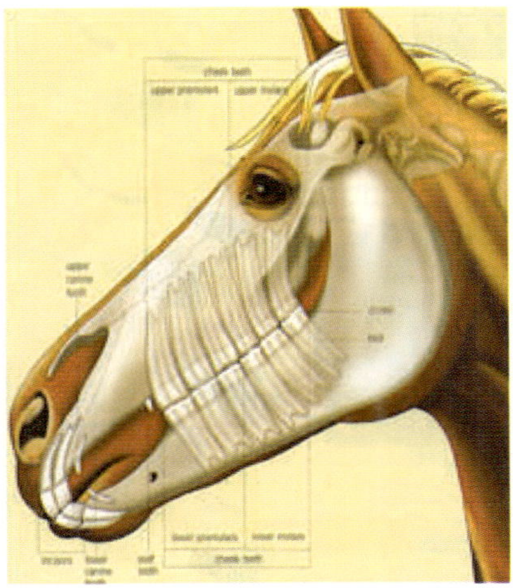

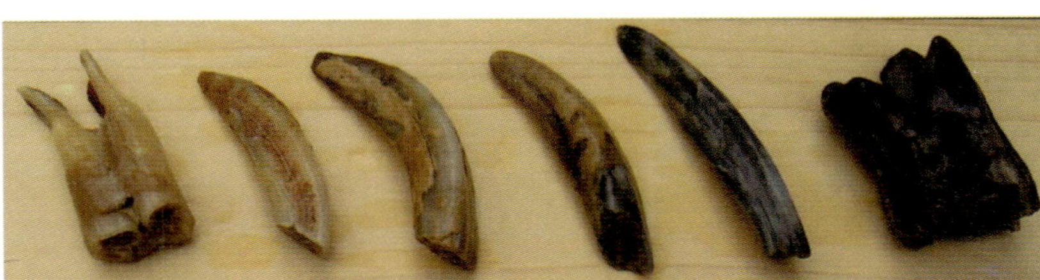

■ 말의 이빨 모습. 언뜻 보기에는 필요 이상으로 이빨의 뿌리가 길다. 그러나 이것은 긴 저작시간으로 인한 마모현상 때문에 계속해서 이빨이 올라와야 할 필요성이 있기 때문이다.

한편 말의 이빨에서 씹는 면은 말이 질긴 먹이를 대량으로 먹는 특성상 마모되는 정도가 심하다. 따라서 사람의 치질처럼 마모되는 것에서 끝난다면 말의 수명은 지금보다 훨씬 짧아질 것이다. 그러나 다행스럽게 말의 이빨은 계속해서 맹출한다. 이런 맹출 때문에 말은 식물성 섬유를 소화하기 쉽게 분쇄할 수 있다.

그러나 말의 이빨은 상어의 이빨처럼 공격적이지 않다. 상어의 이빨은 뼈의 일부분을 이루는 것이 특징이지만, 말의 이빨은 뼈의 일부분이 아니면서 계속해서 맹출해 나오는 것이 생명이 가진 신비다.

에필로그-내 이[齒]도 수상하다

벌써 이 책을 집필하기 시작한 지 1년이 넘었다. 이제 눈도 예전 같지 않다. 게다가 풍수지탄(風樹之嘆)마저 금할 길마저 없다. 마침 처음 이 책을 집필하기 시작할 무렵 써 두었던 글이 눈에 띄어 후기로 싣는다.

나이가 들면 보고 싶어지는 아이가 있다. 어렸을 적엔 짜장면을 좋아했다. 학교에서 집으로 돌아오는 길이면 언제나 그 짜장면 집 앞을 지났다. 알 수 없는 한문으로 새겨진 검은색 낡은 간판에 빨간색 리본을 달고 있는 중국집. 지방 소도시의 오래된 거리. 그 한적한 거리 한켠에 있는 그 중국집은 아마 내가 태어나기도 전에 이미 그곳에 자리한 듯했다. 거기에는 내 또래의 중국 여자아이가 있었다. 항상 먼발치에 서서 쓸쓸한 눈빛으로 나를 바라보던 아이였다. 짜장면 때문이었는지 아니면 그 아이 때문이었는지 알 수는 없지만, 나는 언제부턴가 용돈이 생기면 곧잘 혼자서도 그 중국집 짜장면을 먹으러 갔다.

그 중국집에는 머리가 반백인 할아버지 한 분이 계셨다. 그 할아버지는 언제나 계산대 뒤에 앉아 책을 보고 계셨다. 할아버지는 내가 들어서면 빙그레 미소를 지으며 '짜장면 먹으러 왔냐?'하는 표정으로 두꺼운 돋보기 안경 너머로 나를 바라보셨다. 그 할아버지는 그저 미소만 지을 뿐 말이 거의 없으신 분이었다.

그러던 어느 날, 그 중국집 할아버지는 내가 내민 돈을 받지 않았다. 그날도 나는 혼자 짜장면을 먹으러 갔다. 그런데 그날따라 할아버지는 짜장면을 먹는 나를 아예 대 놓고 물끄러미 안경 너머로 바라보는 것이었다. 그러나 나는 짜장면 맛에 정신을 빼앗겨 할아버지의 시선은 개의치 않았다. 그리고 짜장면 한 그릇을 말끔하게 비우고는 그릇 바닥에 남아 있는 양념까지 깨끗하게 먹어치웠다.

"그렇게 맛있니?"

마지막 노란 단무지를 입에 넣을 때 계산대 안에서 할아버지가 말씀하셨다. 그때는 왜 그렇게 짜장면이 맛있었을까? 나는 대답 대신 할아버지를 바라보고 연신 고개를 끄덕였다. 그리고 내가 계산대 앞으로 가서 구겨진 지폐를 내밀었을 때 할아버지는 돈을 받지 않고 빙그레 웃으시며 내 얼굴을 물끄러미 바라보았다.

"왜요?"

나는 조금은 당돌하게 물었다.

"우리 집에서 만든 짜장면을 그렇게 맛있게 먹어주는 아이에겐 돈을 받을 수가 없지."

내가 중국집을 나올 때 할아버지는 조금은 어눌한 한국말로 그렇게 말씀하셨다.

나는 그 일이 있던 다음, 얼마 지나지 않아 더 이상 그 중국집을 가지 않았다. 그것은 아주 단순한 이유에서였다. 그 뒤 얼마 지나지 않아 짜장면을 먹으러 갔을 때였다. 그날도 중국집 할아버지는 여느 때처럼 계산대 안에서 책을 보고 계셨는데, 볼과 입언저리가 몰라보게 핼쑥하고 이상해 보였다. 난 고개를 갸우뚱거리며 다른 날보다 늙어 보이는 할아버지 곁을 지나 식탁 위에 앉아 짜장면을 먹기 시작했다. 그러나 할아버지는 내가 짜장면을 먹는 동안 예의 친근한 표정으로 미소를 지으면서 안경 너머로 나를 바라보면서 책을 읽고 계셨다. 문제는 내가 계산대 앞에 섰을 때였다. 항상 그랬던 것처럼 할아버지는 나에게 말을 건넬 요량으로 입을 오물거리더니 뭔가를 깜박 잊었다는 표정을 지으시곤 서랍을 열었다. 나는 그 순간 오싹하는 느낌이 들었다. 서랍을 연 할아버지는 안에서 빨간 틀니를 꺼내더니 능숙한 손짓으로 입안에 쏙 끼우는 것이었다. 왜 그랬을까? 나는 그 순간 질색을 했다. 그때 본 중국집 할아버지의 틀니는 가끔 보아온 상이군인의 의수나 의족보다도 훨씬 충격적으로 느껴졌다. 나는 그때, 태어나서 처음으로 틀니를 본 것이다. 그때 그 그로테스크하고 묘한 느낌이 드는 분홍빛 틀니가 너무 무섭고 싫었다. 한동안 생각만 해도 징그럽고 속이 메스꺼울 정도로.

나는 요즘 종종 옛일을 생각한다. 운명이라고까지는 말할 수 없어도 어찌하다보니 그토록 싫어하던 틀니를 만드는 치과의사가 되었다. 게다가 어느 때부턴가 나에게도 돋보기안경이 필요하게 되었다. 가까운 것이 잘 보이지 않을 때 처음에는 일시적인 것이려니 생각했었다. 그러나 그것은 일시적인 것이 아니라 일상적인 것이 되었다. 어디 그뿐이겠는가. 치과의사가 된 나지만 내 치아도 여의치 않다. 가끔 동료 치과의사에게 전화를 걸어 내 치아를 치료해줄 것을 부탁하지만 차일피일 미룬다.

나는 요즘 한가한 오후가 되면 무료함을 달래기 위하여 원장실에 앉아 책을 읽는다. 처음에는 두꺼운 돋보기안경이 거북스러웠지만 이제는 그것이 고맙기까지 하다. 그러던 어느 날 내 이(齒)가 너무 수상했다. 이제는 더 이상 미루면 안 되겠다 싶어 전화를 걸었다. 내일은 오후 진료를 휴진하기로 하고, 동료 치과의원을 찾아가기로 했다. 전화를 끊고 돋보기 너머로 책을 읽는다.

春望詞(춘망사)[12]

薛濤(설도)[13]

三

꽃잎은 하염없이 바람에 지고, 風花日將老(풍화일장로)
만날 날은 아득타 기약이 없네. 佳期猶渺渺(가기유묘묘)
무어라 맘과 맘은 맺지 못하고 不結同心人(불결동심인)
한갓되이 풀잎만 맺으려는고? 空結同心草(공결동심초)

---

12) 〈춘망사〉는 '봄날의 바람을 노래함' 정도로 해석할 수 있다. 소월의 스승이었던 김억의 번역이 유명한 이 시는 김성태가 작곡한 가곡 동심초의 가사로 널리 알려져 있다. 앞의 두 연의 내용은 다음과 같다.

一

花開不同賞(화개불동상) 꽃 피어도 함께 같이 즐길 이 없고
花落不同悲(화락불동비) 꽃이 져도 함께 슬퍼 할 이 없네
欲問相思處(욕문상사처) 그리운 이 어데 있나 묻고저 한데,
花開花落時(화개화락시) 때 맞추어 꽃들만이 피고 진다네.

二

攬草結同心(남초결동심) 풀닢 뜯어 같은 마음 매듭을 지어
將以遺知音(장이유지음) 내 님에게 보내려고 마음먹는데,
春愁正斷絶(춘수정단절) 봄 시름은 속절없이 끊겨 버리고,
春鳥復哀吟(춘조부애음) 봄 새들이 다시 와서 애달피 우네.

13) 薛濤(설도, 770~830 추정) 당(唐)나라의 여류 시인이다. 본래 문인의 자녀로 태어났으나 부친이 일찍 죽는 바람에 가난에 시달리다가 16세 때 위고(韋皐)의 부름으로 가기(歌妓)로서 생활하게 되었다. 8세 때부터 시를 짓기 시작한 그녀는 원진(元稹), 백거이(白居易), 유우석(劉禹錫), 두목(杜牧) 등 당시 저명한 문인들과 두루 교유했다.

四

어찌하나 한 가득 피어난 저 꽃 那堪花滿枝(나감화만지)

괴로워라 서로가 그리운 데도, 煩作兩相思(번작량상사)

아침 거울 흘러내린 옥 같은 눈물 玉箸垂朝鏡(옥저수조경)

봄바람은 아는지 모르는지. 春風知不知(춘풍지불지)

시를 읽다가 진료실에서 들려오는 여자아이 목소리에 책에서 눈을 뗐다. 문득 고개를 들어 창밖을 보니 어느새 어둠이 잦아든다. 그 어두워져 가는 원장실 유리창 너머로 두꺼운 돋보기안경을 낀 한 사람이 물끄러미 이쪽을 바라본다. 진료실에서 들려오는 어린아이의 목소리에 중국집 소녀의 알아들을 수 없는 목소리가 얹힌다. 다시 창밖을 보니 중국집 할아버지가 안경 너머로 나를 물끄러미 바라보고 있다.

치과에 오는 아이들 중에 내가 그 중국인 할아버지를 기억하고 있듯이, 오랜 세월이 지나고 난 다음 누가 나를 기억할 사람이 있을까? 행여 내가 무섭고 인정 없는 사람으로만 기억되지 않을는지.

2010년 5월 14일

아버지가 병원을 옮기신 날, 아버지의 쾌유를 기도하며

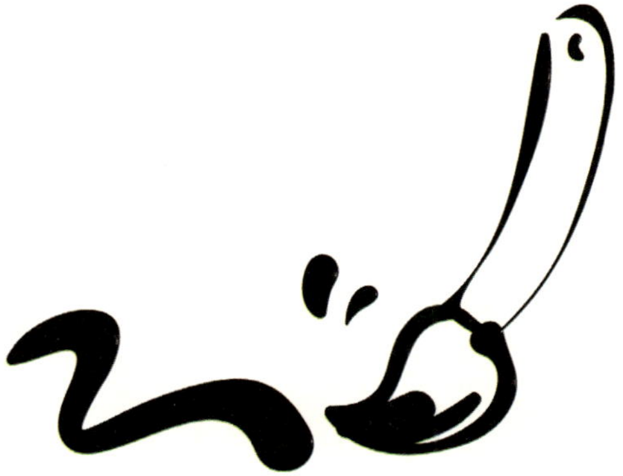

부록 동의보감에 실린 치아와 구강질환의 치료법

(1) 혀와 입술 구강에 관한 내용

혀는 심에 속한다[舌屬心]

○ 〈내경〉에 '심(心)의 구멍은 혀이다'라고 씌어 있다. 또한 '심기(心氣)가 혀에 통하기 때문에 심기가 조화되어야 혀가 5가지 맛을 잘 알 수 있다'라고 씌어 있다.

○ 혀는 심(心)의 싹이다[입문].

○ 혀는 심에 속한 기관인데 5가지 맛을 갈라서 5장에 나누어 보낸다. 심의 본 경맥은 혀뿌리와 연결되어 있다. 비의 낙맥(絡脈)은 혀의 양쪽에 연결되어 있으며 간의 경맥은 생식기를 돌아서 올라와 혀 밑에 연결되어 있고 신(腎)의 진액은 혀끝에서 나와 5장(五藏)에 퍼지는데 심이 이것을 주관한다. 심, 간, 신이 3경맥에 4가지 사기가 침범하면 혀가 가드라들기[卷] 때문에 말을 하지 못하게 된다. 7정(七情)의 기가 몰리면 혀가 붓기 때문에 말을 하지 못하게 된다. 심에 열이 있으면 혀가 터져서 헌데가 생기고 간기가 막히면 혀에서 피가 샘솟듯이 나오며, 비기(脾氣)가 막히면 눈[雪] 같은

흰 설태가 끼는데 이것은 다 혀에 병이 생긴 것이다.〈득효〉

입술[口唇]은 비(脾)에 속한다[口唇屬脾]

○ 『내경』에 "가운데 누런빛은 비(脾)에 통하고 비의 구멍은 입과 통해있기 때문에 비에 병이 생기면 그것이 혀뿌리에 나타난다"라고 씌어 있다. 또한 "비는 입을 주관한다"라고 씌어 있다. 그리고 "비(脾)의 구멍은 입이다"라고 씌어 있다.

○ 『난경(難經)』에 "비기(脾氣)는 입으로 통하므로 비기가 조화되어야 5가지 맛을 잘 알게 된다"라고 씌어 있다.

○ "심은 혀를 주관하고 비는 입술과 입을 주관하는데 이 심(心)과 비(脾)의 기는 서로 늘 통해 있다"라고 씌어 있다[입문].

○ 입술은 비(脾)에 속한 것인데 비에 풍사가 있으면 입술이 푸들거리고[瞤動] 한사가 있으면 오므라들며 열이 있으면 말라서 터지고 혈(血)이 허하면 화색이 없고 기가 몰리면 헌데가 생긴다. 그러므로 입술에 병이 생기면 그 증에 따라 비를 치료하는 것이 옳은 것이다[입문].

○ 6부의 정화[華]는 입술 둘레에 나타난다[내경].

입과 혀[口舌]는 5가지[五味] 맛을 주관한다[口舌主五味]

○ 심기가 혀에 통하기 때문에 5가지 맛을 잘 알 수 있고, 비기(脾氣)가 입에 통하기 때문에 오곡의 맛을 잘 알 수 있다.

○ 입안에 열이 성하면 입이 쓰고, 한이 성하면 짜고, 음식에 체한 지 오래면 시고, 번조증[煩躁]이 있으면 떫고, 허하면 슴슴하고[淡], 황달이 있으면 달

고, 피로가 몰리면 입에서 냄새가 난다. 그리고 기가 엉켜 막히면 헌데가 생긴다. 입안의 진액은 5장(五藏)에 통하므로 5장의 기 가운데서 어느 것이나 치우치게 성하면 거기에 해당하는 맛이 입에 나타난다.〈득효〉

○ 위(胃)가 상하여 양기가 허해지면 입안에 어떠한 맛도 나타나지 않지만 신(腎)이 상하여 음이 허해지면 입안에 맛이 나타난다.〈입문〉

○ 용담계소원(龍膽鷄蘇元, 처방은 혈문에 있다)은 위(胃)에 열이 있어 입에서 냄새가 나는 것, 폐(肺)에 열이 있어 목에서 비린 냄새가 나는 것, 비(脾)에 열이 있어 입이 단 것, 담(膽)에 열이 있어 입이 쓴 것, 간(肝)에 열이 있어 입이 신 것, 가슴에 열이 몰린 것을 치료한다(처방은 혈문에 있다).

입에서 냄새가 나는 것[口臭]

○ 입에서 냄새가 나는 것은 위(胃)에 열(熱)이 있기 때문이다.

○ 허화(虛火)나 울열(鬱熱)이 가슴 속에 몰려 있기 때문에 입에서 냄새가 나는 데는 궁지고를 쓴다.〈입문〉

○ 입에서 냄새가 나는 증상은 열기(熱氣)가 가슴에 몰려 있다가 잠복된 열을 끼고 입으로 올라오기 때문에 생긴다.〈직지〉

○ 속을 몹시 썼거나 기름진 음식을 많이 먹었기 때문에 숨 쉴 때 비린내가 나는 데는 가감사백산(加減瀉白散, 처방은 위에 있다)을 쓴다.

○ 고기를 많이 먹은 사람이 가까이 할 수 없을 정도로 입에서 냄새가 나는 데는 신공환(神功丸, 처방은 치아문에 있다)을 쓴다.

○ 위에 열이 있어서 입에서 냄새가 나는 데는 용뇌계소원(龍腦鷄蘇元, 처방은 혈문에 있다), 가감감로음, 승마황련환 등을 쓴다.

○ 폐옹(肺癰) 때처럼 피고름을 토하면서 입에서 냄새가 나는 것이 어떤 약으로도 낫지 않을 때에는 소풍산(消風散, 처방은 풍문에 있다)에 난발을 태운 가루를 넣어서 묽은 미음에 타서 두 번 마시면 낫는다. 〈단심〉

○ 어떤 사람이 병으로 입에서 역한 냄새가 몹시 나기 때문에 친척들도 돌아앉아서 말하게 되었다. 그런데 대인(戴人)이 "폐금(肺金)은 원래 비린내를 주관하는데 지금 폐금이 화(火)의 억제를 받고 있다. 그런데 화도 냄새를 주관하므로 이렇게 되는 것이 당연한 것이다. 이것이 오래되면 썩은 냄새로 변하는데 썩은 냄새는 신(腎)이 주관한다. 이것은 화기가 극도에 달하면 도로 수(水)의 작용까지 겸하기 때문이다"라고 하였다. 병이 상초에 있으면 토해야 하므로 다조산(茶調散, 처방은 구토문에 있다)을 써서 토하게 하였는데 병이 10분의 7이 덜어졌다. 그 다음 밤에 주거환(舟車丸, 처방은 설사문에 있다)을 먹여서 다섯 번에서 일곱 번 설사하게 하였는데 아침이 되자 냄새가 나던 것이 없어졌다. 〈자화〉

芎芷膏

○ 治口氣熱臭川芎白芷等分爲末蜜丸芡實大每一丸臨臥噙和[得效] 궁지고(芎芷膏)

○ 입에서 단 김[氣熱]과 냄새가 나는 것을 치료한다.

○ 천궁, 백지 같은 양.

○ 위의 약들을 가루를 내어 봉밀에 반죽하여 연씨 크기의 알약을 만든다. 한 번에 1알씩 잠잘 무렵에 입에 물고 녹여서 먹는다. 〈득효〉

加減甘露飮

○ 治胃熱口臭口瘡牙宣熟地黃生地黃天門冬黃芩枇杷葉茵陳枳殼石斛甘草各一兩犀角三錢右爲末每二錢水煎服此方有犀角一味甚有道理有奇效[本事]

가감감로음(加減甘露飮)

○ 위(胃)에 열(熱)이 있어서 입에서 냄새가 나고, 입이 헐면서 잇몸이 붓는 것을 치료한다.

○ 숙지황, 생지황, 천문동, 황금, 비파엽(枇杷葉), 인진, 지각, 석곡, 감초 각각 40g, 서각 12g.

○ 위의 약들을 가루로 내어 한 번에 8g씩 물에 달여 먹는다. 이 처방에 들어 있는 서각은 아주 좋은 효과를 나타내므로 매우 중요한 약이다.〈본사〉

升麻黃連丸

○ 治口臭穢惡人不得近黃芩酒洗二兩黃連一兩生薑(取汁)蓮花靑皮升麻各五錢生甘草三錢白檀香二錢右爲末蒸餠和丸彈子大每一丸細嚼白湯下[正傳]

승마황련환(升麻黃連丸)

○ 입에서 아주 역한 냄새가 나서 가까이 할 수 없는 것을 치료한다.

○ 황금(술에 씻은 것) 80g, 황련 40g, 생강(즙을 낸 것), 연화, 청피, 승마 각각 20g, 감초 12g, 백단향 8g.

○ 위의 약들을 가루를 내어 증병에 반죽해서 달걀노른자 만하게 알약을 만든다. 한 번에 1알씩 끓인 물에 씹어 먹는다.〈정전〉

입안이 헤진 것[口糜]

○ 구미(口糜)란 입안이 헤진 것[口瘡糜爛]이다.〈입문〉

○〈내경〉에 '방광(膀胱)의 열이 소장으로 전해가면 소장(小腸)이 불편해지기 때문에 위에 있는 입이 헌다'라고 씌어 있다. 이런 데는 이열탕과 시호지골피탕을 쓴다.

○ 장부(藏府)에 열이 몰려서 입안과 혀가 허는 데는 국방양격산(局方凉膈散, 처방은 화문에 있다)이나 회춘양격산을 쓴다.

○ 입안과 혀가 허는 데는 옥지음자나 승마산을 쓰면서 용석산을 겸해 쓰거나 벽설(碧雪)을 뿌리고 붕사원을 물에 녹여 마신다. 입이 헌 지 여러 해가 된 데는 흑삼환을 쓴다[입문].

○ 입이 헐어 벌겋게 되는 것은 심(心)에 열이 있기 때문이므로 유향산이나 천화분 가루를 뿌린다. 허옇게 되는 것은 폐(肺)에 열이 있기 때문이므로 몰약산이나 청금산을 뿌리거나 황백과 필발을 가루를 내어 뿌린 다음, 한참 있다가 물로 양치해야 한다.〈입문〉

○ 입안과 혀가 허는 데 뿌리는 약은 아래에 있으니 가려서 써야 한다.

移熱湯

○ 治口糜心胃壅熱口瘡糜爛導赤散(方見五藏)合四苓散(方見大便)各等分煎服內經曰膀胱移熱於小腸上爲口糜好飮酒人多有此疾[綱目]

이열탕(移熱湯)

○ 입이 헤진 것과 심(心)과 위(胃)에 열이 막혀서 입이 헤진 것을 치료한다.

○ 도적산(導赤散, 처방은 5장문에 있다)에 사령산(四苓散, 처방은 대변문에 있다)을 각각 같은 양으로 하여 달여 먹는다. 〈내경〉에 '방광의 열이 소장으로 전해가면 위에 있는 입이 헤진다'라고 씌어 있다. 이런 병은 술을 좋아하는 사람에게 많이 생긴다. 〈강목〉

柴胡地骨皮湯

○ 治膀胱移熱小腸上爲口糜柴胡地骨皮各二錢半右剉作一貼煎服[河間]

시호지골피탕(柴胡地骨皮湯)

○ 방광(膀胱)의 열이 소장으로 전해가서 입이 헤진 것을 치료한다.

○ 시호, 지골피 각각 10g.

○ 위의 약들을 썰어서 1첩으로 하여 달여 먹는다. 〈하간〉

回春凉膈散

○ 治三焦火盛口舌生瘡連翹一錢二分黃芩梔子桔梗黃連薄荷當歸生地黃枳殼赤芍藥甘草各七分右剉作一貼水煎服[回春]

회춘양격산(回春凉膈散)

○ 3초(三焦)에 화가 성하여 입안과 혀가 허는 것을 치료한다.

○ 연교 4.8g, 황금, 산치자, 길경, 황련, 박하, 당귀, 생지황, 지각, 적작약, 감초 각각 2.8g.

○ 위의 약들을 썰어서 1첩으로 하여 물에 달여 먹는다. 〈회춘〉

玉芝飮子

○ 治膈熱口舌生瘡咽喉腫痛甘草灸二兩藿香葉石膏煆梔子仁各一兩右爲末每一錢新水調下[東垣]

옥지음자(玉芝飮子)

○ 가슴에 열이 있어서 입안과 혀가 헐고 인후(咽喉)가 부으며 아픈 것을 치료한다.

○ 감초(볶은 것) 80g, 곽향잎, 석고(달군 것), 산치자 각각 40g.

○ 위의 약들을 가루를 내어 한 번에 4g씩 물에 타 먹는다.〈동원〉

升麻散

○ 治心脾有熱口舌生瘡破裂升麻玄參川芎生地黃麥門冬各一錢大黃黃連黃芩甘草各五分右剉作一貼入薑三片棗二枚水煎服[直指]

승마산(升麻散)

○ 심(心)과 비(脾)에 열이 있어서 입안과 혀가 헐어 터진 것을 치료한다.

○ 승마, 현삼, 천궁, 생지황, 맥문동 각각 4g, 대황, 황련, 황금, 감초 각각 2g.

○ 위의 약들을 썰어서 1첩으로 하여 생강 3쪽, 대추 2알과 함께 물에 달여 먹는다.〈직지〉

鵬砂元

○ 治口舌生瘡口臭寒水石二兩半鵬砂五錢馬牙硝一錢龍腦麝香各五分右爲末以

甘草五錢浸汁熬膏搜和作丸芡實大含嚥津下或取末糝之[直指]

붕사원(鵬砂元)

○ 입안과 혀가 헐고 입에서 냄새가 나는 것을 치료한다.

○ 한수석(寒水石) 100g, 붕사 20g, 마아초 4g, 용뇌, 사향 각각 2g.

○ 위의 약들을 가루를 내어 감초 20g을 고약처럼 되게 달인 데 넣고 반죽해서 알약을 만든다. 입에 물고 녹여서 먹거나 가루를 내어 뿌린다.〈직지〉

黑參丸

○ 治口舌生瘡連年不愈玄參天門冬麥門冬右等分爲末蜜丸彈子大每噙化一丸[丹心]

흑삼환(黑蔘丸)

○ 입안과 혀가 허는 것이 여러 해 동안 낫지 않는 것을 치료한다.

○ 현삼, 천문동, 맥문동 각각 같은 양.

○ 위의 약들을 가루를 내어 봉밀에 반죽해서 달걀노른자 만하게 알약을 만든다. 한 번에 1알씩 입에 물고 녹여 먹는다.〈단심〉

설태가 낀 것[舌上生胎]

○ 혀는 심의 외부 기관인데 이것은 남방화(南方火)와 상응하므로 빛이 벌겋고 윤기가 있다. 상한 때에 사기가 표(表)에 있으면 설태가 끼지 않지만 사기(邪氣)가 속으로 들어가면 진액이 엉키게 되므로 설태가 낀다.〈명리〉

○ 설태가 미끄러운 것은 단전(丹田)에 열이 있고 가슴 속에 찬 기운이 있기

때문인데 이것은 사기가 속으로 들어간 초기이다[중경].

○ 찬 기운이 열로 변하였을 때에는 설태가 미끄럽지 않고 깔깔하다. 그것은 열(熱)로 진액(津液)이 소모되었기 때문이다. 위(胃)에 열이 몰리면 누런 설태가 낀다. 금궤(金匱)에 '누런 설태가 끼었을 때에 설사시키면 누런 설태가 저절로 없어진다'라고 씌어 있다. 검은 설태가 낀 것은 열이 심하기 때문이다. 〈영추〉에 '열병으로 입이 마르고 혀가 거멓게 되면 죽는다'라고 씌어 있다. 심규(心竅)는 혀와 통해 있기 때문에 혀의 빛이 검은 것은 수화(水火)가 서로 상극된 것이므로 반드시 죽게 된다는 것을 알아야 한다.〈명리〉

○ 신(腎)이 허하여 생긴 화는 허화(虛火)이기 때문에 혀에 1~2개의 연한 검은 점이 나타나게 된다. 이때에는 신(腎)을 보하고 화(火)를 내리는 약을 써야 한다.〈입문〉

○ 혀에 설태가 꼈을 때에는 혀를 문지르는 방법을 써야 한다.

○ 대체로 혀가 거멓게 된 것은 다 위급한 증상인데 혀가 차고 미끄러우면서 연한 먹빛이 나는 것은 무근지화(無根之火)로 생긴 것이다.〈입문〉

하품하다가 턱이 어긋난 것[失欠脫頷]

○ 하품하다가 아래턱이 어긋나서 벌리기만 하고 다물지 못할 때에는 술을 많이 마시게 한 다음 취해서 잠든 사이에 조협가루를 코에 불어 넣어 주어 재채기를 시키면 곧 저절로 제대로 들어간다.〈삼인〉

○ 하품하다가 턱이 다시 어긋나서 입을 벌리지 못할 때에는 다른 사람이 두 손으로 턱을 당겼다가 천천히 밀어 넣으면 다시 들어가는데 반드시 손가락을 빨리 꺼내야 한다. 그렇지 않으면 물려서 상할 우려가 있다.〈득효〉

○ 턱이 어긋나서 입을 벌리고 다물지 못할 때에는 천남성을 가루를 내서 생강즙에 개어 붙인 다음 천으로 잘 싸매고 하룻밤 자면 낫는다. 그것은 풍이 없어지기 때문이다.〈득효〉

○ 턱이 어긋났을 때에는 그 환자를 앉힌 다음, 손으로 뺨을 110여 번 비벼주고 입을 벌리게 한다. 그 다음 양쪽 엄지손가락은 환자의 치아에 대고 나머지 양쪽 손가락으로 아래턱을 잡고 밀어 넣으면 곧 턱이 바로 들어가 맞는다.〈의림〉

○ 하품하다가 입을 벌리지도 못하고 갑자기 이를 악물면서 물도 넘기지 못하게 되었을 때에는 빨리 소금물에 절인 매화나무열매 2알의 살로 위아래 치아를 문질러 주면 곧 입을 벌릴 수 있게 된다. 그 다음 만약 다물지 못하면 다시 소금물에 절인 매화나무열매살[梅肉]로 위아래 치아를 문질러 주되 입을 마음대로 다물었다 벌렸다 할 때까지 하고 그만두어야 한다. 그 다음 곧 풍을 치료하는 약을 써야 한다.〈십삼방〉

(2) 치아에 관한 내용

아래위의 잇몸은 수양명경과 족양명경에 속한다[上下齦屬手足陽明]

○ 치아에는 수양명경맥과 족양명경맥이 통한다. 윗잇몸은 토[坤土]에 속하므로 족양명위경(足陽明胃經)과 통하여 있고 움직이지 않게 고정되어 있다. 아랫잇몸은 음식물을 씹어야 하므로 쉴 사이 없이 움직이는데 수양명대장경맥과 통하여 있다.〈동원〉

치아에 병이 생기면 찬 것과 뜨거운 것을 싫어한다[齒病惡寒惡熱]

○ 〈영추〉에 '위(胃)는 뜨거운 것을 싫어하고 시원한 것을 좋아하며 대장(大腸)은 시원한 것을 싫어하고 뜨거운 것을 좋아한다'라고 씌어 있다.

○ 족양명위경의 낙맥(絡脈)이 윗잇몸으로 들어갔기 때문에 위치아에 병이 생기면 찬 것을 마시기는 좋아하나 뜨거운 것을 마시기는 싫어한다. 그리고 수양명대장경의 낙맥이 아랫잇몸으로 들어갔기 때문에 아래치아에 병이 생기면 뜨거운 것을 마시기는 좋아하나 찬 것을 마시기는 싫어한다. 〈입문〉

○ 열(熱)로 치아에 병이 생기면 찬물을 싫어하게 되고, 냉(冷)으로 치아에 병이 생기면 뜨거운 것을 싫어하게 된다. 그리고 찬 것과 뜨거운 것을 다 싫어하지 않는 것은 풍(風)으로 병이 생긴 것이다. 〈입문〉

○ 위(胃)에 실열(實熱)이 있으면 위치아가 몹시 더 아프다. 이런 데는 양격산(凉膈散, 처방은 화문에 있다)을 쓰는데 술에 축여 찐 대황을 주약[君]으로 하고 지모, 석고, 승마를 좌약[佐]으로 하여 물에 달여서 자주 머금었다가 삼키면 곧 낫는다. 〈동원〉

○ 족소음신경(足少陰腎經)의 허열로 윗어금니가 아픈 데는 세신탕을 쓰고, 수양명경에 허열(虛熱)과 풍(風)이 있어서 아랫어금니가 아픈 데는 백지탕을 쓴다. 〈의감〉

○ 찬 것을 마시기는 약간 싫고 뜨거운 것을 마시기는 몹시 싫은 데는 입효산을 쓴다. 〈동원〉

細辛湯

○ 細辛一錢半蔓荊子鼠粘子各一錢升麻黃連防己各七分黃栢知母竝酒炒各五分

薄荷三分蓽撥一分右剉作一貼水煎服[醫鑑]

세신탕(細辛湯)

○ 세신 6g, 순비기열매(만형자), 우엉씨(대력자) 각각 4g, 승마, 황련, 방기 각각 2.8g, 황백, 지모(다 술에 축여 볶은 것) 각각 2g, 박하 1.2g, 필발 0.4g.

○ 위의 약들을 썰어서 1첩으로 하여 물에 달여 먹는다.〈의감〉

白芷湯

○ 防風荊芥連翹白芷薄荷赤芍藥石膏各一錢右剉作一貼水煎服[醫鑑] : 백지탕(白芷湯)

○ 방풍, 형개, 연교, 백지, 박하, 작약, 석고 각각 4g.

○ 위의 약들을 썰어서 1첩으로 하여 물에 달여 먹는다.〈의감〉

立效散

○ 治牙齒痛不可忍微惡寒飮大惡熱飮草龍膽酒洗三錢防風一錢升麻七分甘草炙五分細辛三分右剉作一貼水煎去滓以匙抄在口中渫痛處少頃卽止如多惡熱飮加龍膽一錢[東垣]

입효산(立效散)

○ 치아가 참을 수 없이 아프면서 찬 것을 마시기는 약간 싫고, 뜨거운 것을 마시기는 몹시 싫은 것을 치료한다.

○ 용담초(술에 씻은 것) 12g, 방풍 4g, 승마 2.8g, 감초(볶은 것) 2g, 세신 1.2g.

○ 위의 약들을 썰어서 1첩으로 하여 물에 달인 다음 찌꺼기를 버리고 숟가락으로 떠서 아픈 곳에 바르면 조금 있다가 아픈 것이 멎는다. 만일 뜨거운 것을 마시기가 몹시 싫을 때에는 용담초 4g을 넣어 써야 한다. 〈동원〉

치아가 튼튼해지고 약해지는 것[牙齒盛衰]

○ 〈내경〉에 '여자는 7세가 되어야 신기(腎氣)가 왕성해지면서 치아를 갈고 머리털이 길게 자란다. 그리고 21세가 되면 신기가 고르게 되기 때문에 마지막 어금니가 나와 다 자라게 된다. 남자는 8세가 되어야 신기가 충실해지면서 머리털이 길게 자라고 치아를 갈며, 24세가 되면 신기가 고르게 되기 때문에 마지막 어금니가 나와서 다 자란다. 40세가 되면 신기가 쇠약해지기 시작하므로 머리털도 빠지기 시작하고 치아가 마른다. 64세가 되면 치아와 머리털이 빠진다'라고 씌어 있다.

○ 어린이는 태어난 지 8개월이 되어야 치아가 돋기 시작한다. 마지막 어금니란 잇몸의 맨 구석 제일 나중에 돋은 치아를 말한다. 〈유취〉

맥 보는 법[脈法]/치아

○ 오른쪽 관맥이 홍삭(洪數)하거나 현홍(弦洪)한 것은 장위(腸胃)에 풍열이 있어서 치아가 아픈 것이며, 척맥(尺脈)이 홍대(洪大)하면서 허한 것은 신이 허하여 치아가 흔들리고 치아 사이가 벌어지며 상화(相火)가 타올라서 치아가 아픈 것이다. 〈의감〉

○ 치통은 신(腎)이 허한 것이고, 척맥이 유(濡)하고 대(大)한 것은 신화(腎火)가 타오르는 것이다. 척맥이 홍(洪)하면 치아가 흔들리고 치아 사이가 벌어지며 치아가 빠지게 된다. 오른쪽 촌관맥이 삭(數)하거나 홍하면서 현(弦)한 것은 장위(腸胃)에 풍열(風熱)과 담이 많기 때문이다.〈회춘〉

치통에는 7가지가 있다[牙齒痛有七]

○ 치통은 위(胃) 속에 있던 습열(濕熱)이 잇몸 사이에 올라갔을 때 풍한에 감촉되거나 찬 것을 마신 것으로 말미암아 습열이 몰리고 맺혀서 밖으로 나가지 못하기 때문이다. 한(寒)은 표(標)이기 때문에 맛이 맵고 성질이 더운 약으로 문지르고 양치해야 한다. 병의 근본은 열이기 때문에 속으로 맛이 맵고 성질이 찬 약을 써서 열을 발산시켜야 한다.〈단심〉

○ 치아를 볶은 약 처방이나 사부소거산(謝傅笑去散, 처방은 아래에 있다)을 두루 쓴다.

○ 수양명경의 한 가지가 치아에 들어가 그 맥이 막히면 치아가 들뜨고, 허하면 치아가 드러나고, 풍을 끼면 머리와 얼굴에까지 올려 치밀어서 아프며 감닉(疳䘌)이 되면 충치가 되거나 치아가 빠진다.〈직지〉

○ 치아가 아플 때 입을 벌리고 바람을 맞으면 더 아픈 것은 위(胃) 속에 풍사(風邪)가 있기 때문이다. 입을 벌리면 더러운 냄새가 나서 가까이 할 수 없는 것은 장위(腸胃) 속에 열이 몰려 있기 때문이다. 이 뿌리가 붓고 아픈 것은 위(胃)에 열이 있는 것이고, 치아가 아프면서 흔들리는 것은 신(腎)의 원기가 허한 것이며, 구멍이 생기고 아픈 것은 벌레가 먹은 것이다.〈의감〉

○ 바람을 들이마시면 더 아프고 입을 벌리면 더러운 냄새가 나는 데는 당귀

연교음을 쓴다. 〈회춘〉

○ 한증일 때에는 치아가 든든하면서[堅牢] 아프고 열이 심할 때에는 치아가 흔들리고 잇몸이 벗어지면서 아픈 것이 멎지 않는다. 〈동원〉

○ 찬 것을 만나면 더 아픈 것은 한증이고 서늘한 바람을 들여 마시면 통증이 멎는 것은 열증이다. 〈강목〉

○ 치통에는 풍열(風熱)로 아픈 것, 풍랭(風冷)으로 아픈 것, 열(熱)로 아픈 것, 한사(寒邪)로 아픈 것, 담독(痰毒)으로 아픈 것, 어혈(瘀血)로 아픈 것, 벌레가 먹어서 아픈 것 등이 있다.

풍열로 치아가 아픈 것[風熱痛]

○ 풍열로 치아가 아픈 것은 밖의 풍사와 속의 열이 서로 부딪쳤기 때문에 생긴 것이다. 이때에는 잇몸이 붓고 아프며 고름이 나오고 더러운 냄새가 난다. 이런 데는 서각승마탕(犀角升麻湯, 처방은 얼굴문에 있다)을 먹고 형개탕으로 양치해야 한다. 〈입문〉

풍랭으로 치아가 아픈 것[風冷痛]

○ 풍랭(風冷)으로 치아가 아플 때는 잇몸이 붓지 않고 벌레도 먹지 않으면 날이 갈수록 치아가 흔들린다. 이때에는 온풍산을 먹고 개소산으로 양치해야 한다. 〈입문〉

열로 치아가 아픈 것[熱痛]

○ 열로 치아가 아픈 것은 장위(腸胃)에 열이 몰렸기 때문인데 이때에는 잇몸

이 붓고 헤어지며[爛] 입에서 더러운 냄새가 난다. 이런 데는 양격산(凉膈散, 처방은 화문에 있다)에 지모, 석고, 승마를 좌약[佐]으로 더 넣고 술에 축여 찐 대황을 주약[君]으로 더 넣어서 달인 다음 찌꺼기를 버리고 쓰는데 물고 있다가 삼키면 곧 낫는다. 〈동원〉

○ 본래부터 습열(濕熱)이 있는데 풍랭(風冷)을 받아서 몰리게 되면 아프다. 이런 데는 당귀용담산을 쓴다. 〈입문〉

○ 여러 해 동안 치아를 앓아서 치아가 거멓게 되고 잇몸이 헐면서 치아가 빠지고 찬바람을 들이마시면 아픈 것이 조금 멎는 것은 기름진 음식을 먹어서 생긴 습열로 된 화증이다. 그러므로 조위승기탕(調胃承氣湯, 처방은 상한문에 있다)에 황련을 넣어 먹여서 설사시켜야 한다. 〈입문〉

○ 위(胃)에 열(熱)이 있어서 치아가 아플 때에는 찬 것을 좋아하고 뜨거운 것을 싫어한다. 이런 데는 청위산, 사위탕, 자음청위환을 쓴다.

○ 어떤 부인이 치아가 아파서 몹시 고통스러워하다가 말을 타고 밖에 나가 서늘한 바람을 들여 마시면 아픈 것이 멎곤 하였다. 그러다가 집에 들어오면 다시 아팠다. 이것은 양명경에 습열(濕熱)이 성했기 때문이므로 조위승기탕에 황련을 넣어 써서 세 번에서 다섯 번 정도 설사시키고 괵귀산을 치아에 문지르면 곧 낫는다. 〈동원〉

○ 술을 좋아하는 사람이 치아가 아플 때에는 찬물로 자주 양치해야 한다. 〈입문〉

찬 기운으로 치아가 아픈 것[寒痛]

○ 찬 기운이 뇌에 침범하여 머리와 치아가 아픈 데는 강활부자탕(羌活附子

湯, 처방은 머리문에 있다)이나 갈초산이나 세신산을 쓴다.

○ 냉증으로 치아가 아픈 데는 향초산(香椒散, 처방은 아래에 있다)을 쓴다. 치아를 차게 하거나 덥게 하거나 관계없이 아픈 것은 한열(寒熱)이 다 있어서 아픈 것이기 때문에 당귀용담산을 써야 한다[동원].

○ 이 증상은 궐역두통의 증상과 같으므로 그것을 참고해야 한다.

담독으로 치아가 아픈 것[毒痰痛]

○ 열(熱)이 나고 담(痰)이 생겨 독기(毒氣)가 치밀어 올라서 경락(經絡)에 들어갔을 때 치통이 제일 잘 생기는데 이때 겉으로 나타나는 증상은 가래가 성하면서 기침이 나는 것이다.〈직지〉

○ 이때에는 이진탕(二陳湯, 처방은 담음문에 있다)에 세신, 지각, 생강, 대추, 오매를 넣어서 달여 먹어야 한다. 또는 강황과 필발을 같은 양으로 하여 달여서 따뜻할 때 혀를 담그고 있으면 침이 나오고 낫는다.〈직지〉

어혈로 치아가 아픈 것[瘀血痛]

○ 풍열(風熱)이 잇몸을 자극하여 피가 나와서 엉기고 막혀 풀리지 않고 당기는 것같이 아프면서 송곳으로 찌르는 것 같은 데는 서각지황탕(犀角地黃湯, 처방은 혈문에 있다)을 쓴다. 혹은 가감감로음(加減甘露飮, 처방은 입[口]문에 있다)에 승마를 넣어 쓰기도 한다.〈입문〉

○ 오령지를 식초에 넣고 달여서 입에 머금고 있다가 삼켜도 곧 낫는다.〈득효〉

○ 치아가 아픈 것과 벌레 먹은 치아가 여러 해 동안 낫지 않는 것은 반드시 양명경에 축혈(畜血)이 있는 것으로 보고 치료해야 하는데 도인승기탕(桃

仁承氣湯, 처방은 상한문(傷寒門)에 있다) 약재를 보드랍게 가루를 내어 봉밀에 반죽한 다음 벽오동씨만 하게 알약을 만들어 먹는다. 술을 많이 먹는 사람에게 이런 병이 많이 생기는데 이 약을 여러 번 써서 효과를 보았다. 〈해장〉

치아에 있는 벌레를 나오게 하고 죽이는 방법[出牙蟲殺蟲法]

○ 치아에 벌레가 먹는 것은 다음과 같이 치료한다. 작은 기와 조각 위에 기름에 버무린 구자를 놓고, 거기에 불을 피운 다음 물 사발 위에 걸쳐 놓고 누두(漏斗) 같은 것으로 덮는다. 다음 벌레가 먹은 치아를 누두구멍[漏斗口中]에 대고 연기를 쏘이면 치아 속에 있던 바늘 같은 벌레들이 물 사발 안에 떨어지는데 이것을 여러 번 경험했다. 〈강목〉

○ 벌레가 먹은 치아가 아픈 것을 치료하는 데는 부추를 뿌리째로 깨끗하게 씻어서 짓찧어 쓰는데, 집에 있는 소나무 널판자의 속진[泥]과 섞어서 아픈 쪽 뺨에 바르고 종이를 붙인 다음 2시간 정도 있다가 떼어보면 가는 벌레가 약 위에 나와 있다. 이와 같이 하면 완전히 낫는다. 〈득효〉

○ 치아에 벌레가 먹은 지 여러 해 된 것을 치료하는 데는 귀리짚과 쓴박잎사귀 30개를 깨끗하게 씻어서 하룻밤 이슬을 맞혀 쓰는데, 아침에 귀리짚을 길이가 2치, 너비가 1치, 두께가 5푼이 되게 구부린 다음, 박잎으로 싸고 얽어매어 뭉치를 만든다. 이것을 식초에 한낮이 될 때까지 담가 두었다가 2개를 꺼내서 불에 몹시 뜨겁게 구워 치아에 대고 찜질하되 식으면 갈아낸다. 다음 구리그릇에 물을 담고 여기에 뭉치를 풀어서 씻어 보면 벌레가 있는데 많을 때에는 30~40마리 적을 때에는 10~20마리 정도 된다. 오랜

벌레는 누러면서 벌겋고 갓 생긴 것은 허옇다.〈천금〉

○ 또 한 가지 방법은 싸리풀씨(莨菪子) 3홉을 병 속에 넣은 다음 청동전 7개를 벌겋게 달구어 넣어서 싸리풀씨가 튀면서 소리가 나고 연기가 날 때에 붓대로 그 연기를 빨아 아픈 치아에 쏘인다. 그러면 벌레가 나오고 아픈 것도 곧 멎는다. 싸리풀씨가 없으면 파씨(葱子)나 구자(韭子)를 써도 벌레가 나온다.〈천금〉

韭子丸

○ 治蟲牙痛韭子全蝎各一兩乳香雄黃各二錢半右爲末熔黃蠟和丸彈子大磁缻內燒一丸以紙盖口以筆管引烟熏牙孔其蟲盡出將藥缻安於水中其蟲撲在水中[千金]

구자환(韭子丸)

○ 치아에 벌레가 먹어 아픈 것을 치료한다.

○ 구자, 전갈 각각 40g, 유향, 웅황 각각 10g.

○ 위의 약들을 가루를 내어 녹인 황랍에 반죽하여 달걀 노른자위만 하게 알약을 만들어 1알을 사기병에 넣고 불을 붙인다. 다음 종이로 병 입구를 막고 붓대[筆管]로 연기를 빨아서 아픈 치아에 쏘이면 벌레가 다 나오는데, 이와 같이 한 다음 그 병을 물속에 넣어보면 벌레들이 물속에서 왔다 갔다 한다.〈천금〉

一笑散

○ 治蟲牙疼不可忍神效川椒爲末巴豆一粒硏成膏和飯作丸綿裹安於蛀孔內卽愈[臞仙]

일소산(一笑散)

○ 벌레가 먹은 치아가 참지 못하게 아픈 것을 치료하는데 잘 낫는다.

○ 산초(천초)를 가루를 내서 파두 1알을 간 것과 함께 고약처럼 만든다. 이것을 밥에 반죽해 알약을 만든 다음 솜에 싸서 벌레가 먹은 곳에 넣으면 곧 낫는다.〈구선〉

치아가 누렇거나 거멓게 된 것[齒黃黑]

○ 치아가 누렇거나 검어져서 깨끗하지 못한 데는 석고(보드랍게 가루를 낸 것), 사와(砂鍋, 보드랍게 가루를 낸 것) 각각 40g, 영릉향, 백지, 돌소금(청염), 승마 각각 10g, 세신 4g, 사향 2g 등 위의 약들을 가루를 내서 이것으로 매일 아침마다 치아를 닦은 다음 깨끗한 물로 양치하고 뱉어버린다. 이 약을 치아가 희게 하는 약[白牙藥]이라고도 한다.〈단심〉

투치(鬪齒)

○ 얻어맞아 치아가 빠지려고 하는 데는 산초(點椒) 20g, 하수오(天靈蓋紅內消), 백지 각각 8g 등 위의 약들을 가루를 내어 쓰는데 흔들리는 치아에 뿌리면 고정된다. 그리고 치아는 이미 빠져 나왔으나 핏줄이 채 끊어지지 않았을 때에는 약을 잇몸 사이에 뿌리고 치아를 박아 넣으면 된다.〈입문〉

○ 얻어맞아서 흔들리는 치아를 치료하는 데는 남가새뿌리(질려근)를 쓰는데 태워 가루를 내어 붙이면 든든해진다. 이것을 질려산(蒺藜散)이라고도 한다.〈서죽〉

치아에 바르고 문지르는 약[齒病塗擦方]

○ 치아가 아픈 데는 사부소거산, 향초산, 괵귀산, 갈초산, 세신산, 당귀용담산이나 치아를 볶은 처방, 치아에 문질러서 아픈 것을 멎게 하는 처방, 신(腎)이 허하고 위(胃)에 열이 있어서 치아가 아픈 데 쓰는 처방, 고치산 등을 쓴다.

謝傳笑去散

○ 治牙齒痛乳香沒藥雄黃胡椒兩頭尖烏藥右等分爲末擦患處吐涎卽愈[入門]

사부소거산(謝傳笑去散)

○ 치아가 아픈 것을 치료한다.

○ 유향, 몰약, 웅황, 후추(호초), 양두첨(兩頭尖)㈜, 오약 각각 같은 양.

○ 위의 약들을 가루를 내어 아픈 치아에 문지른 다음 침을 뱉으면 곧 낫는다.〈입문〉

固齒散

○ 大鼠一箇去肉取骨川椒炒乳香各二兩香附子炒白蒺藜炒靑鹽各一兩右爲末每日擦牙永無齒病[回春]

고치산(固齒散)

○ 큰 쥐 1마리(大鼠, 살을 버리고 뼈만 쓴다), 산초(천초, 볶은 것), 유향 각각 80g, 향부자(볶은 것), 백질려(볶은 것), 돌소금 각각 40g.

○ 위의 약들을 가루를 내어 매일 치아를 볶으면 치아에 병이 전혀 생기지 않는다. 〈회춘〉

香椒散

○ 治冷證齒痛香附子川椒破古紙各二錢華撥一錢右爲末入炒鹽二錢擦牙上[得效]

향초산(香椒散)

○ 냉증(冷證)으로 치아가 아픈 것을 치료한다.

○ 향부자, 산초(천초), 보골지 각각 8g, 필발 4g.

○ 위의 약들을 가루를 내어 볶은 소금 8g과 섞어서 치아를 볶는다. 〈득효〉

馘鬼散

○ 治胃熱齒痛黃連胡桐淚荊芥穗薄荷升麻羊脛骨灰等分麝香少許爲末擦之神效[東垣]

괵귀산(鬼散)

○ 위(胃)에 열(熱)이 있어서 치아가 아픈 것을 치료한다.

○ 황련, 호동루, 형개수, 박하, 승마, 양의 정강이뼈(羊脛骨, 태워 가루를 낸 것) 각각 같은 양, 사향 조금.

○ 위의 약들을 가루를 내어 치아를 볶으면 아주 좋다. 〈동원〉

蝎梢散

○ 治大寒犯腦牙痛羊脛骨灰二錢半麻黃一錢半草豆蔻皮一錢羌活五分桂枝升麻防風藁本黃芪各三分白芷當歸身柴胡各二分全蝎梢少許右爲末擦牙上[東垣]

갈초산(蝎梢散)

○ 몹시 찬 기운이 뇌에 들어가서 치아가 아픈 것을 치료한다.

○ 양의 정강이뼈(羊脛骨, 태워 가루를 낸 것) 10g, 마황 6g, 초두구껍질 4g, 강활 2g, 계지, 승마, 방풍, 고본, 황기 각각 1.2g, 백지, 당귀, 시호 각각 0.8g, 전갈(꼬리) 조금.

○ 위의 약들을 가루를 내어 치아를 볶는다.〈동원〉

細辛散

○ 治大寒犯腦頭連齒痛麻黃三錢桂枝羊脛骨灰各二錢半羌活草豆蔻各一錢半當歸四分藁本蒼朮各三分防風柴胡升麻白芷各二分細辛一分右爲末先以溫水漱口以藥擦之[東垣]

세신산(細辛散)

○ 몹시 찬 기운이 뇌에 들어가서 머리와 치아가 아픈 것을 치료한다.

○ 마황 12g, 계지, 양의 정강이뼈(羊脛骨, 태워 가루를 낸 것) 각각 10g, 강활, 초두구 각각 6g, 당귀 1.6g, 고본, 창출 각각 1.2g, 방풍, 승마, 시호, 백지 각각 0.8g, 세신 0.4g.

○ 위의 약들을 가루를 내어 먼저 더운물로 양치한 다음 치아를 볶는다.〈동원〉

當歸龍膽散

○ 治寒熱齒痛升麻麻黃草龍膽黃連草豆蔻各一錢生地黃白芷當歸梢羊脛骨灰各五分右爲末擦之[東垣]

당귀용담산(當歸龍膽散)

○ 냉열로 치아가 아픈 것을 치료한다.

○ 승마, 마황, 용담초, 황련, 초두구 각각 4g, 생지황, 백지, 당귀(잔뿌리), 양의 정강이뼈(양경골, 태워 가루를 낸 것) 각각 2g.

○ 위의 약들을 가루를 내서 치아를 볶는다. 〈동원〉

擦牙方

○ 凡牙齒痛必用胡椒蓽撥能散其中浮熱監以升麻寒水石佐以辛凉薄荷荊芥細辛之類牙痛用清凉藥便痛甚者宜從治之蓽撥細辛川椒荊芥薄荷樟腦青鹽爲末擦之[丹心]

○ 又方荊芥薄荷細辛胡桐淚等分麝香少許爲末擦牙熱加馬牙硝冷加川椒[入門]

찰아방(擦牙方)

○ 치아가 아픈 데는 반드시 후추, 필발로 속에 있는 열을 헤쳐야 한다. 이런 데는 승마(升麻)와 한수석(寒水石)을 주로 쓰는데 맛이 맵고 성질이 서늘한 박하, 형개, 세신을 좌약[佐]으로 넣어 써야 한다. 치아가 아파서 성질이 찬 약을 썼는데 도리어 아픔이 심해질 때에는 증상에 따라 치료해야 한다. 이때에는 필발, 세신, 산초(천초), 형개, 박하, 장뇌(樟腦), 돌소금(청염)을

가루를 내서 치아를 볶아야 한다.〈단심〉

○ 또 한 가지 처방은 형개, 박하, 세신, 호동루 각각 같은 양과 사향 조금으로 되어 있는데 가루를 내서 치아를 볶는다. 열이 있으면 마아초를 더 넣고 냉이 있으면 산초(천초)를 더 넣는다.〈입문〉

擦牙止痛方

○ 黃蘲蜂窠一箇以川椒塡滿其竅更以白鹽一錢封口燒存性入白芷羊脛骨灰各一錢同硏爲末先以茶淸漱口乃擦之有孔則以藥塞其孔立愈[正傳]

찰아지통방(擦牙止痛方)

○ 노란 벌의 집(黃蘲蜂窠) 1개의 구멍에 산초(천초)를 채워 넣은 다음 소금 4g으로 그 구멍을 막는다. 다음 약성이 남게 태워서 백지, 양의 정강이뼈(양경골, 태워 가루를 낸 것) 각각 4g과 함께 가루를 내어 쓰는데 먼저 찻물로 양치한 다음 치아를 문질러 준다. 구멍이 있으면 그 약으로 구멍을 막아야 곧 낫는다.〈정전〉

腎虛胃熱牙疼方

○ 羊脛骨灰四兩石膏五兩升麻生地黃各五錢黃連一錢胡桐淚三錢龍膽草半錢右爲末擦牙以水漱去[入門]

신허위열아동방(腎虛胃熱牙疼方)

○ 양의 정강이뼈(양경골, 태워 가루를 낸 것) 160g, 석고 200g, 승마, 생지황

각각 20g, 황련 4g, 호동루 12g, 용담초 2g.

○ 위의 약들을 가루를 내어 치아를 볶고 물로 양치한 다음 뱉어버린다.〈입문〉

잇병에 양치질하는 처방[齒病含漱方]

○ 옥지산, 형개탕, 개소산, 초염산, 봉와산이나 치아가 아플 때에 물고 양치하는 약들을 쓴다.

玉池散

○ 治風蟲牙痛動搖潰爛或變成骨槽風出膿血骨露地骨皮白芷細辛防風升麻川芎當歸槐花藁本甘草各一錢右剉作一貼入生薑三片黑豆百粒煎熱漱冷吐[丹心]

옥지산(玉池散)

○ 풍(風)으로나 벌레가 먹어 치아가 아프면서 흔들리고 잇몸이 헤어지며[爛] 혹 골조풍(骨槽風)으로 변하여 고름과 피가 나오고 이뿌리가 드러나는 것을 치료한다.

○ 지골피, 백지, 세신, 방풍, 승마, 천궁, 당귀, 괴화, 고본, 감초 각각 4g.

○ 위의 약들을 썰어서 1첩으로 하여 생강 3쪽, 검정콩 1백 알과 함께 넣고 달인 다음 뜨겁게 하여 양치하는데 식으면 뱉어 버린다.〈단심〉

荊芥湯

○ 治風熱齒痛荊芥薄荷升麻細辛各三錢右爲末每二錢沸湯點含漱吐之[直指]

형개탕(荊芥湯)

○ 풍열(風熱)로 치아가 아픈 것을 치료한다.

○ 형개, 박하, 승마, 세신 각각 12g.

○ 위의 약들을 가루를 내어 한번에 8g씩 끓인 물에 풀어서 조금씩 물고 양치한 다음 뱉어버린다.〈직지〉

開笑散

○ 治風冷齒痛白芷細辛良薑蓽撥川椒香附子露蜂房各等分右爲末每三錢水煎含漱或擦之[直指]

개소산(開笑散)

○ 풍랭(風冷)으로 치아가 아픈 것을 치료한다.

○ 백지, 세신, 양강, 필발, 산초(천초), 향부자, 노봉방 각각 같은 양.

○ 위의 약들을 가루를 내어 한번에 12g씩 물에 달여서 양치하거나 가루로 치아를 볶아도 된다.〈직지〉

椒鹽散

○ 治蟲牙痛川椒白鹽露蜂房各一錢右剉入葱白三莖煎水熱漱冷吐[直指]

초염산(椒鹽散)

○ 치아에 벌레가 먹어 아픈 것을 치료한다.

○ 산초(천초), 소금(백염), 노봉방 각각 4g.

○ 위의 약들을 파밀(총백) 3대와 함께 물에 달인 다음 뜨겁게 하여 양치하다가 식으면 뱉어버린다.〈직지〉

蜂窩散

○ 治風牙蟲牙痛不可忍露蜂房白蒺藜川椒艾葉葱根荊芥細辛白芷各一錢右剉水醋同煎熱漱冷吐[回春]

봉와산(蜂窩散)

○ 풍(風)으로나 벌레가 먹어 치아가 참을 수 없이 아픈 것을 치료한다.

○ 노봉방, 백질려,산초(천초), 약쑥잎(애엽), 파뿌리, 형개, 세신, 백지 각각 4g.

○ 위의 약들을 썰어서 물에 식초와 같이 넣고 달여서 양치하다가 식으면 뱉어버린다.〈회춘〉

牙疼噙漱藥

○ 蜂房一箇每一孔內納胡椒川椒各一粒用椀盛之入水令滿加黃栢如指大三片於內以碟盖住用紙封固重湯煮一炷香盡取出淚溫噙漱良久吐之[醫鑑]

아동금수약(牙疼噙漱藥)

○ 말벌집(노봉방)의 매(每) 구멍 속에 후추와 산초(천초) 각각 1알씩 넣어서 사발에 담은 다음 물을 채워 넣는다. 여기에 손가락만 한 황백 3조각을 넣고 접시로 덮은 다음 종이로 잘 싸서 봉하고 한 대의 향불이 다 탈 동안만

큼 중탕하여 꺼내 더울 때 입에 물고 한참 동안 양치하다가 뱉는다. 〈의감〉

치아를 튼튼하게 하는 수양법[修養固齒法]

○ 여러 가지 양생법(養生法) 가운데 입안과 치아를 양생하는 법보다 중요한 것은 없다. 양치를 하지 않거나 입안을 가시지 않으면 벌레가 생길 수 있는 터전이 된다. 더위독이나 술독은 항상 입안과 치아 사이에 잠복한다. 그러므로 때때로 입안을 가시거나 양치하는 것이 좋다. 새벽에 일어나서 양치한 물을 한 모금 손바닥에 뱉어 눈을 씻으면 눈이 밝아지는 것을 느낄 수 있는데 일생 동안 하는 것이 좋다. 〈직지〉

○ 아침저녁으로 치아를 맞쪼아서[叩] 신기를 모아야 한다. 또한 몸의 신기가 치아에 모이게 해야 한다. 만일 험악한 일을 당했을 때에는 왼쪽 치아를 36번 쪼아야 하는데 이것을 타천종(打天鍾)이라고 한다. 나쁜 병독을 예방하려면 오른쪽 치아를 쪼아야 하는데 이것을 추천경(搥天磬)이라고 한다. 만일 정신을 수양하려면 앞치아를 쪼아야 하는데 이것을 명천고(鳴天鼓)라고 한다. 〈양성〉

○ 사람들이 치아를 앓을 때 과실과 채소를 먹지 못하는 것은 다 이뿌리가 드러났기 때문이다. 이런 것은 끓인 소금물로 양치한 다음 치아를 맞쪼이면[叩] 잘 낫는다. 〈유취〉

○ 매일 새벽에 일어나서 소금 한줌을 입안에 넣고 더운물을 물고 치아를 문지른 다음 치아를 1백 번씩 맞쪼는 것을 계속하면 5일이 지나지 않아 치아가 든든해지고 빽빽해진다. 〈천금〉

○ 음식을 다 먹은 다음 곧 진한 찻물로 입안을 가시면 입안이 텁텁한 것과

치아 때(膩)가 다 없어지므로 비위(脾胃)에는 아무렇지도 않다. 치아에 고기가 끼인 것은 찻물로 양치하고 가시면 저도 모르게 다 빠져 나온다. 그러므로 치아를 쑤시거나 후벼 낼 필요가 없다. 대체로 치아의 성질은 쓴 것을 좋아하기 때문에 찻물을 마시면 점차 든든해지고 벌레 먹은 치아도 저절로 낫는다.〈연수〉

○ 음식을 먹은 뒤에 양치를 몇 번 하면 치아에 벌레가 먹지 않는다. 양생하는 사람은 새벽에 일어나서 치아를 맞쪼기 때문에 일생 동안 치아에 병이 생기지 않는다.〈연수〉

○ 치아에 누렇고 검은 것이 붙어서 썩은 뼈같이 된 것을 치상(齒牀)이라고 하는데, 이것을 치료하려면 감창[疳]을 깎아 내는 칼로 깎아 내야 한다. 그렇지 않으면 치아가 잇몸에 붙지 않는다.〈천금〉

○ 어떤 사람이 중년이 되어 풍병에 걸려서 늘 소리가 세게 나도록 위아래 치아를 맞쪼았는데 그로 인하여 120세까지 살았다고 한다.〈포박〉

치아병 때 꺼릴 것[齒病禁忌]

○ 치아병에는 기름이나 마른 대추를 먹지 말아야 한다.〈천금〉

○ 치아병 때에는 참기름, 마른 대추, 계심 등을 먹지 말아야 한다. 만일 먹으면 곧 도진다.〈천금〉

○ 치아를 잘 앓는 것은 많은 경우 월식(月蝕)하는 밤에 음식을 먹은 데 있다. 그러므로 일식(日蝕)이나 월식이 끝나기 전에는 음식을 먹지 말아야 한다.〈천금〉

치아의 빛깔을 보고 병을 알아내는 것[視齒色占病]

○ 입술이 붓고 치아가 마르는 것은 비(脾)와 신(腎)의 기가 끊어진 것이므로 죽는다.〈편작〉

○ 치아가 갑자기 새까맣게 되는 것은 소음경의 기가 끊어진 것이므로 13일 만에 죽는다.〈편작〉

○ 음양(陰陽)이 줄어들어 치아가 삶은 팥같이 되면 죽는다.〈편작〉

침뜸치료[鍼灸法]/치아

○ 〈영추〉에 '치아가 아플 때 찬 음식을 싫어하지 않으면 족양명경의 혈을 쓴다. 위치아가 아픈 데도 그 경의 혈을 쓴다. 치아가 아플 때 찬 것을 싫어하며 수양명경의 혈을 쓴다. 아래치아가 아픈 데도 마찬가지다'라고 씌어 있다.

○ 수양명경은 입으로 들어가서 잇몸으로 돌아가는데 그 시작한 곳이 대영(大迎)혈이다. 아래치아가 벌레가 먹은 데도 이 혈을 쓴다. 족태양경도 입으로 들어가서 잇몸으로 돌아가는데 그것은 각손혈(角孫穴)이다. 위치아가 벌레가 먹은 데 이 혈을 쓴다.〈득효〉

○ 수양명경의 별락[別名]을 편력혈(偏歷穴)이라고 하는데 주로 치아가 한사로 아플 때 쓴다.〈내경〉

○ 치아와 잇몸이 아플 때에는 태계혈(太谿穴)에 뜸을 떠야 하는데 위치아가 아픈 것도 낫게 한다. 이간혈(二間穴)에 뜸을 뜨면 아래치아가 아픈 것이 낫는다. 위중혈(委中穴)에 침을 놓은 다음 양쪽 발 안쪽 복사뼈의 뾰족한 곳에 뜸을 뜨면 위치아가 아픈 것이 낫는다. 용현혈(龍玄穴, 열결혈의 우

측 푸른 맥 가운데 있다)에 뜸을 뜨면 아래치아가 아픈 것이 낫는다. 승장(承漿), 풍부(風府), 합곡(合谷), 내정(內庭) 혈(穴)은 위치아가 아픈 것을 낫게 한다.〈강목〉

○ 치아가 아플 때 열결혈에 뜸 7장을 뜨면 영원히 아프지 않게 된다. 또는 견우혈(肩髃穴)에 뜸 7장을 뜬다. 그리고 귓불 아래, 마지막 어금니가 돋은 데 해당되는 부위 뼈 위에 뜸을 3장 떠도 된다.〈득효〉

○ 치아가 아플 때에는 실로 가운데 손가락 끝에서부터 손바닥 뒤의 가로 간 금이 있는 데까지 재어서 4등분한다. 그 1등분의 길이로 손바닥 뒤의 가로 간 금에서 팔뚝에 댄 다음 실 끝이 닿는 곳에 뜸을 3장 뜨는데 아픈 쪽 팔에 뜬다.〈득효〉

○ 치아가 아픈 데는 엄지손가락을 구부린 다음 밑 마디 뒤의 움푹한 곳에 뜸 3장을 뜨는데 첫 장 뜰 때까지는 치아가 아픈 것이 아린다. 그리고 두 번째 장을 뜨면 치아에서 소리가 나고 세 번째 장을 떠야 아픈 것이 멎는데 영원히 도지지 않는다(양계혈(陽谿穴)인 것 같다). 그런데 왼쪽 치아가 아프면 오른쪽에 뜨고 오른쪽이 아프면 왼쪽에 떠야 한다.〈자생〉

○ 어금니가 아픈 것이 온갖 약을 써도 효과가 없을 때 양쪽 이당혈(耳當穴)에 뜸 3장을 뜨면 낫는다.〈회춘〉

○ 치아에 벌레가 먹고 잇몸에 헌데가 났을 때에는 승장혈(承漿穴)에 뜸을 뜬다.〈정전〉

구취(口嗅)에 대한 히포크라테스의 처방

재미있게도 위의 동의보감에서 다루는 여러 처방과 유사한 서양의 처방이 있어 간단하게 소개한다. 그것도 의학의 아버지라 불리는 히포크라테스의 처방이니 허준과 묘한 조화를 이룬다. 히포크라테스는 그의 두 번째 저서에 구취(口嗅)에 대하여 아래와 같은 처방을 기록했다.

"부인의 입에서 냄새가 나고 잇몸이 검고 건강하지 않을 때는 산토끼 한 마리와 쥐 세 마리를 잡아 그 중 두 마리의 내장은 제거한 뒤에 그 머리를 따로 굽는다. 돌절구에 대리석을 넣고 빻은 뒤 체로 친다. 이 원료들을 같은 분량으로 섞어 그 혼합물로 치아와 입안을 문지른다. 그 뒤에 기름 묻은 양털로 다시 닦고 물로 입을 씻는다. 그 더러운 양털을 꿀에 적셔 치아와 잇몸의 안팎을 문지른다. 그리고 딜(열매와 잎을 향료로 쓰는 미나리과의 식물)과 대회양의 열매를 몰약과 함께 빻아서 순수한 흰 포도주에 넣는다. 다음에는 이것을 입속에 잠깐 머금고 있음으로 입을 가신다. 힘을 나게 하는 자양 음식물을 조금 먹는 것은 뛰어나게 좋은 것이다. 여기 처방된 약은 치아를 깨끗하게 하며 달콤한 냄새가 나게 한다."[14)]

---

14) 치과의학사. 모리스 스미드 저. 최진환 옮김. 대한치과의사학회. 1966.

[참고서적]

본문의 주(註)에 표시한 이외(중복 있음)의 참고서적으로는 다음과 같다.

* 치과보철사 / 이한수 저. 연세대학교출판부 / 1996년.
* 망진(望診) / 신재용 저. 도서출판 이유 / 2010년.
* 민의(民醫)와 무의(巫醫) / 류상채 저. 도서출판 계백 / 2002년.
* 치과의사학 / 이한수 저. 연세대학교출판부 / 1988년.
* 망진(望診) / 팽청화 저. 이상룡, 김종석 옮김. 도서출판 청홍 / 2007년.
* 얼굴학자 조용진 교수의 미인 / 조용진 저. 도서출판 해냄 / 2007년.
* 이빨 / 최영욱 저. 랜덤하우스 / 2004년.
* 한국치의학사연구 / 신재의 저. 도서출판 참윤 / 2005년.
* 통증연대기(The Pain Chronicles) / 멜러니 선스트럼(Melanie Thernstrom) 저. 노승영 옮김. 에이도스 출판사 / 2011년.
* 갑골문과 옛문화 / 양동숙 저. 도서출판 차이나하우스 / 2009년.
* 치아의 풍속지 / 하세가와 마사야스 저. 시공출판사 / 1993년.
* 치아 인류학 / 나카하라 이즈미(中原 泉) 저 / 2002년.
* 서역치과의약 전래사 / 이한수 저. 연세대학교출판부 / 1993년.
* 치아와 인류학(歯と人類学の話) / 하니하라 카즈로(埴原和郎) 저. 의치약출판주식회사/ 2001년.
* 가야인의 신체변형습속에 관한 연구 / 김상우 저. 인제대학교 교육대학원 교육학석사논문 / 2005년.
* 치아와 인류학(歯と人類学の話) / 하니하라 카즈로(埴原和郎) 저. 의치약출판주식회사. 2001년.
* 한자학전서(漢字學 全書) / 진태하 저. 서예문인화 / 2009년.
* 치아의 건강학(歯の健康学) / 江藤一洋 저. 岩波書店 / 2004년.
* 틀니의 문화사(入れ歯の文化史) / 笠原 浩 저. 文芸春秋 / 2000년.
* 치과역사로의 초대(歯科歴史への招待) / 大平孝志 `内藤達朗 `安藤嘉明 저
* 치과의사도 모르는 이에 얽힌 재미있는 이야기 / 주영윤 저. 꿈에그린출판사 / 2008년.
* 한국근대치의학교육사 / 신재의 저. 참윤 / 2005년.
* 별난 치과의사의 키 처방전 / 유준곤 저. 이마운틴 / 2005년.

* 한국근대치의학사 / 신재의 저. 참윤 / 2004년.
* 치과가 종합병원 / 황영구 저. 삶과꿈 / 2008년.
* 한국치학사 / 이한수 저. 서울대학교출판부 / 2006년.
* 턱얼굴외과 역사이야기 / Walter Hoffmann-Axthelm 저. 최진영 역. 군자출판사. 2004.
* 꿈의 해석 / 지그문트 프로이트 저. 안병웅 역. 풀빛 / 2006년.
* 황금가지 / 제임스 조지 프레이저 저. 을유문화사 / 2005년.
* 치과의학사 / 모리스 스미드 저. 최진환 옮김 / 대한치과의사학회 / 1966년.
* 虫歯はクスリで治る!—最新歯科治療3Mix-MP法 / 宅重 豊彦 저. 現代書林 / 2007년.
* 近代歯医学と神奈川 / 加藤 増夫 저. 神奈川新聞出版局 / 1990년.
* 顔から学ぶ(ブックレット新潟大学25) / 花田晃治 저. 新潟日報事業社 / 2004년.
* 太閣さんの歯 / 堀 準一 저. 旺史社 / 1996년.
* 子供の歯に強くなる本 / 九州歯科大学小児歯科学教室, 九州歯科大学小児歯科学教室 저. 木村 光孝 감수 / クインテッセンス出版; 増補改訂版 2003년.
* 銀歯を入れたサル / 坂本 洋介 저. 近代文芸社 / 1994년.
* 漢方歯学と麻酔 / 加藤 増夫 저. 医歯薬出版 / 1992년.
* 歯の解剖学 (新歯科技工士教本) / 高橋常男 저. 医歯薬出版 / 2007년.
* 歯の比較解剖学 / 後藤 仁敏 (編集), 田畑 純 (編集), 花村 肇 (編集), 大泰司 紀之 (編集), 佐藤 巌 (編集) / 医歯薬出版; 第2版 (2014/04) 초판은 1986년판임.
* 歯ブラシ事典 / 松田 裕子(編集). 学建書院; 第6版; 改訂新版 / 2012년.
* 歯科の歴史(Quintessence books) / Walter Hoffmann-Axthelm (著) / 本間 邦則 (翻訳) / クインテッセンス出版 / 1985년.
* History of Dentistry / James Anderson Taylor (著). Ulan Press / 2012년.
* Dentistry : An Illustrated History / Malvin E. Ring (著). Harry N Abrams; Reprint版 / 1992년.
* The Excruciating History of Dentistry-Toothsome Tales & Oral Oddities from Babylon to Braces / James Wynbrandt 저 / St Martins Pr / 1998년.
* A History of Dentistry from the Most Ancient Times Until the End of the Eighteenth Century / Vincenzo Guerini 저. Nabu Press / 2010년.
* The Toothpick and Its History(Cultural History of Dentistry) / Hans Sachs 저, Steven R. Potashnick(寄稿), Anna C., Ph.d. Souchuk(翻訳) / Createspace / 2011년.

* A History of Dentistry in the US Army to World War II / M. G. Joseph, Jr. Webb, John M. Jr. Hyson (著), Joseph W. A., Ph.D. Whitehorne (著), John T. Greenwood (著) / United States Government Printing; 1版 / 2009년.
* A History of Dentistry : From the Most Ancient Times Until the End of the Eighteenth from the Most Ancient Times Until the End / Vincenzo Guerini (著). Kessinger Publishing / 2010년.
* 牙科博览 / 赵铱民 저. 人民卫生出版社; 第1版 / 2009년.
* 2011牙科博览 / 傅民魁, 李世俊 编. 人民卫生出版社出版时间 / 2011년.
* 实用中医外科学 / 陆德铭 저. 上海科学技术出版社 / 2010년.

[찾아보기]

ㅊ

기타

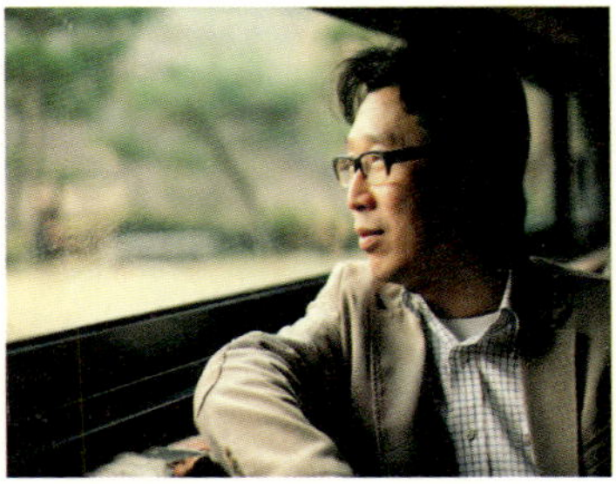

한 상 국

동경 와세다(早稻田)대학교 문학부 졸업
강릉원주대학교 치과대학교 졸업
현 중국 남경(南京) 소재 치과에서 근무
이메일: sutraoflotus@naver.com

• 저서 및 역서
맹자(孟子)의 문법적(文法的) 이해(理解)
치통(齒痛)의 문화사(文化史/근간)

치아인문학

발행일 2014년 12월 29일
저 자 한 상 국
발행인 최 용 원
편 집 조 성 희
표 지 김 애 선
발행처 **대한나래출판사**
등 록 제2012-000051호(1994.12.14)

주 소 서울특별시 성동구 성수2로 147 (성수동2가 289-319번지)
아이에스비즈타워 903호
전 화 (02) 922-7080
팩 스 (02) 922-0841
이메일 nrpub@naver.com

ISBN 978-89-5741-367-8 **정가 45,000원**

www.dhpub.com